巴山夜语系列教材

吴述重订伤寒杂病论
（下篇）

（汉）张仲景　著

吴雄志　撰次

辽宁科学技术出版社

·沈阳·

图书在版编目（CIP）数据

吴述重订伤寒杂病论. 下篇／（汉）张仲景著，吴雄志撰次. —沈阳：辽宁科学技术出版社，2018. 6（2025. 1 重印）（巴山夜语系列教材）

ISBN 978－7－5591－0615－5

Ⅰ. ①吴… Ⅱ. ①张… ②吴… Ⅲ. ①《伤寒杂病论》—研究 Ⅳ. ①R222. 19

中国版本图书馆 CIP 数据核字（2018）第 000972 号

出版发行：辽宁科学技术出版社
　　　　　（地址：沈阳市和平区十一纬路 25 号　邮编：110003）
印　刷　者：辽宁新华印务有限公司
经　销　者：各地新华书店
幅面尺寸：145mm×210mm
印　张：12. 5
插　页：12
字　　数：300 千字
出版时间：2018 年 6 月第 1 版
印刷时间：2025 年 1 月第 5 次印刷
责任编辑：寿亚荷
封面设计：翰鼎文化/达达
版式设计：袁　舒
责任校对：李　霞

书　号：ISBN 978－7－5591－0615－5
定　价：60. 00 元

联系电话：024-23284370　13904057705
邮购热线：024-23284502
邮　箱：syh324115@126. com

目　录

卷八　辨太阴病脉证并治

　　《吴述重订伤寒杂病论（下篇）》主要包含太阴病、少阴病、厥阴病、劳复以及六经用药法式等内容。太阴病是一个比较特殊的病，大家去读《伤寒论》和《金匮要略》，会发现《伤寒论》里太阴病篇的内容非常短，《金匮要略·血痹虚劳病脉证并治》讲了太阴虚劳，但是讲得含糊其词。这是为什么呢？因为太阴病比较特殊，张仲景写书的时候回避了很多内容。所以，我非常佩服医圣张仲景，他界定在医学的范畴内写《伤寒论·太阴病篇》和《金匮要略·血痹虚劳病脉证并治》。

　　在太阴病篇，我们主要讲 5 个内容：一是太阴概论，二是太阴在经，三是太阴在脏，四是太阴虚劳，五是太阴瘀血。我们讲六经为病，都是先讲概论；然后三阳讲在经、在腑，三阴讲在经、在脏；然后三阴为虚证，所以太阴、少阴、厥阴各有一部分内容讲虚劳；最后六经都有瘀血证，太阴、少阴、厥阴都要讲到瘀血证。

【太阴概论】

一、太阴病脉证提纲

　　476. 太阴之为病，腹满而吐，食不下，自利益甚，时腹自痛。若下之，必胸下结硬。（273）

　　【腹满而吐，食不下，此消化吸收不良；自利益甚，或多便溏，时腹自痛者，此小建中汤证。】

　　【首先讲太阴概论。太阴概论的第一个内容是太阴病脉证提纲。重订 476 条："太阴之为病，腹满而吐，食不下，自利益甚，时腹自痛。若下之，必胸下结硬。"这一条讲了太阴病的几个特征，第一是"腹满而吐，食不下"，呕吐的同时伴有腹满（肚子胀）、不想吃东西。从现代医学来看，这里描述了一个典型的消化不良的症状。第二是"自利益甚"，"自利"是讲患者不明原因地腹泻，平时大便就是稀溏的。当然，某一次腹泻的原因可能是吃了凉东西，但是这种患者本质上就是大便稀溏的。从现代医学来看，这是一个吸收不良的症状。"腹满而吐，食不下，自利益甚"，这句条文给大家讲了一个典型的消化吸收不良的症状。第三是"时腹自痛"。"时"是定点，"自"是不明原因，"时腹自痛"是指腹部不明原因地定点疼痛，也就是表现为十二指肠球炎、十二指肠球部溃疡的症状，即为空腹痛、饥饿痛——中午 11 点、下午四五点、半夜等空腹饥饿的时候会疼痛。后面要讲小建中汤，这也是小建中汤证的表现。第四是"若下之，必胸下结硬"，这是讲太阴病不宜用下法，用了下药以后会抑制胃的蠕动，出现上腹胀满。如果是太阴病，用了大黄去下，会出现上腹的胀满。我们在《吴述重订伤寒杂病论（上篇）》讲痞证的时候，已经讲了很多，比如一个太阳中风，如果用下法，会导致患者上腹胀满。这是太阴病脉证提纲的第一条，这条是非常好理解的。】

477. 伤寒脉浮而缓，手足自温者，系在太阴。（278）

【手足自温者，系在太阴，手足不温，即入少阴。太阴之脉，可浮而缓，缓者桂枝证。】

【太阴病脉证提纲有补充的条文，这是太阴病脉证提纲的第一个补充条文。"伤寒脉浮而缓，手足自温者，系在太阴"。这条讲太阴病的脉和外证。太阴病的外证是手足自温，也就是说患者的手足不凉。"手足自温"包含了两种情况：第一种是手足不冰凉，第二种是四肢苦烦热（手脚很热），这也属于太阴病的范畴。

太阴病的脉是浮大缓虚，太阴病可以表现为浮脉、大脉、缓脉，但是一定是无力的脉。《伤寒杂病论》讲太阴病脉弱，没有力气。因为太阴病气虚导致心脏收缩无力，所以脉没有力。太阴病可以表现为浮脉、缓脉，也可以表现为大脉。《金匮要略·虚劳病篇》讲脉大为劳，虚劳之人的脉可以浮大缓，但是稍微一按就没有力气，这是小建中汤治证。所以，大家要记住，太阴病的脉最大特点是脉搏没有力气。如果是脉微，就比没有力气更加微了，那是少阴病。如果轻轻地按脉都不明显了，那是厥阴病。】

478. 自利不渴者，属太阴，以其脏有寒故也，当温之，宜服四逆辈。（277）

【自利、不渴者，属太阴。

重订 697 条：**大病瘥后，喜唾，久不了了，胸上有寒，当以丸药温之，宜理中丸。**

重订 508 条：**少阴病，欲吐不吐，心烦但欲寐，五六日自利而渴者，属少阴也。**

重订 492 条：**霍乱，头痛、发热、身疼痛、热多欲饮水者，五苓散主之；寒多不用水者，理中丸主之。**此条原有宜服四逆辈，当属少阴方。】

【这是脉证提纲的第二个补充条文。"自利不渴者，属太阴，以其脏有寒故也，当温之"，这是在讲太阴病"自利"，即本身就便溏，便溏的同时伴有一个症状："不渴"。为什么不觉得口渴呢？给大家举个例子，太阴病篇的主方是理中丸，方中用了干姜。干姜可抑制腺体（消化液）的分泌，促进肠道的水分吸收，大便就会变干。干姜不仅可抑制肠道腺体的分泌，还可抑制唾液腺的分泌，也可抑制呼吸道上皮细胞腺体的分泌，所以小青龙汤用干姜、细辛、五味子来治疗咳痰清稀。理中丸治什么呢？重订 697 条："大病瘥后，喜唾，久不了了，胸上有寒，当以丸药温之，宜理中丸。"有的患者不停地吐口水，实际上是个脾虚之人，用理中丸就是因为干姜能抑制腺体的分泌。从干姜的作用可知，太阴病一定是"自利不渴"，因为如果渴，再用干姜抑制腺体的分泌，患者会更加难受。所以，"自利不渴者，属太阴，以其脏有寒故也，当温之"，告诉大家用干姜来温。

但是少阴病就不一样了。重订 508 条："少阴病，欲吐不吐，心烦但欲寐，五六日自利而渴者，属少阴也。"这条讲少阴病是"自利而渴"。少阴病如果夹饮，也会导致便溏，此时用的主药不是干姜，而是附子。附子能够扩张肾入球小动脉，促进尿液的排泄，使机体的水分减少，从而促进肠道的消化液及水分被吸收，最后大便变干。这是少阴病用附子治疗便溏的机制，与太阴病用干姜是不一样的。少阴病的特点是口渴，我们在《吴述伤寒杂病论研究》抓独法中介绍过"渴是少阴，不化津"。

重订 492 条："霍乱，头痛、发热、身疼痛、热多欲饮水者，五苓散主之；寒多不用水者，理中丸主之。""热多欲饮水者，五苓散主之"，讲的是膀胱蓄水用五苓散。这条也是渴，并且热多。什么叫作热多？这条讲的五苓散证伴有发烧，方中的桂枝是个太阴病的解热剂。伴有发热口干的膀胱蓄水用五苓散，如果不发热、不口干的用理中丸。

重订478条："自利不渴者，属太阴，以其脏有寒故也，当温之。"应当用干姜抑制腺体的分泌，使大便变干，可治疗腹泻、便溏。太阴"自利"的人一定是不渴的，如果自利而渴，第一种情况是少阴病，"五六日自利而渴者，属少阴也"；第二种情况是膀胱蓄水，可用五苓散。】

479. 寸口脉浮而缓，浮则为风，缓则为痹。痹非中风，四肢苦烦，脾色必黄，瘀热以行。（金匮·黄疸病篇）

【**太阴寒湿发黄。重订63条：黄疸病，茵陈五苓散主之。**】

【这条讲太阴病可以形成寒湿发黄，形成黄疸。太阴病黄疸的特点是"脉浮而缓……四肢苦烦"。太阴病的黄疸是比较特殊的表现，首先是"四肢苦烦"。重订487条："虚劳里急，悸，衄，腹中痛，梦失精，四肢酸疼，手足烦热，咽干口燥，小建中汤主之"。这条讲的太阴小建中汤证就有"手足烦热"。重订269条："《千金》三物黄芩汤：治妇人在草蓐，自发露得风，四肢苦烦热。"这条的三物黄芩汤也治四肢苦烦热。从这些条文，我们可以看到四肢苦烦热的一个症状是桂枝证，比如太阴小建中汤证；第二个症状是阴虚，也是四肢苦烦热，要用地黄。临床上脉诊时摸到患者的手心很烫，这时要分两种情况：第一种手心很烫有汗的，这是桂枝证，比如小建中汤等桂枝类处方；手心很烫非常干燥、没有汗的，那是地黄证，可用三物黄芩汤、六味地黄丸等处方养阴，当然阴虚也可以加芍药、甘草等药。

这一条讲的"四肢苦烦热"，也是在补充重订477条中讲的"伤寒脉浮而缓，手足自温者，系在太阴"。强调手足自温有两层意思，一是手足不凉；二是手足很热，手心非常热。】

附　慢性乙肝患者黄疸证型客观化研究

中医：①阴黄：湿重-脉缓、苔白、黄疸颜色晦暗。②阳黄：热重-脉数、苔黄、黄疸颜色鲜明。

西医：胆汁淤积性黄疸-迷走神经兴奋，脉搏变缓；肝细胞性黄疸。

湿重=？=胆汁淤积性黄疸；热重=？=肝细胞性黄疸

关于太阴发黄，《金匮要略》有一条："黄疸病，茵陈五苓散主之。"茵陈五苓散治湿重的黄疸，方用茵陈蒿合五苓散。这种黄疸是什么特点？其脉缓，其苔白，其身晦暗。茵陈五苓散治的黄疸属寒湿，湿重于热，患者的脉是缓脉，舌苔是白苔，黄疸颜色是晦暗的。大家如果听过我们讲的黄疸的客观化研究，就会很清楚。西医讲的淤胆是指直接胆红素升高。大家如果做过肝胆外科就知道直接胆红素是暗黄色。肝胆外科治疗梗阻时，引流出来的主要是直接胆红素，其颜色就是暗黄色。直接胆红素还有一个功能：能够兴奋迷走神经。迷走神经兴奋之后脉搏变缓，交感神经兴奋之后脉搏变快。比如，我们晚上睡觉时迷走神经兴奋，脉搏跳得慢；早上上班，或者情绪激动时，交感神经兴奋，脉搏跳得快。

湿重于热的黄疸，比如茵陈五苓散证，主要是指直接胆红素升高所形成的淤胆。中医治疗黄疸，主要有两个治法：茵陈蒿汤治疗阳明病，治热重的黄疸；茵陈五苓散治湿重的黄疸，表现为寒湿。我们做黄疸的研究发现，淤胆、胆红素确实与中医的证型有关：胆汁淤积性黄疸（直接胆红素升高）的人表现的规律是兴奋迷走神经，脉搏变缓。有一点需要注意：要考虑感染的影响。如果患者的直接胆红素升高，同时伴有感染，那么就不是白苔，而是黄苔；也不是缓脉，而是偏数的脉。这是因为合并了细菌感染，感染导致脉搏次数增加，导致舌苔变黄。所以，给大家讲下结论：黄疸湿重的人脉缓、苔白，DBIL/IBIL≥1，表现为胆汁淤积性黄疸不伴感染。热重的人脉数、苔黄，DBIL/IBIL<1，表现为肝细胞性黄疸；或者 DBIL/IBIL≥1，表现为胆汁淤积性黄疸伴有感染（表1）。

表1　黄疸颜色、舌苔颜色与脉率

组别	例数	黄疸颜色[例(%)]			舌色[例(%)]		苔色[例(%)]		脉率（次/min）
		鲜明	暗黄	红	正常	淡	黄	白	
A	38	4(10.5)	34(89.5)	19(50)	10(26.3)	9(23.7)	5(13.2)	33(86.8)	63.68±6.38
B	23	16(69.6)	7(30.4)***	20(87.0)	0(0)	3(13.0)**	20(87.0)	3(13.0)***	77.74±11.42***
C	34	12(35.3)	22(64.7)*△	19(55.9)	11(32.4)	4(11.7)**	29(85.3)	5(14.7)***	82.41±12.01***

注：与A组比较，*P<0.05，**P<0.01，***P<0.001；与B组比较，△P<0.05
A：DBIL/IBIL≥1不伴感染；B：DBIL/IBIL<1；C：DBIL/IBIL≥1继发感染

　　大家看表 1 的 A、B、C 3 组。我们会发现正常人的脉搏（B 组）是 77 次/min，淤胆患者（A 组）的脉搏是 63 次/min，淤胆患者合并感染之后（C 组）的脉搏是 82 次/min。通常脉搏大于 90 次/min，才认为脉数，实际上对于淤胆患者来讲，脉搏大于 80 次/min，就已经是脉数。为什么呢？因为淤胆患者的基础脉搏水平比正常人低。所以，临床上摸到淤胆的患者是一个正常次数的脉，就要考虑有没有感染，有没有化热。淤胆患者的脉搏大于 80 次/min 就要考虑是否已化热。类似的情况，比如通常成人的血象高于 10×10^9/L，说明患者存在感染，但是癌症患者化疗之后的血象已经到了 $(1 \sim 2) \times 10^9$/L，此时血象的基础数值已经很低了，当血象是 $(7 \sim 8) \times 10^9$/L 时，就说明已经感染了。

　　明白了机制之后，我们通过看化验单就可以开中药。我们用中医看病，也可以给出西医的诊断。比如，中医诊断为湿重的黄疸患者，如果看到热象，首先考虑是否合并细菌与真菌感染，要去做血培养。我们拿着西医的化验单，也可以辨别出这个患者临床表现是中医的湿重，还是热重。笔者有一次去南京会诊，患者明明是一个茵陈五苓散证，但是其临床表现有热象，不像茵陈五苓散证。我们说这个患者合并有严重的细菌、真菌感染，肝功能衰竭，应先通过西医抗菌、抗感染治疗缓解病情，然后再用中药，最后这个患者也康复了。

　　如把中医、西医背后的机制搞清楚，它们是没有缝隙的。只是我们有时把中医和西医分得很清楚，实际上中医对西医有帮助，西医对中医也有帮助。我给大家举几个例子，大家看这 4 张图（见彩色图谱），图 1 是白苔，这是一名淤胆患者，表现为中医的寒湿，比如茵陈五苓散证。图 2 是黄苔，这是一名间接胆红素升高的患者（肝细胞性黄疸），属于中医讲的热重于湿。图 3 是白苔的基础上罩着黄苔，患者本身是白苔，却罩着黄苔，舌质也偏红，这是一名淤胆患者合并了感染。换言之，当图 1 舌象的淤胆患者发生细菌、真菌感染，就会呈现图 3 的舌象，这就是中医讲的湿郁化热。如果一名淤胆患者本是图 1 舌象，2 周以后，呈现出图 3 的舌象，需马上考虑是不是合并了细菌、真菌感染，需要查血，做血培养。所以，中医诊断对西医是有帮助的。同样，如果化验单上显示胆红素升高，立刻就应该想到患者是图 1 这种舌象。可见，西医也能够帮助大家去推测患者的中医表现，中医的表现也能够帮助大家做西医的诊断。所以，我们讲中医、西医之间是没有缝隙的。图4是个黑苔，这是合并了尿路感染，与图3都是合并了细菌感染，其实都是从图1的舌象转变来的。

太阴病脉证提纲小结

太阴病主要的脉证提纲是重订476条："太阴之为病，腹满而吐，食不下，自利益甚，时腹自痛。若下之，必胸下结硬。"这是传统认为的脉证提纲，还有几个脉证提纲的补充条文。第一条讲："自利不渴者，属太阴，以其脏有寒故也，当温之。"这一条是补充重订476条的"自利益甚"，补充自利而不渴。第二条讲："伤寒脉浮而缓，手足自温者，系在太阴。"这是讲太阴的外证。"腹满而吐，食不下，自利益甚，时腹自痛"是指太阴的内证。第三条是讲太阴发黄："寸口脉浮而缓，浮则为风，缓则为痹，痹非中风，四肢苦烦，脾色必黄，瘀热以行。"什么叫作"痹非中风"？这里的"脉浮而缓"不是太阳中风，而是"脾色必黄，瘀热以行"，是太阴发黄。换言之，浮缓脉可以表现为太阳病，也可以表现为太阴病。太阴病的脉证提纲大体就是这几条，概括了太阴病的特点。

二、太阴传经

480. 太阴中风，四肢烦疼，阳微阴涩而长者，为欲愈。（274）

【脾主肌肉，故四肢烦疼。阳微阴涩而长，此为阴阳脉法。

重订15条："太阳中风，阳浮而阴弱。阳浮者，热自发；阴弱者，汗自出。啬啬恶寒，淅淅恶风，翕翕发热，鼻鸣干呕者，桂枝汤主之。"】

【《伤寒论》辨六经病首讲脉证提纲，次讲传变。太阴传变第一条："太阴中风，四肢烦疼，阳微阴涩而长者，为欲愈。""太阴中风，四肢烦痛"，脾主肌肉，故四肢烦痛，此为太阴外证。"阳微阴涩而长者"，这是《伤寒论》的阴阳脉法，阳指寸脉，阴指关和尺脉。寸脉微阴脉涩而长，"为欲愈"。为什么？大家看重订第15条："太阳中风，阳浮而阴弱。阳浮者，热自发；阴弱者，汗自出。啬啬恶寒，淅淅恶风，翕翕发热，鼻鸣干呕者，桂枝汤主之。"这条讲太阳中风的特点是阳浮而阴弱，阳浮指寸脉浮，阴弱指关脉弱。我们讲过阴阳脉法，阳脉对比阴脉时，寸脉是阳脉，关脉、尺脉是阴脉；阴脉对比阳脉时，尺脉是阴脉，关脉和寸脉是阳脉。"阳浮而阴弱"是寸脉浮，关脉弱。如果寸脉的浮脉掉下来，阴脉涩而长，为欲愈。也就是说，所谓的"太阴中风"指的是太阴病伴有外证——四肢烦痛。伴有太阴外证（四肢烦痛）的患者，应该表现为寸脉浮、关脉没有力气；如果寸脉浮掉下去了，关脉表现为长脉，此为欲愈的征象。后面讲太阴外证，会再次讲解此条。】

481. 太阴病欲解时，从亥至丑上。（275）

【三阳传变，三阴递进。故三阳欲解时，《太素》曰："一日外者分为三时：平旦人气始生，为少阳也。日中人气隆盛，为太阳也。日西人气始衰，为虚阳也。"六经为病欲解时，依次为少阳、太阳、阳明。"少阳病、欲解时，从寅至辰上"，为凌晨3点至早晨9点；"太阳病、欲解时，从巳至未上"，为早晨9点至下午3点；"阳明病，欲解时，从申至戌上"，为下午3点至晚上9点。而三阴欲解时，相互重叠，依次后推也。】

【"太阴病，欲解时，从亥至丑上"。我们在《吴述伤寒杂病论研究》课中讲过，三阳是传变关系，三阴是递进关系。三阳病的传变关系：少阳病从寅到辰上，太阳病从巳至未上，阳明病从申至戌上。三阴病的递进关系：太阴病从亥至丑上，少阴病从子至寅上，厥阴病从丑至卯上。太阴病是从亥时（晚上9点）到丑时（凌晨3点），这个时间段是太阴脾家当令，脉证提纲里的"时腹自痛"，常发生在这个时间段。比如，消化系统十二指肠球部溃疡患者的夜间痛，就在这个时间段。】

【太阴在经】

482. 太阴病，脉浮者，可发汗，宜桂枝汤。（276）

【须臾啜热稀粥一升，以助药力，温覆取汗。】

【太阴概论我们讲了两部分：一是脉证提纲，二是太阴传变。三阴分在经在脏，现在讲太阴在经。太阴在经第一条："太阴病，脉浮者，可发汗，宜桂枝汤"，须臾啜热粥一升，以助药力，温覆取汗。这条讲太阴病如果表现为寸脉浮——阳浮阴弱，可以用桂枝汤。服桂枝汤后，如果表现为阳微阴涩而长，病就好了。这一条可以与重订480条相参照。

大家问桂枝汤不是治疗太阳中风的吗，怎么又治太阴病了呢？我们给大家反复讲过：太阳在经分伤寒、中风，伤寒是实证，中风是虚证，只有脾虚之人感冒以后才会表现为桂枝汤证。大家去临床观察，如果患者感冒后表现为桂枝汤证，此人平时就是脾虚之人。桂枝汤既出现在太阳病篇，又出现在太阴病篇，就是由于这个原因。】

483. 吐利止而身痛不休者，当消息和解其外，宜桂枝汤小和之。（霍乱病篇·387）

【本条出霍乱篇，吐利本理中证，吐利止而身痛不休者，当和解其外，宜桂枝汤。

重订106条：发汗后，身疼痛，脉沉迟者，桂枝加芍药生姜各一两人参三两新加汤主之。】

【第二条，吐利本理中证，吐利止而身痛不休者，当和解其外，宜桂枝汤小和之。太阳病篇还有一条："发汗后，身疼痛，脉沉迟者，桂枝加芍药生姜各一两人参三两新加汤主之。"这条讲脾虚之人，发汗之后会表现为一身疼痛。这是因为脾主肌肉。感冒之后表现为肌肉酸痛的患者是脾虚之人，可用桂枝加芍药生姜各一两人参三两新加汤。方中加芍药止痛，加人参健脾。新加汤证表现为沉迟脉，这需要与少阴病的脉相鉴别。沉脉和迟脉通常是少阴病，沉而有力脉是阳明腑实，沉迟无力脉多是少阴病。新加汤证是太阴病，脉也沉迟，所以需要与少阴病相鉴别。】

484. 本太阳病，医反下之，因尔腹满时痛者，属太阴也，桂枝加芍药汤主之。大实痛者，桂枝加大黄汤主之。（279）

【腹满时痛，加芍药，大实痛者，加大黄，此合阳明腑实法。】

桂枝加芍药汤
桂枝（去皮，三两）　芍药（六两）　甘草（炙，二两）　大枣（擘，十二枚）　生姜（切，三两）
上五味，以水七升，煮取三升，去滓，温分三服。
本云桂枝汤，今加芍药。

桂枝加大黄汤
桂枝（去皮，三两）　大黄（二两）　芍药（六两）　生姜

（切，三两）　　甘草（炙，二两）　　大枣（擘，十二枚）

上六味，以水七升，煮取三升，去滓。温服一升，日三服。

【这条讲患者本是太阳病，医生反去攻下，导致腹满时痛，变为了太阴病，此时用桂枝加芍药汤主之，大实痛者，桂枝加大黄主之。这说明太阴病可以形成太阴便秘。为什么会形成太阴便秘呢？因为患者脾虚推动无力，食物在肠道停留过久，从而形成了便秘。治疗太阴便秘有两种办法：一种办法是用桂枝汤加芍药，一种办法是用桂枝汤加芍药再加大黄。这两个处方如何区别使用呢？太阴脾虚便秘，如果患者就诊及时，表现为腹满时痛，用桂枝汤加芍药汤；如果患者拖延了好多天才来就诊，用桂枝汤加大黄汤，先把大便排下来，然后再用桂枝汤加芍药汤。比如，有的患者刚有便秘，第一天便秘，第二天就来就诊，此时用桂枝加芍药汤；有的患者便秘1周，实在忍耐不住才来就诊，此时食物残渣在肠道停留的时间太久，已经形成了燥屎，可用桂枝汤加大黄汤。

"腹满时痛"是很有意思的一个现象。"腹满"说明肠道蠕动功能减退，"时痛"说明肠道有痉挛，摸着有少腹结节。肠道推进大便是分节运动的，一节收缩、一节舒张，一节收缩、一节舒张，分节把食物往前推动。如果大便不前行，前面的一节肠道收缩痉挛，会出现疼痛；后面的那节肠道舒张，推动无力会出现腹胀，患者既腹部胀，又肌肉紧张，出现疼痛，这就是太阴便秘的特点。重订484的条文描述得非常形象，当摸着患者的腹部胀，又能摸到腹部肌紧张时，用桂枝加芍药汤主之，方中的芍药有解痉的作用，能够缓解肠道的肌肉痉挛，可治疗"时痛"；桂枝是胃肠道的疏风药，含有的挥发油（桂皮醇）能够促进肠道的蠕动，可治疗"腹满"。

这一条主要讲太阴便秘，给出了两种治疗办法，一种办法用芍药，即桂枝加芍药汤；一种办法用大黄，即桂枝加大黄汤。这两个处方的具体配伍，大家看书就可以了。】

485. 太阴为病，脉弱，其人续自便利，设当行大黄、芍药者，宜减之，以其人胃气弱，易动故也。（下利者先煎芍药三沸。）（280）

【可知芍药通便，脾约丸故用之。太阴病脉弱，其人大便通后，续自便利，故设当行大黄、芍药者，宜减之，以其人胃气弱，易动故也，否则多致自利。】

【"太阴为病，脉弱，其人续自便利，设当行大黄、芍药者，宜减之，以其人胃气弱，易动故也。"这条讲治疗太阴便秘时，需要小心"脉弱，其人续自便利"。这种患者平素便溏，表现为重订476条讲的"自利益甚"，一段时间之后表现为便秘。为什么平时大便稀溏呢？因为患者吸收不良，食物中的水分没有被充分吸收。为什么表现为便秘呢？因为气虚之人肠道推动无力。对于这种便秘，需要小心，如果药用多了就会腹泻，所以条文中讲"设当行大黄、芍药者，宜减之"。什么叫"宜减之"？如果患者已多日未大便，用桂枝加大黄汤；通便之后，马上转用桂枝加芍药汤；大便容易排出了，马上再把芍药减量，如若不然患者会腹泻。"宜减之"的原因是"其人胃气弱，易动故也"。

"太阴为病，脉弱"，太阴病的脉没有力气。因为气虚，心脏收缩无力。我们讲摸脉摸的是心、血、脉——桡动脉血液的流动、血管的张力和心脏的收缩。大家只要从心、血、脉三点去体会脉诊，就能够知道每一个脉象后面的病理生理机制。摸脉最重要的是要知道脉象后面的生理机制是什么。明白了脉象究竟是因血流引起的，因血管张力引起的，还是因心脏收缩力引起的，就会知道脉象背后发生了什么样的疾病。

再给大家补讲"发汗后，身疼痛，脉沉迟者，桂枝加芍药生姜各一两人参三两新加汤主之"。只讲条文很枯燥，我们讲个病案。临床上，有一位儿童骨肉瘤患者，表现为脾虚的症状，当时一位跟诊学生说可用参苓白术散。其实，用参苓白术散是有问题的。骨肉瘤或者平滑肌肉瘤是发生在肌肉上的肿瘤，应该是太阴病的外证，最初表现为肌肉疼痛。这种患者伴有脾虚，大家想到的不应是参苓白术散，而应是桂枝加芍药生姜各一两人参三两新加汤，然后就应该去摸患者的脉。如果不学经方，仅仅根据患者的舌淡、没有力气、面色㿠白等症状，可能会用参苓白术散或者六君子汤治疗脾虚。但是，这些方不是最优的。因为患者的病是太阴病的外证，是肌肉发生的肿瘤，出现了"身疼痛"，也就是肌肉的疼痛，改善症状应该用桂枝加芍药生姜各一两人参三两新加汤。这就是学经方的意义所在，如不学经方，只按教科书所学开出来的方，不是六君子汤就是参苓白术散、理中丸等处方，实际上用这些处方就可能有问题。】

486. 师曰：妇人得平脉，阴脉小弱，其人渴，不能食，无寒热，名妊娠，桂枝汤主之。于法六十日，当有此证，设有医治逆者，却一月，加吐下者，则绝之。（金匮·妇人妊娠病篇）

【脾虚之人妊娠之后，多有纳差、呕吐、腹满、腹胀、不欲食等早孕反应，可与桂枝汤】

桂枝汤的化裁法小结

【桂枝汤，为诸方之祖，仲景化裁如下：

桂枝汤加味法：

1. 加厚朴杏子：

重订 21 条：太阳病，下之微喘者，表未解故也，桂枝加厚朴杏子汤主之。

2. 加人参：

重订 106 条：发汗后，身疼痛，脉沉迟者，桂枝加芍药生姜各一两人参三两新加汤主之。

3. 加附子：

重订 125 条：太阳病，发汗，遂漏不止，其人恶风，小便难，四肢微急，难以屈伸者，桂枝加附子汤主之。

4. 加葛根：

重订 228 条：太阳病，项背强几几，反汗出恶风者，桂枝加葛根汤主之。

5. 加黄芪：

重订 239 条：黄汗之病，两胫自冷；假令发热，此属历节。食已汗出，又身常暮卧盗汗出者，此劳气也。若汗出已，反发热者，久久其身必甲错；发热不止者，必生恶疮。若身重，汗出已辄轻者，久久必身瞤，瞤即胸中痛，又从腰以上必汗出，下无汗，腰髋弛痛，如有物在皮中状，剧者不能食，身疼重，烦躁，小便不利，此为黄汗，桂枝加黄芪汤主之。

6. 加大黄：

重订 484 条：本太阳病，医反下之，因尔腹满时痛者，属太阴也，桂枝加芍药汤主之。大实痛者，桂枝加大黄汤主之。

7. 加龙骨牡蛎：

重订 503 条：**夫失精家，少腹弦急，阴头寒，目眩（一作目眶痛），发落，脉极虚芤迟，为清谷，亡血，失精。脉得诸芤动微紧，男子失精，女子梦交，桂枝加龙骨牡蛎汤主之。**

加味桂枝汤法：

1. 瓜蒌：

重订 227 条：**太阳病，其证备，身体强，几几然，脉反沉迟，此为痉。瓜蒌桂枝汤主之。**（瓜蒌桂枝汤原文为栝，后统改为瓜）

2. 乌头：

重订 597 条：**寒疝腹中痛，逆冷，手足不仁，若身疼痛，灸刺、诸药不能治，抵当乌头桂枝汤主之。**

新方：

1. 重订 229 条：**太阳病，无汗而小便反少，气上冲胸，口噤不得语，欲作刚痉。葛根汤主之。**

2. 重订 487 条：**虚劳里急，悸，衄，腹中痛，梦失精，四肢酸疼，手足烦热，咽干口燥，小建中汤主之。**

去桂枝法：

1. 重订 54 条：**服桂枝汤，或下之，仍头项强痛，翕翕发热，无汗，心下满微痛，小便不利者，桂枝去桂加茯苓白术汤主之。**

2. 重订 198 条：**伤寒八九日，风湿相抟，身体疼烦，不能自转侧，不呕，不渴，脉浮虚而涩者，桂枝附子汤主之。若其人大便鞕（一云脐下心下鞕），小便自利者，去桂加白术（附子）汤主之。**

去芍药法：

1. 重订 25 条：**桂枝去芍药加皂荚汤：治肺痿吐涎沫。**

2. 重订 112 条：**太阳病，下之后，脉促胸满者，桂枝去芍药汤主之。若微恶寒者，桂枝去芍药加附子汤主之。**

3. 重订 135 条：**伤寒，脉浮，医以火迫劫之，亡阳，必惊狂，卧**

起不安者，桂枝去芍药加蜀漆牡蛎龙骨救逆汤主之。

4. 重订 544 条：师曰：寸口脉迟而涩，迟则为寒，涩为血不足；跌阳脉微而迟，微则为气，迟则为寒。寒气不足，则手足逆冷；手足逆冷，则荣卫不利；荣卫不利，则腹满肠鸣相逐；气转膀胱，荣卫俱劳；阳气不通即身冷，阴气不通即骨疼；阳前通则恶寒，阴前通则痹不仁。阴阳相得，其气乃行，大气一转，其气乃散；实则矢气，虚则遗溺，名曰气分。桂枝去芍加麻辛附子汤主之。

5. 重订 94 条：病腹满，发热十日，脉浮而数，饮食如故，厚朴七物汤主之。

重桂枝法：

1. 重订 23 条：太阳病，下之后，其气上冲者，可与桂枝汤，方用前法；若不上冲者，不得与之。

2. 重订 24 条：烧针令其汗，针处被寒，核起而赤者，必发奔豚。气从少腹上冲心者，灸其核上各一壮，与桂枝加桂汤，更加桂二两也。

重芍药法：

1. 重订 484 条：本太阳病，医反下之，因尔腹满时痛者，属太阴也，桂枝加芍药汤主之。

2. 重订 487 条：虚劳里急，悸，衄，腹中痛，梦失精，四肢酸疼，手足烦热，咽干口燥，小建中汤主之。

合方：

1. 重订 47 条：太阳病，得之八九日，如疟状，发热恶寒，热多寒少，其人不呕，清便欲自可，一日二三度发。脉微缓者，为欲愈也；脉微而恶寒者，此阴阳俱虚，不可更发汗、更下、更吐也；面色反有热色者，未欲解也，以其不能得小汗出，身必痒，宜桂枝麻黄各半汤。

2. 重订 48 条：服桂枝汤，大汗出，脉洪大者，与桂枝汤，如前法。若形似疟，一日再发者，汗出必解，宜桂枝二麻黄一汤。

3. 重订 49 条：太阳病，发热恶寒，热多寒少，脉微弱者，此无阳也。不可发汗，宜桂枝二越婢一汤。

4. 重订84条：伤寒六七日，发热，微恶寒，肢节烦疼，微呕，心下支结，外证未去者，柴胡桂枝汤主之。】

【《伤寒杂病论》中桂枝汤有八方面的化裁：一是桂枝汤加味，二是加味桂枝汤，三是新方，四是去桂枝，五是去芍药，六是重用桂枝，七是重用芍药，八是合方。我们做一简要小结。

（一）桂枝汤加味法

1. 桂枝汤加厚朴、杏仁。"太阳病，下之微喘者，表未解故也，桂枝加厚朴杏子汤主之"。如果桂枝汤证，伴有喘，加厚朴、杏仁。其中，杏仁能止咳，厚朴既能够收缩肠道的平滑肌，又能够舒张支气管的平滑肌，所以厚朴麻黄汤等方剂，也用厚朴解除痉挛。

2. 加人参。重订106条："发汗后，身疼痛，脉沉迟者，桂枝加芍药生姜各一两人参三两新加汤主之。"气虚之人发汗后，如果表现为"身疼痛，脉沉迟"，应该补气，一方面加芍药止痛，另一方面加人参补气。

3. 加附子。重订125条："太阳病，发汗，遂漏不止，其人恶风，小便难，四肢微急，难以屈伸者，桂枝加附子汤主之。"这条讲的是少阴阳虚漏汗。如果太阳病兼有少阴阳虚，用麻黄重发汗之后，导致漏汗，用"桂枝加附子汤主之"。换言之，患者本是太少两感证，应该用麻黄附子甘草汤，或者麻黄细辛附子汤微发汗，却误用了麻黄汤重发汗，造成漏汗——不停地冒汗，此时用"桂枝加附子汤主之"。

4. 加葛根。重订228条："太阳病，项背强几几，反汗出恶风者，桂枝加葛根汤主之。"太阳病伴有脖子不舒服的，无汗用葛根汤，有汗用桂枝加葛根汤。桂枝汤加厚朴、杏仁、人参、附子、葛根等相关内容，在《吴述重订伤寒杂病论（上篇）》都已经讲过，大家可以去复习。

5. 加黄芪。重订239条："黄汗之病，两胫自冷；假令发热，此属历节。食已汗出，又身常暮卧盗汗出者，此劳气也。若汗出已，反发热者，久久其身必甲错；发热不止者，必生恶疮。若身重，汗出已辄轻者，久久必身瞤，瞤即胸中痛，又从腰以上必汗出，下无汗，腰髋弛痛，如有物在皮中状，剧者不能食，身疼重，烦躁，小便不利，此为黄汗，桂枝加黄芪汤主之。"桂枝汤加黄芪可治疗黄汗。"黄汗之病，两胫自冷；假令发热，此属历节"，黄汗病"两胫自冷"，如果小腿是热的属于是历节病。"食已汗出，又身常暮卧盗汗出者，此劳气也"，患者吃完饭以后冒汗，下午盗汗，这是劳气，是虚劳。"若汗出已，反发热者，久久其身必甲错"，这是在讲瘀血发热。这些内容在反复地讲鉴别诊断。"发热不止者，必生恶疮"，这是讲疮痈引起的发热。大家看这些鉴别诊断：黄汗患者两胫处的肌肉是冷的；如果两胫发热，则是历节病；如果食已汗出，晚上又盗汗的，属于太阴虚劳；如果汗出已，还发热的属于瘀血发热；如果持续发热不退的，要小心患者有没有痈疮、疮疡，这都是在讲鉴别诊断。

桂枝加黄芪汤治的是黄汗，"如有物在皮中状"（如虫行皮中），这是黄汗的一个表现。前面已讲过的脾色必黄，一个是黄疸，另一个是黄汗。太阴脾虚的黄疸用茵陈五苓散，太阴脾虚的黄汗用桂枝加黄芪汤。因为黄疸夹湿，故用五苓散利湿；黄汗是汗出，故用桂枝汤止汗。对于黄汗这个病，我的体会不深，有的人讲黄汗患者的汗出如柏汁（色如黄柏的皮），是不是这样呢？我没见过。我见过有的患者出汗之后，衣领被染得特别黄。这条告诉大家，治疗黄汗用桂枝汤加黄芪。为什么加黄芪？因为黄芪能够固表止汗。

桂枝汤的加味方，加附子是合并少阴病，加人参、黄芪是在太阴，加厚朴、杏仁是因为咳喘，伴有咳嗽气紧。

6. 加大黄。重订484条："本太阳病，医反下之，因尔腹满时痛者，属太阴也，桂枝加芍药汤主之。大实痛者，桂枝加大黄汤主之。"加大黄是合并阳明病，太阴阳明合病则大实痛。这一条前面已讲，不再重复。

7. 加龙骨、牡蛎。重订503条："夫失精家，少腹弦急，阴头寒，目眩（一作目眶痛），发落，脉极虚芤迟，为清谷，亡血，失精。脉得诸芤动微紧，男子失精，女子梦交，桂枝加龙骨牡蛎汤主之。"桂枝加龙骨、牡蛎治疗虚劳，下文要详细讲这一条，这里不详述。

（二）加味桂枝汤

1. 加瓜蒌根。重订227条："太阳病，其证备，身体强，几几然，脉反沉迟，此为痉。瓜蒌桂枝汤主之。"瓜蒌根（天花粉），能够治疗痉证。记住一条："脉反沉迟"，可以与新加汤的条文相参照。沉迟脉原则上是少阴病的脉，太阴病里也出现了两条脉沉迟，需要相鉴别。所以，这一条讲"脉反沉迟"，而不是脉沉迟。

2. 加乌头。重订597条："寒疝腹中痛，逆冷，手足不仁，若身疼痛，灸刺、诸药不能治，抵当乌头桂枝汤主之。"乌头桂枝汤是在桂枝汤的基础上，加了乌头，治疗寒疝腹中痛。桂枝汤也能治腹痛，可治疗太阴病时腹自痛。如果严重的腹痛，出现"逆冷，手足不仁，若身疼痛，诸药不能治"怎么办？加乌头，用乌头治疗肿瘤的癌性腹痛都有效，有一部分患者能够缓解。乌头的用法很有讲究，我们在少阴病篇要讲如何使用乌头。

"若身疼痛，灸刺、诸药不能治，抵当乌头桂枝汤主之"，乌头桂枝汤不仅可以治疗严重的腹痛，还可以治疗身痛（躯体的疼痛）。比如严重的自身免疫病引起的身体疼痛、肿瘤引起的严重躯体疼痛，都可以用乌头桂枝汤。

瓜蒌桂枝汤、乌头桂枝汤叫作加味桂枝法。加味桂枝法是在桂枝汤的前面加味，而不是桂枝汤加味。这两个名称有区别：加味桂枝汤如不用方名前面加味的药，处方是没效的，而桂枝汤加味如不用方名后面加味的药，处方也有效。换言之，桂枝汤加味是以桂枝汤为主，比如患者感冒（太阳中风）后有点气紧，只有用桂枝汤，不加厚朴、杏仁也有效，所以叫"桂枝加厚朴杏仁汤"。但是如果出现痉与剧烈的疼痛，单用桂枝汤就解决不了了。由此可见，张仲景方剂的名字是有深意的。

（三）新方

1. 葛根汤。重订229条："太阳病，无汗而小便反少，气上冲胸，口噤不得语，欲作刚痉。葛根汤主之。"这一条是《金匮要略》痉证的条文，还有一个葛根汤的条文在《伤寒论》中。葛根汤是桂枝汤中加葛根、麻黄。《吴述重订伤寒杂病论（上篇）》已讲过葛根汤，大家都很熟悉了，这里不再重复。

2. 小建中汤。重订487条："虚劳里急，悸，衄，腹中痛，梦失精，四肢酸疼，手足烦热，咽干口燥，小建中汤主之。"这一条在太阴虚劳中要详细讲。葛根汤与小建中汤之所以是新方，因为两方的名字都已再不叫桂枝汤了。

（四）去桂枝法

1. 桂枝去桂加茯苓白术汤。重订 54 条："服桂枝汤，或下之，仍头项强痛，翕翕发热，无汗，心下满微痛，小便不利者，桂枝去桂加茯苓白术汤主之。"此方用茯苓、白术、芍药、甘草、生姜、大枣，是在桂枝汤的基础上去了桂枝，加茯苓、白术利尿。我们在《吴述重订伤寒杂病论（上篇）》已经做了很详细的讲解，因为我们时间有限，不再重复讲解。

2. 去桂加白术（附子）汤。重订 198 条："伤寒八九日，风湿相抟，身体疼烦，不能自转侧，不呕，不渴，脉浮虚而涩者，桂枝附子汤主之。若其人大便鞕（一云脐下心下鞕），小便自利者，去桂加白术（附子）汤主之。"此方是桂枝汤去桂加白术、附子。为什么加白术呢？因为患者便秘（"若其人大便鞕"），白术 40～50g 能够促进肠道的蠕动，能够通便，所以用了白术。

（五）去芍药法

1. 桂枝去芍药加皂荚汤。重订 25 条："桂枝去芍药加皂荚汤：治肺痿吐涎沫。"桂枝去芍药加皂荚汤治"肺痿吐涎沫"。"吐涎沫"指咳吐清稀的痰涎。

2. 桂枝去芍药汤、桂枝去芍药加附子汤。重订 112 条："太阳病，下之后，脉促胸满者，桂枝去芍药汤主之。若微恶寒者，桂枝去芍药加附子汤主之。""脉促"是指脉跳得快，并且"时一止"（脉有间歇），类似于心律失常。西医讲的心律失常，脉有间歇，可以桂枝去芍药汤主之；如果患者伴有微恶寒，再加附子。

3. 桂枝去芍药加蜀漆牡蛎龙骨救逆汤。重订 135 条："伤寒，脉浮，医以火迫劫之，亡阳，必惊狂，卧起不安者，桂枝去芍药加蜀漆牡蛎龙骨救逆汤主之。"大家可以看到，张仲景治疗心脏病时不用芍药，这是他的一个用药特点。

4. 桂枝去芍加麻辛附子汤。重订 544 条："师曰：寸口脉迟而涩，迟则为寒，涩为血不足；趺阳脉微而迟，微则为气，迟则为寒。寒气不足，则手足逆冷；手足逆冷，则荣卫不利；荣卫不利，则腹满肠鸣相逐；气转膀胱，荣卫俱劳；阳气不通即身冷，阴气不通即骨疼；阳前通则恶寒，阴前通则痹不仁。阴阳相得，其气乃行，大气一转，其气乃散；实则矢气，虚则遗溺，名曰气分。桂枝去芍加麻辛附子汤主之。"

"寸口脉迟而涩，迟则为寒"，阳虚之人脉迟。"涩为血不足"，血虚则涩。"趺阳脉微而迟，微则为气"，这是讲气虚，脉搏没有力气。"迟则为寒"讲的是阳虚。"寒气不足"，又有寒，又有气虚。"则手足逆冷"是四肢冰凉。"手足逆冷，则荣卫不利"，营卫周行全身的过程是早晨从肾上升到心，从心出于瞳孔，然后全身周循，晚上睡觉时又再回到肾。所以，晚上我们会怕冷，不是因为气温低。举个例子，晚上大家穿着同样的衣服，没睡着之前与睡着之后的感觉不一样。没睡着时感觉还可以，睡着之后穿着同样的衣服却感到冷。这是为什么呢？因为营卫回去了。所以，条文中的"手足逆冷，则荣卫不利"，是讲因为营卫不利才会手足逆冷，营卫的气不够导致了手足逆冷。

为什么"荣卫不利，则腹满肠鸣相逐"？因为卫出中焦，脾主气。为什么"气转膀胱"？因为卫出下焦。大家明白桂枝加附子汤的机制了吗？加附子也是因为卫出下焦。下焦的肾阳上升到中焦的脾阳，出于上焦的心阳，然后出于瞳孔，周行全身，这就是我们的营卫。所以，营卫不利会表现为"腹满肠鸣相逐"。给大家举个例子，小孩如果胃口不好、饮食不佳，就会经常感冒。"荣卫不利，则腹满肠鸣相逐，气转膀胱，荣卫俱劳"，这是肾虚，荣卫既伤。"阳气不通即身冷"，身冷——手脚冰凉。"阴气不通即骨疼"，阴气指什么？外为阳，内为阴，肾主骨，肾虚故骨痛。外为阳，故用桂枝去芍药汤；内为阴，故用细辛、附子。方中既有细辛、附子，又有桂枝汤。"阳前通则恶寒，阴前通则痹不仁"，"阳前通则恶寒"指阳气不通则身冷，"阴前通则痹不仁"是讲麻木。"阳气不通即身冷，阴气不通即骨疼；阳前通则恶寒，阴前通则痹不仁"，这几句讲严重的阳气不通则身冷，较轻的则恶寒；严重的阴气不通则骨痛，较轻的则麻木。"阴阳相得，其气乃行，大气一转，其气乃散"，这一句，我们在"方药研究·阳和法"一课中做了详细讲解，大家可去听阳和汤的内容。"实则矢气，虚则遗溺，名曰气分"，

"实"是指"腹满肠鸣相逐"，"矢气"是放屁；"虚则遗溺""气转膀胱"就会遗尿。

这个条文用桂枝去芍药加麻辛附子汤主之。为什么去芍药？因为有"腹满肠鸣相逐"，所以去了芍药。这个处方能够治疗遗尿，因为方中麻黄含有的麻黄碱，能够治疗遗尿。桂枝去芍药加麻辛附子汤较为复杂，属于急温之。如果缓则补之用什么方呢？哪个方与它相对应？阳和汤。

还有一点需要记住："寸口脉迟而涩"，涩为血不足，桂枝去芍药加麻辛附子汤有养血的药吗？有。方中除了生姜、大枣还有桂枝。《伤寒杂病论》中桂枝、肉桂没有区分。肉桂本身能够刺激骨髓造血，如果在养血的药中加一点肉桂，会增强养血药物的作用。这是一个养血的办法，可用四物汤加肉桂 3g，十全大补汤也是在八珍汤的基础上加了肉桂。

5. 厚朴七物汤。重订 94 条："病腹满，发热十日，脉浮而数，饮食如故，厚朴七物汤主之。"厚朴七物汤是厚朴、枳实、大黄加桂枝、生姜、大枣、甘草。为什么去芍药？因为腹满，所以去了芍药。患者有发热，所以用了桂枝汤。这一条与前面讲的重订 544 条是相对应的。

（六）重桂枝法

重订 23 条："太阳病，下之后，其气上冲者，可与桂枝汤，方用前法；若不上冲者，不得与之。"可以重用桂枝，在桂枝汤中重用桂枝。

（七）重用芍药

重订 484 条："本太阳病，医反下之，因尔腹满时痛者，属太阴也，桂枝加芍药汤主之。"虽然有腹满，但是还有腹痛，所以重用芍药能够减轻疼痛，桂枝能减轻腹满。重订 487 条："虚劳里急，悸，衄，腹中痛，梦失精，四肢酸疼，手足烦热，咽干口燥，小建中汤主之。"这两条都是重用芍药法。

（八）合方

1. 桂枝麻黄各半汤、桂枝二麻黄一汤、桂枝二越婢一汤。重订 47

条："太阳病，得之八九日，如疟状，发热恶寒，热多寒少，其人不呕，清便欲自可，一日二三度发。脉微缓者，为欲愈也；脉微而恶寒者，此阴阳俱虚，不可更发汗、更下、更吐也；面色反有热色者，未欲解也，以其不能得小汗出，身必痒，宜桂枝麻黄各半汤。"

重订 48 条："服桂枝汤，大汗出，脉洪大者，与桂枝汤，如前法。若形似疟，一日再发者，汗出必解，宜桂枝二麻黄一汤。"

重订 49 条："太阳病，发热恶寒，热多寒少，脉微弱者，此无阳也。不可发汗，宜桂枝二越婢一汤。"

前两条是麻桂合方，后一条是桂枝汤与越婢汤的合方，我们在《吴述重订伤寒杂病论（上篇）》都已做了详细讲解，这里不再重复。

2. 柴胡桂枝汤。重订 84 条："伤寒六七日，发热，微恶寒，肢节烦疼，微呕，心下支结，外证未去者，柴胡桂枝汤主之。"柴胡桂枝汤也是合方。

前些天，我们用柴胡桂枝汤治疗了一例坐骨神经痛。为什么治疗坐骨神经痛可用桂枝呢？因为桂枝本为解肌。那位患者是梨状肌压迫导致的疼痛。坐骨神经从梨状肌穿过，梨状肌有炎症时压迫神经，造成肢体屈伸不利。我们用小柴胡汤治神经病变，用桂枝汤治梨状肌的炎症，合起来就是柴胡桂枝汤。如果去辨证也可以，患者表现为口苦、脉弦等症状，辨证处方也是这样的。用汇通的思想也可以很简单地去解释。坐骨神经痛表现为神经的疼痛，首先要考虑有没有少阳证，其次患者疼痛由于梨状肌压迫所致，需要考虑有没有太阴病，需不需要用桂枝治疗太阴病的外证。把这些问题想清楚，看病就会简单很多。

关于太阴病的外证，这里我们讲了柴胡桂枝汤，前面讲过桂枝加芍药生姜一两人参三两新加汤。《吴述重订伤寒杂病论（上篇）》还讲了一个太阴病的外证：子宫肌瘤。患者明明是阳虚，服用含有附子的处方则肌瘤越吃越大。为什么张仲景用桂枝茯苓丸治疗子宫肌瘤？子宫肌瘤是子宫平滑肌的肿瘤，脾主肌肉，太阴病的外证用桂枝打头，而不该用附子。所以，我们经常用桂枝茯苓丸和我们的验方化血煎治疗子宫肌瘤。如把道理想明白了，辨证是更简单直接的，而不能完全用中医内科学的方法。如看到舌淡就用附子等药，这其实是不对的。知道了是子宫平滑肌的肿瘤，首先这是一个太阴病的外证。治疗太阴病的外证，主要用桂枝；治疗太阴病的内证，虚用白术，寒用干姜，气不足用人参。我们讲的精准辨证，辨证要单刀直入，而不是用四诊八纲。因为四诊八纲辨出来的是一个大的方向，符合这个大方向的处方有很多，最后给患者的处方的针对性不好。如果辨证之后，觉得有 5 个方都可以用，这说明辨证有问题。如果辨证为气虚，觉得可以用六君子汤，可以用八珍汤，还可用参苓白术散，那么说明辨证有问题，是不精确的。】

【太阴在脏】

【我们讲了太阴在经，温习了《伤寒杂病论》中的桂枝法。现在讲太阴病篇最主要的内容：太阴在脏。《伤寒杂病论》对太阴在脏立了三个方：建中汤、理中汤和补中汤。其中，理中汤也可以是理中丸，在重订 492 条后面的注解里，讲了理中丸做汤的化裁法。

如何区别运用这些处方呢？我们认为小肠属脾（详见我们的《中医脾胃病学》），"太阴之为病，腹满而吐，食不下，自利益甚，时腹自痛"，描述的是典型的消化吸收不良的症状，病位是西医讲的小肠。如腹诊九区法所示（图 5），小肠包含 3 段：十二指肠、空肠、回肠。小肠的上段是十二指肠，这里是胃连接小肠的起始段。十二指肠球部溃疡表现为饥饿痛、夜间痛，这是小建中汤证。小肠的终止段容易发生肠套叠，因为大肠的肠管较大、小肠的肠管较小。发生疾病时，小的肠管容易套进大的肠腔内，一旦套进去就表现为"上冲皮起，出见有头足，上下痛而不可触近"，这是大建中汤证。肠套叠多发生于小肠的最后一段，因为大肠开始段有个括约肌（阑门），当括约肌的功能稍微不好（尤其小孩），小肠就会滑进去，形成肠型，这就是我们讲的大建中汤证。小肠中间段的空回肠功能不好，则表现为消化吸收不良——"腹满而吐，食不下，自利益甚"，这是理中汤证。腹部中间是肚脐，兼有肾阳虚的人是补中汤证。简言之，小肠上段——小建中汤，下段——大建中汤，整个肠道——理中汤，肠道的中心（兼肾阳虚）——补中汤。

人体的腹部是一个来氏太极图，中间的圆圈是肚脐，升结肠是阳虚，横结肠是寒热错杂，降结肠是热证，最后大便从肛门排出。人体的构造是很有学问的。太阴在脏，就是要给大家讲建中、理中、补中。】

小建中汤证

487. 虚劳里急，悸，衄，腹中痛，梦失精，四肢酸疼，手足烦热，咽干口燥，小建中汤主之。（金匮·血痹虚劳病篇）

【腹中痛，此时腹自痛，即西医所谓十二指肠球部炎症及溃疡之空腹痛、夜间痛，中医所谓虚痛。此证多见咽干口燥，不耐饥饿，饿则心悸。手足烦热，咽干口燥，衄，重用甘草，以土伏火，并芍药敛阳。四肢疼，脾主肌肉故也，悸者方中有桂枝、甘草。里急者，腹肌紧张，腹诊可查，芍药、甘草可缓之。梦失精，此脾虚失摄。十二指肠，由阳明胃入太阴脾，此阴阳交替之处，与小建中汤，法同桂枝汤和阴阳。

手足烦热，此手心汗出。手心者，劳宫也，此穴专候虚劳之象。汗为心之液，汗多者，此心阳不摄，必悸，心主血脉，故衄。上损及心，下损及肾，梦失精，此脾虚失摄，健中焦而复心肾。四肢疼，脾主肌肉故也，手足烦热，咽干口燥，此皆气虚生大热者。

阳明内热，亦大汗出。腑实者，手足濈然汗出，其脉必沉。至于少阴阴虚内热，与阳明一虚一实。此条太阴气虚内热，亦大汗出，而阳明腑实发热，手足濈然汗出，其脉必沉；阳明气分实热，其脉必大；太阴气虚内热，其脉必软；少阴阴虚内热，其脉必细。

建中者，建中焦，此属虚劳，形质受损也。理中者，理中焦气化也。】

小建中汤方

桂枝（去皮，三两） 甘草（炙，三两） 大枣（十二枚） 芍药（六两） 生姜（三两） 胶饴（一升）

上六味，以水七升，煮取三升，去滓，纳胶饴，更上微火消解，温服一升，日三服。（呕家不可用建中汤，以甜故也。）

【太阴在脏首先讲小建中汤。"虚劳里急，悸，衄，腹中痛，梦失精，四肢酸疼，手足烦热，咽干口燥，小建中汤主之"。小建中汤比桂枝汤中的芍药增倍，甘草增量。条文后面有一条"呕家不可用建中汤，以甜故也"。如果患者平时经常恶心，用了建中汤会不舒服。

条文中的"虚劳"，说明小建中汤能够治疗太阴虚劳。"里急"，小建中汤证的患者腹肌紧张，方中有芍药可缓急。"悸"指心悸，小建中汤可以治疗心悸，典型的表现是饿了就心慌。大家见过饿了就心慌的人吗？有的人不耐饿，一饿就心慌，这就是小建中汤证。"腹中痛"指时腹自痛、饥饿痛、夜间痛，是小建中汤证，而且这种痛喜按。小建中汤证的"梦失精"分了几种情况：第一种情况是春梦失精；第二种情况与春梦中的人有关系，可能梦到的不是一个现实中活着的人。太阴经有一些很特殊的地方，有些地方超出了医学的范畴，所以张仲景写得非常含糊。张仲景是医圣，他的书里有很多道教的东西，包括他的方。但是，他写的书不谈道教，把所有能撇开的东西都撇开了。因为医学和宗教是分开的，各走各的方向，所以《伤寒杂病论》里只是围绕医学写书，尽可能地把其他的问题都回避掉。

"四肢酸疼，手足烦热"，我们讲太阴病脉证提纲时已讲了。"咽干口燥"是讲气虚生大热。这条讲小建中汤的主证，大家能不能记清楚？这里记不清，我们后面还要讲其他条文，一条条来佐证它。

"腹中痛"指时腹自痛，即西医所谓十二指肠球部炎症及溃疡之空腹痛、夜间痛，中医称为虚痛。"四肢酸疼"是因为脾主肌肉。所谓的"腹痛里急"，"里急"是指腹肌紧张，腹诊可查，日本医生多重视腹诊。小建中汤证的腹肌紧张，方中含有芍药甘草可缓之。十二指肠由阳明胃入太阴脾，此阴阳交替之处，与小建中汤，法同桂枝汤和阴阳。十二指肠上面是阳明胃，下面是太阴脾，它是小肠的起始段，是一个阴阳交替的地方。小建中汤与桂枝汤一样都是一个和阴阳的处方。

小建中汤证不耐饥饿，饿则心悸，所以处方中含有桂枝甘草汤。手足烦热，咽干口燥，衄，都是气虚生大热者，方中重用甘草，以土伏火，加芍药收敛阳气。

手足烦热，手心汗出是指劳宫穴，劳宫穴专门指虚劳，所以叫劳宫。中医的穴位从涌泉穴到百会穴、劳宫穴，每个穴位的命名都是有意义的。因为手心汗出，汗为心之液，汗多者心阳不摄，所以心悸，尤其饿了就很难受。"梦失精"，大家可看到脾胃中焦上损心、下损肾，上面表现为心悸，下面表现为失精。

这里注意"手心烦热"要与其他病相区别：一是要区别阳明病，阳明腑实证"手足濈然汗出"；二是要区别少阴病的阴虚内热，手心干燥没有汗；然后才是太阴病的手心汗出、手心烦热。

小建中汤与理中汤的区别是：小建中汤建中焦，治的是虚劳、形质受损，而理中汤治的是气化。为什么建中汤治的是形质受损？"男子面色薄""酸削不能行"，这是小建中汤证，古代认为是病态的，而今天认为是美的。如果一个男人的毛孔很细、面色很白、身体瘦，这是小建中汤证，是古人讲的"男子面色薄""酸削不能行"。这种人的毛孔非常纤细，今天叫作花样美男，在古代则认为是病态的。这种人的脑袋偏小、体型偏瘦。这种体型的人往诊室一坐，就可判断出此人有太阴病。】

488. 男子黄，小便自利，当与虚劳小建中汤。（方见虚劳中。）（金匮·黄疸病篇）

【小便自利色白，非黄疸，此黄，乃萎黄，多见之贫血者。】

【这一条讲小建中汤是治虚劳的，虚劳可以表现为"男子黄，小便自利"。小便自利，颜色白的不是黄疸，黄疸一定是小便不利、尿黄。因为胆红素是暗黄色的，需从尿中排出。黄疸患者的胆红素升高，所以是小便不利、颜色黄。如果小便自利、色白，就不是黄疸而是萎黄。最多见的是贫血导致的萎黄。

小建中汤能够养血，桂枝也能够养血，过去桂枝与肉桂没有区分。"男子面色薄""酸削不能行"是虚劳，面色㿠白——像女人敷粉一样，这是虚劳小建中汤证。这条讲过面色黄的，还是虚劳小建中汤证。因为气虚面色㿠白，脾属土色黄，所以颜色微黄也是小建中汤证。这一条是为了与重订 731 条相对比。】

489. 妇人腹中痛，小建中汤主之。（金匮·妇人杂病篇）

【妇人多气血不足，所致腹痛与小建中汤。是方既补气血，又得桂枝通任脉经血。】

【这条讲小建中汤的另一个治证：可治腹痛。妇人气血不足导致腹痛，用小建中汤。因为小建中汤能补气血，方中的桂枝能通任脉、通经血，所以小建中汤是治疗妇人腹中痛的常用处方。

我们把《吴述重订伤寒杂病论（上篇）》讲的几个条文相参照，可以看到《伤寒杂病论》全书描述的小建中汤适应证。重订 107 条："伤寒，阳脉涩，阴脉弦，法当腹中急痛，先与小建中汤，不瘥者，小柴胡汤主之。""腹中急痛"，治疗腹中痛是小建中汤的适应证。为什么"阴脉弦"？阴脉弦是因为"腹痛"，寒性收引，疼痛的患者可以表现为弦脉。"阳脉涩"，小建中汤补气血可治疗阳脉涩。"腹中急痛"与小建中汤，腹痛如不好，与小柴胡汤。重订277条："伤寒五六日，中风，往来寒热，胸胁苦满，嘿嘿不欲饮食，心烦喜呕，或胸中烦而不呕，或渴，或腹中痛，或胁下痞鞭，或心下悸，小便不利，或不渴，身有微热，或欬者，小柴胡汤主之。"这条说明小柴胡汤也能治腹痛，但是小柴胡汤证的关脉弦是少阳病，不是因为疼痛引起的。一个腹痛的患者阳脉涩，用小建中汤，此时的阴脉弦是因为腹痛导致的。如果服用了小建中汤不见效，说明弦脉是少阳证，需用小柴胡汤，这是在做鉴别诊断。大家看，一开始就应该用小柴胡汤，为什么用小建中汤不见效再用柴胡汤？这是张仲景在描述自己的医案，可见医圣也有转方的时候。

重订108条："伤寒二三日，心中悸而烦者，小建中汤主之。"这一条并不是专讲小建中汤治心悸、治烦躁，而是讲小建中汤可以治外感。脾虚之人感冒后表现为心悸、心烦，可用小建中汤。感冒之后的心悸、心烦是"心中悸而烦"，如是单纯的心烦不用小建中汤，而要用小柴胡汤。换言之，心悸是小建中汤的必然证，感冒之后有心悸，可伴有心烦，小建中汤主之。桂枝汤本就治感冒（太阳中风），合并心悸、心烦的，就用小建中汤。

我们总结一下小建中汤的几个治证。第一，小建中汤治虚劳。"虚劳里急，悸，衄，腹中痛，梦失精，四肢酸疼，手足烦热，咽干口燥，小建中汤主之"，条文中也含有"悸"；"男子黄，小便自利，当与虚劳小建中汤"，这条补充了虚劳包括萎黄，贫血的人也属于虚劳。这一条放在《金匮要略》黄疸病篇与其他的黄疸相鉴别。第二，治腹痛，最常用于妇人腹痛。"伤寒，阳脉涩，阴脉弦，法当腹中急痛，先与小建中汤，不瘥者，小柴胡汤主之"，这条也是讲治腹痛。第三，治感冒。"伤寒二三日，心中悸而烦者，小建中汤主之"，感冒之后出现心悸的，小建中汤主之。《伤寒杂病论》的条文主要讲了小建中汤的这条适应证：治虚劳、治腹痛、治感冒。】

490.《千金》内补当归建中汤：治妇人产后虚羸不足，腹中刺痛不止，吸吸少气，或苦少腹中急摩痛，引腰背，不能食饮。产后一月，日得服四五剂为善，令人强壮，宜。（金匮·妇人产后病篇）

【此兼血虚，去血过多，崩伤内衄不止，加地黄、阿胶，法同黄土汤，此在太阴，彼在少阴。此方又为产后一月，强壮通用方。

重订486条：师曰：妇人得平脉，阴脉小弱，其人渴，不能食，无寒热，名妊娠，桂枝汤主之。于法六十日，当有此证，设有医治逆者，却一月，加吐下者，则绝之。脾虚之人妊娠病，可与桂枝汤。】

当归建中汤

当归（四两）　桂枝（三两）　芍药（六两）　生姜（三两）
甘草（二两）　大枣（十二枚）

上六味，以水一斗，煮取三升，分温三服，一日令尽。

若大虚，加饴糖六两，汤成纳之，于火上暖令饴消。若去血过多，崩伤内衄不止，加地黄六两，阿胶二两，合八味，汤成纳阿胶。若无当归，以川芎代之；若无生姜，以干姜代之。

【当归建中汤加地黄、阿胶，此即八味建中汤，虚劳气血两虚方。重订610条：虚劳腰痛，少腹拘急，小便不利者，八味肾气丸主之。此虚劳阴阳两虚方。

桂枝汤和营卫，营卫者，气血也，气不足，加黄芪、人参。

重订106条：发汗后，身疼痛，脉沉迟者，桂枝加芍药生姜各一两人参三两新加汤主之。血不足，加当归、阿胶。】

【《千金内补》当归建中汤"，其实就是当归建中汤。"治妇人产后虚羸不足，腹中刺痛不止，吸吸少气，或苦少腹中急摩痛，引腰背，不能食饮。产后一月，日得服四五剂为善，令人强壮宜"。产妇生产会失血，产后血虚的用当归建中汤。以前经常有做丈夫跑来说"大夫，我媳妇生了，给我开几帖药"，这时就可以开当归建中汤。也经常有人说"大夫，我媳妇怀孕了，给我开几帖药保胎"，《金匮要略》中也有保胎的办法，我们后面会讲到。妇人产后用当归建中汤，是因为生产会出血。如果出血很多，加地黄、阿胶，这是"黄土汤"法。但是，黄土汤与当归建中汤不一样，我们后面要进行比较，这里我们直接讲当归建中汤。

当归建中汤治疗"产后虚羸不足"，如果不是产后可以用吗？如清楚了处方的机制，月经过多、贫血、男子虚劳等都可以用，不一定必须是产后才可用。

"若去血过多，崩伤内衄不止，加地黄六两，阿胶二两，合八味，汤成纳阿胶。若无当归，以川芎代之；若无生姜，以干姜代之"。在当归建中汤的基础上加地黄、阿胶，是八味建中汤，治疗虚劳气血两虚。小建中汤以治气虚为主，在小建中汤的基础上加了当归、地黄和阿胶，使之成为一个气血并补的处方。气血并补的处方，如果调气化是八珍汤，如果复形质是八味建中汤。八珍汤用四君子汤合四物汤，八味建中汤是小建中汤加地黄、当归、阿胶，一个偏重于气化，一个偏重于形质。

重订 610 条："虚劳腰痛，少腹拘急，小便不利者，八味肾气丸主之"。这条是阴阳两虚的虚劳。肾气丸是在六味地黄丸的基础上加了肉桂和附子，更适合于阴阳两虚的患者。肾气丸原方用的是干地黄。我们讲少阴病时要详细讲肾气丸与阴阳两虚的关系。如果是气血两虚怎么办？用八味建中汤。如果单纯以气虚为主，用桂枝加芍药生姜各一两人参三两新加汤。】

491. 虚劳里急，诸不足，黄芪建中汤主之。（于小建中汤内加黄芪一两半，余依上法。气短胸满者，加生姜，腹满者，去枣加茯苓一两半，及疗肺虚损不足，补气加半夏三两。）（《千金》疗男女因积冷气滞，或大病后不复常，苦四肢沉重，骨肉酸疼，吸吸少气，行动喘乏，胸满气急，腰背强痛，心中虚悸，咽干唇燥，面体少色，或饮食无味，胁肋腹胀，头重不举，多卧少起，甚者积年，轻者百日，渐致瘦弱，五脏气竭，则难可复常，六脉俱不足，虚寒乏气，少腹拘急，羸瘠百病，名曰黄芪建中汤，又有人参二两。）（金匮·血痹虚劳病篇）

【此兼气虚。重订 126 条：伤寒，脉浮，自汗出，小便数，心烦，微恶寒，脚挛急，反与桂枝，欲攻其表，此误也，得之便厥。咽中干，烦躁，吐逆者，作甘草干姜汤与之，以复其阳。咽中干、烦躁吐逆者，与此方重加炙甘草，以土盖火，此即李东垣所谓气虚生大热。小建中汤治四肢烦热重加甘草与此同法。黄芪建中汤，重用黄芪、炙甘草，补中益气汤由此出。

黄芪建中汤，治太阴脾虚虚劳，其后加减云：气短胸满者，加生姜；腹满者，去枣加茯苓一两半，及疗肺虚损不足，补气加半夏三两。故黄芪建中汤加半夏，治太阴肺虚虚劳。

　　西医所说的肿瘤消耗，导致恶病质，可用中医方法：在太阴者，与小建中汤、黄芪建中汤或黄芪建中加半夏汤。在少阴者，在心炙甘草汤，在肾薯蓣丸。在厥阴因实致虚之干血劳者，与大黄䗪虫丸。】

　　【下面我们开始讲黄芪建中汤。当归建中汤的治证偏血虚，黄芪建中汤的治证偏气虚，一个偏血，一个偏气。

　　"虚劳里急，诸不足，黄芪建中汤主之"。（于小建中汤内加黄芪一两半，余依上法。气短胸满者，加生姜……）黄芪建中汤加减法中伴随气短胸满的加生姜。"腹满者，去枣加茯苓一两半"，因为大枣吃多了腹胀，所以去大枣加茯苓。黄芪建中汤同时可治疗太阴肺虚的虚劳，"肺虚损不足，补气加半夏三两"。半夏能补气吗？这里不是讲半夏能补气，而是讲太阴虚劳有肺虚和脾虚，如果是太阴肺虚，补太阴肺气应在黄芪建中汤的基础上加三两半夏。有人认为张仲景的太阴病只有脾没有肺，六经辨证只有脚上的六经，没有手上的六经。大家认为《伤寒杂病论》中只有足没有手吗？这条就讲了太阴肺虚劳的治法。后面的讲课中，有很多条文也都讲到了肺。如果只有足六经，没有手六经，那么六经辨证的漏洞就大了！手上六条经怎么治疗呢？有的中医的一些观点，经不起推敲。

　　"《千金》疗男女因积冷气滞，或大病后不复常，苦四肢沉重，骨肉酸疼，吸吸少气，行动喘乏""四肢沉重，骨肉酸疼，吸吸少气，行动喘乏"是太阴气虚。"胸满气急，腰背强痛，心中虚悸，咽干唇燥"是气虚生大热。"面体少色，或饮食无味，胁肋腹胀，头重不举，多卧少起，甚者积年，轻者百日，渐致瘦弱，五脏气竭，则难可复常，六脉俱不足，虚寒乏气，少腹拘急，羸瘠百病，名曰黄芪建中汤，又有人参二两"。这里讲黄芪建中汤可以加人参。条文提到了"少腹拘急"，这是小建中汤证的特点，通过腹诊可查。"六脉俱不足，虚寒乏气"说明是气虚之人。

　　如何区别小建中汤与理中汤、四君子汤呢？条文里的"心中虚悸"可以区别，"四肢沉重、骨肉酸疼"可以区别，"少腹拘急"也可以区别。诸建中汤中含有桂枝甘草汤，可以治疗"心中虚悸"；"四肢沉重，骨肉酸疼"是太阴病的外证，是桂枝的适应证；诸建中汤含有的芍药甘草汤可以治疗"少腹拘急"；而四君子汤治疗的是单纯的太阴内证——

"腹满而吐，食不下"。这些都是可以相区别的。

大家要注意这句话："头重不举，多卧少起。"如果一个人睡觉多，睡醒后可以缓解乏力的是气虚；睡醒后不能缓解乏力的是肾虚。有的人一天到晚都想睡觉，但是睡了以后，白天还是晕晕沉沉的，这是"少阴之为病，脉微细，但欲寐也"。有的人一定要保证睡眠，如果今天晚上睡眠不够，明天早上上班就难受，那是太阴病。举一个最简单的例子，有太阴病的人必须睡午觉，不睡午觉下午感觉很难受。为什么呢？因为太阴病"多卧少起"。太阴病有个特点是站久了不舒服，需要躺下。这是因为气陷到不了头，站久了会"头重不举"。临床上患者如讲"我老想睡觉"，大家要问他"你睡醒之后是不是很舒服？"睡醒了很舒服的，那是太阴病；睡醒之后还是乏力的，那是少阴病。你再问"是不是中午必须要午睡？"如果中午必须午睡，他是太阴病。我本人就脾虚，我的脾虚有个特点：坐飞机时坐头等舱，躺平，飞多少小时都没事。坐经济舱，坐一小时之后就"头重不举"，颈椎也不舒服，头也晕，整个人都很难受。其实，在头等舱躺着也没睡着。为什么会这样呢？因为气虚之人不能久站、久坐，也就是这一条讲的"头重不举，多卧少起"。临床上，有很多渠道去判断患者的症状。比如，患者说"我头疼"，你问他"你怎么头疼了？"他如果说"哎呀，我坐了几小时飞机，然后就头疼了"，如果他坐的是经济舱，多半是太阴病，可以开补中益气丸。今天，我就是吃了补中益气丸后站在这里给大家讲课。

重订126条："伤寒，脉浮，自汗出，小便数，心烦，微恶寒，脚挛急，反与桂枝，欲攻其表，此误也，得之便厥。咽中干，烦躁，吐逆者，作甘草干姜汤与之，以复其阳。"甘草干姜汤为什么不叫干姜甘草汤呢？因为重用炙甘草，以土盖火，这就是李东垣讲的气虚生大热。

小建中汤重用甘草，治四肢烦重，咽干唇燥，治的也是气虚生大热。黄芪建中汤重用了黄芪、甘草，这就是补中益气汤的源流。如果偏重调气化，用补中益气汤；如果偏重复形质，用黄芪建中汤。这两个方都能够升补脾气，都能够甘温除大热。小建中汤含有的桂枝汤本身就是除热的方，可治疗时发热，自汗出。由此可见，李东垣的补中益气汤是从哪儿来的呢？来自《金匮要略》。当甘温除大热时，不一定开补中益气汤，还可以开黄芪建中汤，一样能够收到补中益气汤的效果。两方有个区别：补中益气汤改善消化功能的效果比黄芪建中汤好，因为它偏重于太阴内证；黄芪建中汤改善形体酸削、瘦弱、肌肉疼痛、手足心发烧等症状的效果比较好。这两个方的核心都是黄芪配甘草，而黄芪配甘草是太阴病的解热剂。实际上，补中益气汤法最简单的处方是用黄芪 30 ~ 60g，配炙甘草 15g，也有补中益气汤的效果。当然，补中益气汤考虑得更全面，方中有陈皮理气，还有白术、升麻、柴胡等药，思考问题比黄芪配甘草更加全面，但是它的核心是黄芪配甘草。

　　肿瘤消耗易致恶病质，如果不控制肿瘤，单纯改善肿瘤消耗的症状，若是太阴脾虚为主，用小建中汤；若是少阴病，经常心悸、心慌的用炙甘草汤，表现为肾虚的用薯蓣丸；若是厥阴干血劳，用大黄䗪虫丸。这 3 类方都能够改善肿瘤的恶病质。这些都是《金匮要略》的处方。】

理中丸证

492. 霍乱，头痛、发热、身疼痛，热多欲饮水者，五苓散主之；寒多不用水者，理中丸主之。（霍乱病篇·386）

　　【热多欲饮水者，五苓散主之，非真热证，饮停发热故也。重订 55 条：脉浮，小便不利，微热，消渴者，五苓散主之。重订 59 条：太阳病，寸缓、关浮、尺弱，其人发热汗出，复恶寒，不呕，但心下痞者，此以医下之也。渴欲饮水，少少与之，但以法救之。渴者，宜五苓散。

　　寒多不用水者，理中丸主之。重订 478 条：自利不渴者，属太阴，以其脏有寒故也，当温之。重订 575 条：胸痹，心中痞，留气结在胸，胸满，胁下逆抢心，枳实薤白桂枝汤主之，人参汤亦主之。重订 506 条：肾着之病，其人身体重，腰中冷，如坐水中，形如水状，反不渴，小便自利，饮食如故，病属下焦。身劳汗出，衣里冷湿，久久得之。腰以下冷痛，腹重如带五千钱，甘姜苓术汤主之。理中丸去人参健脾，加茯苓利水也。】

理中丸方（下有作汤加减法）
　　人参　干姜　甘草（炙）　　白术（各三两）
　　上四味，捣筛，蜜和为丸，如鸡子黄许大。以沸汤数合，和一丸，研碎，温服之，日三四，夜二服；腹中未热，益至三四丸，然不及汤。

汤法：以四物，依两数切，用水八升，煮取三升，去滓，温服一升，日三服。若脐上筑者，肾气动也，去术，加桂四两；吐多者，去术，加生姜三两；下多者，还用术；悸者，加茯苓二两；渴欲得水者，加术，足前成四两半；腹中痛者，加人参，足前成四两半；寒者，加干姜，足前成四两半；腹满者，去术，加附子一枚。服汤后，如食顷，饮热粥一升许，微自温，勿发揭衣被。

【渴欲得水者，加术，足前成四两半，太阴渴者必不下利，若渴而利者为湿，其苔必腻而少津，与少阴不同。腹满者，去术，加附子一枚，即四逆加参汤。服汤后，如食顷，饮热粥一升许，微自温，勿发揭衣被，法同桂枝汤。】

【前面讲完了上腹部的小建中汤，没有讲大建中汤，因为大建中汤证在下腹部，我们放在后面再讲。现在，我们开始讲腹部中间部位的理中丸证。

"霍乱、头痛、发热、身疼痛、热多欲饮水者，五苓散主之；寒多不用水者，理中丸主之"。理中丸用人参、干姜、甘草、白术，而且煎煮法中讲可以用汤。"若脐上筑者，肾气动也，去术，加桂四两"，大家知道为什么"脐上筑"吗？这种人多消瘦，有的还合并腹主动脉瘤，能够感受到腹主动脉的搏动。"脐上筑"是腹主动脉或腹主动脉瘤的搏动，消瘦之人才能够感受到。因为腹主动脉在后面，一旦人很消瘦，前面的肌肉很少的时候，就能够感受到，甚至触诊时能够摸到腹主动脉的搏动，那就是中医讲的奔豚、脐上筑。

"吐多者，去术，加生姜三两"，呕吐加生姜很正常。"下多者，还用术"，因为有下利。"悸者，加茯苓二两"，心慌的加茯苓，所以理中丸可以加茯苓，这是张仲景的化裁法。"悸者，加茯苓"与小建中汤证的心悸不一样，这里的心悸是因为有水饮。"渴欲得水者，加术，足前成四两半"，术能够止渴，后世常用苍术、白术治疗消渴（糖尿病）。"腹中痛者，加人参，足前成四两半"；寒者，加干姜，足前成四两半"，理中丸本身就有人参、干姜，这里加量了。"腹满者，去术，加附子一枚"，理中丸去白术加附子，就是四逆加参汤。"服汤后，如食顷，饮热粥一升许，微自温，勿发揭衣被"。这里告诉大家要啜粥，吃完理中丸要吃一碗米粥。米汤可以用稀饭上面的水。如果患者不腹胀，可以饮一碗热米汤加一勺白糖。如果腹胀的人吃了糖会更胀，故腹胀的人不要加糖。吃完理中丸之后要盖上被子，躺一会儿。其实，理中丸的服用法与桂枝汤的服用法一样，这样服用的效果会更好。

"热多欲饮水者，五苓散主之"。"热多欲饮水"是指饮停发热。人体发热有好多种原因，有瘀血发热、停饮发热，等等。前面讲黄汗时说"久久其身必甲错"，那是瘀血发热。这里讲的是饮停发热。比如，"若脉浮，小便不利，微热，消渴者，五苓散主之"，这条讲的也是饮停发热。"太阳病，寸缓、关浮、尺弱，其人发热汗出，复恶寒，不呕，但心下痞者，此以医下之也。渴欲饮水，少少与之，但以法救之。渴者，宜五苓散"。

简单地讲，桂枝是个解热药。如果这个人舌淡多津，伴有发热，多津是有停饮，再加桂枝解热，那就是五苓散，能够治疗饮停发热。

小建中汤治发热、桂枝汤治发热、五苓散治发热，都是因为桂枝是解热剂。我们在《吴述伤寒杂病论研究》讲过六经解热法。为什么我们讲大家要中西医汇通呢？因为当汇通之后，一旦明白了背后的机制，看病就更简单了。患者讲"大夫，我老低烧37℃多，头晕不舒服"，再看他口中都是唾沫（多津液），舌淡多津又发烧，你就会用解热剂桂枝加上利尿的药，就会开出五苓散。否则，辨证时看到舌淡可能就会开四君子汤，但是不对证，效果不好。

"寒多不用水者，理中丸主之"。为什么是"寒多"，不是热多，因为理中丸中没有解热剂。为什么"不用水"？因为方中的干姜抑制唾液腺的分泌，如果患者口渴不停地喝水，用了干姜会更喝水。明白了干姜的机制之后，大家立刻就知道它的适用证了。"寒多不用水者，理中丸主之"，就是在讲"自利不渴者，属太阴，以其脏有寒故也，当温之"。

理中丸有以下几种变化。重订575条："胸痹，心中痞气，留气结在胸，胸满，胁下逆抢心，枳实薤白桂枝汤主之，人参汤亦主之"。人参汤的主方是理中汤，不过是甘草有变化，用了生甘草。重订506条："肾着之病，其人身体重，腰中冷，如坐水中，形如水状，反不渴，小便自利，饮食如故，病属下焦。身劳汗出，衣里冷湿，久久得之。腰以下冷痛，腹重如带五千钱，甘姜苓术汤主之。"甘姜苓术汤也是理中丸

的一个变方，去人参加茯苓。这几个方，我们后面要详细讲解。】

493. 太阴当发身黄，若小便自利者，不能发黄。至七八日，虽暴烦下利，日十余行，必自止，以脾家实，腐秽当去故也。（278）

【太阴寒湿发黄，当茵陈术附汤辈。黄家小便短黄，以胆红素从小便排出，若小便自利者，不能发黄。太阴宿食下利，不可止利，此脾气来复，腐秽当去。服温补脾肾方，服后下利，利反快者，此以脾家实，腐秽当去故也，此中病也。】

【"太阴当发身黄"，前面已讲过太阴黄疸。"若小便自利者，不能发黄"，黄疸必须要夹湿，如果小便自利，小便色白发不了黄疸。"至七八日，虽暴烦下利，日十余行，必自止，以脾家实，腐秽当去故也。"这里讲的是太阴宿食下利，不可止利，脾气来复，腐秽当去。所以，当用温补脾肾的处方，腐秽下利，利反快，此脾家实，腐秽当去故也，此为中病。患者服用了温补脾肾的处方，他说："大夫，吃了你的药，怎么拉肚子呢？"此时要问他"你拉肚子舒服吗？有没有拉的心慌、乏力、不舒服、不想吃东西？""没有"。没有，就是正常的，这是脾气来复，不用管它，几天之后就不拉了。关键是要问患者下利之后，有没有不舒服，有没有心慌、乏力、不想吃东西、腹胀。如果没有，患者拉肚子很舒服，不用管它，一般几天之后就恢复了。拉肚子的原因是什么？脾气来复，推动食物快速地通过肠道，把以前停留的食物排出来。】

494. 中寒，其人下利，以里虚也，欲嚏不能，此人肚中寒。（一云痛）（金匮·腹满寒疝宿食病篇）

【这条讲的是太阴中寒。太阴中寒是脾阳虚之人，"其人下利"。为什么下利呢？因为太阴里虚。"欲嚏不能"指的是太阴肺有寒，肺气不宣。"此人肚中寒"就是指是太阴病，可以用理中丸。】

495. 夫瘦人绕脐痛，必有风冷，谷气不行，而反下之，其气必冲；不冲者，心下则痞。（金匮·腹满寒疝宿食病篇）

【这一条讲太阴病出现腹痛，谷气不行，不应该用下法。如果用了下法会出现两种情况：第一，"其气必冲"，即"脐上筑者"，可加桂枝；第二，如果不冲者，心下则痞，就是我们讲的痞证。大家可去看《吴述重订伤寒杂病论（上篇）》太阳病篇，已经讲过痞证的问题。痞证之所以用干姜之类的药物，是因为有太阴脾虚，比如半夏泻心汤用干姜、人参、甘草等太阴病的药。

泻下的药物虽然促进肠道蠕动，但是抑制胃的蠕动。当肠道中的食物排出去以后，肠道能够兴奋胃的蠕动，促使胃的食物往下排。胃实而肠虚，肠实而胃虚，当肠道有食物的时候，胃的蠕动会受到抑制。因为胃肠道有一个神经内分泌反馈，肠道的食物不排下，是不想再吃东西的。当用了大黄等药物泻下之后，肠道空了，然后胃肠道通过神经内分泌反馈，促进胃的蠕动，从而使食物由胃排空到肠。但是，泻下药物本身是抑制胃蠕动的，胃的蠕动兴奋是因为肠道的食物排出去了，而不是泻下药直接的促进作用。因为大黄等泻下药物抑制胃蠕动，所以脾虚之人泻下之后，无法恢复，就会导致心下痞硬，患者总觉得肚子胀，不想吃东西。】

理中丸的变方

理中丸有几个变方，值得我们研究。

1. 桂枝人参汤

重订 110 条："太阳病，外证未除，而数下之，遂协热而利，利下不止，心下痞鞕，表里不解者，桂枝人参汤主之。"这条讲的是表里双解法。《伤寒杂病论》中的表里双解法，如果是太阴脾虚外感，身疼痛，当救表，用新加汤，即"发汗后，身疼痛，脉沉迟者，桂枝加芍药生姜各一两人参三两新加汤主之。"如果伴有腹痛、心悸，用小建中汤，即"伤寒二三日，心中悸而烦者，小建中汤主之""伤寒，阳脉涩，阴脉弦，法当腹中急痛，先与小建中汤，不瘥者，小柴胡汤主之"。如果兼有下利，患者平素是脾虚下利之人，感冒之后下利很明显的，当救里，用桂枝人参汤。桂枝人参汤是理中汤加桂枝，桂枝解表，理中汤救里。

2. 理中人参黄芩汤

理中人参黄芩汤也是张仲景的方，但是书中只有方名，没有具体的方。《吴述重订伤寒杂病论（上篇）》已讲过此方，这里我们结合理中汤，再强调一次。

《伤寒论》生姜泻心汤煎煮法后有个注："生姜泻心汤，本云理中人参黄芩汤，去桂、术，加黄连，并泻肝法。"甘草泻心汤煎煮法后又

注："臣亿等谨按：上生姜泻心法，本云理中人参黄芩汤，今详泻心以疗痞，痞气因发阴而生，是半夏、生姜、甘草泻心三方，皆本于理中也。"这几句话在讲什么？在讲理中人参黄芩汤去桂、术，加黄连，并泻肝法（黄芩），就成了泻心汤。换言之，泻心三方是理中人参黄芩汤去桂枝和术，加了黄连。那么，理中人参黄芩汤就是人参、干姜、白术、甘草、桂枝、黄芩，这就是理中人参汤（人参、干姜、白术、甘草、桂枝）合黄芩汤（黄芩）。如果把方中的白术、桂枝去掉，加半夏、生姜、黄连，就成了泻心法。

简单地讲，理中人参黄芩汤是桂枝人参汤加黄芩，也可以说是理中汤加黄芩、桂枝。这是个很好的处方啊！治疗胆热脾寒，木来克土，很有效果。"见肝之病，知肝传脾，当先实脾"，如果患者表现为胆热脾寒，木来克土，用理中人参黄芩汤的效果很好。这个方与六物黄芩汤非常相近。如果伴有恶心把白术去掉，加半夏，就成了六物黄芩汤。

大家知道理中人参黄芩汤为什么有桂枝吗？因为上文讲理中人参黄芩汤去桂枝、白术，加黄连。理中人参黄芩汤既有理中人参汤（人参、干姜、白术、甘草、桂枝），又有黄芩，书中写了"去桂"，所以方中有桂枝。

从中西医汇通的角度来看，理中人参黄芩汤中人参、白术、干姜、甘草具有健脾的作用；桂枝含挥发油，可以直接促进胃肠道的蠕动；黄芩能够利胆，促进胆汁的排泄，增强消化功能。此方是在理中汤的基础上加了一个肠道疏风药，加了一个利胆药。换言之，相当于在理中汤的基础上加了西沙必利（或者吗丁啉），促进胃肠道蠕动；加了一个消炎利胆片，促进胆汁的排泄。它的配伍比理中汤更加全面，进一步增强了消化吸收功能。

茯苓饮证

496.《外台》茯苓饮治心胸中有停痰宿水，自吐出水后，心胸间虚，气满不能食，消痰气，令能食。（金匮·痰饮咳嗽病篇）

【健脾化饮，入汤宜加甘草少许，即四君子汤合枳、陈、姜。】

茯苓饮

茯苓　人参　白术（各三两）　　枳实（二两）　　橘皮（二两半）

生姜（四两）

上六味，水六升，煮取一升八合，分温三服，如人行八九里进之。

【《外台》茯苓饮由茯苓、人参、白术、枳实、陈皮和生姜组成，是四君子汤去甘草合橘枳姜汤。方中没用甘草，《吴述重订伤寒杂病论（上篇）》讲过：茯苓的有效成分需要酸性水提取，甘草含有甘草酸，如果没有甘草，茯苓的有效成分难以溶出。但是，方中有枳实，枳实含有果酸，能够调节 pH，促进茯苓有效成分的溶出。如果不用枳实，这个方要加甘草。枳实是一种野生的、像橙子一样的水果，含有大量的果酸，很难吃。如果这个处方里没有枳实，人参、白术、陈皮、生姜、茯苓的有效成分难以溶出，处方的效果会不好。可见，经方配伍是很有讲究的。】

枳术汤证

497. 心下坚，大如盘，边如旋盘，水饮所作，枳术汤主之。（金匮·水气病篇）

【此太阴阳明合病。太阴阳明，更虚更实，更逆更从。清阳不升，浊阴不降，清浊相干，《内经》名曰乱气。此枳实、白术攻补皆施，升降同调。后世以补中益气汤重加枳实治脏器下垂，法从此出。】

枳术汤

枳实（七枚） 白术（二两）

上二味，以水五升，煮取三升，分温三服。腹中软，即当散也。

【心下坚，大如盘，边如旋盘，此胃中胀满，触诊腹压高，若腹中软，即当散也。】

【"心下坚，大如盘，边如旋盘"就是指痞，位置在上腹部。这是太阴阳明合病。我们讲过"太阴阳明，更虚更实，更逆更从。清阳不升则浊阴不降，清浊相干，名曰乱气"。清阳不升，需用白术，浊阴不降需用枳实。正因为浊阴不降，所以上腹胀满。

枳术汤最适合治疗胃下垂。枳实能够增强肌肉的收缩，白术能够促进肌肉细胞的生长，增强肌力，两药一攻一补，就可治疗胃下垂。这是最简单的配伍，如复杂一点，可用补中益气汤加枳实，配伍更全面一些，比单纯用枳术汤的效果更好一些。

"心下坚，大如盘，边如旋盘"是胃中胀，触诊腹压高。煎煮法中讲"腹中软，即当散也"，这是讲腹压一缓解，症状就缓解了。上腹的腹压很高，触诊时张力非常高，当腹压一缓解，症状就消失了。

腹压高，故用枳实；患者为脾虚之人，故用白术。这里有一个问题，治病究竟是该求本，还是求标？

学生答："标本兼治"。以标为主，还是以本为主？张仲景的处方大部分是以标为主。大家看枳术汤，治疗脾气虚导致的上腹胀，腹压很高，用枳实配白术，重用的是枳实，叫作枳术汤。再给大家举个例子，患者自己觉得上腹胀，但是触诊腹压不是非常高，用什么方？"发汗后，腹胀满者，厚朴生姜半夏甘草人参汤主之。"脾虚之人消化道蠕动功能减退，用了麻黄发汗，麻黄碱抑制消化道的运动，导致患者上腹胀，张仲景用的是厚朴生姜半夏甘草人参汤。这哪里是以治本为主啊？君药厚朴、生姜、半夏都是治标的。为什么经方见效快？经方以治标为主，这是《伤寒杂病论》的特点。我们总讲治病必求于本，其实看张仲景开的方，他的思路与中医教科书的思路有很大区别。如按治病求本的道理，应该用白术30g、枳实5g，但是他不这么开。现在的医书告诉大家，发汗后腹胀满应该开六君子汤——四君子汤加半夏、陈皮理气，以四君子汤治本为主，加点半夏、陈皮治标，但是效果不好。厚朴生姜半夏甘草人参汤一剂药下去，患者的胃就加快蠕动了。张仲景的思路与我们后世的思路不太一样。如把这个问题想明白了，大家开的处方就会有很大的变化。曾经有一次，一个中医拿我的处方去找几个老中医评论，说这个处方开得不对，不符合中医的常规，不明虚实、不明标本。但是大家去看张仲景的处方，如果以现在的医书的虚实标本去理解，会发现他的大部分处方都是错的，但是经方就是有效。】

大建中汤证

498. 心胸中大寒痛，呕不能饮食，腹中寒，上冲皮起，出见有头足，上下痛而不可触近，大建中汤主之。（金匮·腹满寒疝宿食病篇）

【此证即西医肠套叠，上冲皮起，见有头足，此即肠型。多发回盲部，此处为厥阴经所过。腹中寒，即厥阴肝寒上逆。呕不能饮食，此证当禁食。此本厥阴方，然病位在太阴，西医所谓回肠末端。

重订435条：**妊娠，呕吐不止，干姜人参半夏丸主之**。此属阳明中寒。厥阴者，去半夏，加川椒，即大建中汤。大半夏汤用蜜润之，大建中汤用胶饴缓之。大建中汤，方用蜀椒、干姜、人参，即乌梅丸用刚也。】

大建中汤

蜀椒（二合，去汗）　干姜（四两）　人参（二两）

上三味，以水四升，煮取二升，去滓，纳胶饴一升，微火煎取一升半，分温再服，如一炊顷，可饮粥二升，后更服，当一日食糜，温覆之。

【大小建中均用胶饴，均建中气。仲景立小建中汤，病位多在西医所谓十二指肠；立理中汤，病位多在西医所谓空回肠；立大建中汤，病位多西医所谓回肠末段也。

仲景制方，有大小之别，皆以病邪之深浅分别之，邪浅者小，邪深者大。小青龙汤，治心下有水气，干呕、发热而咳，或渴，或利，或小便不利，此兼太阳寒水，主以桂枝、细辛、干姜、五味子温化寒饮；大青龙汤，治发热、恶寒、身疼痛、不汗出而烦躁者，此兼阳明热气，主以石膏，以太阳为先，阳明在后，以分大小。小柴胡汤，治少阳寒热往来；大柴胡汤，兼阳明腑实，主以大黄、枳实，此少阳在前，阳明在后，又一证也。若腹大满不通而不潮热者，大便未成燥屎，可与小承气汤，微和胃气，勿令至大泄下；若手足濈然汗出者，大便已成燥屎，病邪深入，大承气汤主之。小半夏汤，阳明中寒，主以生姜；大半夏汤，兼太阴脾虚，主以人参。小建中汤，病在太阴；大建中汤，病在厥阴。

重订171条：**小结胸病，正在心下，按之则痛，脉浮滑者，小陷胸汤主之**。此一"正"字，可知心下即贲门，正在心下。而心下痛，按之石，或从心下至少腹硬满而痛不可近者，大陷胸汤主之。】

【大建中汤治"呕不能饮食，腹中寒，上冲皮起，出见有头足，上下痛而不可触近"。回肠的末端与盲肠之间，有一个部位是阑尾，再往前旁边是括约肌，如果此处括约肌的功能不好，会导致回肠套入盲肠，发生肠套叠。肠套叠发生的位置多在阑尾周围，这是厥阴肝经所过之地。大建中汤是厥阴病的方，治的是肝经有寒，木来克土。为什么把大建中汤放在太阴病篇呢？因为疾病发生的部位在太阴。病位在太阴，但病机是由于厥阴肝寒犯胃。

大建中汤中的蜀椒是散厥阴寒的中药，干姜、人参是太阴的中药。为什么用干姜、人参呢？发生肠套叠的原因，一是木来克土，首先是肝经有寒、木来克土；二是土虚木乘。括约肌的功能减退了，尤其是小肠括约肌的功能减退了，才会导致空肠套进结肠，所以用干姜、人参健脾，增强括约肌的功能。这个处方是治本为主，还是治标为主啊？以蜀椒为君，还是治标为主。大建中汤证本虚标寒，患者本有脾虚，脾主肌肉，导致括约肌的功能减退；发作之后才表现为严重的寒象，故用蜀椒。但是，张仲景的思路常常是把治标的药放在前面作为君药，把治本的药当成臣药和佐使药。除非治虚劳病的时候，才考虑把治本放在前面，他的思路与我们是不一样的。

重订435条："妊娠，呕吐不止，干姜人参半夏丸主之。"这条讲阳明中寒导致的呕吐，而病在厥阴者，去半夏加川椒，就是大建中汤。脾虚之人，如果阳明有寒会往上吐，此时用人参、干姜加半夏和胃止逆；如果是肝经有寒导致的肠套叠，不用半夏，用蜀椒，这就是干姜人参半夏丸和大建中汤的区别。两方一个治呕吐——由胃引起的呕吐，一个治腹痛——厥阴肝寒导致的腹痛。大半夏汤用蜜，大建中汤用饴糖。

大建中汤用蜀椒、干姜、人参，属乌梅丸用刚法。乌梅丸有两种化裁法，第一种是乌梅丸用刚，第二种是乌梅丸用柔。乌梅丸用刚的代表方是椒梅汤，乌梅丸用柔的代表方是连梅汤，都是《温病条辨》的处方。我们在厥阴篇要详细讲这两种化裁方向。厥阴病有寒化、热化和寒热错杂。大建中汤是厥阴寒化方，白头翁汤是厥阴热化方，乌梅丸是寒热错杂方。】

仲景制方的大与小

这里给大家讲一下仲景制方的大与小。仲景制方有大小之别，皆以病邪之深浅进行区别，邪浅者小，邪深者大。

小青龙汤与大青龙汤。太阳为寒水之经，小青龙汤治心下有水气，主以桂枝加干姜、细辛、五味子温化寒饮。大青龙汤治兼阳明热气，主以石膏清热。小青龙汤治的是太阳病兼水气，大青龙汤治的是太阳兼阳明热气。太阳在先，阳明在后，故以在先的名小，在后的名大。

小柴胡汤治的是少阳病，大柴胡汤证兼有阳明病，少阳在前，阳明在后，所以叫大柴胡汤。若大便不通，未成燥屎，是小承气汤证；若燥屎已成，病邪深入，则是大承气汤证。若阳明中寒是小半夏汤证；若太阴脾虚，则是大半夏汤证。《吴述重订伤寒杂病论（上篇）》阳明中寒讲过小半夏汤用生姜，大半夏汤用人参，因为有太阴脾虚。

若病在太阴是小建中汤证；若病在厥阴，木来克土，则是大建中汤证。若正心下，按之疼是小陷胸汤证；若心下至少腹痛不可近，则是大陷胸汤证。仲景方名的小和大，就是这么命名的，基本上是按照病位来命名。

甘草干姜汤证

499. 问曰：热在上焦者，因咳为肺痿。肺痿之病，从何得之？师曰：或从汗出，或从呕吐，或从消渴，小便利数，或从便难，又被快药下利，重亡津液，故得之。曰：寸口脉数，其人咳，口中反有浊唾涎沫者何？师曰：为肺痿之病。若口中辟辟燥，咳即胸中隐隐痛，脉反滑数，此为肺痈，咳唾脓血。脉数虚者为肺痿，数实者为肺痈。（金匮·肺痿肺痈咳嗽上气病篇）

【脉数虚者为肺痿，数实者为肺痈。咳即胸中隐隐痛，此证需考虑肺痈、肺癌等症。】

【肺痿的两个原因：第一是"热在上焦者，因咳为肺痿"，这是个热证人；第二个是寒证，代表方剂是甘草干姜汤，下一条要讲。这一条首先讲了肺痿的热证，然后讲了肺痿与肺痈的区别。"咳即胸中隐隐痛"是肺痈。肺里没有痛觉神经，如果咳引胸痛，说明侵犯了胸膜。侵犯胸膜的情况常见于两个病：肺脓肿和肺癌。肺脓肿与肺癌的表现不一样，肺脓肿咳吐脓血，肺癌吐血但不是脓血。"脉数虚者为肺痿，数实者为肺痈"，一个是虚脉，一个是实脉，这是告诉大家如何鉴别肺痿和肺痈。肺痈很清楚，主要是现代医学讲的支气管扩张和肺脓肿。肺痿是什么病？不太明确，有可能是肺不张，但是还可能是其他的问题。】

500. 肺痿吐涎沫而不咳者，其人不渴，必遗尿，小便数。所以然者，以上虚不能制下故也。此为肺中冷，必眩，多涎唾，甘草干姜汤以温之。若服汤已渴者，属消渴。（金匮·肺痿肺痈咳嗽上气病篇）

【干姜可抑制体液分泌。此温太阴肺之主方也。太阴小便数而不渴，若服汤已渴者，属消渴。消渴者，渴而小便数。

重订126条：伤寒，脉浮，自汗出，小便数，心烦，微恶寒，脚挛急，反与桂枝，欲攻其表，此误也，得之便厥。咽中干，烦躁，吐逆者，作甘草干姜汤与之，以复其阳。】

甘草干姜汤方
甘草（炙，四两）　干姜（炮，二两）
上㕮咀，以水三升，煮取一升五合，去滓，分温再服。

【甘草干姜汤的特点是重用甘草，再用干姜。甘草干姜汤不仅治肺痿，而且能治脾阳虚。《伤寒杂病论》有一条"咽中干，烦躁，吐逆者，作甘草干姜汤与之，以复其阳"，可见甘草干姜汤脾阳虚可以用，肺阳虚也可以用。由此可知，《伤寒杂病论》其实不是只有足六经没有手六经的。比如，黄芪建中汤补脾，也可以补肺，条文中讲"肺虚损不足，补气加半夏三两"。

干姜可以抑制体液的分泌，是温太阴肺的主药。肺里有很多的腺体在分泌液体，来滑动肺泡。当腺体分泌大量增加时，就会形成痰液，可以表现为有颜色的浓痰（有白细胞渗出的浓痰），也可以表现为很清稀的痰液（"咳吐涎沫"）。此时，我们用干姜抑制腺体的分泌。

重订126条："咽中干，烦躁，吐逆者，作甘草干姜汤与之，以复其阳。"为什么用甘草干姜汤能治疗"咽中干，烦躁"呢？因为甘草以土盖火，进一步发展是黄芪建中汤，方中也重用甘草。患者咽干、烦躁——有热象，但是热是虚热。

这里需要与大家讲的是：干姜抑制多种腺体分泌，对肺、脾的分泌液都有抑制作用，包括唾液、痰液、消化液等。"必遗尿，小便数"，为什么遗尿也能用甘草干姜汤呢？因为干姜不仅健脾，还能够促进皮质激素的分泌，致使尿液减少。小朋友的排尿中枢发育不完善，尿液又分泌很多，晚上容易遗尿，干姜可以促进皮质激素的分泌，通过皮质酮促进尿液的重吸收，减少尿液的形成，从而减少遗尿。这个机制与麻黄完全不同，麻黄是通过麻黄碱的作用，对排尿产生影响。甘草干姜汤可以治遗尿，其中甘草有皮质醇的作用，干姜促进皮质酮的分泌，导致尿液分泌减少，因此能治遗尿。】

501. 夫中寒家，喜欠，其人清涕出，发热色和者，善嚏。（金匮·腹满寒疝宿食病篇）

【其人清涕出，太阴肺阳虚故，脾阳虚者，喜唾。重订 697 条：**大病瘥后，喜唾，久不了了，胸上有寒，当以丸药温之，宜理中丸。**

太阴肺阳虚夹饮者，如重订 99 条：**妇人吐涎沫，医反下之，心下即痞，当先治其吐涎沫，小青龙汤主之。涎沫止，乃治痞，泻心汤主之。**

吐涎沫，因于夹饮者，如重订 61 条：**假令瘦人，脐下有悸，吐涎沫而癫眩，此水也，五苓散主之。重订 101 条：青龙汤下已，多唾口燥，寸脉沉，尺脉微，手足厥逆，气从小腹上冲胸咽，手足痹，其面翕热如醉状，因复下流阴股，小便难，时复冒者，与茯苓桂枝五味甘草汤，治其气冲。**

属厥阴寒化者，如重订 637 条：**干呕，吐涎沫，头痛者，吴茱萸汤主之。**】

【这条讲太阴肺虚有寒，特点是老打喷嚏，清涕非常多，流的就像水一样。怎么办呢？用甘草干姜汤。因为干姜能够抑制腺体分泌。从鼻到肺泡属太阴肺，从口到肛门属太阴脾，干姜能够抑制这两条经的腺体分泌。有的人清涕很多，用了甘草干姜汤，清涕就会减少。

太阴肺阳虚喜涕，太阴脾阳虚喜唾。太阴肺虚之人涕多，太阴脾虚之人唾多——口水多。重订 697 条："大病瘥后，喜唾，久不了了，胸上有寒，当以丸药温之，宜理中丸。"这条讲的是太阴脾虚。重订 99 条："妇人吐涎沫，医反下之，心下即痞，当先治其吐涎沫，小青龙汤主之。涎沫止，乃治痞，泻心汤主之。这条讲的是太阴肺虚。"涎沫止，乃治痞，泻心汤主之"，因为痞是脾阳虚，寒热错杂用人参、干姜、甘草、黄芩、黄连等药，胀加半夏，那就是泻心汤。如果单纯地不停吐涎沫，可以用小青龙汤中的干姜、细辛、五味子、半夏等药治吐涎沫。所以，《伤寒杂病论》里头真的是有手经也有足经的。大家去体会书中的处方，根本不是后人讲的只有足经没有手经。

吐涎沫有几种情况。第一种情况是夹饮。重订61条："假令瘦人，脐下有悸，吐涎沫而癫眩，此水也，五苓散主之。""瘦人，脐下有悸"是因为消瘦之人能够感受到腹主动脉搏动，或者患者伴腹主动脉瘤，也可以感受到腹主动脉搏动。吐涎沫又头晕，用五苓散，此即所谓的素盛今瘦，此属痰饮，用五苓散。

第二种情况，重订101条："青龙汤下已，多唾口燥，寸脉沉，尺脉微，手足厥逆，气从小腹上冲胸咽，手足痹，其面翕热如醉状，因复下流阴股，小便难，时复冒者，与茯苓桂枝五味甘草汤，治其气冲。"这是治气冲伴有口吐痰涎。

第三种情况是厥阴寒化的干呕。637条："干呕，吐涎沫，头痛者，吴茱萸汤主之。"

大家可看到《伤寒杂病论》中治疗吐涎沫，有理中丸、小青龙汤、五苓散、苓桂五味甘草汤和吴茱萸汤。】

502《千金》生姜甘草汤：治肺痿咳唾，涎沫不止，咽燥而渴。（金匮·肺痿肺痈咳嗽上气病篇）

【此太阴方，乃温补方，甘草干姜汤乃温散方。太阴三药，人参、白术、干姜。重订445条：哕逆者，橘皮竹茹汤主之。此合胃气上逆，加橘皮、竹茹。】

生姜甘草汤
生姜（五两）　　人参（三两）　　甘草（四两）　　大枣（十五枚）
上四味，以水七升，煮取三升，分温三服。

【还有一个太阴肺证的处方是生姜甘草汤，治疗"肺痿咳唾，涎沫不止，咽燥而渴"。此方是生姜、甘草加人参、大枣，加了补气的药。甘草干姜汤是急温之的方，生姜甘草汤是一个温补的方。用了甘草干姜汤之后，可以用生姜甘草汤来补。张仲景写书始终有一个大原则：急则温之，先缓解症状，善后缓则补之。比如，如果一个患者总是流清鼻涕，用了几服甘草干姜汤，症状得到缓解，但是并不代表疾病痊愈，然后可以再开两个月的生姜甘草汤，慢慢服用。张仲景治病的思路都是这样的。再比如先开麻黄细辛附子汤，太少两感证好了之后，再服用100天的薯蓣丸。经方见效快，因为麻黄细辛附子汤见效快，见效之后薯蓣丸还要吃100天。甘草干姜汤急温之，之后用生姜甘草汤慢慢补，方中的生姜、大枣、甘草加人参是一组补药，不再是急温之。】

【太阴虚劳】

【《金匮要略》虚劳篇，立太阴虚劳，桂枝加龙骨牡蛎汤，小建中汤；少阴虚劳，薯蓣丸、肾气丸；厥阴干血劳，大黄䗪虫丸。皆属形质病。】

【我们讲完了太阴在脏的建中汤、理中汤，讲了一些治病思路。后面要讲补中汤。现在我们讲第四部分：太阴虚劳。虚劳是个形质病，张仲景主要讲了太阴虚劳、少阴虚劳和厥阴干血劳。太阴虚劳主要讲了桂枝加龙骨牡蛎汤和小建中汤。当然黄芪建中汤、当归建中汤都归在小建中汤里，一个偏气虚，一个偏血虚。少阴虚劳主要讲了薯蓣丸和肾气丸。厥阴干血劳主要讲大黄䗪虫丸。我们在太阴篇主要讲太阴虚劳的桂枝加龙骨牡蛎汤、黄芪桂枝五物汤和甘姜苓术汤。】

桂枝加龙骨牡蛎汤证

503. 夫失精家，少腹弦急，阴头寒，目眩（一作目眶痛），发落，脉极虚芤迟，为清谷，亡血，失精。脉得诸芤动微紧，男子失精，女子梦交，桂枝加龙骨牡蛎汤主之。

桂枝加龙骨牡蛎汤方（《小品》云：虚羸浮热汗出者，除桂加白薇、附子各三分，故曰二加龙骨汤。）（金匮·血痹虚劳病篇）

【阳虚发热，除桂加白薇、附子，附子得芍药、白薇、龙牡之制，此扶阳法门。桂枝法主心，若天与日，为一日生命之大主；附子法主肾，乃人身立命之根本。桂枝者，生姜助之出表；附子者，干姜助之入里，此皆得后天之助也。】

桂枝加龙骨牡蛎汤
桂枝　芍药　生姜（各三两）　甘草（二两）　大枣（十二枚）

龙骨　牡蛎（各三两）

上七味，以水七升，煮取三升，分温三服。

【《太平惠民和剂局方》牡蛎散：黄芪、牡蛎、小麦、麻黄根，此甘麦大枣汤、二加龙牡汤与防己黄芪汤合法，取其固表之味。重订208条：风湿，脉浮，身重，汗出，恶风者，防己黄芪汤主之。】

【"少腹弦急"是指腹肌紧张。"发落，脉极虚芤迟"，"虚"是气虚，"芤"是血虚，"迟"是有寒。"为清谷，亡血，失精，为血痹"，清谷是下利清谷（腹泻），指太阴的吸收功能不好；亡血是失血；失精，下面要讲失精；还有一个是血痹。这是虚劳的4个原因：清谷、亡血、失精、血痹。

"脉得诸芤动微紧，男子失精，女子梦交，桂枝加龙骨牡蛎汤主之"。这里讲"男子失精，女子梦交"，与小建中汤证一样，讲得不清楚，含含糊糊地用一句"男子失精，女子梦交"就说完了，没有做详细的解释。或许还有其他想说的话，但是一语带过了。用什么？用桂枝加龙骨牡蛎汤主之。此方能够治疗清谷——太阴病，能够治疗亡血，桂枝汤就能够养血；还能够治疗失精。桂枝加龙骨牡蛎汤为什么能够治失精呢？大家知道龙骨、牡蛎有治失精的作用。那为什么要用桂枝汤加龙骨、牡蛎呢？为什么不用四君子汤加龙骨、牡蛎呢？失精应该是虚啊！桂枝汤证的人有一个特点：性兴奋的频率是正常的，甚至是增高的，但是时间短，同房的时间其实是不长的，主要原因是交感、副交感神经系统的兴奋失衡所致。而桂枝汤能够调节交感、副交感神经的平衡，使同房时间延长。所以，桂枝汤能够治疗早泄。但是治疗早泄不能只用桂枝汤，需要用些针对早泄的药，比如龙骨、牡蛎。

如果是阳虚发热怎么办？阳虚发热去掉桂枝，加白薇、附子，叫二加龙牡汤。白薇是退热药，附子是温阳药，二加龙牡汤是治疗阳虚发热的一个代表方。大家如果学扶阳，一定要记住阳虚发热有一个代表方是二加龙牡汤。当然，夹饮夹湿的饮邪发热用五苓散。二加龙牡汤与五苓散治的发热有区别吗？有！二加龙牡汤证是虚劳病；五苓散证舌上唾液多，夹有痰饮，治的是痰饮导致的发热。两方一个用附子退热，一个用桂枝退热。这就是我们扶阳派的办法："除桂加白薇、附子"。方中用什么兼制附子呢？用芍药、龙骨、牡蛎兼制附子。芍药兼制附子的代表方是真武汤。龙骨、牡蛎兼制附子的代表方是天雄散。这是扶阳的一些配伍原则。

桂枝主心，若天与日，是一天生命的大主。心阳出来周行全身，就是营卫之气。附子主肾，是人身立命的根本。这就是心与肾的关系。我们每天活动所需要的阳气来自于心阳，而人一生的阳气来自于肾阳。肾阳出来到心，我们叫作白天；心阳潜伏下去，我们叫作晚上。如果用桂枝，需用生姜助它出表，出表就是营卫之气；如果用附子，就要用干姜助它入里。

《太平惠民和剂局方》的牡蛎散用黄芪、牡蛎、小麦、麻黄根，完全是用张仲景收敛的办法。黄芪固表，来自于防己黄芪汤；牡蛎来自于二加龙牡汤；小麦来自于甘麦大枣汤。甘麦大枣汤也能治出汗，妇人脏躁，一阵阵地潮热汗出，那是更年期综合征。所以，大家看《太平惠民和剂局方》的牡蛎散，完全是把张仲景的对症药合起来，也有效，但是也经常不见效。因为这个方完全是治标，而张仲景的办法是标本兼治，即便他以标为主，也兼顾治本。比如，厚朴生姜半夏甘草人参汤，为什么不只用厚朴、生姜、半夏呢？效果不好，必须要加一些人参、甘草促进肠胃的蠕动，这是标本兼治。牡蛎散则是以治标为主，虽然黄芪有一点补气治本的作用，整体上是单纯治标的思想。所以说，中医单纯治标是不高明的，单纯治本也是不高明的，大家去思考这个配伍，会发现一些问题。】

黄芪桂枝五物汤证

504. 问曰：血痹病从何得之？师曰：夫尊荣人骨弱肌肤盛，重因疲劳汗出，卧不时动摇，加被微风，遂得之。但以脉自微涩，在寸口、关上小紧，宜针引阳气，令脉和、紧去则愈。（金匮·血痹虚劳病篇）

【尊荣人，多食而少动，体胖而软弱，故骨弱肌肤盛，疲劳汗出，而被微风，故得之。与桂枝汤证之别，乃前者面色薄而形体酸削，此则形体肥胖。其脉微涩，与桂枝汤浮大之脉不同。】

【虚劳病有四大特点：清谷、亡血、失精、血痹。这条讲虚劳病的血痹。尊荣人多食而少动，体胖而软，所以叫作"骨弱肌肤盛"。这种人很胖，但都是赘肉。大家去看龙门石窟，唐代石窟的女子雕像非常丰满，线条感很强。唐代石窟的菩萨像非常丰满，线条有张力，带给我们的视觉冲击力非常强，让人感觉很美。宋代经常仿唐，仿出来的女人雕像多是赘肉，一身肉堆在那里，让人感觉腻得慌。这就是条文讲的那种尊荣人，没有线条，就像看到"五花肉"的感觉。大家说杨玉环美，她是跳舞蹈的，线条感非常强，虽然偏胖，但是丰腴有张力。而尊荣人则是多吃少动，体胖而软。所以叫作"骨弱肌肤盛"。这种人"疲劳汗出，卧不时动摇，加被微风"，易得血痹。

黄芪桂枝五物汤证与建中汤证有区别：前者形体肥胖，后者是"面色薄，形体酸削"；前者是脉微涩，形体肥胖后，脉上肉多，脉位变得更沉；建中汤证脉浮大，轻触即能摸到脉。可见，胖者可以有太阴虚劳，瘦者也可以有太阴虚劳。当看到患者形体酸削，一看就是建中汤证，首先问他心慌吗？有没有心悸的症状？若一看患者是个胖子，一身肥肉，又是太阴虚劳证，首先要问他有没有手足麻木（血痹）。大家根据这些内容，可以去推断该问什么内容，不然问诊没有目标，从头痛问到脚痛是很盲目的。临床上，如果来一个患者是建中汤证，摸到手心都是汗，左寸脉（心脉）没有力气，首先要问他是否有心慌。如心慌要用桂枝甘草汤。如果是建中汤证再加芍药、生姜、大枣等药，那就是小建中汤证。问诊是要有方向性的，不是随便问的。跟过我的门诊的人就会发现，我问诊少，一般是诊断出来之后再问诊，问诊是为了验证我的诊断。比如，来了一个患者，诊断已经出来了，准备用黄芪桂枝五物汤，才会去问有没有麻木，如有麻木，黄芪桂枝五物汤就可以开了。】

505. 血痹，阴阳俱微，寸口关上微，尺中小紧，外证身体不仁，如风痹状，黄芪桂枝五物汤主之。（金匮·血痹虚劳病篇）

【脉微而麻木不仁，此属血痹。风痹者，脉不微。何为血痹？血虚故也，宜入当归。此方重用生姜，无甘草，一方有人参。】

黄芪桂枝五物汤
黄芪（三两）　　芍药（三两）　　桂枝（三两）　　生姜（六两）
大枣（十二枚）
上五味，以水六升，煮取二升，温服七合，日三服。（一方有人参。)

【清·王清任《医林改错·卷下·瘫痿论》补阳还五汤：黄芪生四两，地龙一钱，赤芍一钱半，当归尾二钱，川芎一钱，红花一钱，桃仁一钱。】

【脉微而麻木不仁，此属血痹。风痹者，脉不微。何谓血痹？血虚故也。黄芪桂枝五物汤中生姜倍增，去掉甘草，方后面说"一方有人参"，此方可以加人参。黄芪桂枝五物汤加以化裁就是补阳还五汤。两方都用黄芪，前方加桂枝、芍药、生姜、大枣养气血、通经络；后方加地龙、赤芍、当归、川芎、红花、桃仁，也是通经络、补气血。两方的区别在于，一个手心有汗，是桂枝证；一个瘀血重。如果患者要用补阳还五汤，同时手心有汗，有明显的桂枝证，可用补阳还五汤加桂枝，这就合了黄芪桂枝五物汤。如果要用黄芪桂枝五物汤，患者的口唇青紫发乌，有明显的瘀血证，可在黄芪桂枝五物汤的基础上加桃仁、红花、地龙，就是合了补阳还五汤。简言之，如果一个中风的患者要用补阳还五汤，手心有汗，就加桂枝；如果一个肢体麻木的患者要用黄芪桂枝汤，口唇青紫色，就加桃仁、红花、地龙、川芎，两方的道理是相通的。】

甘姜苓术汤证

506. 肾着之病，其人身体重，腰中冷，如坐水中，形如水状，反不渴，小便自利，饮食如故，病属下焦。身劳汗出，衣（一作表）里冷湿，久久得之。腰以下冷痛，腹重如带五千钱，甘姜苓术汤主之。（金匮·五脏风寒积聚病篇）

【《难经》云：带脉之为病，腹满，腰溶溶如坐水中。以带脉通太阴经，故与甘姜苓术汤，引经药乃白术，此太阴温化寒饮法。去干姜，加桂枝，为苓桂术甘法，此少阴温化寒饮法。去干姜，加人参，此太阴健脾化饮法。去茯苓，加人参，为理中丸，此太阴寒化纯阳法。】

甘草干姜茯苓白术汤
甘草　白术（各二两）　　干姜　茯苓（各四两）
上四味，以水五升，煮取三升，分温三服，腰中即温。
【重订 272 条：肝着，其人常欲蹈其胸上，先未苦时，但欲饮热，

旋覆花汤主之。他脏（肺、心、脾）未见。】

　　【甘姜苓术汤治肾着病。《难经》讲："带脉之为病，腹满，腰溶溶如坐水中。"奇经八脉每个脉都有一个专药，带脉的专药是白术。带脉病有两个特征，第一是腹满，当看到肚子大，可用白术、苍术降低脂肪。临床上给大肚子的患者减肥可以用白术、苍术、大腹皮等药。第二个是腰溶溶如坐水中，典型的例子是有的女性白带很多，平时必须垫卫生巾，这属于带脉病。治病最简单的办法是一病有一方、一病有一药。我们治疗带脉病时直接可开白术，然后再看有什么证，再去辨证。一病有一方、一病有一药，这样处方的针对性强，可做到直取其病，随证化裁。方子是奔着病去的，辨证是用来化裁的，这样会更简单、直接。

　　甘姜苓术汤是太阴病温化寒饮的办法。若去干姜加桂枝是苓桂术甘汤，去干姜加人参是四君子汤，去茯苓加人参是理中丸。

　　甘姜苓术汤主要给我们讲了几个问题。第一，带脉怎么治。第二，带脉病的专药是白术。我们在《吴述伤寒杂病论研究》讲奇经八脉时，把各自的引经药都讲过了。用了引经药，会引起相应经络的变化。比如，督脉的药是附子，用附子通督脉时，患者原本没有腰痛，吃了药之后腰痛了，这就是用了附子的原因。再比如，用小茴香加炮山甲容易引起患者小腹两侧痛，这是卵巢的痛。还有的人吃药后，引起肝区疼痛，都与引经药有关系。

　　还有一种病叫"肝着"。在存世的《伤寒杂病论》里只有肝着和肾着。重订272条："肝着，其人常欲蹈其胸上，先未苦时，但欲饮热，旋覆花汤主之。"这条讲的是肝着。】

补讲补中汤

　　我们讲了建中汤、理中汤，这里给大家补讲一个补中汤。

　　重订591条："《近效方》术附汤：治风虚头重眩，苦极，不知食味，暖肌补中，益精气。"术附汤用白术（二两）、附子（炮，去皮，一枚半）、甘草（炙，一两），上三味，剉，每五钱匕，姜（五片），枣（一枚），水盏半，煎七分，去滓，温服。

　　什么是"头重眩"？即"多卧少起、头重不举"。这是太阴病的特点，是太阴气虚导致的头重、头晕，前面讲黄芪建中汤时已讲过。"苦极，不知食味"指没有胃口。"暖肌补中，益精气"，这也是我们把《近效方》术附汤称之为补中汤的原因。补中汤有 3 个功能：第一是暖肌，脾主肌肉，此方可治疗肌肉疾病；第二是补中，补太阴；第三是益精气，既益精又益气，方用白术、附子、甘草加 5 片姜、1 枚枣。

这个方是补中方，非常重要，明白了补中方，可使大家对中医学的认知有非常大的改变。我们来讲补中汤的特点：第一，白术用 2 两，我们以常规的 1 两是 30g 来计算，2 两是 60g；第二，附子用一枚半，甘草用 3g，大枣用 1 枚。这个传统配伍很有特点。补中汤本身是一个少阴方，是四逆汤去干姜用白术、生姜、大枣。两方最大的区别是：四逆汤是"急则温之"的处方，补中汤是"缓则补之"的处方。

这里要记住一点：《伤寒论》中的去桂加白术汤与《近效方》术附汤（我们叫补中汤），处方组成完全相同，唯一的区别是剂量不同。重订 198 条："伤寒八九日，风湿相抟，身体疼烦，不能自转侧，不呕，不渴，脉浮虚而涩者，桂枝附子汤主之。若其人大便鞕（一云脐下心下鞕），小便自利者，去桂加白术汤主之。"去桂加白术汤就是我们的补中汤增加剂量。换言之，补中汤剂量增加就成了去桂加白术汤。小剂量的白术、附子暖肌、补中、益精气，是补法；大剂量的白术、附子并走皮内、逐水气，是温法。温与补的关键在于剂量，这是大家用扶阳法时应该注意的问题。如果要散寒，"急则温之"、快速见效，用去桂加白术汤，方中大剂量的白术配附子可并走皮内、逐水气，这是温法；如果要"缓则补之"，小剂量暖肌、补中、益精气，则要用补中汤。可见，补中汤与去桂加白术汤的组成是一样的，区别在于：去桂加白术汤治的是风湿在表，所以用大剂量的术、附并走皮内、逐水气，姜、枣、草的剂量也都是重用；补中汤是用小剂量的白术、附子配小剂量的姜、枣、草，以暖肌、补中、益精气。

再给大家举一个例子：重订 199 条："风湿相抟，骨节疼烦，掣痛不得屈伸，近之则痛剧，汗出短气，小便不利，恶风不欲去衣，或身微肿者，甘草附子汤主之。"甘草附子汤是术附汤加桂枝，桂枝出表，出得微汗则解，进一步加强了发表逐水气的作用。甘草附子汤中白术、附子并走皮中，再加桂枝"增桂令汗出"，用以治疗风湿。大家去思考有的人扶阳用附子 500g，甚至 700g，是补还是温？我们治过一位患者，他被别的医生用大剂量的附子治疗了两三年。我们把之前超大剂量的附子改成了 6g 附子，这个患者的病情就得到了缓解。他之前用大剂量的附子效果不好，我们却只用了 6g 附子，大家知道为什么吗？因为治到后面应该用补而不是用温。刚开始扶阳专家用温法散寒，很快就见效。患者一吃就见效，开始很有信心，后来越吃越久，总也治不好了。为什么呢？该补了。把几百克的附子降到几克就有效了。当然，还要进行配伍，我们在少阴病篇要讲配伍的问题。

补讲先后天

这里给大家讲先天和后天。后天养先天用肾着汤、四逆汤；先天养后天用补中汤。还要给大家讲一下阳和汤。

一、后天养先天

肾着汤也叫甘姜苓术汤。大家知道白术有什么作用吗？白术能够强骨。维生素 K 能够增强骨代谢，而骨代谢所需的维生素要在肠道中合成，严重脾虚之人肠道正常菌群紊乱，合成维生素的水平降低。白术能补骨，甘姜苓术汤就能治疗骨质疏松、骨刺，甚至白术泡水洗脚都能治骨刺。当然，用白术补骨需要的时间要长。其他的补骨药，补骨脂、骨碎补、续断都是少阴经的药，而白术是太阴经的药。

我们讲三阴是递进关系，在太阴的基础上有少阴。我从中西医汇通的角度给大家讲一个道理，四逆汤之所以用干姜，因为干姜能够增强皮质激素的分泌。我们都知道干姜能够健脾，但是恰恰忽略了干姜能够增强皮质激素的分泌。换言之，干姜能够补肾，能够增强附子温肾的作用，这是大家忽视的一个功能。研究发现，干姜在小鼠每千克体重 4g 时能显著促进幼年小鼠胸腺萎缩，仅为对照组的 50.7%，$P < 0.01$。这是因为小鼠的皮质激素分泌增加，导致胸腺萎缩。干姜和干姜提取物对幼年大鼠（100~120g）肾上腺中维生素 C 含量有明显降低的作用。维生素 C 是衡量皮质激素的一个指标，维生素 C 含量降低，意味着被合成皮质激素消耗了。另外，我们自己研究发现干姜能够延长乳腺癌患者的生存期。乳腺癌是典型的肾阳虚的太少两感证，干姜却能够延长乳腺癌患者的生存期。我们换一个角度去理解中医的理论，大家就会有一些

新的认知。四逆汤为什么用干姜配附子？为什么附子无姜不热？为什么干姜能够显著增强附子温的疗效？换个角度看，说明也是有道理的。

二、先天养后天

如想达到温的效果，用干姜配附子，是四逆汤；如想达到补的效果，用白术配附子，是补中汤。补中汤用附子，明明是一个少阴病的方，为什么放在太阴病篇？因为它可以暖肌补中，治疗"食不知味"——没有胃口。研究发现，附子促进肾上腺皮质激素的分泌，而皮质激素促进胃液的分泌。大家知道，过多服用皮质激素易患消化性溃疡，就是因为皮质激素能够促进胃液的分泌。小剂量的皮质激素增强人的食欲，同时能够促进睾丸酮的分泌，而睾丸酮能够促进合成代谢。男人之所以比女人壮，就因为男人的睾丸酮分泌多。

白术能够补骨，干姜能够增强皮质激素的分泌，附子能够促进皮质激素的分泌，能够改善食欲，睾丸酮能够促进合成代谢。换言之，补中汤（《近效方》术附汤）通过补肾来健脾；四逆汤中干姜是通过健脾来补肾的。

三、太阴包着少阴

我们讲太阴包着少阴。腹部是太阴，肚脐是少阴，少阴被太阴包了起来。人体里面是少阴心，外面是肺和胸腺，胸腺主气，后面至阳穴是太阴（用人参），也是太阴包着少阴。牙齿是少阴，周围的肉是太阴。人中是少阴，上面是太阴肺，下面是太阴脾……整个人体就是这样构造的。太阴与少阴的关系很复杂，明白了两者的关系，也就明白了《金匮要略》泽漆汤明明治疗肺癌，却用了桂枝。这些大家可以去思考。

四、阳和汤用姜炭

我们给大家讲了太阴与少阴的关系、后天与先天的关系。大家学明白之后，就会知道阳和汤中的姜炭是必不可少的。阳和汤明明治疗乳腺增生、乳腺癌，治疗的是雌激素升高导致的乳腺疾病，原本是肾的原因，却偏偏用了姜炭。这是因为干姜能够促进激素的分泌，调节激素的平衡，延长乳腺癌的生存期。为什么用姜炭呢？干姜里作用于消化道的挥发油，一经火炒就挥发了，使得干姜既保持了调节激素水平的作用，又降低了燥热的性能。干姜含有的挥发油比较燥热，过服干姜会口干燥热、口舌生疮，炒成姜炭之后，原本的燥热降低了，也就是说姜炭健脾的作用降低了，温性变弱了。所以，阳和汤用姜炭，补中汤用附子。

大家记不记得我们前面讲的九宫格（图5），即小建中汤证发生在阴阳交替的地方，上面是阳明胃，下面是太阴脾。小建中汤是和阴阳的处方，对应着一段小小的十二指肠。右下腹对应大建中汤，容易发生小肠向大肠套叠。中间整个小肠对应理中汤。肚脐（肾）对应补中汤。这就是太阴病的3个主方：建中、理中、补中。

【太阴瘀血】

410. 妇人宿有癥病，经断未及三月，而得漏下不止，胎动在脐上者，为癥痼害。妊娠六月动者，前三月经水利时，胎也。下血者，后断三月，衃也。所以血不止者，其癥不去故也，当下其癥，桂枝茯苓丸主之。（金匮·妇人妊娠病篇）

桂枝茯苓丸
桂枝　茯苓　牡丹（去心）　桃仁（去皮尖，熬）　芍药（各等分）
上五味，末之。炼蜜和丸，如兔屎大，每日食前服一丸。不知，加至三丸。

【太阴病最后一部分是太阴瘀血。六经都有瘀血，三阳、三阴都有瘀血，现在我们讲太阴瘀血。

为便于对比讲解，我们把桂枝茯苓丸与土瓜根散两个条文放在了《吴述重订伤寒杂病论（上篇）》的血室蓄血中。其实，这两个是太阴病的方，治的是太阴瘀血。如果太阴病有瘀血，可以用桂枝茯苓丸，此方可治疗子宫肌瘤。子宫肌瘤是发生于子宫平滑肌的肿瘤，脾主肌肉，妇科病在下腹，多了个牡丹皮。我们前面讲的那个小孩儿，他有手上的平滑肌肉瘤，有瘀血，用桂枝加芍药生姜各一两人参三两新加汤合上桂枝茯苓丸，把丹皮去掉就可以了，如果有热可以保留丹皮。临床上，一个患者胳膊肌肉疼痛，经检查是平滑肌肉瘤，这是个太阴病，如果脉搏没有力气，那就是重订106条讲的"发汗后，身疼痛，脉沉迟者，桂枝加芍药生姜各一两人参三两新加汤主之"；如果口唇发乌或者脉涩、舌质青紫，就合用桂枝茯苓丸。

桂枝茯苓丸也是太阴外证的方，也是太阴瘀血的方。方中的桂枝、茯苓治太阴病，加了芍药、丹皮、桃仁。丹皮与芍药都含有芍药苷，丹皮能够增加芍药的疗效，不过丹皮还含有丹皮酚。为什么用桃仁呢？因为桃仁能通大便。下焦的瘀血可用桃仁，比如下瘀血汤用桃仁。桂枝茯苓丸是治疗太阴瘀血的方，大家明白了配伍机制，开处方的针对性就会更强。否则，见到舌淡就用附子，用真武汤、四逆汤等处方，可能会使患者的肿瘤、肌瘤长得更快。临床上，很多肌瘤单纯用四逆汤，不化裁或化裁不正确的话，有可能使肌瘤长得更快，原本3cm的肌瘤吃药3个月长到了7cm。】

411. 带下，经水不利，少腹满痛，经一月再见者，土瓜根散主之。（阴癫肿亦主之。）（金匮·妇人杂病篇）

土瓜根散
土瓜根　芍药　桂枝　䗪虫（各三分）
上四味，杵为散，酒服方寸匕，日三服。

【《张氏医通》：土瓜根，黄瓜根也，往往以瓜蒌根代用，考之《本经》，瓜蒌根性味虽同苦寒，而无散瘀血，通月闭之功。究其实，土瓜根，常以瓜蒌根代之。瓜蒌根散瘀血，通月闭，用于闭经，引产皆效。

复元活血汤：柴胡、瓜蒌根、当归、红花、甘草、穿山甲炮、大黄酒浸、桃仁酒浸，即以瓜蒌根活血。

本方与桂枝茯苓丸，皆用桂枝、芍药，一用茯苓、牡丹、桃仁，一用土瓜根、䗪虫。少腹满痛而经一月再见，兼带下经水不利，此属瘀血，与瓜蒌根活血，促进子宫内膜剥脱。】

【土瓜根散用桂枝、芍药加土瓜根和䗪虫，土瓜根是黄瓜根，现在土瓜根不好找，药房一般没有，可用瓜蒌根（天花粉）代替，这两个药的功效近似。复元活血汤用的是瓜蒌根。"带下，经水不利，少腹满痛，经一月再见者，土瓜根散主之"，妇人经水不利合并带下，尤其是合并子宫内膜增厚的，用土瓜根散。

土瓜根散与桂枝茯苓丸有什么区别呢？两方都用桂枝、芍药，桂枝茯苓丸用茯苓、丹皮、桃仁；瓜蒌根散用天花粉和䗪虫。妇人少腹满痛而经一月再见，兼带下经水不利，此属瘀血。这里注意，如果给患者做B超看到子宫内膜增厚就可以加天花粉，促进子宫内膜的剥脱；如果患者口中的津液多，加瞿麦（来自瓜蒌瞿麦丸）促进子宫内膜的剥脱。瓜蒌瞿麦丸是少阴方，而土瓜根散证为手心汗出，病在太阴。

总的来讲，当认识到太阴病有瘀血的时候，相信大家治疗疾病的思路会有新的变化。这就是我们讲的太阴瘀血，后面还要讲少阴瘀血和厥阴瘀血。】

卷九　辨少阴病脉证并治

关于少阴病，我们讲4个内容：一是少阴概论，二是少阴在经，三是少阴在脏，四是少阴虚劳。这个目录与太阴病是一样的，厥阴病的目录也是这样。六经都是这个目录，但是三阳是在腑，并且没有虚劳。少阴瘀血的内容较少，没有单独列出来。

【少阴概论】

一、少阴病脉证提纲

首先讲少阴概论。少阴病的概论很复杂，我们分为6条：一是脉证提纲，二是少阴禁忌，三是少阴传经，四是少阴死症，五是少阴动血，六是少阴咽痛。前3条是六经都有的基本内容，每条经都有脉证提纲、禁忌和传经。太阴病的脉证提纲讲了"若下之，必胸下结硬"，这就是太阴禁忌。由于太阴禁忌的内容少，我们没有单独列一个标题。其实，六经都有禁忌。少阳禁忌讲得多，因为比较重要。前3条是六经共有的，少阴病多了死症、动血和咽痛。厥阴病也讲了死症，动血和咽痛是少阴病的特点。这是少阴概论要讲的内容。

507. 少阴之为病，脉微细，但欲寐也。（281）

【微为阳微，心输出量低，心脏搏动功能低下，所以脉微。细为阴细，血容量低，所以脉细。寒性收引，脉细欲绝，此属厥阴。但欲寐，失眠困倦，此属神病，望其瞳孔，大者炯炯，此少阴阴虚，小者无神，此少阴阳虚也。瞳孔，《灵枢》所谓命门。】

【"脉微细"，微为阳微，心输出量低导致脉微。太阴气虚的脉无力，脉诊时重按力气不够，也是心输出量减低了。但是，少阴病的脉明显感觉到脉微，心输出量比太阴病进一步降低。如到了厥阴病，脉都摸不清楚了。厥阴病有两个脉，其中一个脉是脉细欲绝，比如感染期休克患者的脉。这些脉我们摸的是什么？摸的是心。

"脉微细"，细是阴细，血容量低才脉细。因为血容量低，导致血管收缩，脉就变细。这个脉我们摸的是什么？摸的是血。脉诊就是在摸心、血、脉。当然，寒性收引脉也细，主要有两种情况：一种是脉细欲绝，这是厥阴有寒，比如当归四逆汤证；另一种是少阳病脉弦细，这个细脉是细而有力的。少阳的细脉伴有弦脉，脉细是由于血管张力增加引起的，所以要疏肝。这里摸到的是什么？是脉——脉管的张力。脉诊就是在摸心、血、脉，即心脏的输出量、血流的情况、血管的张力和血管的物质。大家去体会脉诊，去体会心、血、脉这三点。

我们讲细为阴虚，血容量低所以脉细，此时需要养阴。有人会问，少阳脉还弦细呢？大家要把这句话灵活地理解。我们是在讲少阴病的脉，没有办法把全部的情况都一一告诉大家。实际上，大家明白了脉学的道理，自己都能理解和推理。

"但欲寐"是什么？患者表现为失眠困倦，包含了嗜睡和不睡。有的人昏昏沉沉地睡，睡醒了仍倦乏，这是少阴病；睡醒了疲乏缓解，那是太阴病。还有一种情况，失眠、不睡觉也是少阴病，想睡但是躺到天亮还没睡着，这也属于"但欲寐"的范畴。

"但欲寐"属于神志病，可查看患者的瞳孔。如果瞳孔放大，炯炯有神，那是阴虚；如果瞳孔缩小，目光无神，那是阳虚。少阴阳虚之人，瞳孔缩小、目光无神、脸色发青，这种状态给人一派萎靡的感觉。《黄帝内经·本病论》把这种情况叫神光不满，这种人的元神是不足的。张仲景不讲神光，直接讲"但欲寐"。神光不满的人容易影响到神志。我们之前讲过一个医案，一摸患者的脉，尺脉没有力气，手心都是汗，再一看他的精神状况，就知道这个人神光不满。如果患者再说心悸，可用桂枝甘草龙骨牡蛎汤。方中的桂枝甘草汤治冒汗心悸，龙骨、牡蛎治失眠。这种患者如果持续时间久了，会梦到乱七八糟的梦。】

508. 少阴病，欲吐不吐，心烦但欲寐，五六日自利而渴者，属少阴也，虚故引水自救。若小便色白者，少阴病形悉具。小便白者，以下焦虚有寒，不能制水，故令色白也。（282）

【欲吐不吐，此干呕、恶心，自利而渴属少阴，不渴者太阴，若小便色白者，此渴非热，热者必小便短赤。】

【这条是脉证提纲的补充条文。"欲吐不吐"指恶心，这是少阴病的表现之一。"心烦但欲寐"，属于少阴病。"五六日自利而渴者，属少阴也"。太阴病篇讲"自利不渴者，属太阴"，这里讲"自利而渴者，属少阴也"。为什么少阴病自利而渴呢？"虚故引水自救"。"若小便色白者，少阴病形悉具"，少阴病小便色白。如果患者口渴，但是小便色不白，那就不是少阴病。小便黄，大热、大渴、大汗、脉洪大是阳明病。一般人认为阳明病要具备四大，其实不见得，只要有一大，抓住它的独证，可能就是阳明病。比如，一个患者一天到晚地出汗，不一定要发热，只要脉搏很有力气，脉象偏大，就可以用白虎汤了。再比如，白虎加术汤可治疗糖尿病。正常情况下糖尿病患者怎么会发热啊？不发热也可以用白虎加术汤啊！感染中毒症状的极期出现大热、大渴、脉洪大，那是最典型的阳明病。其实，这个四大不是必须全部具备的。

"小便白者，以下焦虚有寒，不能制水，故令色白也"。为什么小便色白、小便多呢？因为少阴肾阳虚之人，皮质酮的水平降低，导致小便的重吸收减少，所以尿就多。肾上腺皮质属于中医肾的范畴，皮质酮可以促进尿的重吸收，肾阳虚之人皮质酮的水平低，就总想小便。有的人打一圈麻将就想上厕所，可能是前列腺炎——老想小便、尿不多，也可能是肾阳虚——小便多。】

二、少阴禁忌

509. 少阴病，脉细沉数，病为在里，不可发汗。(285)

【少阴病，脉细沉数，病为在里，不可发汗。然太少两感之证，其脉沉，可微发汗。重订 541 条：少阴病，得之二三日，麻黄附子甘草汤微发汗。以二三日无证，故微发汗也。重订 542 条：水之为病，其脉沉小，属少阴。浮者为风，无水虚胀者为气。水，发其汗即已。脉沉者，宜麻黄附子汤。浮者，宜杏子汤。】

【为什么"脉细沉数，病为在里，不可发汗"？因为细数脉，表明已经伤阴了。如果是太少两感证，尺脉沉，可微发汗。后面要讲，"少阴病，得之二三日，麻黄附子甘草汤微发汗。以二三日无证，故微发汗也"。麻黄附子甘草汤的条文讲了太少两感证是可以微发汗的。

"重订 542 条：水之为病，其脉沉小，属少阴。浮者为风，无水虚胀者为气。水，发其汗即已。脉沉者，宜麻黄附子汤。浮者，宜杏子汤。"麻黄附子汤与麻黄附子甘草汤的组成一样，只是在剂量和炮制方法上有点区别。麻黄附子汤可治水，治阳虚之水。如果不深入研究《伤寒杂病论》，会感觉到："哎，麻黄附子甘草汤治疗肾脏病的效果很好啊。"如果深入研究《伤寒论》和《金匮要略》，就会讲麻黄附子汤治疗肾脏病的效果好。这两个方的组成一样，但是剂量、炮制方法不同，不了解这个区别就表明你对《伤寒杂病论》没有深入的研究。我们讲太少两感时，还要详细讲两者的区别。

麻黄附子汤更偏重于发表行水，这是它与麻黄附子甘草汤的区别。那么，麻黄细辛附子汤能不能治疗肾脏病？也可以！细辛可抑制免疫应答，而肾脏病是自身免疫性疾病。但是要记住，细辛含有马兜铃酸，肾功能不全的患者要小心，不宜长期使用！所以，张仲景讲"水，发其汗即已。脉沉者，宜麻黄附子汤"，没有讲宜麻黄附子甘草汤、麻黄细辛附子汤。张仲景还是做了一些很小的区别的。从这些细微的区别，就能看出大家对《伤寒杂病论》的研究深度。

从这前面几个条文可知，少阴病的脉是沉迟微细，其中沉迟微3个脉可以看成1个脉。换言之，少阴病的第一个脉是沉迟微，第二个脉是细脉。因此，少阴病"脉微细"，用微来代表沉迟微，微为阳微，细为阴细。为什么沉迟微是一个脉？沉迟微是肾阳虚之人的脉，肾阳虚时肾上腺素水平低。肾上腺素主要有3个作用。

第一，肾上腺素可使脉搏表浅。机体受病毒感染以后，肾上腺素分泌增加，使整个体表的动脉更表浅，随后出汗，带走体温。体表的浅动脉必须更靠近皮肤，才容易出汗，通过出汗降低血液里的温度，从而使体温降低。机体受病毒感染以后，引起的一个改变就是肾上腺素分泌增加。西医的很多感冒药比如白加黑，就是用伪麻黄碱（具有拟肾上腺皮质激素作用），加些解热镇痛药。正因为肾上腺素可使脉搏表浅，所以当肾上腺素水平低的时候，脉搏会沉。

第二，肾上腺素能够增加心率。缓慢性心律失常，可以用肾上腺素进行治疗。交感神经兴奋时，心跳就会增加。比如，大家上学时看到喜欢的女生，心脏会加快跳动，那就是肾上腺素分泌增加，导致交感神经兴奋，从而出现的心慌。

第三，肾上腺素能够促进交感神经兴奋，从而增强心脏的收缩功能。西医用肾上腺素、异丙肾上腺素、去甲肾上腺素进行急救，就是因为肾上腺素能够增强心脏的收缩。心脏收缩功能减退时，脉就微。从肾上腺素的作用可知，沉细微这个脉完全可以同时出现在一个人身上，不必区分得那么细。有的老中医带学生，让摸是什么脉，甲说脉沉，乙说脉微，丙说脉迟。其实，这就是一个沉迟微的脉，都是肾上腺素水平降低引起的，没必要分得那么细。

少阴病的第二个脉是细脉。细脉是少阴阴虚的脉，沉迟微是少阴阳虚的脉。当然，也不能讲细脉就一定是阴虚。前面已讲过厥阴病可以脉细，少阳病也可以脉细。我们讲细为阴虚，是限定在少阴病。】

510. 少阴病，脉微，不可发汗，亡阳故也。阳已虚，尺脉弱涩者，复不可下之。（286）

【脉微，不可发汗，亡阳故也，亡阳指心阳虚，发汗重伤心阳，必惊狂，见太阳病篇。尺脉弱涩者，虽有便秘，不可下之，可与《景岳全书》济川煎。】

【前面讲少阴病脉细沉数（阴虚之人），不可发汗。其实，阴虚之人不是不能发汗，需要养阴发汗。这条讲"少阴病，脉微，不可发汗"，这是讲阳虚之人不可以发汗。少阴阳虚之人脉沉迟微，微脉不可发汗；少阴病阴虚之人脉细沉数，还是不可发汗。其实，阳虚之人不是不可发汗，非发汗不可时微发汗，比如用麻黄附子甘草汤微发汗。不可发汗是不能大汗，大汗则亡阳，亡阳不是阴阳离决，而是阳虚。

"脉微，不可发汗，亡阳故也"，发汗重则伤心阳，必惊狂，见太阳病篇。这是讲少阴心。当摸着患者左手寸脉没有力气，手心都是汗，汗为心之液，马上就可知道心阳虚了。心阳虚之人神经系统兴奋性有问题，这种兴奋我们叫作虚性兴奋。桂枝能够镇静、镇痛，能够治疗虚性兴奋，桂枝证的兴奋就是虚性兴奋。比如，桂枝加龙骨牡蛎汤证的患者性欲正常，但是不持久，这就是虚性兴奋。还有实性兴奋，阳明病的兴奋是实性兴奋，需用大黄去下。我们在太阳病篇已讲过"发汗重伤心阳，必惊狂"，这种惊狂是虚性的兴奋，与阳明病的惊狂完全不同。

"阳已虚，尺脉弱涩者，复不可下之"，当尺脉很弱涩时，虽有便秘，不能用下法。这种便秘是肾虚便秘，可用济川煎，而不是去攻下。重订386条："胁下偏痛，发热，其脉紧弦，此寒也，以温药下之，宜大黄附子汤。"重订191条："心下痞，而复恶寒汗出者，附子泻心汤主之。"我们讲附子泻心汤治疗大便停留在横结肠，所以"心下痞"。大黄附子汤治疗大便停留在升结肠，所以胁下偏痛，脉紧弦，当以温药下之。如果大家辨脉不熟悉，或者叩诊也叩不出来，怎么办呢？实在确定不了，就先用大黄附子汤把大便排出，然后再用济川煎。这是因为济川煎有个弊端，它是个补药，通大便相对较慢。比如，大家无法区别桂枝加芍药汤与桂枝加大黄汤时，可先用桂枝加大黄汤把大便排出，再用桂枝加芍药汤。由此，可看到张仲景的治疗次第。】

补讲少阴阴虚禁汗

我们讲了少阴病的禁忌——少阴禁汗、禁下。少阴禁汗包括阴虚、阳虚，都不能汗。少阴禁下，因为少阴便秘是肾精亏虚导致的，所以禁下。中医讲的肾虚，第一是肾气虚；第二是肾阴虚和肾阳虚，肾阳虚的便秘用大黄附子汤；第三是肾精亏虚，比前两个更进了一步，肾精亏虚的便秘用济川煎；第四是累及奇经八脉，要用血肉之品填精。肾虚由肾气虚到肾阴虚、肾阳虚，到肾精亏虚，再到八脉亏虚，有这 4 个阶段。

少阴禁忌主要讲了"少阴病，脉细沉数，病为在里，不可发汗。""少阴病，脉微，不可发汗"，这是讲肾阴虚、肾阳虚的人都不可发汗；还讲了"尺脉弱涩者，复不可下之"。

我们补充一条，重订 122 条："少阴病，咳而下利谵语者，被火气劫故也，小便必难，以强责少阴汗也。"这是讲少阴阴虚之人，发少阴汗，出现了误治，这在《吴述重订伤寒杂病论（上篇）》太阳误治中已经讲过了。

少阴阴虚体质的人感冒之后怎么治疗？不应该用麻黄汤发汗，不应该用灸、去烤，也就是不要"强责少阴汗"。如果"强责少阴汗"就会出现火攻误治。那么该用什么处方呢？用加减葳蕤汤，用葳蕤（又名玉竹）、淡豆豉、红枣、葱白、桔梗、薄荷、白薇等温和的发汗药。方中的一个主药是葳蕤，也就是玉竹，这是个养阴的药。养阴药为什么选玉竹呢？因为玉竹是治疗少阴阴虚的专药之一，麻黄升麻汤也用玉竹。治疗少阴阴虚心衰，玉竹是一个特异性的中药。我们讲强心的两个中药：附子可以强心，治疗的是少阴阳虚，而少阴阴虚的强心药是玉竹。

阴虚外感用加减葳蕤汤，为什么叫"加减"葳蕤汤呢？加减葳蕤汤是俞嘉言《通俗伤寒论》里的方，是从《备急千金要方》葳蕤汤化裁而来的。这些是《吴述重订伤寒杂病论（上篇）》讲过的内容，大家应该很熟悉。把这一条讲出来是与哪一条相对应呢？与重订509条"少阴病，脉细沉数，病为在里，不可发汗"相对应。不可发汗并不是表示不能发汗。少阴阴虚之人感冒了不发汗怎么治疗呢？还是要发汗！但是不能用麻黄汤发汗，也不能用火攻，而应该加一点养阴的药物，用葳蕤加淡豆豉、葱白、桔梗、薄荷、白薇等非常清淡的药。这就考验中医水平了，有的人不会想到葳蕤，可能用麦门冬、沙参配发表药，这说明选药不精准。大家记住：一病有一方，一病有一药。如果阴虚外感，开出玉竹加苏叶、薄荷等药，说明处方是比较有水平的；如果开出沙参、麦门冬，说明对药物的选择不够精准。大家开了12个药的处方，如果12个药都有替代药，说明用药都不精确，也说明处方有问题。

三、少阴传经

511. 少阴中风，脉阳微阴浮者，为欲愈。（290）

【少阴中风，脉当寸浮尺微，当与防己地黄汤；若脉寸微尺浮，为欲愈。重订121条：防己地黄汤治病如狂状，妄行，独语不休，无寒热，其脉浮。】

【少阴中风应是寸浮尺弱，当以防己地黄汤。这是《金匮要略》中风历节病篇的内容。少阴中风，摸着寸脉浮、尺脉弱，用防己地黄汤；如果脉象变成寸脉微、尺脉浮，说明病要好了。少阴中风为什么寸脉浮呢？因为用桂枝。为什么尺脉弱呢？因为用地黄。六经皆有中风，少阴中风用防己地黄汤，表现是"病如狂状，妄行，独语不休，无寒热，其脉浮"。"其脉"指寸脉，是反映少阴病的脉。寸脉浮用防己地黄汤。如果"阳微阴浮"，寸脉掉下去，关尺脉浮上来，这个病就要好了。】

512. 少阴病欲解时，从子至寅上。（291）

【子至寅上，此阳气下潜，心肾交泰之时。】

【"从子至寅上"是晚上11点到凌晨5点。晚上11点必须睡觉，要睡子午觉，子时睡觉，午时还要睡觉。】

513. 少阴病，脉紧，至七八日，自下利，脉暴微，手足反温，脉紧反去者，为欲解也，虽烦下利，必自愈。（287）

【脉紧为寒，紧去寒解。脉暴微，当四逆，手足反温，知必自愈。

有少阴病，服附子，反下利者，与此条相同。】

【这条讲的"自下利"有两种情况，第一种是太阴病，太阴病用了健脾药之后，也可以自下利。重订 493 条讲"至七八日，虽暴烦下利，日十余行，必自止，以脾家实，腐秽当去故也"，这条告诉大家下利是正常的，这是脾气来复的表现，把肠道里积蓄的大便排出去。遇到这种情况，大家不要怕，过几天就好了。

第二种情况是少阴病。重订 513 条："少阴病，脉紧，至七八日，自下利，脉暴微，手足反温，脉紧反去者，为欲解也，虽烦下利，必自愈。"说明原本是紧脉，紧为寒脉，寒去之后，脉变微。为什么脉微呢？"少阴之为病，脉微细"，患者本身是少阴阳虚的微脉，但是因为有寒，所以脉紧，当寒去了之后"脉暴微"。"自下利，手足反温，脉紧反去者，为欲解也，虽烦下利，必自愈"，这是讲少阴病患者服用了附子，有的会"烦下利"。扶阳派经常讲，吃了附子腹泻是正常的。有一部分人用了温阳的药物会下利，大便次数增加，没有关系，也是过几天就好了。扶阳学说把这种下利解释为排病反应，实际上在《伤寒杂病论》的条文里也有描述。

大家知道为什么会出现"自下利"吗？大黄附子汤条文讲"胁下偏痛，发热，其脉紧弦，此寒也……"，有寒之人的肠道蠕动功能减退，与气虚之人肠道蠕动功能减退一样。三阴是递进关系，太阴气虚之人、少阴阳虚之人的肠道功能都会减退，只是程度不同而已。所以，当阳虚之人阳气来复，肠道快速蠕动时，可以导致腹泻。但是，仅仅会持续几天，患者不但没有不舒服，反而更轻松，这种情况是正常的，不用担心。

少阴传经我们共讲了 3 条，第一条"少阴中风，脉阳微阴浮者，为欲愈"。为什么阳微？中风本来寸脉浮，浮脉没了，脉变微。阴浮是什么？肾虚脉沉，尺脉浮起来了说明肾气来复。阳微——没了外感的中风表证，阴浮——尺脉肾气来复，此时病要好了。这一条对应的是防己地黄汤的条文。

第二条"少阴病欲解时，从子至寅上"，从晚上 11 点开始到凌晨 5 点是少阴病欲解时。第三条"少阴病，脉紧，至七八日，自下利，脉暴微，手足反温，脉紧反去者，为欲解也，虽烦下利，必自愈。"少阴病

如果脉紧，紧则有寒，服用附子之后，出现稍微腹泻，很正常，没关系，过几天就好了。这就是少阴经的 3 条内容。】

四、少阴死症

前面讲了少阴欲解，现在讲少阴死症。少阴病是会死人的。《黄帝内经》与《伤寒杂病论》都明确地讲这个病难治、这个病不治、这个病死人。

514. 少阴病，下利，若利自止，恶寒而蜷卧，手足温者，可治。（288）

【虽恶寒而卧，然下利自止，手足温者，可治。】

【这条讲少阴病下利，虽然患者仍蜷卧恶寒，但是下利自己止了，手足温了，这个病可以治。因为患者阳气来复，所以下利自止、手足温。此时，虽然患者人躺在那里怕冷，但是没关系，仍然可以治疗。】

515. 少阴病，恶寒而蜷，时自烦，欲去衣被者，可治。（289）

【阳气来复也。】

【这条还是在讲阳气来复。少阴病患者如果阳气来复，可以治。】

516. 少阴病，吐利，手足不逆冷，反发热者，不死。脉不至者（至一作足），灸少阴七壮。（292）

【少阴病，吐利，手足不逆冷，反发热者，阳气来复也。】

【这条讲的"少阴病，吐利，手足不逆冷，反发热者，不死"，说明阳气仍有，可以用灸法。】

517. 少阴病，恶寒，身蜷而利，手足逆冷者，不治。（295）

【少阴病下利或吐利：①手足反温，脉紧反去者，为欲解。②若利自止，恶寒蜷卧，手足温者，可治。③时自烦，欲去衣被者，可治。④手足不逆冷，反发热者，不死。⑤手足逆冷者，不治，阳气虚故也。】

【这条开始讲少阴病不治，前面的少阴病仍有阳气来复，这条的少阴病阳气不来复了、阳气没有了。

少阴病下利或吐利有几种情况：第一，手足反温，脉紧反去者，为欲解。这种情况病要好。第二，若利自止，恶寒蜷卧，手足温者，可治。患者不腹泻了，手足仍温，为可治。第三，时自烦，欲去衣被者，可治。第四，手足不逆冷，反发热者，不死。第五，手足逆冷者，不治，阳气虚故也。

这条举了一个最典型的例子，古代因为医疗手段相对简陋，治疗严重的腹泻是非常困难的，需要判断能不能治好。在今天来看，这不算大事，用西医的治疗办法输点液、补充点电解质，起效很快。所以，今天来看这些条文，仍有一定的价值，但已不像过去那么重要了。】

518. **少阴病，下利止而头眩，时时自冒者死。**（297）

【气立孤危。】

【这条讲的是气冲上头，也就是我们讲的气立孤危。如果少阴病下利并且时时头眩、时时自冒者死，此即息高者死。"息高者"肾根受损，肾不纳气，气立孤危。人刚出生时气息很低，慢慢老了以后下虚上实，人很飘忽，有的人一摔倒就死亡了。】

519. **下利，脉沉而迟，其人面少赤，身有微热，下利清谷者，必郁冒，汗出而解，病人必微厥，所以然者，其面戴阳，下虚故也。**（厥阴病篇366）（金匮·呕吐哕下利病篇）

【面赤不当脉沉迟，身热不当厥逆，汗出不当下利，故知此戴阳也。面赤于上，下利于下，下虚不能摄阳，阴阳有离绝之象。

戴阳者，面必少赤而非面色红赤；身有微热，必非大热；郁冒汗出而解，必非壮热汗出不解，乃知非阳明白虎汤之实热。以其戴阳，阳浮于外，故微厥。此重症，不可以厥之微而轻视之。】

【通常来讲，面赤不当脉沉迟，面赤为有热，面赤之人不应表现为沉迟脉；身热不当厥逆，身热之人应该有热，不应手脚冰冷；汗出不当下利，因为汗与大便都能排出体内的水分，若大汗出本应大便干，比如阳明病大热、大汗、大渴、脉洪大，随后便出现承气汤证。重订519条看似很矛盾，其实，这里面赤是指戴阳。面赤于上，下利于下，下虚不能摄阳，阳气上冲至面，此为阴阳离绝之象。而且戴阳是"其人面少赤"，而不是面色红赤。什么叫面色少赤？脸上只有两颧骨处发红，其他部位都不红。面少赤又叫面红如妆，女人化妆时并不是涂个大红脸，弄得满脸通红，而只是在两颧骨处抹涂腮红，就显得肤色很好。

"身有微热"不是身有大热，"微热"是戴阳的热。"郁冒"的特点是"汗出而解"，伴一点头晕，出一点汗就舒服了，这不是壮热的汗出而解。举个例子，更年期就很容易郁冒，患者一头晕一出汗，一会儿就舒服了，这就是汗出而解。如果是阳明病，则表现为大热汗出不解，一边冒汗，一边发烧。所以，这条不是阳明腑实的热证。

"微厥"，以其戴阳，阳浮于外，故微厥。这是个重症，不能以厥微而轻视！举个例子，大家观察过休克患者吗？休克早期的临床表现为血压升高，心率增快。我们科室以前有个小刘大夫，我和他处得特别好。有次他查病房，发现一个重病患者血压升高了，明明是一个很严重的疾病，血压突然升高了，心率也变快了。于是，他马上就处以抗休克治疗，最后把患者抢救过来了。休克早期的症状改变时间很短，如果这个时候没处理妥善，随后休克进行性进展，再抢救就困难了。休克早期症状是一过性的，就一段时间。我们往往容易忽视它，查房的时候看患者好像还很好，其实很不好，等到血压变成 20mmHg、40mmHg，心率也慢了，那就已经是休克晚期了，往往抢救不过来了。大家在临床上一定要注意观察。】

520. **少阴病六七日，息高者死。**（299）

【**气立孤危。**】

521. **病者痿黄，躁而不渴，胸中寒实而利不止者，死。**（金匮·腹满寒疝宿食病篇）

【**烦躁者神机化灭，烦为心烦，躁指躁动。**】

【躁是什么？烦躁！烦为心烦，躁指躁动。或者说躁是指动作，就是手脚在床上乱动。烦躁表示神机化灭，是个死症。】

522. **少阴病，吐利躁烦，四逆者死。**（296）

【**神机化灭。**】

523. **少阴病，四逆，恶寒而身蜷，脉不至，不烦而躁者死。**（一作吐利而躁逆者死）（298）

【**神机化灭。**】

524. **少阴病，脉微细沉，但欲卧，汗出不烦，自欲吐，至五六日自利，复烦躁，不得卧寐者死。**（300）

【**神机化灭。**】

525. **伤寒发热，下利，厥逆，躁不得卧者，死。**（厥阴病篇·344）

【**神机化灭者死，气立孤危者死，亡阴亡阳者死，阴阳离决者死。**

须知太阴无死证，吐利身亡传二阴。少阴神机与气立，阴阳不接是厥阴。神机化灭者死，气立孤危者死，死在少阴。亡阴亡阳者死，阴阳离决者死，死在厥阴。

《黄帝内经》云"出入废则神机化灭"。少阴病吐利、烦躁、四逆者死，三症缺一不可，第一是吐利，第二是烦躁，第三是四逆。吐利在太阴，四逆入少阴，以三阴递进故也。呕吐、下利而出入废，心主神明，传入少阴致神机化灭则烦躁。少阴必见四逆，呕利烦躁，不见四逆不死。呕利伴烦躁，四逆伴烦躁，皆非死证，如干姜附子汤，此形神分离也。"升降息则气立孤危"，气升水布，肺主宣发；升极而降，肾主纳藏。自冒息高者，肾不纳气，从上而脱，形气不依者死。少阴死证，形神不依与形气分离，形神不依需出入废，形气分离需升降息。】

【以上条文描述的症状，过去中医经常处理，现今中医处理得少了。大体在讲："神机化灭者死，气立孤危者死，亡阴亡阳者死，阴阳离决者死。须知太阴无死证，吐利身亡传二阴。少阴神机与气立，阴阳不接是厥阴。"其中，"神机化灭者死，气立孤危者死"是死在少阴；"亡阴亡阳者死，阴阳离决者死"则是死在厥阴。这些条文我们一带而过，讲的很快，因为描述的都是急症，现在中医难以遇到了。

大家要记住："出入废则神机化灭"。少阴病的死证兼见吐利、烦躁与四逆，必三症具备。如果三症缺一，都不能死亡。比如，只是吐利兼四逆不会死亡。腹泻又手脚冰凉的症状很常见，不能说患者腹泻，一摸手脚冰凉，就说这是死证。其实，这不是死证，少阴死证是要三症并列，三症少一症都死不了。再比如，只是烦躁兼四逆，患者会不会死亡？不会的。阳虚烦躁也常见，干姜附子汤治的就是少阴阳虚烦躁。再次强调，少阴死证必须要三症并见，其中四逆是阳虚，阳虚导致吐利，烦躁则是神机化灭。阳虚吐利致使机体丢失大量的水电解质，最后出现神志烦躁，这才是个死证。具体讲，四逆汤证患者平素体质阳虚，然后上吐下泻致使水电解质丢失，接着出现烦躁，这是休克的临床表现，烦躁是死证预兆。

还有一条是："升降息则气立孤危。"气升水布，肺主宣发，升极而降，肾主纳藏。自冒息高者，肾不纳气也，从上脱，叫作形气不依，气要脱；神机化灭则是形神分离，神要走，这两个都是死证。

"出入废则神机化灭"，烦躁预示着形神要分离，神若没了，形也就死掉了。"升降息则气立孤危"，自冒息高是指喘气上气不接下气，呼吸下不去，这是肾不纳气，气要从上脱，形与气不依，气若没了，还是个死证。

可见，少阴死证是：形神不依，形气分离。其中，形神不依——出入废；形气分离——升降息。什么是出入废？吐利就是出入废。什么是升降息？就是自冒息高，气机不往下走而从上脱。这些都是少阴死证。过去中医看病，没有别的手段，需要依据这些条文判断患者的生死。但是现在的中医用得少了，现在患者危重时会先送去医院急诊。】

五、少阴动血

从这里开始，我们讲中医临床常见的内容。为什么我们讲少阴动血呢？大家都知道心主血脉，所以少阴病的一个特点是容易动血。少阴动血，指出血的部位很多，《伤寒杂病论》是按照不同出血部位来写的。下面，我们就按出血部位逐一讲解。

尿血：

526. 少阴病，八九日，一身手足尽热者，以热在膀胱，必便血也。（293）

【热在膀胱，必便血，雪君考为尿血，当与猪苓汤。大便出血者，可与黄连阿胶汤。若阳虚而大便出血者，可与黄土汤。】

【我们曾请雪君老师考证过，这条的便血是小便出血。因为热在膀胱，导致了尿血。热在膀胱导致的尿血可用什么方？猪苓汤，这是治疗尿血的方。如果热证的大便出血可用什么方？黄连阿胶汤。如果阳虚导致的大便出血可用什么方？黄土汤。大家知道哪些病容易膀胱出血吗？最容易导致膀胱出血的病是肾癌、膀胱癌。猪苓是一个能够抗膀胱癌的中药，但是剂量要大，用到五六十克会有些疗效。】

便血：黄土汤证

527. 少阴病，但厥无汗，而强发之，必动其血，未知从何道出，或从口鼻，或从目出者，是名下厥上竭，为难治。（294）

【黄土汤治下血，亦治吐、衄，从口鼻出。

重订 122 条：少阴病，咳而下利谵语者，被火气劫故也，小便必难，以强责少阴汗也。】

【这条张仲景讲难治，作为医圣他都有难治之病，我们就更有难治的病了，不是什么病都能治疗的。

"少阴病，但厥无汗，而强发之"，我们前面讲了少阴病两大禁忌是发汗和下，少阴不可强责其汗，如果强发汗，必动其血。

重订 122 条："少阴病，咳而下利谵语者，被火气劫故也，小便必难，以强责少阴汗也。"这条讲的就是少阴病强发汗，出现了小便不好解，并伴有神志昏聩、谵语。心主神明，由于"强责少阴汗"，影响到了神明，进而出现谵语。阴虚患者感冒之后，本应该用加减葳蕤汤，医生见其无汗，就误用了麻黄汤，服麻黄汤不见效，继而又熏蒸，结果"火气劫"。我们知道，普通人在感冒初期，洗热水澡都可能会好。但是，这类患者感冒了洗热水澡是好不了的，因为他有阴虚，应该用加减葳蕤汤。这是一个误治的例子，因误治出现谵语，影响了神明。

上一段讲心主神明的误治，重订 527 条则讲心主血脉的误治。心主血脉的误治会怎样？"少阴病，但厥无汗，而强发之，必动其血，未知从何道出"，误治之后不知道哪里会出血。"或从口鼻，或从目出者"，即吐血、鼻衄。"是名下厥上竭，为难治"，为什么叫下厥？因为阳虚，这是阳虚导致的出血。用什么方治疗？黄土汤。大家说黄土汤不是治便血的吗？其实都可以，黄土汤既治便血，也治阳虚的吐血、鼻衄。】

528. 下血，先便后血，此远血也，黄土汤主之。（金匮·惊悸吐衄下血胸满瘀血病篇）

【白术、甘草温太阴脾，附子温少阴肾，黄土温厥阴肝，地黄、阿胶，用于血证，黄芩和地黄，水生木，木生火，下部出血用黄芩、地黄，滋水必兼清木。出血用阿胶，下部出血配黄芩，上部出血配黄连。寒加附子、白术是黄土汤，热从黄连阿胶汤化裁。出血以后脉芤，地黄快速补充津液，防止转入厥阴休克，此截断法。

重订 490 条煎煮法：《千金》内补当归建中汤：若去血过多，崩伤内衄不止，加地黄六两，阿胶二两，合八味，汤成纳阿胶……若无生姜，以干姜代之。去血过多，崩伤内衄不止，加地黄、阿胶，法同黄土

汤，彼在太阴，此在少阴。】

黄土汤（亦主吐血，衄血）

甘草　干地黄　白术　附子（炮）　阿胶　黄芩（各三两）　灶中黄土（半斤）

上七味，以水八升，煮取三升，分温二服。

【是方灶中黄土、附子、白术用刚，温肝、脾、肾之阳；干地黄、阿胶、黄芩用柔，退心、肝、肾之火；甘草和之。灶中黄土，伏龙肝是也，制肝之龙火。重订 190 条：**心气不足，吐血，衄血，泻心汤主之**。主吐血、衄血，泻心汤与黄土汤二方一寒一温。】

【黄土汤由甘草、地黄、白术、附子、阿胶、黄芩、灶中土构成，其中灶中黄土加白术、附子用刚，分别温肝、脾、肾之阳；阿胶、黄芩、干地黄用柔，分别退心、肝、肾之火。

灶中黄土又名伏龙肝，可制肝火——制肝的龙火。一般的书上解释为灶中黄土温脾，其实不是温脾，而是温肝。如要温脾用干姜效果更好，但是实际上黄土汤用干姜效果不好，反而容易加重出血，疗效最好的是用灶中黄土。

黄土汤治疗阳虚导致的出血。方用灶中黄土温肝阳，白术温脾阳，附子温肾阳；左手脉对应心、肝、肾，分别用阿胶退心火、黄芩退肝火、干地黄退肾火，再加一味甘草，这就是黄土汤。简言之，黄土汤共7味药，3味药温、3味药清、1味甘草，其中用柔治标，退三阴之火；用刚治本，温三阴之阳；再加1味甘草，调和诸药。

如果是心火炽盛导致的出血，用泻心汤。重订190条讲："心气不足，吐血，衄血，泻心汤主之。"泻心汤治的是实证，用黄芩清木，木生火，用黄连清心，火生土用大黄。木生火、火生土，黄芩、黄连、大黄从上部到下部、连着心一起清，所以叫泻心汤。泻心汤与黄土汤一寒一温，一个治热证，一个治寒证。

大家说黄土汤证是寒热错杂还是寒证？是寒证！用黄土汤时可以看不到热象，虽然教科书说它是寒热错杂，实际上纯寒证用黄土汤，一点问题都没有。再举个例子，九味羌活丸治什么感冒？治风寒感冒。有人不明白九味羌活丸有生地和黄芩，怎么会治风寒感冒呢？它确实是治风寒感冒，不是寒热错杂。这与黄土汤用黄芩、地黄的意义相近，都属于截断法。中医治疗疾病的思路要灵活，如认为黄土汤治疗寒热错杂，临床遇到寒证时很难处理得当。用黄土汤治疗寒证患者时，如果去了黄芩、地黄、阿胶，单纯用灶中黄土、白术、附子与甘草，效果是不好的。如同九味羌活丸去了生地、黄芩，疗效也不好，很多人服用后感冒化热，过两天嗓子疼，然后就开始用抗生素。两方用黄芩、地黄，属于我们讲的截断法。可见，我们在处理疾病时，要跳出教材划的那个框，要灵活运用。

黄土汤中的白术、甘草温太阴脾；黄土温厥阴肝；附子温少阴肾；地黄、阿胶用于血证；黄芩、地黄对治水生木、木生火。我的家传经验是：既然是出血，就要清热，即便是寒证出血，也要清热。大家去读血证脉诀［详见《吴述重订伤寒杂病论（上篇）》］，那是我们提出的治疗血证的口诀。

大家慢慢去体会为什么明明是阳虚的出血，还要加黄芩和地黄退火。如果不退火，用了附子温阳之后，有可能加重患者的出血。水生木，木生火，下部的出血用黄芩配生地，滋水必兼清木；上部的出血用黄芩配黄连，清心必兼清肝。这就是水生木、木生火的关系，我们在《吴述伤寒杂病论研究·平脉法》中已详细讲过。

寒证出血用附子、白术，这是黄土汤；如果是热证出血，可用黄连阿胶汤。黄连阿胶汤是黄芩、黄连、阿胶加芍药、鸡子黄。如果没有鸡子黄，可用地黄代替。出血后往往表现为芤脉，地黄能够快速补充血容量，防止转入厥阴休克，这就属于截断法。黄芩能够防止动火，导致出血加重；地黄能够快速补充血容量，使水分转移到血管，防止休克；阿胶本身是一个对症止血的药物。可见，阿胶、黄芩、地黄治心、肝、肾三脏之火，具有特殊的意义。阿胶类似于西医的止血药，地黄类似输液补充血容量，黄芩类似退热的药，防止温阳之后加重出血。而真正治本的中药是伏龙肝、白术和附子。

我们可看到张仲景的用药特点，他的处方向来都是标本兼治的。有时治本的药多，有时治标的药多，并不完全是治病求本的。如按我们想象的治病必求其本，应该重用治本的药，治标的药开阿胶3g、黄芩3g、地黄3g就可以了。但我们看张仲景用药，他开了10g黄芩。可以看到，张仲景的治病思路与我们教科书的思路有很大区别。

《千金》内补当归建中汤：若去血过多，崩伤内衄不止，加地黄六两，阿胶二两，合八味。我们称之为八味建中汤，也可治出血。八味建中汤与黄土汤的区别是什么？黄土汤治少阴病，八味建中汤治太阴病，尤其适用于妇科出血。】

漏下：胶艾汤证

529. 师曰：妇人有漏下者，有半产后因续下血都不绝者，有妊娠下血者，假令妊娠腹中痛，为胞阻，胶艾汤主之。（金匮·妇人妊娠病篇）

【地黄、阿胶止血，法同黄土汤；当归、川芎，漏下日久，当补其血；芍药养血兼收敛平肝，肝藏血故也，法同黄连阿胶汤，小建中汤治衄同。艾叶温之，温经血者，温肝为要，参见温经汤法，甘草和之。此属厥阴。此方去阿胶、艾叶、甘草，即后世之四物汤。

后世《傅青主女科》生化汤：当归、川芎、桃仁、黑姜、炙草、黄酒、童便各半煎服，治产后血瘀留瘀，恶露不行，血块内结，小腹冷痛。此胶艾汤、柏叶汤、下瘀血汤合法。

重订 408 条：师曰：产妇腹痛，法当以枳实芍药散。假令不愈者，此为腹中有干血着脐下，宜下瘀血汤主之。

重订 410 条：妇人宿有癥病，经断未及三月，而得漏下不止，胎动在脐上者，为癥痼害。妊娠六月动者，前三月经水利时，胎也。下血者，后断三月，衃也。所以血不止者，其癥不去故也，当下其癥，桂枝茯苓丸主之。妇人漏下，虚者胶艾汤，实者桂枝茯苓丸，后者如西医黏膜下子宫肌瘤所致月经过多。】

芎归胶艾汤

川芎　阿胶　甘草（各二两）　艾叶　当归（各三两）　芍药（四两）　干地黄（六两）

上七味，以水五升，清酒三升，合煮取三升，去滓，纳胶令消尽，温服一升，日三服。不瘥更作。

（一方加干姜一两。胡洽治妇人胞动无干姜。）

530. 妇人陷经漏下，黑不解，胶姜汤主之。（金匮·妇人杂病篇）（臣亿等校诸本无胶姜汤方，想是前妊娠中胶艾汤。）

【前面讲了小便出血、大便出血，现在讲漏下，即月经的出血。这里有个疑问：重订530条的胶姜汤究竟存不存在，是"姜"字写错了吗？"黑不解"是什么意思？是否指患者阳虚出血，出血像阳春水一样。大家见过阳春水吗？农村有一个习俗叫打阳春，打完阳春就过新年。打阳春就是打扫房子，因为房子里有很多尘土、蜘蛛网，用过之后的水是黑色的，乌黑乌黑的，借此来比喻月经漏下的乌黑颜色。究竟是林亿说得对，胶姜汤就是指胶艾汤，还是本身就存在胶姜汤，胶姜汤是胶艾汤去艾叶用姜炭？我无法回答。这两个方我们都用过，治疗女科出血时习惯用姜炭，也有效。大家如有兴趣，可以去考证。

胶艾汤是四物汤（川芎、芍药、地黄、当归）加甘草、艾叶和阿胶。那么胶姜汤是不是将艾叶换成姜炭呢？因为漏下的血是黑色的，像阳春水一样的颜色，这是阳虚出血。当然，艾叶也温阳。因为年代久远找不到胶姜汤的原方，有时候我也搞不清楚该用哪个方。大家知道我怎么使用此方吗？我在胶艾汤里加炮姜，或者加姜炭。胶艾汤煎煮法后面讲"一方加干姜一两"，说明原来的版本就有用干姜的，所以我们治疗妇人经血漏下像阳春水一样稀黑（经水清稀发乌，不似血色）时，就在胶艾汤里加姜炭。

大家要记住，干姜用多少？一两。我们用姜炭也是开30g。哪个药重用？地黄。地黄重用有两个作用：大剂量的干地黄可以活血，也可以止血，主要取决于患者是出血还是瘀血。如果患者是瘀血，大剂量的干地黄能够活血。比如，大黄䗪虫丸证，当地黄用量大于30g时，就有活血的作用，用到60g时活血的作用就很明显了。如果患者出血，大剂量的地黄具有很好的止血效果。四物汤用地黄养血，桃红四物汤用地黄活血。

如果方中加姜炭时，甘草需炒制。我们加姜炭时，甘草的剂量要大，并且炒制，也就是合上了甘草干姜汤。为什么这么做？利用甘草制火的作用。但是，治疗急性消化道出血时，甘草宜生用。生甘草有止血的作用，比如大黄甘草汤用生甘草。

胶艾汤用地黄、阿胶止血，这是黄土汤的架子；当归、川芎养血；芍药收敛平肝，所以芍药的剂量大，此法同黄连阿胶汤、小建中汤。黄连阿胶汤、小建中汤（可治鼻衄）和胶艾汤都能止血。因为肝藏血，三方都用芍药收敛平肝。为什么胶艾汤用艾叶温之呢？温经血者，温肝为要，比如温经汤也温肝，不外乎温经汤温经行经用吴茱萸，胶艾汤止血用艾叶。胶艾汤去了阿胶、艾叶、甘草，就是四物汤。

《傅青主女科》这本书写得好，书中有个生化汤：当归、川芎、桃仁、姜炭、炙甘草、黄酒、童便，各半煎服。第一，当归、川芎、姜炭、甘草、黄酒来自胶艾汤。胶艾汤煎煮法中讲"以水五升，清酒三升，合煮取三升"，用清酒煮以提取醇溶性成分。当女性有寒，月经下如阳春水，可加酒煎，这也是《傅青主女科》生化汤的用法。第二，生化汤为什么用桃仁？因瘀血不去出血不止，桃仁能活血。这是少阴瘀血的内容，后面还要讲到。用桃仁取自下瘀血汤，桃仁往下行，还可通大便，因此下部瘀血用桃仁。第三，生化汤用童便，来自柏叶汤。所以，《傅青主女科》生化汤是胶艾汤、柏叶汤和下瘀血汤的合法。这是个好方，配伍也非常精巧，但是我们可以非常明显地看到《伤寒杂病论》的影子，它把几个方糅合在一起了。

"妇人宿有癥病，经断未及三月，而得漏下不止，胎动在脐上者，为癥痼害。妊娠六月动者，前三月经水利时，胎也。下血者，后断三月，衃也。所以血不止者，其癥不去故也，当下其癥，桂枝茯苓丸主之。"这条治的是实证出血，如子宫肌瘤导致的出血，此时治疗出血需活血。"妇人漏下"，虚证的出血用胶艾汤，实证的出血用桂枝茯苓丸。两方一个治虚证，一个治实证。】

吐血：柏叶汤证

531. 吐血不止者，柏叶汤主之。（金匮·惊悸吐衄下血胸满瘀血病篇）

【马通汁，可与童便，引浮游之火归于命门，引阳入阴，专治上焦血证。此血证，较之四逆汤，一用附子，一用艾叶，皆用干姜温中，此方可改姜炭或炮姜。一用甘草助阳，一用柏叶止血。童便引火归元，法同白通加猪胆汁汤。重订 646 条：**少阴病，下利脉微者，与白通汤。利不止，厥逆无脉，干呕烦者，白通加猪胆汁汤主之。服汤，脉暴出者死，微续者生。**

此方较之芎归胶艾汤，一刚一柔，一用四物养血，一用干姜温中；一用阿胶止血，一用柏叶止血；一用甘草摄之，一用童便收之。

此方较之黄土汤，一用附子，一用艾叶；一用干姜温中，一用黄土、甘草、白术温中；一用柏叶止血，一用地黄、阿胶；一用童便引火归元，复归下焦，一用黄芩除肝胆之热，以肝藏血故也。一治上血，一治下血。】

柏叶汤

柏叶　干姜（各三两）　艾叶（三把）

上三味，以水五升，取马通汁一升合煮，取一升，分温再服。

【前面讲了少阴动血的尿血、便血、漏下。现在讲吐血，包括各种吐血和上消化道出血。

"吐血不止者，柏叶汤主之"。这是寒性出血，用侧柏叶。侧柏叶是个止血的药，与干姜、艾叶合用能够治疗寒性的消化道出血、吐血。如果是热性的吐血，用泻心汤——黄芩黄连大黄泻心汤。

煎煮法中讲"取马通汁一升合煮"，我们一般用童便，人尿也有治疗消化道出血的作用。记得很小的时候，我爸爸治疗一个食管癌患者，他出血量很大。当时农村家家用马桶，不是我们现在的蹲式、坐式瓷砖马桶，而是大木桶，晚上用来装小便，白天提出去倒掉。我爸爸想了一个办法，让患者跳到马桶里面，用小便把他整个泡起来，很快出血就停了。

童便具有引火归元的作用，能止血。柏叶汤用侧柏叶、艾叶、干姜加童便，侧柏叶、艾叶止血，干姜温脾，童便引火归元入肾经。我们讲过五制熟地治疗虚劳的效果很好，其中一个制法是用童便泡熟地，然后再炒干，这就是利用童便引火归元的作用。童便要取小孩清晨的中段尿，白色的没有异味。按照过去的说法，小孩一定要没同过房。

柏叶汤与四逆汤的区别是：四逆汤用附子，柏叶汤用艾叶；四逆汤用干姜，柏叶汤用炮姜；四逆汤用甘草温阳，柏叶汤用侧柏叶止血，再加童便引火归元。

白通加猪胆汁汤也用童便，其实是一个道理。"少阴病，下利脉微者，与白通汤。利不止，厥逆无脉，干呕烦者，白通加猪胆汁汤主之。服汤，脉暴出者死，微续者生。"为什么"脉暴出者死"？阴阳要离绝，治不了了。"微续者生"，用药后脉搏力量慢慢增强，人就救过来了。为了防止阴阳离绝，白通汤加猪胆汁清肝，加童便引火归元。

柏叶汤与芎归胶艾汤的区别是一刚一柔，胶艾汤偏柔用四物汤养血，柏叶汤偏刚用干姜温中；胶艾汤用阿胶止血，柏叶汤用侧柏叶止血；胶艾汤用甘草摄之，柏叶汤用童便收之。甘草有止血作用，大家知道吧。

还可把柏叶汤与黄土汤相比较，就会发现其中的用药道理。为什么黄土汤用黄芩，而柏叶汤用童便？黄土汤用黄芩除肝胆之热，与白通加猪胆汁汤的意思相同，不外乎白通加猪胆汁汤是用猪胆汁来清肝，黄土汤是用黄芩。柏叶汤治的是吐血，往上的出血，所以火降血下，用童便引火归元。】

下利脓血：桃花汤证

532. 少阴病，下利便脓血者，桃花汤主之。（306）（金匮·呕吐哕下利病篇同，少"少阴病"三字）

【少阴下利便脓血，此多西医溃疡性结肠炎等病，与下消化道出血不同，后者属少阴阳虚者为黄土汤证。一为脓血，一为下血。下利便脓血，故用粳米护膜，煮米令熟，去滓，取其黏液。

此方与四逆汤，一下利，用附子，一下利便脓血，用赤石脂；一用甘草补脾气，一用粳米益脾护膜；皆用干姜。】

桃花汤

赤石脂（一斤，一半全用，一半筛末）　　干姜（一两）　　粳米
（一升）

上三味，以水七升，煮米令熟，去滓。温服七合，纳赤石脂末，方寸匕，日三服。若一服愈，余勿服。

【《温病条辨》加人参，名人参赤石脂汤，干姜换用炮姜，一方以人参易干姜。】

【少阴病篇的少阴动血讲得很细，这条讲下利脓血。

"少阴病，下利便脓血者，桃花汤主之"。桃花汤用赤石脂、干姜、粳米。《温病条辨》在桃花汤的基础上加了人参，名人参赤石脂汤。此方把干姜换成炮姜，这没有关系。

桃花汤与四逆汤有什么异同？第一，四逆汤是下利用附子，桃花汤有脓血用赤石脂，因为赤石脂温阳还能止血。第二，四逆汤用甘草补脾，桃花汤用粳米益脾护膜，粳米很黏稠，熬出的汤汁能在消化道形成一道保护膜，类似于西医用的消化道黏膜保护剂。第三，两者都用干姜来温脾。

三阴是递进关系，桃花汤用干姜温脾，赤石脂温少阴又止血，再加一个消化道的黏膜保护剂。因为有便脓血，所以用粳米等"煮令米熟，去滓"，取粳米的黏液，使其在肠道里形成保护膜，这是处方的基本机制。桃花汤与黄土汤不一样，黄土汤治的是下血，是消化道的血管破裂出血；桃花汤治的是消化道的黏膜出血，是脓血，主要见于溃疡性结肠炎等病。两方治的是不同的疾病。】

533. 少阴病，二三日至四五日，腹痛，小便不利，下利不止，便脓血者，桃花汤主之。（307）

534. 少阴病，下利便脓血者，可刺。（308）

【针药同理故也。】

【针药同理，指也可用针刺的办法治疗下利便脓血。

以上是少阴概论的少阴动血。心主血脉，少阴动血讲了各种出血，包括尿血、便血、漏下、下利脓血，以及口鼻出血、眼睛出血。】

六、少阴咽痛

535. 病人脉阴阳俱紧，反汗出者，亡阳也。此属少阴，法当咽痛而复吐利。（283）

【脉紧者寒，法当无汗，反汗出者，亡阳（阳虚）也。重订513条：少阴病，脉紧，至七八日，自下利，脉暴微，手足反温，脉紧反去

者，为欲解也，虽烦下利，必自愈。】

【这里有个比较难懂的问题：少阴咽痛用的方，很多人认为都不是治少阴病的方。桔梗甘草汤怎么是少阴病的方呢？桔梗甘草汤与少阴有关系么？下面，我给大家讲究竟有什么关系。

"病人脉阴阳俱紧，反汗出者，亡阳也。此属少阴，法当咽痛而复吐利"。"病人脉阴阳俱紧"，脉紧者寒，寒应无汗，反汗出者为亡阳，此处的亡阳指阳虚。"一阴一阳结谓之喉痹"，少阳病可以出现咽痛，少阴病也可以出现咽痛。少阴咽痛是个大病，"法当咽痛而复吐利"。"反汗出者"为亡阳，"吐利"是因为亡阳的缘故。亡阳导致咽痛，这是少阴病的一个重症。

"少阴病，脉紧，至七八日，自下利，脉暴微，手足反温，脉紧反去者，为欲解也，虽烦下利，必自愈"。这两个条文相反，一个是"手足反温，脉紧反去者，为欲解也，虽烦下利，必自愈"；一个是"反汗出""咽痛"，此为少阴亡阳的重症。两条都是有寒，可以看到预后是完全不同的。】

猪肤汤证
536. 少阴病，下利、咽痛、胸满、心烦，猪肤汤主之。（310）
【少阴阴虚下利，养阴可与猪肤汤，阿胶亦可。重订 655 条：**产后下利虚极，白头翁加甘草阿胶汤主之**。太阳少阴为表里，太阳皮肤粗糙者，当养少阴之阴，可以皮治皮，猪肤、阿胶之类。黄连阿胶汤，所治舌苔薄，如西医大细胞性贫血，舌光无苔，心烦失眠，与阿胶养血，以皮治皮，舌苔当复，此皆取类比象。】

猪肤汤
猪肤（一斤）
上一味，以水一斗，煮取五升，去滓，加白蜜一升，白粉五合熬香，和令相得，温分六服。
【少阴咽痛的第一个方是猪肤汤。猪肤汤是用水煮猪肤，然后"去滓，加白蜜一升，白粉五合熬香，和令相得，温分六服"。为什么要

"温分六服"呢？这是要小剂量地频服，慢慢地下咽。此方用猪的皮肤以皮治皮，来治疗咽喉部的疼痛。这个办法其实就是把汤药熬成膏，然后在口中慢慢含化。

少阴病的阴虚下利，养阴可用猪肤汤，也可用阿胶。举个例子，"产后下利虚极，白头翁加甘草阿胶汤主之"，这还是以皮治皮，以保护消化道的黏膜，可以用驴皮，也可以用猪皮。再举个例子，太阳与少阴为表里，如果太阳皮肤粗糙者，当养少阴之阴。以皮治皮可用猪肤或阿胶，吃一段时间的阿胶之后，人的皮肤会变得很细滑。阿胶能养血，服用后皮肤白里透红，而且变得更细滑。这就体现了太阳与少阴为表里，太阳皮肤粗糙者，可以养少阴之阴。

黄连阿胶汤可治舌苔苔薄、舌光无苔。苔是舌头黏膜的角化上皮，用黄连阿胶汤以皮治皮，可以治大细胞性贫血。大细胞性贫血常发生黏膜炎、舌炎，舌上黏膜脱落形成中医讲的镜面舌，可以用阿胶（驴皮），以皮治皮的方法调节。】

甘草汤证

537. 少阴病二三日，咽痛者，可与甘草汤；不瘥，与桔梗汤。（311）

【此咽痛专方，寒温皆可。甘草含甘草酸，有拟肾上腺皮质激素作用，此属肾。咽部淋巴环活化多导致咽喉不适，此属少阴，甘草治之。小剂量皮质激素有开胃作用，故又入脾。】

甘草汤
甘草（二两）
上一味，以水三升，煮取一升半，去滓，温服七合，日二服。

桔梗汤
桔梗（一两）　甘草（二两）
上二味，以水三升，煮取一升，去滓，温分再服。
【此利咽专方。《温病条辨》：燥气化火，清窍不利者，翘荷汤主之。清窍不利，如耳鸣目赤，龈胀咽痛之类，用薄荷（一钱五分），连翘（一钱五分），生甘草（一钱），黑栀皮（一钱五分），桔梗（二钱），绿豆皮（二钱），此桔梗汤加味。

《汤液本草》谓桔梗入足少阴、手太阴。《重庆堂随笔》云桔梗开肺气之结，宣心气之郁。现代研究发现桔梗能降低冠状动脉和四肢血管的阻力，增加血流，胸痹（冠心病）用之良。《杨氏家藏方》天王补心丸：熟干地黄、白茯苓、茯神、当归、远志、石菖蒲、黑参、人参、丹参、麦门冬、天门冬、桔梗、百部、甘草、杜仲、柏子仁、五味子、酸枣仁。桔梗高浓度时对心脏呈负性肌力作用，此鸡鸣散用治舒张期心衰之理。桔梗汤治咽痛，并治口舌生疮。

重订 500 条：**肺痿吐涎沫而不咳者，其人不渴，必遗尿，小便数。所以然者，以上虚不能制下故也。此为肺中冷，必眩，多涎唾，甘草干姜汤以温之。若服汤已渴者，属消渴。**桔梗含桔梗皂苷，促进痰液分泌，有稀释稠痰作用。桔梗汤与甘草干姜汤二方皆化痰，然桔梗汤用于痰液稠厚难出者佳，服后可见排痰增加；甘草干姜汤用于痰液清稀，服后可见排痰减少。

少阴篇，咽痛立猪肤汤润燥，甘草汤伏火。又立桔梗汤、半夏散及汤。桔梗促进痰液分泌，用于痰液稠厚之证；半夏抑制体液分泌，口渴者不宜，痰稠者慎之。桔梗汤加玄参、麦门冬，则宜阴虚痰稠，半夏配麦门冬（麦门冬汤），则阴虚不忌。重订692条：**大逆上气，咽喉不利，止逆下气者，麦门冬汤主之。**】

【少阴咽痛，除了以皮治皮用猪肤汤之外，还讲了两个不好理解的方：甘草汤与桔梗汤。

甘草汤是治咽痛的专方。甘草的主要成分是甘草酸，具有拟肾上腺皮质激素的作用，所以甘草具有补肾的作用，相当于西医的皮质激素。一般人都认为甘草健脾，但是不知道甘草还能补肾。四逆汤的配伍中，甘草是外源性皮质激素，附子是内源性地刺激皮质激素分泌的。附子无姜不热，干姜能够增强附子促进皮质激素分泌的作用。

咽部淋巴环活化导致的咽喉不适，此为少阴病，用甘草治之。大家知道，嗓子不舒服含点甘草片，很快就缓解了。

为什么讲甘草补脾呢？因为小剂量的皮质激素有开胃作用，服用小剂量的甘草可增强食欲。皮质激素能够促进胃酸的分泌，而睾丸酮能够提高人的食欲。普遍来看，女人的饭量少于男人，就是因为男人的睾丸酮能够提高食欲，皮质激素促进胃酸的分泌增强消化。所以，甘草入脾，小剂量的甘草有开胃作用，理中丸用甘草；甘草本身也入肾，具有激素样作用，四逆汤也用甘草。】

538.《千金》甘草汤：治肺痿。（金匮·肺痿肺痈咳嗽上气病篇）

【《千金》甘草汤之所以治肺痿，是因为甘草具有拟肾上腺皮质激素作用，能够缓解炎症，抑制腺体分泌，从而减少痰液分泌。

甘草汤与桔梗汤都是治咽痛的专方。《温病条辨》：燥气化火，清窍不利者，翘荷汤主之。清窍不利指鼻鸣、目赤、牙齿肿胀、咽痛等症状。翘荷汤是桔梗汤的加味，用桔梗、甘草加薄荷、连翘、栀子皮、绿豆皮。其中栀子皮比栀子清热的作用轻，方中还可加桑叶。翘荷汤是个常用的方，治疗燥病——口干、咽干、嗓子不舒服。

大家能理解甘草属少阴，那么桔梗怎么也入少阴呢？《汤液本草》讲桔梗入足少阴、手太阴。《重庆堂随笔》云桔梗开肺气之结，宣心气之郁。现代研究发现，桔梗能够降低冠状动脉和四肢血管的阻力，增加血流量，能够治疗胸痹，可用于冠心病。桔梗有扩冠状动脉的作用，很多老中医治疗冠心病时会加一味桔梗宽胸。由此可见，桔梗可入少阴经。比如，《杨氏家藏方》天王补心丸用熟干地黄、白茯苓、茯神、当归、远志、石菖蒲、黑参、人参、丹参、麦门冬、天门冬、桔梗、百部、甘草、杜仲、柏子仁、五味子、酸枣仁。天王补心丸能补心，怎么会用桔梗呢？因为桔梗入少阴经，能扩冠状动脉，治疗冠心病时常用到桔梗。再比如，桔梗在高浓度时呈负性肌力作用，能够治疗舒张期心衰。舒张期心衰表现为寒湿脚气，它不是心脏的收缩功能受抑制，而是心脏的舒张功能受到抑制，是流出道梗阻、心肌肥厚的心衰。治疗舒张期心衰不用真武汤，而用鸡鸣散。鸡鸣散能够缓解舒张期心衰，使水肿快速消退。鸡鸣散中就有桔梗，能够调节心脏的顺逆性。由此也可知，桔梗入少阴经。

为什么通常认为桔梗入太阴经呢？因为桔梗含桔梗皂苷，可以刺激胃引起恶心，而对胃的刺激可以反射性地稀释痰液。详细地讲，桔梗含桔梗皂苷，桔梗皂苷可以刺激胃引起恶心，我们称之为桔梗的升举作用。桔梗刺激胃引起恶心，进而会影响到交感神经系统，导致痰液分泌增加，从而治疗浓痰和难咳的干燥痰。

桔梗治的是浓痰——痰液浓稠、不易咳出的痰。桔梗皂苷通过刺激胃调节自主神经，导致痰液分泌增加，从而稀释浓痰。有的人痰很难咳出，咳十几声才咳出一口痰，这种痰液就需要稀释。小青龙汤证咳出的痰，被形容为入地即化，像水一样的痰，此时就不能用桔梗了。所以，桔梗不要与小青龙汤合用。如果一个大夫用小青龙汤加桔梗，那是不合理的。小青龙汤治的痰液非常清稀，要用干姜抑制腺体的分泌，以减少泡沫状的痰。如果用小青龙汤加桔梗去促进痰液分泌、稀释痰液，那不矛盾吗？虽然有时用小青龙汤加桔梗也有效，但是药物作用被中和了，本来吃两三剂药就可见效，现在可能吃四五剂药才有效。我们学中医一定要清楚后面的道理。我们把道理一讲，大家就不会再犯这个错误。如果不讲，很多人认为用小青龙汤加桔梗很正常。

同理，因为桔梗在高浓度时对心脏是负性肌力作用，所以桔梗还有一个禁忌：治疗心衰时，尽量不要与真武汤合用。真武汤治的是收缩期心衰，需要增强心肌的收缩力。桔梗治的是舒张期心衰，它抑制心脏的收缩、增强心脏的舒张，通过舒张使更多的血液回心，然后将血打出去。二者相拮抗。如果对心脏不好、心功能不全的患者，开出真武汤加桔梗，那是有问题的。可见，学中医的同时学一些现代医学，其实是有助益的。

我们对比讲解桔梗汤与甘草干姜汤。重订 500 条："肺痿吐涎沫而不咳者，其人不渴，必遗尿，小便数。所以然者，以上虚不能制下故也。此为肺中冷，必眩，多涎唾，甘草干姜汤以温之。若服汤已渴者，属消渴。"桔梗汤与甘草干姜汤都化痰，但是不一样。桔梗汤有促进痰液分泌、稀释痰液的作用，用于痰液黏稠难咳者，服药后可见排痰增加，但是患者咳得很舒服，一咳痰就出来了。甘草干姜汤适用于痰液清稀者，服后可见排痰减少。这两个方一个用干姜，一个用桔梗，都配甘草。从中可见，中医化痰的思路是很多的。

少阴篇咽痛立猪肤汤润燥，甘草汤伏火（甘草有拟皮质激素作用，可抑制炎症应答），又立桔梗汤、半夏散及汤。桔梗促进痰液分泌，用于痰液浓稠。而半夏抑制体液分泌，口渴者不宜，痰稠者慎用之。正因为半夏能抑制腺体分泌，所以半夏治湿痰不治燥痰。如果是燥痰，半夏的用量不能太大。我们讲过，抑制腺体分泌的药物有干姜、吴茱萸、半夏。举个例子，小柴胡汤有几个或然证，其中"渴者去半夏加花粉"，就是这个道理。大家知道桔梗汤适合加什么中药吗？加玄参、麦门冬，因为阴虚者容易咳浓痰。用桔梗汤治标，玄参、麦门冬治本，合起来就是玄麦甘桔汤。但是，半夏配麦门冬也可以治疗阴虚。"火逆上气，咽喉不利，止逆下气者，麦门冬汤主之"。阴虚就用麦门冬，有上气就用半夏降气，但是要注意用量与配伍。其实，只要把这些药理弄清楚了，明白了半夏、桔梗各自的作用，处方就会很灵活。】

539. 少阴病，咽中伤，生疮，不能语言，声不出者，苦酒汤主之。（312）

【此含化方，鸡子去黄，纳苦酒，半夏洗，破如枣核。安火上，令三沸，去滓，即去半夏（生不可服）。蛋清始熟如膏，而半夏溶出少许，过火而熟，少少含咽之。】

苦酒汤

半夏（洗，破如枣核，十四枚）　　鸡子（去黄，纳上苦酒，着鸡子壳中，一枚）

上二味，纳半夏，着苦酒中，以鸡子壳置刀环中，安火上，令三沸，去滓，少少含咽之；不瘥，更作三剂。

【苦酒汤还是治少阴咽痛的。这是个含化的方，把鸡子去黄，只留蛋清。蛋清的主要成分是蛋白质，蛋黄的主要成分是胆固醇。为了形成黏膜的保护剂，苦酒汤把鸡子去黄用蛋清；为了增强激素的合成功能，黄连阿胶汤用蛋黄。这些用法是很巧妙的。

苦酒汤是在蛋清中放入醋，把半夏洗后，破如枣核，再放蛋清中，然后"安火上，令三沸，去滓"。"去滓"即去半夏。为什么三沸去半夏？因为半夏生服刺激咽喉，容易引起中毒。"三沸"的时间很短，半夏还没有熬透，外层溶出来的部分熟了，但是半夏的心还是生的，所以不能用。为什么是"三沸"？此时蛋清初熟如膏，蛋白质刚刚凝固，就像没煮熟的溏心蛋一样。把它含化，蛋清可在咽喉形成一层保护膜，半夏也随之贴在咽喉上，发挥治疗咽喉疾病的作用。

苦酒汤非常巧妙，既防止半夏中毒，又不让蛋清过熟。蛋清如果太熟了，就成了鸡蛋饼，无法含化了。所以，要求"三沸去滓，少少含咽之"。此时是没有熟透的鸡蛋，蛋清呈胶凝状态，部分半夏已熟了融入蛋清，剩下未熟透的半夏弃之不要，利用三沸溶出的熟半夏与蛋清在咽喉形成一道保护膜。这是个外用方，虽是含化，但是属于外用，作用发挥在局部。】

半夏散及汤证
540. 少阴病，咽中痛，半夏散及汤主之。(313)
【此少阴心经病，与四逆汤不同。四逆用干姜温脾，此用半夏温胃；四逆汤用附子温肾，此用桂枝温心，皆用甘草。】

半夏散及汤
半夏（洗）　桂枝（去皮）　甘草（炙）
上三味，等分，各别捣筛已，合治之。白饮和服方寸匕，日三服。若不能散服者，以水一升，煎七沸，纳散两方寸匕，更煮三沸，下火令小冷，少少咽之。半夏有毒，不当散服。

【半夏生用有毒，不当散服，以水煎沸纳散煮，下火令小冷，温药冷服法，少少咽之佳，或缓含之。

重订441条：妇人咽中如有炙脔，半夏厚朴汤主之。半夏散及汤治少阴寒化咽痛，半夏厚朴汤治阳明胃反咽中如有炙脔，梅核气或胃食管反流病皆可见。】

【少阴病有两个：少阴心和少阴肾。上半身为少阴心所主，下半身为少阴肾所主。少阴心用桂枝温心，少阴肾用附子温肾；少阴心用半夏温胃，少阴肾用干姜温脾，都配甘草，这就是半夏散及汤和四逆汤的区别。心下为心阳宣布其化之地，阳土所生在君火（心），阴土所生在命火（肾），所以一个用附子，一个用桂枝；一个用干姜，一个用半夏；两方都用甘草。

半夏散及汤治疗阳虚的咽痛。"各别捣筛已，合治之。白饮和服方寸匕，日三服"，这里讲半夏洗过生用。通常认为半夏生用容易中毒。

我也用生半夏，但是我用生半夏都是煎服。条文讲的生半夏洗后直接打散生用，我没用过。"若不能散服者，以水一升，煎七沸，纳散两方寸匕，更煮三沸，下火令小冷，少少咽之。""少少咽之"指含化。

重订441条：妇人咽中如有炙脔，半夏厚朴汤主之。半夏厚朴汤也治咽喉病。半夏散及汤治少阴寒化的咽痛，半夏厚朴汤治阳明胃反、胃气上逆，故用厚朴等药。胃食管反流病导致的咽喉不适、梅核气等疾病，都可用半夏厚朴汤。这两个方都治咽喉，一个用半夏加桂枝、甘草，一个用半夏加厚朴、苏叶、生姜、茯苓。半夏厚朴汤能够和胃，能够治疗胃食管反流病所导致的咽喉不适、梅核气等，半夏散及汤则治心阳虚。

吴老师：我经常用半夏散及汤，但都是煎汤，没有直接生用散剂。不知道生用散剂会不会引起中毒。在座的诸位有直接用过散剂的吗？请交流一下经验。

学生答："我用过生半夏，也不洗，但是加等量的生姜。比如用30g生半夏，就加30g生姜。书上说要用淘米水洗，现在基本没有淘米水了，那只有直接加等量的生姜。"

吴老师：我的意思是散服，有没有直接把生半夏碾成粉吞服的经验？

学生答："我自己试过，生半夏碾成粉直接吃，但它刺激嗓子，又麻又辣。"

吴老师：我们可以思考，这个方为什么这么记载呢？这里记载有问题吗？我没用过散剂，我给患者用都是煎服。书中讲半夏散及汤可以用散剂，也可以用汤剂，可以碾成粉煮水服。打成粉之后再煮沸，半夏的毒性很快就被破坏了。所以，我用生半夏都是直接熬汤，但是没用过散服。

学生答："我给自己用过散剂，但是没敢给病人用过。"

吴老师：没有给病人用过吧，您喝了还是很难受，非常好。谢谢！

以上，讲完了少阴病概论。少阴病较为复杂，少阴概论的内容也较多。我们主要讲了以下内容，第一，脉证提纲。第二，少阴病的禁忌：汗和下。第三，少阴病传经，分为少阴病欲愈候和欲解时。欲愈候指病愈之前的症候与体征，欲解时指疾病受时辰的影响。《伤寒杂病论》六经辨证写传经时，分为欲愈候、欲解时与传经。传经包括什么时候传经，传到哪一经，如果没有欲愈候、欲解时，病不好就会发生传经。第四，少阴死证。第五，少阴动血。第六，少阴咽痛。通常认为桔梗化痰入太阴经，不入少阴经，我们在少阴咽痛讲了为什么桔梗入少阴经，为什么天王补心丹用桔梗，为什么很多老中医治冠心病用桔梗，为什么治疗舒张期心衰用桔梗。桔梗可入少阴经。张仲景把桔梗汤列在少阴病篇，还是有道理的。】

【少阴在经】

【少阴在经很复杂，主要讲太少两感证。大家知道的太少两感证可能就是麻黄细辛附子汤、麻黄附子甘草汤，其实还很复杂。

《伤寒杂病论》有两套辨证系统，这两套辨证系统合而分、分而合。第一套辨证系统是辨阴阳，源自于《黄帝内经·阴阳应象大论》。上焦法天属阳，下焦法地属阴，天气下降，地气上升，形成中焦，就有了人。第一套辨证系统告诉我们先别阴阳，也就是先分三阴和三阳。先诊断病发于阳还是病发于阴，如果病发于阳，则是太阳、少阳、阳明，然后确定具体在哪一条经，接着再确定是在经还是在腑；如果病发于阴，则是太阴、少阴、厥阴，然后确定在哪一条经，接着再辨是在经还是在脏。这是第一套系统，直接把疾病分成三阳和三阴。

第二套辨证系统不辨三阴和三阳，辨的是广明病、显明病和太冲病，这来自于《黄帝内经·阴阳离合论》。太冲病是太阳病、少阴病；广明病是阳明病、太阴病；显明病是少阳病、厥阴病。前为广明，后曰太冲，两侧是显明。举个例子，肝脏疾病比如肝炎是显明病，初在少阳，终在厥阴，刚开始是小柴胡汤证，最后是鳖甲煎丸证。病在身体两侧是显明病，如果合并前面的症状，便秘则是合并阳明病，比如大柴胡汤证；大便稀溏则是合并太阴病，比如柴胡桂枝干姜汤证，这都叫显明病合并广明病。还可以合并太冲病。如果合并皮肤瘙痒，则是麻黄连翘赤小豆汤证，此为显明病合并太阳病；如果合并腰疼，说明已经传入三阴虚证，比如鳖甲煎丸中的蜂房可治阳痿，是个温肾的药。我们治疗合并腰疼的乙肝，常加桑寄生。再举个例子，乙肝肝硬化会导致阳痿、生殖器萎缩、乳腺发育等症状，这也是合并了太冲病。现代医学讲，这是雌激素灭活障碍所致。

什么叫太冲？人体后背的脊椎骨一节一节往上走，这是督脉，就像阳宅风水讲的房子后面的靠山。什么叫作广明？广明是明堂，也就是房子前面的地坝。以前有钱人建房子是很讲究的，院子里要有一个地坝，地坝外面才是围墙，围墙外面还有块地，不是把围墙直接修到马路边。什么叫显明？显明位于两侧，类似老百姓讲的左青龙、右白虎。我们不讲阴宅阳宅，我们讲人。《黄帝内经》讲圣人面南而立，前曰广明，外为阳明，内为太阴；后曰太冲，下为少阴，上为太阳；两侧为显明，外曰少阳，内曰厥阴。可见，第二套辨证系统是辨显明病、广明病和太冲病，虚则三阴，实则三阳。如果把病定位在身体的一侧，兼有前面的症状，实则兼阳明病，虚则兼太阴病；兼有后面的症状，实则兼太阳病，虚则兼少阴病。

这套辨证系统很简单，可以直接把症状定位在躯体上。比如太冲，上为太阳，脖子不舒服，就可知用麻黄；下为少阴，患者腰疼，可加附子，合起来就是葛根汤加附子。加附子是急则温之，病在骨头还可缓则补之，可加补骨脂、骨碎补、续断、枸杞子等药，如此即可治疗颈椎病。

少阴在经就是讲两感。大家知道的两感就是指太少两感吧？其实，太少两感是两感的第一型，第二型是太阴与阳明两感，第三型是少阳与厥阴两感。"大实痛者，桂枝加大黄汤主之""背微恶寒者，白虎加人参汤主之""白通加猪胆汁汤主之""服汤，脉暴出者死，微续者生""而反与黄芩汤彻其热"陷入厥阴死证，这些条文内容都是两感。只不过没人教授这些知识，所以大家就不知道。

按照这套辨证体系辨病更简单、更直接、更明了。其实，可以拿着CT片辨病。人体两侧是少阳、厥阴病，前面是太阴、阳明病，后面是太阳、少阴病。如此看CT片也可辨病。所以，我们经常拿着CT片也可以开中药，这也是有中医辨证依据的。大家去看我们的讲课视频，好多中药处方根据CT片就开了。这一条辨证系统书上没有，其实用起来非常简单、非常快。

《吴述伤寒杂病论研究》中标本法讲表里中见，用的是三阴、三阳系统，辨太阳、少阳、阳明，辨太阴、少阴、厥阴。今天讲的少阴在经，涉及《黄帝内经·阴阳离合论》，用的就是两感系统。为什么叫两感呢？三阴出表，阳气出来为合，阳气回去为离。举个例子，太阳病恶寒、发热、脉浮，如果阳气出不来，就脉沉、只恶寒不发热。只恶寒不发热的人，反而更容易得大病。为什么？因为中医讲肾阳虚，西医讲免疫漂移——细胞免疫不足、体液免疫亢进，这种人容易得癌症。感冒以后不发烧的人，如果一生大病，往往就是很难治的病，就是这个原因。如果阳气出来太过了会怎样？化热变为白虎汤证。这就是中医讲的离合。

刚才课间休息时，有一位听课的朋友找我看病，他脸型比较方，鼻梁部位有些青，伴有早上口苦，那是一个少阳证。手心都是汗，大便又偏溏，我们抓独法讲过口苦用黄芩、手心汗用桂枝、大便稀用干姜，黄芩、桂枝、干姜合起来就是理中人参黄芩汤，用理中汤加桂枝、黄芩。如果伴恶心怎么办呢？把白术换成半夏，不恶心仍用白术。他说还有腰痛，腰痛是什么原因？我们讲见肝之病，知肝传脾，少阳病先传太阴，太阴不解再传少阴，这说明疾病长时间未得到有效治疗，已传到了少阴。少阴病大便稀溏，可选用补骨脂、山药等收敛大便的补肾药。理中人参黄芩汤共 6 个药，加补骨脂、山药就是 8 味药。大致的思路就是这样，看病还是挺简明的。我没有给他开方，给他讲解了，让他学以致用，自己处方。大家学习了六经辨证就要去运用，要把讲的东西运用起来。】

麻黄附子甘草汤证

541. 少阴病，得之二三日，麻黄附子甘草汤，微发汗。以二三日无证，故微发汗也。（302）

【外感不能发热者，阳虚故也，当用麻黄附子甘草汤，微发其汗，若大汗，必伤阳（所谓亡阳）。此证尤不可与麻黄汤重发汗，慎之慎之。方中麻黄去节，二两，附子助麻黄发汗，甘草制之，以微发汗，不可令大汗淋漓。

较之四逆汤，一用麻黄出表，一用干姜温里。较之麻黄汤，一用桂枝，表实也；一用附子，里虚也；两方皆用甘草，麻黄附子甘草汤不用杏仁，无证故也。太少两感，无汗麻黄附子甘草汤，有汗桂枝加附子汤。重订 125 条：**太阳病，发汗，遂漏不止，其人恶风，小便难，四肢微急，难以屈伸者，桂枝加附子汤主之。**

阳虚、风湿与中风，皆微发汗。重订 720 条：**风湿相搏，一身尽疼痛，法当汗出而解。值天阴雨不止，医云此可发汗。汗之病不愈者，何也？盖发其汗，汗大出者，但风气去，湿气在，是故不愈也。若治风湿者，发其汗，但微微似欲出汗者，风湿俱去也。**

重订 15 条：**桂枝汤服已须臾，啜热稀粥一升余，以助药力，温覆令一时许，遍身漐漐，微似有汗者益佳；不可令如水流漓，病必不除。**

重订 698 条：**虚劳诸不足，风气百疾，薯蓣丸方主之。**麻黄附子甘草汤与麻黄细辛附子汤皆属气化，此方复形质，阳虚之人，外感愈后，以此收功，乃不反复发作。诸病病位在太阳肌表，病机属少阴阳虚者，皆为太少两感证，非独外感。后世《外科全生集》之阳和汤即太少两感之方，方用麻黄五分，肉桂一钱（去皮，研粉），熟地一两，鹿角胶三钱，白芥子二钱，姜炭五分，生甘草一钱。此非独温之，并复少阴虚损形质，麻黄之量轻也。太少两感证，若需重用麻黄，必炙之。

太少两感证，麻黄附子甘草汤温之有效而不能收功者，入一味地黄甚效，法出阳和汤。附子配地黄，亦肾气丸法。肾气丸法，本少阴病，治太少两感证，附子配地黄，可与麻黄附子甘草汤加地黄。肉桂配地黄，即阳和汤法。地黄配麻黄，无拔肾之弊端。

重订 123 条：**伤寒六七日，大下后，寸脉沉而迟，手足厥逆，下部脉不至，喉咽不利，唾脓血，泄利不止者，为难治。麻黄升麻汤主之。**方用麻黄、桂枝、石膏、知母、黄芩、芍药、白术、干姜、茯苓、天门冬、玉竹、升麻、黄芩、甘草、当归，此阴阳皆为不足。

《脾胃论》麻黄人参芍药汤：人参（益三焦元气不足而实其表也）、麦门冬（以上各三分）、桂枝（以补表虚）、当归身（和血养血，各五分）、麻黄（去其外寒）、炙甘草（补其脾）、芍药、黄芪（以上各一钱）、五味子（二个，安其肺气），其理一贯。】

麻黄附子甘草汤

麻黄（去节，二两）　　甘草（炙，二两）　　附子（炮，去皮，破八片，一枚）

上三味，以水七升，先煮麻黄一两沸，去上沫，纳诸药，煮取三升，去滓，温服一升，日三服。

麻黄附子汤证

542. 水之为病，其脉沉小，属少阴。浮者为风，无水虚胀者为气。水，发其汗即已。脉沉者，宜麻黄附子汤。浮者，宜杏子汤。（金匮·水气病篇）

（杏子汤方未见。）

【水之为病，其脉沉小者，较麻黄附子甘草汤重用麻黄。】

麻黄附子汤

麻黄（三两）　甘草（二两）　附子（一枚，炮）

上三味，以水七升，先煮麻黄，去上沫，纳诸药，煮取二升半，温服八分，日三服。

【关于两感的太阴病已经讲过了，还有一半在《吴述重订伤寒杂病论（上篇）》阳明病篇。厥阴病在后面要讲。因为我们不是专门的两感课，这里不把两感拿出来集中讲。《伤寒杂病论》的两套系统，六经辨证系统来自《素问·阴阳应象大论》，另一套来自《素问·阴阳离合论》。两感是中医的一大特色。我们在一路健康 APP 里有两门课，一门课是"内经发挥·阴阳"，第二门课是"方药研究·阳和法"，这两门课都是在讲两感。大家如有兴趣，可以去学习。

现在，我们主要讲少阴在经的两感。"少阴病，得之二三日，麻黄附子甘草汤，微发汗。以二三日无证，故微发汗也"。为什么"二三日无证"？外感不能发热是因为阳虚。此时当用麻黄附子甘草汤微发汗，但不能大发汗，若大发汗，必伤阳，导致亡阳漏汗。也就是说，外感之后脉沉、体温不升高的患者，不能用麻黄汤，可以用麻黄附子甘草汤。方中的麻黄为什么去节？因为麻黄节的发汗作用强，去节之后麻黄的发汗作用减弱了。

麻黄附子甘草汤用麻黄发表，附子助麻黄出汗，甘草制之，要微发汗，不可以大汗淋漓。方中的附子能够增强内源性皮质激素的分泌，能够增强肾上腺素的分泌；麻黄含有麻黄碱，发挥肾上腺素的作用，类似外源性的肾上腺素；甘草类似外源性皮质激素。麻黄的外源性肾上腺素作用，能够治疗感冒，而甘草的皮质激素作用能够抗炎，附子能够增强麻黄和甘草的作用。

麻黄附子甘草汤与四逆汤相比较：麻黄附子甘草汤用麻黄出表治外感，四逆汤用干姜温里治便溏，一个是表证，一个是里证。麻黄附子甘草汤证因为兼有里虚，所以用了附子。

麻黄附子甘草汤与麻黄汤相比较：麻黄汤用于表实证，用麻黄配桂枝；麻黄附子甘草汤用于里虚证，用麻黄配附子，两方都用甘草。但是，麻黄附子甘草汤不用杏仁。为什么不用杏仁？"以二三日无证故也"。杏仁有杏仁苷，可作用于呼吸道，能够止咳排痰。因其"二三日无证"，所以不用杏仁。当然，如果伴有咳嗽，也可以在麻黄附子甘草汤的基础上加杏仁。这两个方很相似，只不过一个是表实证，一个是肾阳虚的太少两感证。

太少两感证无汗用麻黄附子甘草汤，有汗用桂枝加附子汤。重订125条："太阳病，发汗，逐漏不止，其人恶风，小便难，四肢微急，难于屈伸者，桂枝加附子汤主之。"

阳虚的两感、风湿与中风，这3个病发汗时都要求微发汗。比如，第一，重订720条："风湿相搏，一身尽疼痛，法当汗出而解。值天阴雨不止，医云此可发汗。汗之病不愈者，何也？盖发其汗，汗大出者，但风气去，湿气在，是故不愈也。若治风湿者，发其汗，但微微似欲出汗者，风湿俱去也。"湿邪在表（风湿），要微发汗；湿邪在里要轻法频下，用小剂量的大黄轻轻下，下到大便正常为止。第二，重订15条："桂枝汤服已须臾，啜热稀粥一升余，以助药力，温覆令一时许，遍身絷絷，微似有汗者益佳；不可令如水流漓，病必不除。""不可令如水流漓"说明要微汗。可见，虚证的风湿与中风，都要微发汗，不可大汗。

重订698条："虚劳诸不足，风气百疾，薯蓣丸方主之。"麻黄附子甘草汤和麻黄细辛附子汤，属于急温之的方。如果阳虚之人，感冒好了之后要用薯蓣丸复形质，否则患者会反反复复地发生太少两感。如果患者每次来，你都给开麻黄附子甘草汤，说明治疗方案有问题。为什么有问题？因为你没有用薯蓣丸复形质。薯蓣丸需要服用多久呢？条文讲"百日为期"，这样才能纠正形质。否则，患者常找你看病，挂号费收了不少，但是没给人家治好病，这是不对的。

大家要记住："诸病病位在太阳肌表，病机属少阴阳虚者，皆为太少两感证，非独外感。"这一句话很重要！一般认为阳虚之人常带三分表证。肾阳虚之人一年四季都带有三分表证。这是因为肾阳虚之人皮质激素水平低，导致 B 细胞活化，常常有过敏性鼻炎、支气管哮喘、荨麻疹等表证。患者总感觉鼻塞，或者打喷嚏，或者皮肤瘙痒等，这就是因为 B 细胞活化所致，属于西医讲的免疫漂移。很多人携带不同程度的 I 型变态反应，稍微受点凉、吹到风就鼻塞了，甚至早上起来就鼻塞，到了中午才觉得舒服。这就是阳虚之人常带三分表证。用中西医都可以解释，西医分析是 TH 细胞漂移；中医讲肾阳出来是心阳，心阳由瞳孔出来周循全身即是营卫，因此太阳之阳根于肾阳。

临床上很多疾病都可以辨为太少两感证，比如荨麻疹、湿疹、支气管哮喘、感冒、乳腺增生、阴疽，等等。乳腺增生为什么是太少两感证？乳腺增生长在皮下，皮肤属太阳，又是肾阳虚所致（雌激素分泌过高，雄激素和孕激素分泌不足），因此可归为太少两感证。阴疽为什么是太少两感证？因为皮肤烂了，长个洞，又有肾阳虚，那就是太少两感证。可见，太少两感证非常多，并不单纯局限于单纯的感冒。

我们讲其外是太阳、其内是少阴，只要见到皮肤体表的疾病，又兼有肾阳虚的，这就是太少两感证。这样辨证非常简单。比如前面讲的颈椎病也可是太少两感证，项背强几几是太阳病，合并腰痛是少阴病，合在一起就是太少两感证。葛根汤加附子，相当于麻黄附子甘草汤合上桂枝汤加葛根。为什么合上桂枝汤？桂枝有解肌作用，颈椎病的椎体两侧肌力不平衡牵引脊椎，所以加桂枝、葛根解肌。临床上，常用葛根汤加附子治疗颈椎病，这就是麻黄附子甘草汤加桂枝、葛根解肌；如果兼顾骨头的病，可加补骨脂、骨碎补、续断、枸杞子、熟地等药；如果想增强解肌的作用，还可用薏苡仁，薏苡仁也能解肌。这样治病的思路就变得很简单。

《外科证治全生集》的阳和汤，也是治疗太少两感证的方。方中治疗太阳病用麻黄，治疗少阴病用地黄、鹿角胶。阳和汤与麻黄附子甘草汤的区别是什么？麻黄附子甘草汤是急则温之，阳和汤是缓则补之，复其形质。比如，如果一个支气管哮喘患者感冒了，可先用麻黄附子甘草汤或麻黄细辛附子汤缓解外感，之后补虚可以用阳和汤。但是，用阳和汤治疗支气管哮喘需要化裁。支气管哮喘咳痰，不是皮里膜外之痰，需把白芥子换成半夏等药，这就相当于合上了金水六君煎。用阳和汤就能治疗缓解期的支气管哮喘，但是需要根据疾病的特殊性进行化裁。金水六君煎中有当归，因为当归不仅活血，还是个抗炎药，具有非常强的抗炎作用。支气管哮喘有慢性炎症，可以长期服药。

阳和汤是太少两感复形质的方，而麻黄附子甘草汤是太少两感急温之、调气化的方。治疗疾病调气化见效很快，先缓解症状，然后再慢慢复形质。复形质的方，见效需要的时间长，但它是断根的办法。我们之前治疗一个肺纤维化的患者就是用这个办法，但是在阳和汤的基础上做了很大的化裁，加了太乙洗髓膏之类的药，最后患者好转南下打工去了。

太少两感证用麻黄附子甘草汤急温之，若见效但不能收功时，可加地黄。比如，荨麻疹患者用了麻黄细辛附子汤或麻黄附子甘草汤之后，荨麻疹开始消退，但是十去七八之后，退不干净怎么办？补！在麻黄细辛附子汤或麻黄附子甘草汤基础上加地黄，也可加首乌之类抗过敏的药物，还可加当归之类养血的药物。治风先治血，血行风自灭，可加上地黄、当归之类的中药。这是因为麻黄附子甘草汤是急温之的方，扶阳不能断根，最根本的原因是温而不补。所以，临床用麻黄附子甘草汤见效很快，但是剩下一点皮疹总退不掉，此时需转手去补。

麻黄附子甘草汤加地黄，这不就是阳和汤法吗？附子配地黄，这不就是肾气丸法吗？急则温之，缓则补之，肉桂（麻黄）配地黄是阳和汤法，附子配地黄是肾气丸法。为什么阳和汤用肉桂而不用附子配地黄呢？因为阳和汤原方治疮疡，肉桂以皮治皮，肉桂走表，有治疗皮肤的作用。有人说中医的以皮治皮没道理，其实有道理！桂皮醇对褐色素瘤等发生在体表的肿瘤，有抗肿瘤作用。这是现代药理证实了的，说明以皮治皮是有一定道理的。大家去研究桂皮醇的抗瘤谱，它对皮表的肿瘤具有抗肿瘤作用。桂皮以皮治皮，阳和汤本是治疗疮疡的，所以不用附子，而用肉桂。阳和汤治疗阴疽的病程都长，需要温而兼补，所以配上了地黄，而且地黄配麻黄就没有拔肾之弊。麻黄附子甘草汤如用的不恰当，有的患者会出汗、心悸、心慌。这是麻黄碱的毒副作用，中医称之为拔肾。典型的是服用小青龙汤之后，出现种种变证。

以上是阳虚的情况，如果阴阳都不足呢？那是厥阴病。"伤寒六七日，大下后，寸脉沉而迟，手足厥逆，下部脉不至，喉咽不利，唾脓血，泄利不止者，为难治。麻黄升麻汤主之。"方中的麻黄、桂枝入太阳，石膏、知母入阳明，黄芩、芍药入少阳，白术、干姜、茯苓入太阴，天门冬、玉竹入少阴。麦门冬入太阴经，偏重养阴；天门冬和玉竹则入少阴经，天门冬可以填精补髓，玉竹在加减葳蕤汤方中已讲过。另外，加升麻、甘草、当归。这是麻黄升麻汤，可治疗厥阴病阴阳皆不足。

《脾胃论》有个麻黄人参芍药汤，用人参、麦门冬、桂枝、当归、麻黄、甘草、芍药、黄芪、五味子，也可治疗虚人外感。其实，这些方根本不用背，只要明白了配伍机制，可以自己开方，开出来一对才知道原来就是这个方子。这个道理，就像我们经常说的无招胜有招。大家学过武术没有？所谓的无招胜有招，是从不懂武术到练熟武术套路，最后再把套路抛掉，实战中是不讲套路的，这才叫无招胜有招。而不是我们真的无招，什么都没有学过，与习武之人交手，两拳就被打躺下了。与此相似，我们的《吴述伤寒杂病论研究》是讲大道理，尤其五法更是讲大道理、讲原则。"重订伤寒杂病论"这门课讲得很复杂，这是传授套路。今后要讲的"伤寒汇通"这门课，就很简单了，让大家把所学的套路放下，自己临证就可灵活开方了。看病其实没那么复杂，但是前提是要把整个知识体系先融会贯通，才可以把处方开得很精简。大家看麻黄人参芍药汤，人参、麦门冬、五味子是生脉散，用来治疗气阴两虚；加麻黄、桂枝、甘草，就是参脉散合上麻黄汤；再加当归、黄芪、芍药补气血。大家治疗气阴两虚可以灵活处方啊，气阴不足还可加玉竹，这是麻黄升麻汤的用法，两个处方合起来都可以用；有热的，加知母、石膏；有少阳证，加黄芩。只要明白其中配伍的机制，可以随证加减，没有必要非得把处方固化。

我们看麻黄附子甘草汤的组成，麻黄去节，甘草炙，附子炮。前面已讲，麻黄去节发表的作用就减轻了。如想进一步减轻麻黄发表的作用，可用炙麻黄。如果用了炙麻黄患者还会心慌，可加地黄，加上地黄就安全了。

《金匮要略》还有个麻黄附子汤，用麻黄三两，甘草生用，加炮附子一枚。方中的麻黄不去节，发表的作用就增强了。麻黄附子甘草汤与麻黄附子汤的区别是什么？两方都治太少两感证，区别在于麻黄附子汤要发表，用以治疗水肿，所以需要发表的力量强。原方的条文是治肾病综合征的，治肾小球疾病的，所以用麻黄附子汤。当患者有水肿时，用麻黄反而不会导致心悸。有水肿的患者，我们用过麻黄三两或五两，有时用到30g，反而不会引起心悸。但是，对于没有水肿的太少两感证，用大剂量麻黄，尤其生麻黄，容易引起心慌，出现麻黄的副作用。

重订542条："水之为病，其脉沉小，属少阴，浮者为风，无水虚胀为气。水，发其汗即已，脉沉者，宜麻黄附子汤。浮者，宜杏子汤。（杏子汤方未见）"条文讲浮者为风，需以杏子汤发表；脉沉小属太少两感，宜麻黄附子汤；如果没有水是气胀，不是水胀；"水发其汗即已"，用麻黄附子汤发汗。麻黄附子汤与麻黄附子甘草汤的配伍不一样。

"浮者，宜杏子汤"，但杏子汤方未见。杏子汤是哪个方呢？很可能就是三拗汤（麻黄、杏仁、甘草）。实证用杏仁，虚证用附子。原书没有杏子汤的组成，但是能与麻黄附子汤相对应的就是三拗汤。前方去附子加杏仁，即为三拗汤。《局方》记载了三拗汤，并且说是仲景方，但是我们看《金匮要略》和《伤寒论》，书中没有此方。《金匮要略》有个杏子汤，有名无方。《局方》讲三拗汤出自仲景，而且三拗汤与麻黄附子汤完全能够对应，一个脉浮、一个脉沉，一个用附子、一个用杏仁，都可治水。所以，我们揣测《金匮要略》的杏子汤很可能就是《局方》讲的三拗汤。】

麻黄细辛附子汤证

543. 少阴病，始得之，反发热，脉沉者，麻黄细辛附子汤主之。（301）

【少阴外感发热加细辛，参大黄附子汤，一少阴兼太阳之表，用麻黄；一少阴兼阳明之里，用大黄，皆发热。以其腹痛，故大黄附子汤之脉紧。

后世《外科证治全生集》之阳和丸，方用肉桂一两，麻黄五钱，炮姜炭五钱。以姜桂代辛附也。肉桂者，以皮治皮，此取类比象，干姜者，温脾胃，暖肌肉，故治肌表之阴疽一证。

《外科证治全生集》之阳和汤，方熟地黄、麻黄、鹿角胶、白芥子、肉桂、生甘草、炮姜炭，即麻黄细辛附子汤与肾气丸合法化裁。肉桂配熟地黄，温而兼补，运柔成刚；熟地黄配鹿角胶，较肾气丸之三补更入奇经；肾气丸之三泻下水，阳和汤之白芥子除皮里膜外之痰，甚者入土贝母。然肾气丸有丹皮，温清并用，又高一筹。

重订106条：**发汗后，身疼痛，脉沉迟者，桂枝加芍药生姜各一两人参三两新加汤主之**。一法以附子托邪，一法以人参托邪。以桂枝法，虚故也，助以人参；麻黄法，寒故也，助以附子。】

麻黄细辛附子汤

麻黄（去节，二两）　细辛（二两）　附子（炮，去皮，破八片，一枚）

上三味，以水一斗，先煮麻黄，减二升，去上沫，纳诸药，煮取三升，去滓，温服一升，日三服。

【《伤寒六书》再造散：人参、黄芪、川芎、甘草、熟附子、桂枝、细辛、羌活、防风、煨生姜、芍药，夏日热甚，加黄芩、石膏。此即麻黄细辛附子汤去麻黄，加桂枝、羌活、防风、煨生姜发表，人参、黄芪、川芎补益气血，芍药敛之、甘草和之。用芍药，重订128条：**发汗，病不解，反恶寒者，虚故也，芍药甘草附子汤主之**。】

【第二个方是麻黄细辛附子汤。"少阴病，始得之，反发热，脉沉者，麻黄细辛附子汤主之"。太少两感证兼有少阴病，阳气不够本不能发热，如果发热，则称为"反发热"。发热却脉沉，用麻黄细辛附子汤，方中用细辛解热。所以，我们讲少阴病的解热剂是细辛。厥阴病的解热剂是乌梅。

少阴发热用细辛，比如大黄附子汤治胁下偏痛发热，也用了细辛。大黄附子汤与麻黄细辛附子汤的区别是什么？这两个处方很相似，都可以治发热，前者有里证，用大黄，后者有表证，用麻黄；前者因腹痛而脉紧，后者脉沉。其实，细辛是解热剂，也是免疫抑制剂。

《外科证治全生集》有个阳和丸（麻黄、肉桂、姜炭），可治体表的疾病，比如治阴疽。此方是麻黄细辛附子汤用肉桂代附子，姜炭代细辛。为什么用姜炭代细辛呢？因为细辛用来治发热，炮姜用来暖肌，可治阴疽、肌肉不能够生长。为什么用肉桂代附子呢？中医讲取类比象，以皮治皮，其实肉桂能够治疗褐色素瘤、皮肤瘤，能够促进皮肤上皮的生长。治阴疽初起用阳和丸去温，随后就要用阳和汤去补，这还是一个温和补的关系。

大家学习扶阳，一定要把郑钦安的思想与张景岳的思想有机结合。张仲景初用四逆汤，后用肾气丸。郑钦安学的是四逆汤法，张景岳学的是肾气丸法。如果我们把这两位医家的思想完全分开，各自都会出现弊端。张景岳的思路虽然见效慢，但能断根；郑钦安的方法虽然见效快，却不好收功。所以，大家不能说张景岳不好，也不能说郑钦安不行，两人一温一补，各有特长。《伤寒论》以外感病为主，急则温之，所以四逆汤是《伤寒论》的一个重要方剂。《金匮要略》以内伤杂病为主，缓则补之，所以用肾气丸。这也是我们讲麻黄细辛附子汤可加地黄的原因。这体现了一个疾病的两个不同阶段。因此，我们不能把《伤寒论》和《金匮要略》截然分开。

《伤寒六书》中有个再造散，方用人参、黄芪、川芎、甘草、熟附子、桂枝、细辛、羌活、防风、煨生姜、芍药。如果夏天热甚者，加黄芩、石膏。加黄芩、石膏，法同我们的验方加味麻黄细辛附子汤，即麻黄细辛附子汤加黄芩等药。再造散不用麻黄，改用桂枝、羌活、防风、生姜等药发表，再加了补气养血的药物。实际上，我们也可在麻黄细辛附子汤中加地黄、当归等养血药。我们的八味回阳饮治疗阳虚导致的困倦，也加了红参。其中的道理是一致的，大家只要融会贯通，可以灵活地加减化裁。比如，麻黄附子甘草汤治"少阴之为病，脉微细，但欲寐也"。"但欲寐"的患者浑浑噩噩、精神不好、常感精神困倦，类似疲劳综合征。此时，用麻黄附子甘草汤化裁就有效。方中的麻黄具有肾上腺兴奋作用，附子可增加雄激素的分泌，甘草具有拟皮质激素样作用。麻黄附子甘草汤相当于肾上腺素、皮质激素加睾丸酮，类似于兴奋剂的作用，因此可治疗少阴病的"但欲寐"。关键在于我们要明白其中的机制，自然就可以灵活地加减化裁了。

　　我个人多用麻黄细辛附子汤化裁，很少用再造散。但是，对于患有前列腺增生的老年人，要慎用麻黄细辛附子汤。其次，麻黄或可引起心悸等症状，除此之外都是比较安全的。

　　《外科证治全生集》的阳和汤，用熟地、麻黄、鹿角胶、白芥子、肉桂、生甘草和炮姜，这是麻黄附子甘草汤与肾气丸的合法。肉桂配熟地，温而兼补，运柔可以成刚。熟地配鹿角胶，鹿角胶是血肉有情之品，较肾气丸的三补（山茱萸、山药、地黄）更入奇经。肾气丸用三泻（茯苓、泽泻、丹皮）下水，而阳和汤用白芥子除皮里膜外之痰，甚者加土贝母。书中在乳岩治法中讲以"阳和汤加土贝母五钱"，土贝母可增强白芥子化痰的作用。因为乳腺在皮里膜外，乳腺增生、纤维瘤和乳腺癌等肿瘤，需要用白芥子化皮里膜外之痰。肾气丸有丹皮，温清并用，这是其中的一个高明之处。为了防止服用温药生热，故入丹皮，济生肾气丸还加了车前子、牛膝，以火降血下。痞坚之下，必有伏阳，为什么阳和汤温阳，却不用清热药呢？它不是不用，而是与西黄丸合用。王洪绪家传五大方治疗乳腺肿瘤，他告诉大家内服阳和汤，同时要服用西黄丸，西黄丸有牛黄等清热药。他并不是没有考虑到清热的问题，只是分而变为一个汤药、一个丸药。如果我们按教科书的理论，王洪绪的方是很难理解的，西黄丸主药用牛黄，而阳和汤则是温阳的方，两方合用，究竟是要温，还是要清？我们学中医，首先要打破阴阳、虚实、攻补等对立概念。如果局限于阴阳、虚实、攻补等概念之中，你的处方可以治疗简单的病，但是难以治疗复杂的疑难病。

　　"发汗后，身疼痛，脉沉迟者，桂枝加芍药生姜各一两人参三两新加汤主之"。这是个太阴病的方，也治脉沉迟。麻黄附子甘草汤用附子托邪，新加汤用人参托邪。新加汤用桂枝法，虚故也，此为太阴病，故用人参配桂枝；麻黄附子甘草汤用麻黄法，寒故也，此为太少两感证，故用附子配麻黄。两方的病机一是少阴寒化，一是太阴虚证，治疗的疾病是不同的。】

　　544.师曰：寸口脉迟而涩，迟则为寒，涩为血不足；趺阳脉微而迟，微则为气，迟则为寒。寒气不足，则手足逆冷；手足逆冷，则荣卫不利；荣卫不利，则腹满肠鸣相逐；气转膀胱，荣卫俱劳；阳气不通即身冷，阴气不通即骨疼；阳前通则恶寒，阴前通则痹不仁。阴阳相得，

其气乃行，大气一转，其气乃散；实则矢气，虚则遗溺，名曰气分。桂枝去芍加麻辛附子汤主之。（金匮·水气病篇）

【原文有气分，心下坚，大如盘，边如旋盘，水饮所作，与枳实白术丸条相同，为互文误传。恶寒者，麻黄细辛附子汤；痹不仁，桂枝去芍药汤。实则矢气，枳实白术丸；虚则遗溺，麻黄细辛附子汤，因麻黄兴奋交感神经，可治遗尿。重订497条：心下坚，大如盘，边如旋盘，水饮所作，枳术汤主之。

重订94条：病腹满，发热十日，脉浮而数，饮食如故，厚朴七物汤主之。此兼阳明腑实，桂枝去芍药汤合厚朴三物汤；彼兼太少两感，桂枝去芍药汤和麻黄细辛附子汤。此方脉浮而数，彼方脉迟而涩。二方皆腹满，此方发热，彼方手足逆冷而身疼。】

桂枝去芍药加麻黄细辛附子汤

桂枝（三两）　生姜（三两）　甘草（二两）　大枣（十二枚）
麻黄　细辛（各二两）　附子（炮，一枚）

上七味，以水七升，煮麻黄，去上沫，纳诸药，煮取二升，分温三服。当汗出，如虫行皮中即愈。

【当汗出，如虫行皮中，此逐水气故也。此为水气发表之专方。蜀人扶阳散寒止痛，喜用乌附麻辛桂姜汤（《中医治法与方剂》）：乌头、附子、麻黄、细辛、桂枝、干姜、蜂蜜，即桂枝去芍药加麻黄细辛附子汤、大乌头煎、乌头桂枝汤与四逆汤合方，表里两解法。】

【我们在太阴病篇已讲过此条，这里不再逐字讲解条文。桂枝去芍加麻辛附子汤为什么去芍药？因为有"腹满肠鸣相逐"的症状，所以去了芍药，理同厚朴七物汤。此方为桂枝去芍药汤合麻黄细辛附子汤，这是麻黄细辛附子汤的一个加味变方。如果患者兼有腹胀、矢气等太阴的症状，用麻黄细辛附子汤时，需加桂枝、甘草、生姜、大枣，即合上桂枝去芍药汤。换言之，麻黄细辛附子汤本治遗尿、气转膀胱，如果患者兼有腹满、肠鸣，可在原方的基础上加桂枝、生姜、甘草、大枣等补气血的药。我们讲过麻黄细辛附子汤可加地黄等补肾的药，如果伴有太阴的症状，也可加太阴的药，比如阳和汤中的姜炭。大家知道阳和汤为什么用姜炭吗？姜炭能够增强补肾药促进激素合成的功能，四逆汤用干姜也是这个原因。

阳和汤是麻黄细辛附子汤与肾气丸的合法。肉桂配熟地，温而兼补，可以运柔成刚。比如，用附子温阳时，有人开了300g附子，患者手脚还是冰凉的。此时怎么办？可以把300g附子改成30g，再加上30g熟地，服用之后手脚就不冰凉了。温阳不能缓解症状，多是因为温而不补。温而兼补比单纯的温阳，效果更温和持久。如想快速缓解症状，用附子加熟地。扶阳派讲单刀直入，急温之，见效是很快的。如果经过一段时间的治疗，患者的手脚冰凉缓解很多，但是不能完全缓解。此时有的医生认为附子不够，一路把附子从30g开到300g，但是患者还是手脚冰凉。其实，用四逆汤急温之，症状缓解百分之七八十之后，应该用肾气丸，用地黄配附子，患者服用一段时间，症状就能缓解了。否则就算用300g附子，患者吃上一两年，还有些症状缓解不了。这就是单纯扶阳难以收尾、难以断根的原因。

厚朴七物汤（桂枝去芍药加厚朴三物汤）与桂枝去芍药汤加麻辛附子汤，前方治太阴兼阳明腑实、治发热，后方治手足逆冷。最主要的是告诉大家：腹满去芍药。如果患者腹满不兼腹痛，没有局部的肌紧张，应该去芍药。比较以上两方，其实就是告诉大家一句话，两方的特点都是去芍药。

煎煮法中讲"当汗出，如虫行皮中即愈"，这就是逐水气。四川扶阳派散寒止痛，喜用乌附麻辛桂姜汤。此方在陈潮祖的《中医治法与方剂》中有记载，实际上有好几个版本都在四川流行。方用乌头、附子、麻黄、细辛、桂枝、干姜，加蜂蜜，有的加甘草。这是桂枝去芍药加麻辛附子汤、大乌头煎、乌头桂枝汤与四逆汤的合方，把中医温少阴的药物都合起来了。不同的版本有的加生姜、大枣，有的加甘草，有的加蜂蜜。乌附麻桂辛姜汤也是一个太少两解的方。

疾病只要发生在体表，又兼有阳虚，我们就可诊断为太少两感。在体表可诊断为太阳，里阳虚可诊断为少阴。桂枝去芍药加麻辛附子汤证哪里表现为太少两感？手足逆冷、骨疼、一身疼痛等，就可以开此方。手足逆冷表示太阳阳气不足，同时伴见"气转膀胱"等肾虚的症状，就可以开桂枝去芍药加麻辛附子汤。举个例子，遗尿的患者表现为虚寒，就可以用桂枝去芍药加麻辛附子汤。

大家知道麻黄有什么作用吗？麻黄能通督脉。若要打通督脉，在下用附子，在上用麻黄。麻黄不仅能够打通督脉，还可以影响女性的月经。桂枝能够打通任脉。桂枝加麻黄，可使任脉督脉一起通，那就是麻黄汤，用后一身汗出。麻黄汤治的是实证，如是虚证用鹿胶加龟胶，比如龟鹿二仙汤也是打通任脉和督脉的方剂。】

补讲太少两感证——少阴肾

除了上面按重订条文顺序讲解的太少两感证，我们继续补充讲解其他太少两感证。

一、桂枝芍药知母汤

重订205条："诸肢节疼痛，身体魁羸，脚肿如脱，头眩短气，温温欲吐，桂枝芍药知母汤主之。"

桂枝芍药知母汤也是太少两感方，主治关节肿痛变形，比如类风湿之类的疾病。桂枝芍药知母汤是甘草附子汤加芍药、麻黄、防风、生姜、知母，也可以说是麻黄附子甘草汤加桂枝、芍药、生姜、白术、知母、防风。为什么用防风？防风能助麻黄解表，也能够调节免疫，进而抑制自身免疫病。防风可抑制体液免疫，增强细胞免疫，既能抗过敏，又能够增强免疫。因此，玉屏风散用防风，仙方活命饮也用防风。知母是一个消肿止痛药，在方中清热消肿，治疗脚肿如脱。

桂枝芍药知母汤可视为麻黄附子甘草汤的加味，所以也是一个治疗太少两感证的方。此方能治疗类风湿关节炎。风湿免疫系统疾病表现为皮疹、骨关节、肌肉疼痛和脏器损害。其中，皮疹发生在体表为太阳；肌肉的疼痛为太阴，所以方中含有健脾除湿的药物。

二、阳和汤

阳和汤治鹤膝风，贴骨疽，及一切阴疽。如治乳癖乳岩，加土贝五钱。

麻黄（五分）　肉桂（一钱，去皮，研粉）　姜炭（五分）　熟地（一两）　鹿角胶（三钱）　生甘草（一钱）　白芥子（二钱）煎服。

阳和汤治鹤膝风、贴骨疽及一切阴疽。如治乳癖、乳癌，加土贝母五钱。换言之，桂枝芍药知母汤能够治的病，阳和汤也能够治疗。患者寒象很重，需快速缓解症状时，应该用桂枝芍药知母汤。"急温之"之后，若要缓补，可用阳和汤。阳和汤加味也可以治疗鹤膝风，只不过思路与桂枝芍药知母汤不同。我们把王洪绪的方归在温补学派。虽然他的方有攻有补，有补肾也有补脾，但是总体偏于温补学派。为什么他偏于温补学派呢？他擅长治疗的是乳癖、乳癌、阴疽等疾病，这些病的病程长、服药时间长。阳和汤见效不如桂枝芍药知母汤快，但是比桂枝芍药知母汤的疗效持久而巩固，尤其适宜治疗缓解期和迁延期。当然，疾病急性发作、疼痛厉害时，用桂枝芍药知母汤。

教科书讲桂枝芍药知母汤治类风湿化热、寒热错杂。那么，不是寒热错杂的人能用桂枝芍药知母汤吗？能用！好多类风湿关节炎都不是寒热错杂，不需要去知母。因为知母是一个消肿止痛药，而且能够调解皮质激素的分泌，恢复皮质激素的昼夜节律。切记，寒痹用桂枝芍药知母汤没问题，而且缓解快，不需要去掉知母。教科书告诉大家本方治疗寒热错杂的痹证，其实不只是寒热错杂，纯寒的痹证也可以用。

类风湿关节炎有寒证、有热证，条文讲的肯定是寒证，所以才用麻黄、附子等药物。患者全身是寒证，也就是说他的皮质激素水平不足，导致免疫系统活化。但是，局部有炎症，要用知母。全身有寒用附子，局部有热用知母。这与麻黄细辛附子汤加黄芩同理，阳虚导致的炎症，局部炎症可用黄芩；全身有寒，用麻黄、细辛、附子。所以，只要明白其中的机制，没有必要这么严格地区分寒与热。

三、太少两感神志病

1. 防己地黄汤

我们从形气神的角度来看：太少两感证的气化病用麻黄细辛附子汤，形质病用阳和汤，神志病用防己地黄汤。实际上，这种分法还有个问题，防己地黄汤治的是兴奋性增加的太少两感证。桂枝有镇静的作用，治疗兴奋性增加；麻黄有兴奋作用，治疗兴奋性降低。所以，太少两感证如果神志兴奋性低，表现为但欲寐、抑郁症、乏力疲劳、精神不振等症状，那是麻黄附子甘草汤证；如果神志兴奋性高，表现为独行狂语、到处打人、不睡觉，那是防己地黄汤证。

防己地黄汤"治病如狂状，妄行，独语不休，无寒热，其脉浮"，这是个神志病。我们讲过此证寸脉浮、尺脉弱，寸脉浮故用桂枝，尺脉弱故用地黄。少阴有三方是葛根芩连汤、桂枝去芍药汤、炙甘草汤，合上防己地黄汤，对应少阴心的形、气、神。葛根芩连汤、桂枝去芍药汤调气化，治疗功能性心肌病；炙甘草汤治疗心脏的形质病；防己地黄汤治疗神志病。

防己地黄汤中的桂枝有镇静作用。我们说桂枝是解热镇痛药，解热镇痛药都具有镇静的作用。比如阳和汤法，如果患者不寐，我们用肉桂配地黄以助眠；如果患者精神不振，我们不用肉桂，而用麻黄配地黄以兴奋。

防己地黄汤的煎服法，用桂枝配地黄，生地搅汁。"蒸之如斗米饭久，以铜器盛其汁，更绞地黄汁，和分再服。"蒸之后的生地是生的、还是熟的？生熟各半。第一，生地、熟地都能镇静。第二，镇静时要用大剂量的地黄，具有镇静安眠的作用。第三，地黄配桂枝以更好地发挥镇静作用，再加防己增强桂枝的镇静作用。防己是一个止疼药。大家知道退热、镇静、镇痛是什么关系吗？镇痛药当作用轻的时候，表现为镇静作用；当作用重的时候，表现为止疼的作用。所以，镇痛药都不同程度地兼有镇静的作用。比如，延胡索是个止痛药，同时延胡索也具有镇静的作用，可用来安眠。防己也具有镇痛和镇静的作用，用防己增强桂枝的镇静作用。

方中的地黄用二斤，量很大，容易引起消化道反应。方中的防风是个胃肠道的疏风药，能够促进胃肠道的蠕动，可以减轻服用大剂量地黄导致的腹胀。地黄可以用生地黄。按条文所讲蒸熟，也可以用熟地。根据患者的情况，生地、熟地都可以用。服用地黄有碍消化，就用防风促进肠胃蠕动。

防己地黄汤用防风，不只是因为它是胃肠道的疏风药，防风本身也是个镇静药。所以，玉真散也用防风。玉真散用防风的另一个原因是防风能够解白附子的毒性。白附子中毒会导致抽搐、角弓反张。防风本身是一个镇静药，如果白附子中毒，可马上煎服防风30g。为什么剂量这么大呢？因为白附子中毒会导致抽搐，喂药时会抛洒，难以全部服用。

2. 交泰丸、百合地黄汤

《韩氏医通》的交泰丸用黄连配肉桂。因为是实证有热，故用黄连。而用防己地黄汤治的是虚证，故用地黄。如果防己地黄汤证的患者，出现舌尖红怎么办？那就加黄连。如果防己地黄汤证没有了肾虚的症状，表现为脾虚怎么办？用黄连汤。黄连汤也可治失眠，与六物黄芩汤是对方，前者治心，后者治肝。大家明白了背后的机制，这些处方都可以灵活运用，该治肾就治肾，该治心就治心。防己地黄汤是个桂枝证，患者手心都是汗用桂枝，肾虚用地黄；如果表现为舌尖红，再加黄连。如果舌尖红兼有消化道症状，就用黄连汤。

李东垣用防风是在肠胃疏风药的基础上，发挥出了升阳除湿的作用。《脾胃论》的升阳除湿防风汤，用防风、苍术、白术、茯苓升阳除湿，与防己地黄汤的思想是一样的。防风在方中可以拮抗大剂量地黄导致的腹胀。

重订551条："百合病，不经吐、下、发汗，病形如初者，百合地黄汤主之。"防己地黄汤用地黄配桂枝，百合地黄汤用地黄配百合，一是阴证，一是阳证。阴虚之人，用百合地黄汤；如有桂枝证，则用防己地黄汤。这两方又是一组对方，一是桂枝证，一是阴虚用百合，都治神志病。

《外科证治全生集》阳和汤用肉桂配地黄。很多乳腺增生、乳腺癌患者长期失眠，此时可用肉桂配大剂量的地黄，然后降低麻黄的剂量，也可以让患者入眠。长期不睡觉会影响内分泌系统，比如女性长期失眠，会影响内分泌系统，容易长斑。

补讲少阴心太少两感证

大家通常认识的太少两感证是太阳与少阴肾，其实还有少阴心。

一、桂枝去芍药汤

"太阳病，下之后，脉促、胸满者，桂枝去芍药汤主之。若微恶寒者，桂枝去芍药加附子汤主之。"这段话在讲什么呢？患者本是一个病毒感染，但是没有得到及时治疗，发生了病毒性心肌炎，表现为心律失常。此时有心脏病，故用桂枝去芍药汤；如果兼有微恶寒，则是肾阳虚，再加附子。换言之，这段文字描述了一个典型的病毒感染患者，没有得到及时治疗，随后导致了病毒性心肌炎，出现了脉促、胸满等症状。脉促、胀满故去芍药，肾阳虚故用附子。心与肾相关联，上为少阴心，下为少阴肾，心阳根于肾阳。因此心阳不够的患者，如果兼有肾阳虚，可加附子。若心阳虚，就用桂枝；肾阳虚，就用附子。

"伤寒，脉促，手足厥逆，可灸之"。脉促，有寒热两端：寒证用桂枝去芍药加附子汤；热证用葛根黄芩黄连汤。这也是太少两感证：太阳和少阴心。我们讲太少两感证，通常认为是少阴肾，都说麻黄细辛附子汤、麻黄附子甘草汤，其实还有少阴心的太少两感证。

二、葛根黄芩黄连汤

"太阳与阳明合病者，必自下利，葛根汤主之。太阳与阳明合病，不下利，但呕者，葛根加半夏汤主之。"葛根汤与太少两感证有什么关系？所谓"太阳与阳明合病，必自下利"，因为有下利（病位在阳明），所以说是太阳与阳明合病，用葛根汤。如果呕，加半夏。葛根汤就是我们讲的逆流挽舟法。

这一条的下一条就是葛根芩连汤。前面（桂枝去芍药汤）讲的是呼吸道病毒感染引起的心肌炎。这一条讲的是肠道病毒感染引起的心肌炎。肠道病毒感染，引起腹泻或呕吐，应该用葛根汤或葛根加半夏汤。但是患者没有得到有效治疗，传入了少阴，引起病毒性心肌炎。此时已化热，需用葛根黄芩黄连汤。

西医内科学讲病毒性心肌炎来自两端：第一是呼吸道病毒感染，引起病毒性心肌炎；第二是肠道病毒感染，引起病毒性心肌炎。

这里不是说葛根汤是治少阴病的方，而是说如果葛根汤证没有有效治疗，传入少阴，出现了葛根黄芩黄连汤证。这里讲的是一个传变，由太阳传到少阴，我们把它列于此处，是为了与太少两感证相对比。太少两感的特点是同时有太阳和少阴的症状，这里讲的是太阳陷入少阴。之所以并举，是为了让大家鉴别和看到源流。

"太阳病，桂枝证，医反下之，利遂不止，脉促者，表未解也；喘而汗出者，葛根黄芩黄连汤主之。"桂枝去芍药加附子汤治的是寒证，葛根芩连汤治的是热证。方中的黄连清心，因木生火，故用黄芩清肝，然后用葛根、甘草托毒外出。用葛根、甘草是托毒的办法，治疗痘疹等病毒感染性疾病，经常会用到葛根，还可加升麻增强托毒的作用。《太平惠民和剂局方》的升麻葛根汤，法从此出。简言之，葛根芩连汤是少阴热化方，其中葛根、甘草为托毒法，黄连清少阴热，黄芩清肝。

为什么我们把少阴热化方列在这里呢？这是为了说明太少两感与太阳传少阴之间的关系。太阳传少阴又分了寒热两端，放于此处便于大家比较，否则完全可以把它放在少阴热化。

三、炙甘草汤

"伤寒，脉结代，心动悸，炙甘草汤主之。"

为什么把炙甘草汤称为太少两感证呢？因为炙甘草汤可治心脏病合并上呼吸道感染。一个慢性心脏疾病患者合并上呼吸道感染时，可以用炙甘草汤。慢性心脏疾病患者合并上呼吸道感染，就是太少两感证——太阳与少阴心。炙甘草汤的组方养少阴心用人参、地黄、阿胶、麦门冬，治疗外感用桂枝去芍药汤——甘草、生姜、桂枝、大枣。炙甘草汤中含有桂枝去芍药汤，只是重用了甘草而已。为什么重用炙甘草呢？因为大剂量的甘草能够治疗心律失常。为什么去芍药？张仲景治疗心脏病时不用芍药。炙甘草汤就是用桂枝去芍药汤解表，治太阳；用人参、地黄、阿胶、麦门冬、火麻仁养心，治少阴心。

我告诉大家，伤寒不会脉结代，普通的上呼吸道感染是不会形成结代脉的。为什么出现结代脉？因为患者本身有心脏病，是"脉结代，伤寒"。患者可能心脏病已有一二十年了，他本就心律失常，感冒之后来看医生，一摸脉是结代脉，叫作"伤寒，脉结代"，实际上是"脉结代，伤寒"。辨证论治的问题在于：看到的是疾病的当下。我们之所以反复强调临床要有直取其病的思想，就是让大家看到疾病的纵向发展脉络，而不是仅仅看到当下。如只看到当下，你会认为患者得了感冒而脉结代，其实不是，他是脉结代的人得了感冒。

太少两感小结

太少两感是比较重要的内容。对于太少两感证，第一，要区别有汗、无汗。若无汗用麻黄，比如不发热用麻黄附子甘草汤，发热用麻黄细辛附子汤。没有汗要微发其汗。麻黄附子甘草汤其实就是麻黄汤去桂枝加附子，若有汗用桂枝加附子汤。第二，太少两感证不仅有少阴肾，还有少阴心。心脏病患者心律失常，感冒时不用麻黄细辛附子汤，可用炙甘草汤。第三，太少两感证有气化、形质和神志的区别。比如，气化病（功能性疾病）用麻黄细辛附子汤；形质病在少阴肾用阳和汤，在少阴心用炙甘草汤；神志病兴奋度不够的用麻黄附子甘草汤，兴奋性增加的用防己地黄汤。

太少两感证还需与太阳陷入少阴相区别。太阳陷入少阴，若呼吸道病毒感染被误治，用桂枝去芍药汤加附子汤；若消化道（肠道）病毒感染被误治，用葛根黄芩黄连汤。

麻黄细辛附子汤与麻黄附子甘草汤有多种变化。第一，麻黄细辛附子汤是急温之，见效但治疗不彻底，就加地黄补肾；又因"治风先治血，血行风自灭"，还可加当归养血；全身有寒，局部有热，还可用黄芩清热，桂枝芍药知母汤亦为此法。我们的验方加味麻黄细辛附子汤，加了当归、地黄、首乌和黄芩，就体现了这些化裁法。第二，服用麻黄细辛附子汤之后，如果出现腹胀、总是排气（矢气），就合上桂枝去芍药汤，即为桂枝去芍药加麻附辛汤。大家读条文，有时很难理解其中的意思。其实桂枝去芍药加麻附辛汤的条文就讲了一句话：麻黄细辛附子汤证，如果合并脾虚，兼有腹胀、总是排气的，就加上桂枝、甘草、生姜和大枣；合并肾虚的就加地黄。

太少两感证的疾病范围非常广泛，过敏性鼻炎、支气管哮喘、类风湿关节炎、荨麻疹等很多疾病，都属于太少两感证的范畴。举个例子：如果是一个类风湿关节炎患者的关节肿痛很明显，可用桂枝芍药知母汤。此时全身寒局部热，方中的知母可治疗局部的炎症。如果症状缓解了，疾病处于迁延期，应该用阳和汤去补。通过今天的课，大家要对太少两感证形成整体的认识。

我还给大家讲了两感不仅有太少两感，还有太阴阳明、少阳厥阴。比如白通汤加猪胆汁汤、白虎加人参汤、白虎加术汤、白虎加桂汤、桂枝加大黄汤等，都属于两感的治疗方剂。两感分为太阳少阴两感、太阳阳明两感、少阳厥阴两感，它们的辨证源流来自于《黄帝内经·阴阳离合论》。两感诊法是纵向地看待疾病，能够把疾病的症状定位在人的躯体上。

【少阴在脏】

少阴在脏包含少阴热化、热化夹饮、少阴寒化和寒化夹饮。为什么少阴在脏有了少阴热化，还另有热化夹饮呢？因为少阴肾主水液代谢，主蒸腾气化，少阴肾阳虚容易影响水液代谢，这是少阴病的一个突出表现。因此少阴热化、寒化都会有夹饮与不夹饮。

少阴热化、寒化都分了两个证：少阴心与少阴肾。《伤寒论》讲少阴心的内容非常多，处方也比较复杂。有人说《伤寒论》只有足六经没有手六经，我们随后讲少阴在脏的内容，会有大量篇幅讲到手少阴心。为什么有人会说《伤寒论》只有足六经，没有手六经呢？张仲景写《伤寒论》是有手六经的！之前讲解的三阳经，与现在讲的三阴经都是有手有足的。

少阴病为什么有寒化、热化？我们在《伤寒杂病论研究·标本法》讲过："少阴之上，热气治之，中见太阳。"对于这句话，我们讲了两个意思。第一，少阴标是阴，本是阳（热属于阳），以功能为本，以形质为标。标本法讲的标本与大家通常讲的标本不一样。大家通常讲的以形质为本、功能为标，不对！标本法是以六气为本、六经为标。少阴标阴而本阳，标本异气，所以少阴的特点是寒化、热化。少阴热化发展出了以朱丹溪为代表的滋阴学派，少阴寒化发展出了两个中医学派——以郑钦安为代表的扶阳学派、以张景岳为代表的温补学派。中医的八大流派，有3个都在研究少阴，以侧重寒与热、温与补分成了3个流派。所以，我们强调要医学一统。我们讲《重订伤寒杂病论》就是要把这些知识统一起来。

第二，"少阴之上，热气治之，中见太阳"，少阴对太阳有影响，太阳对少阴也有影响。如果温肾不见效，可加麻黄，因为麻黄有通督的作用，能够治疗很多种少阴病。如果治太阳病不见效，可加附子。太阳病治不好，可从少阴去治。脉沉不发热的加附子，发热的再加细辛。太阳病治不好的原因有很多，可能是合并少阳，可能是夹湿，也可能是阳虚，等等。如果是阳虚，可从少阴去治。"少阴之上，热气治之，中见太阳"是有道理的。少阴病的疗效不好，可加麻黄从太阳去治，比如治疗多囊卵巢加麻黄，有助于通月经。再比如丰胸，大家通常直接补肾，调节激素分泌。其实，丰胸可用葛根汤加补肾药，可使女性的乳房更丰满，效果远比单纯补肾更快、更直接。葛根汤本有麻黄，麻黄具有拟肾上腺素样作用，也是一个交感神经的递质。

一、少阴热化

少阴热化的第一个处方是葛根芩连汤。但是，我们没有把它放在少阴热化，而是放在了太少两感证，以便与太少两感证相鉴别，这里不再重复讲解。同样，少阴心寒化的桂枝甘草汤、桂枝去芍药汤，在前面已讲过，后文也不再详讲。

黄连阿胶汤证

545. 少阴病，得之二三日以上，心中烦，不得卧，黄连阿胶汤主之。（303）

【此方治血证，甚效，较之黄土汤，皆用黄芩、阿胶，一用鸡子黄，一用地黄；一用黄芩、芍药，一用附子、白术、黄土。水生木、木生火，用黄连、黄芩、鸡子黄，鸡子黄引一轮红日潜入海底。气升水布，火降血下。芍药收敛浮阳，敛阴用芍药，助阳用甘草。少阴病，出血，寒化黄土汤，热化黄连阿胶汤。

心中烦、不得卧，又治失眠，以心主神明，少阴热化必伴失眠一证。再者心主血脉，本方又治贫血。黄连阿胶汤其舌有二：阿胶为驴皮，此方以皮养皮，其苔必薄（苔为角化之舌上皮），此取类比象。若苔厚腻者，此夹湿，乃猪苓汤证，此二方辨证之眼；又舌为心之苗，少阴热化，舌尖必红。温病舌尖红赤多芒刺者，邪入少阴也，急与少阴诸法截断之。此方可仿猪苓汤意，或入淡竹叶、通草、滑石之类，使邪热从小便出，与邪出路，此又一法。少阴方，又多养颜之功。以皮肤肌表属太阳，而太阳与少阴为表里也。】

黄连阿胶汤

黄连（四两）　黄芩（二两）　芍药（二两）　鸡子黄（二枚）
阿胶（三两，一云三挺）

【《温病条辨》去鸡子黄，加地黄、甘草，名加减黄连阿胶汤】

上五味，以水六升，先煮三物，取二升，去滓；纳胶烊尽，小冷；纳鸡子黄，搅令相得。温服七合，日三服。

【《温病条辨》：既厥且哕（俗名呃忒），脉细而劲，小定风珠主之。小定风珠：鸡子黄（生用，一枚）　真阿胶（二钱）　生龟板（六钱）　童便（一杯）　淡菜（三钱）　水五杯，先煮龟板、淡菜得二杯，去滓，入阿胶，上火烊化，纳鸡子黄，搅令相得，再冲童便，顿服之。

热邪久羁，吸烁真阴，或因误表，或因妄攻，神倦瘛疭，脉气虚弱，舌绛苔少，时时欲脱者，大定风珠主之。大定风珠：生白芍（六钱）　阿胶（三钱）　生龟板（四钱）　干地黄（六钱）　麻仁（二钱）　五味子（二钱）　生牡蛎（四钱）　麦门冬（连心，六钱）　炙甘草（四钱）　鸡子黄（生，二枚）　鳖甲（生，四钱）　水八杯，煮取三杯，去滓，再入鸡子黄，搅令相得，分三次服。喘加人参，自汗者加龙骨、人参、小麦，悸者加茯神、人参、小麦。二方皆厥阴方，以三阴递进，方源于此，故列少阴篇，下加减复脉辈同。

《医学衷中参西录》寿胎丸：菟丝子、桑寄生、川续断、真阿胶，治少阴胎疾，产前忌热。此方与黄连阿胶汤治少阴病，一去其实，一补其虚。】

【　"少阴病，得之二三日以上，心中烦，不得卧，黄连阿胶汤主之。"黄连阿胶汤用黄连、黄芩、芍药、鸡子黄和阿胶。第一，黄连配黄芩是《伤寒论》中的泻心法。木生火，用黄芩配黄连，若有余之证，火生土，加大黄；若不足之证，加阿胶、鸡子黄。泻心汤与黄连阿胶汤的区别是：前者治实证，后者治虚证。泻心汤可以治出血，黄连阿胶汤也可以止血，区别在于出血兼有便秘，用泻心汤；出血脉芤，用黄连阿胶汤。第二，黄连阿胶汤在泻心法的基础上，加了芍药、鸡子黄和阿胶。阿胶养血、止血。鸡子黄是鸡蛋的蛋黄，中医认为它入肾，像太阳一样。从现代医学的角度来看，鸡子黄主要含有胆固醇，能够促进性激素的合成。甾体激素的甾环就来自于胆固醇。如果女性的雌激素水平低，就会失眠。比如更年期的女性容易失眠，情绪经常失控，甚至疯疯癫癫，这就是雌激素水平低的缘故。所以，补充雌激素有助于她的睡眠。

《温病条辨》去鸡子黄加地黄，名为加减黄连阿胶汤。我们临床上也喜欢去鸡子黄加地黄。鸡子黄应该用沸水冲，或者把鸡子黄倒入煎好的热汤药中，直接搅拌。现在有的患者觉得这样做麻烦，那就不用鸡子黄改用地黄补肾。这样也有效，但是鸡子黄的安眠作用更强。

黄连阿胶汤的作用，第一治失眠。黄连阿胶汤可以治热象明显的失眠，除了用鸡子黄，还可以加大剂量的地黄。如果是热象不明显的失眠，可以用防己地黄汤。第二治出血证。治疗出血证需与泻心汤、黄土汤相鉴别。黄连阿胶汤与黄土汤都用黄芩、阿胶，前一方用鸡子黄，后一方用地黄，而鸡子黄本身就可换成地黄。黄连阿胶汤用黄芩、芍药，泻心汤用黄芩、黄连，这是清法；黄土汤用附子、白术和黄土，这是温法。具体讲，黄土汤用白术、附子温太阴、少阴，加黄土温肝；黄连阿胶汤用黄芩、黄连清肝，加芍药收敛，都是治肝。气升水布，火降血下，水生木，木生火，故用鸡子黄或者地黄治水，用黄芩清木，用黄连清心，这就是出血证的基本治疗原则。敛阴用芍药，扶阳用甘草，黄土汤用甘草助阳，因为甘草有拟皮质激素样作用；黄连阿胶汤用芍药敛阴，因为有出血。总之，少阴病出血，寒化用黄土汤，热化用黄连阿胶汤。

葛根芩连汤、泻心汤都是少阴热化证的处方。我们在前面已经讲过，就没有把这两个方列在此处。葛根芩连汤、泻心汤治的是少阴热化实证；虚证则用黄连阿胶汤，用地黄、芍药、阿胶等药。

条文讲"心中烦，不得卧"。因心主神明，少阴热化常伴失眠，黄连阿胶汤就可治失眠；心主血脉，黄连阿胶汤又可治贫血，治的是大细胞性贫血。大细胞性贫血常见镜面舌，方中的阿胶是驴皮熬制的，以皮治皮，可以治镜面舌。大细胞性贫血由叶酸、维生素 B_{12} 缺乏所致，有两个主要特点：第一个是镜面舌，可出现舌炎（黏膜炎症炎）；第二是神经兴奋性增加，常伴有失眠。由于维生素 B_{12} 缺乏导致舌部炎症，舌上的黏膜脱落，中医叫作镜面舌。黄连阿胶汤用阿胶以皮治皮，治的是大细胞性贫血。临床上，大家一看化验单是贫血，再一看是大细胞性贫血，然后就要看患者的舌苔，如果舌苔少伴失眠，那就是黄连阿胶汤证。还有的孩子消化吸收不良，导致缺铁性贫血，舌苔淡白，可以用八珍汤。我们一看化验单，治疗的大方向基本就定出来了。

贫血有两种：一种表现为舌红少苔，这是大细胞性贫血，用黄连阿胶汤；第二种是舌淡白，这是小细胞低色素性贫血，患者的血红素水平低，所以舌色淡。大家要注意，如果遇见一个患者舌淡、脉芤，这是血虚，不要用附子。血虚分镜面舌、淡白舌。淡白舌血虚的患者舌淡白、手脚凉，常常被误用附子。有人提出疑问：小细胞低色素性贫血在太阴，太阴病手脚不凉，少阴病才手脚凉啊？小细胞低色素性贫血由于红细胞的血色素低，携氧能力减弱，不能在局部与营养物质发生化学反应，所以也会手凉。具体讲，我们的机体需要碳氢加氧，发生化学反应，生出二氧化碳和水，同时释放能量储存在 ATP（三磷酸腺苷）里。由于贫血患者的携氧能力降低，机体处于低代谢状态，不能合成充足的ATP，因此手脚凉。有的人看到患者手脚凉、舌质淡，就会开附子。脉沉迟微用附子，但是问题在于患者脉芤。我们反复给大家强调，摸脉摸的是心、血、脉。治疗这种芤脉的患者，用八珍汤远比用附子疗效好。肉桂也有养血的作用，可在八珍汤中加肉桂。我们是以八珍汤为例，并不是让大家只用八珍汤的八味药。

我们一定要记住，黄连阿胶汤证的舌苔薄，如果患者舌苔厚，吃了阿胶会不舒服。舌苔厚的人吃了阿胶会有两个副作用：一是上火；二是腹胀，胃口不好。典型的黄连阿胶汤证是少苔。如果患者苔厚、脉芤，那是少阴热化夹饮证，应该用猪苓汤。换言之，少阴热化证不夹湿、舌红的，用黄连阿胶汤；如果舌苔厚，用猪苓汤，方中仍用阿胶，但是有利水的药。

舌为心之苗，少阴热化证舌尖必红。如果温病见到舌尖红、多芒刺者，此为邪入少阴血分，急需截断。此时可仿猪苓汤之意，加淡竹叶、通草、滑石等药，使邪从小便出，这又是一法。

少阴病的方，多数具有养颜的功能。比如，经常服黄连阿胶汤的人，皮肤又细又红又嫩。因为皮肤属太阳，太阳与少阴互为表里。大家都知道，养颜要从肾入手。当然，也可以兼脾虚，脾虚有湿皮肤会很黄；也可以有瘀血等原因，大家可以随证治疗。但是，影响皮肤代谢最重要的原因是肾。大家看女性 18 岁、38 岁、58 岁，甚至 78 岁皮肤的区别，自然就可以明白了。

黄连阿胶汤有种种变化。第一，《医学衷中参西录》中有寿胎丸，用菟丝子、桑寄生、川续断、真阿胶，治少阴胎疾。此方与黄连阿胶汤同治少阴病，一方去实用黄芩、黄连，一方补虚菟丝子、桑寄生。寿胎丸是个补虚的方，可以治疗胎儿发育不全、胎动不安和先兆流产等疾病。方中还可加白术、黄芩，白术健脾，有固摄作用。产前忌热，热易引起胎动不安，故可加少量黄芩。寿胎丸加黄芩，已合了黄连阿胶汤法。后面我们在厥阴病篇，要讲较多妇人病，其中养胎基本就是这个思路。我们再分析一下处方：菟丝子是个寄生药，桑寄生也是寄生药，胎儿也是寄生在母体内。胎动不安时可用菟丝子、桑寄生安胎，再加续断、阿胶，还可加黄芩、白术，胃口不好的还可加砂仁。

第二，《温病条辨》："既厥且哕，脉细而劲。小定风珠主之。"何谓脉细？细为阴细。何谓脉劲？劲为风动。脉细是阴虚，脉劲是动风，脉细而劲，小定风珠主之。小定风珠是在黄连阿胶汤的基础上进行化裁。方中的鸡子黄、阿胶，即为黄连阿胶汤的结构。区别在于去了黄芩、黄连，加了龟板息风潜降，治脉劲；加童便，引阳入阴；还用了淡菜，就构成了小定风珠。临床上，我们很少用淡菜。后面要讲的大定风珠、一甲复脉汤、二甲复脉汤、三甲复脉汤，都是在黄连阿胶汤的基础上化裁而成。】

温病少阴厥阴法

复脉汤加减用柔：少阴心与厥阴肝。
黄连阿胶汤加减：少阴心与厥阴肝。
百合地黄汤加减：厥阴心包。
少阴肾：犀角地黄汤（比较肾气丸）。
乌梅丸加减：厥阴篇。
玉女煎加减：兼有阳明与少阴。

下面我要讲一讲温病的内容。我们知道温病有个特点：温热病不入太阴，直接从阳明传到少阴，从少阴传入厥阴。治疗温热病主要有以下几种用药法。

第一个是复脉汤加减。复脉汤就是炙甘草汤，《温病条辨》变化为加减复脉汤，去刚用柔，用于治疗温病的少阴心。如果有动风，发展为一甲复脉汤、二甲复脉汤、三甲复脉汤，这已是厥阴病。

第二个是黄连阿胶汤加减。黄连阿胶汤加减为大定风珠、小定风珠，这是厥阴病。黄连阿胶汤本方就是少阴温病的主方，大家可以去看《温病条辨》。

第三个是百合地黄汤加减。百合地黄汤加减治疗厥阴心包。《温病条辨》里用清宫汤。

第四个是犀角地黄汤。犀角地黄汤治疗少阴肾，去了肾气丸的三泻，不用桂、附，而用犀角和芍药。

第五个是乌梅丸加减。这部分内容我们在厥阴病篇讲。

第六个是玉女煎加减。当阳明传少阴同时兼有阳明、少阴症状时，用玉女煎加减。玉女煎是张景岳的方子，上清阳明之火，下养少阴之阴，再用牛膝引火下行。玉女煎的组成是石膏、知母加地黄、麦门冬、牛膝。《温病条辨》加了竹叶，叫作竹叶玉女煎。竹叶玉女煎治阳明少阴同病，既有少阴阴虚，又有阳明之热。如果由竹叶玉女煎证完全传入少阴，则是黄连阿胶汤证；如果再有动风则用一甲复脉汤、二甲复脉汤、三甲复脉汤或者大定风珠、小定风珠。这里我们不讲玉女煎，因为在《吴述重订伤寒杂病论（上篇）》的阳明病篇中，在讲白虎汤兼有少阴的时候讲过了。在这里，我们主要讲黄连阿胶汤、复脉汤类方、犀角地黄汤和百合地黄汤。乌梅丸放在厥阴病篇讲。

（一）黄连阿胶汤化裁

黄连阿胶汤

少阴温病，真阴欲竭，壮火复炽，心中烦，不得卧者，黄连阿胶汤主之。

黄连阿胶汤是少阴温病的主方。大家看《温病条辨》的这一条和《伤寒论》的条文是很接近的，主证都是"心中烦，不得卧"。《温病条辨》直接摘录的内容，第一个来源是《伤寒论》，第二个来源是《临证指南医案》。它的主要内容就来自《伤寒论》和《临证指南医案》，把这两本书的内容糅合起来了。

"真阴欲竭"用鸡子黄、阿胶、芍药，"壮火复炽"用黄连和黄芩，这就是黄连阿胶汤。此方与玉女煎有什么区别吗？玉女煎也治温病。黄连阿胶汤证的"壮火复炽"是心火，表现为心中烦；玉女煎用石膏、知母治"大热、大渴、大汗、脉洪大"，治的是全身炎症反应综合征。玉女煎加减用石膏、知母配牛膝、麦门冬、丹皮、竹叶等药；黄连阿胶汤用黄芩、黄连治心中烦，不得卧，因为是心火，所以配生地、阿胶、鸡子黄、芍药等药。张仲景的原方没用生地，《温病条辨》用了生地，如没有鸡子黄可用生地代替。可见，这两个处方有区别，也有接近的地方，大家要注意鉴别。

小定风珠

《温病条辨》：既厥且哕（俗名呃忒），脉细而劲，小定风珠主之。小定风珠：鸡子黄（生用，一枚）　真阿胶（二钱）　生龟板（六钱）　童便（一杯）　淡菜（三钱）　水五杯，先煮龟板、淡菜得二杯，去滓，入阿胶，上火烊化，纳鸡子黄，搅令相得，再冲童便，顿服之。

由黄连阿胶汤可变化出其他一些方剂，比如小定风珠。小定风珠的特点是脉细而劲，细是阴细，劲是动风。方用鸡子黄、阿胶，这是黄连阿胶汤的底子，黄连阿胶汤治阴虚火炽，而此为阴虚风动，故去黄芩、黄连，加龟板潜阳息风、童便引阳入阴。黄连阿胶汤把清心火的药变成息风的药，就成了小定风珠。

这里要记住一点：黄连阿胶汤开了中医用血肉有情之品的先河。最早使用血肉有情之品的是《黄帝内经》，里面用到雀卵，就是麻雀的蛋。但是，鸡子黄的应用更为普遍。后世逐步演变，到了张景岳发展出用龟板胶、鹿角胶等药。叶天士、吴鞠通对血肉有情之品也有很多的发挥。大家沿着《伤寒论》的思路，基本上都能读懂他们想说什么。

大定风珠

热邪久羁，吸烁真阴，或因误表，或因妄攻，神倦瘛疭，脉气虚弱，舌绛苔少，时时欲脱者，大定风珠主之。

生白芍（六钱）　阿胶（三钱）　鸡子黄（生，二枚）　干地黄（六钱）　麻仁（二钱）　五味子（二钱）　麦门冬（连心，六钱）　炙甘草（四钱）　生龟板（四钱）　生牡蛎（四钱）　生鳖甲（四钱）

水八杯，煮取三杯，去滓，再入鸡子黄，搅令相得，分三次服。

喘加人参，自汗者加龙骨、人参、小麦，悸者加茯神、人参、小麦。

二方皆厥阴方，以三阴递进，方源于此，故列少阴篇，下加减复脉辈同。

"神倦"指疲乏，"瘛疭"是肢体自己动，"脉气虚弱"指脉没有力气。"舌绛苔少""时时欲脱"，什么是"欲脱"？就是精神疲倦，肢体又不自主地蠕动。舌绛苔少是用黄连阿胶汤的指征。我们讲过，如果苔多是热化夹饮的猪苓汤证。之所以表现出虚弱的脉象，所谓的微细脉，既细又没有力气，是因为要出现脱证了。

大定风珠也用黄连阿胶汤化裁，去掉清热的黄芩、黄连，换成三甲——龟板、牡蛎、鳖甲息风；再加养阴的药，就是炙甘草汤去刚用柔，去掉参、桂、姜、枣。所以，大定风珠就是黄连阿胶汤与炙甘草汤的合方，再加三甲。

炙甘草汤有两种用法，一种用柔，一种用刚。用刚的药是参、桂、姜、草，此为桂枝甘草汤法，没有力气可加大人参的用量；如果心慌、心悸，可加牡蛎等药物。大定风珠是炙甘草汤用柔，合上黄连阿胶汤养阴，把清热药变成了潜降的药。患者如果气喘，出现脱证，加人参；出汗多加龙骨、小麦；心悸加小麦、人参，因为人参、小麦都能养心，取甘麦大枣汤之意，也可以加茯神。

大、小定风珠都是厥阴病的方。我们说三阴是递进关系，之前只讲了温阳的时候三阴是递进关系，养阴的时候三阴还是递进关系。我们之所以在少阴病篇讲这两个方，是因为我们讲到了少阴病篇的黄连阿胶汤与炙甘草汤，所以就一起讲了，这样方便大家理解。其实，这两个方应该归在厥阴病篇。

（二）复脉汤化裁法

以上是《温病条辨》对黄连阿胶汤的化裁，下面讲对复脉汤的变化。《温病条辨》下焦篇中有很多条讲到了复脉法，我们逐条讲解。

第一条：风温、温热、温疫、温毒、冬温，邪在阳明久羁，或已下，或未下，身热面赤，口干舌燥，甚则齿黑唇裂，脉沉实者，仍可下之；脉虚大，手足心热甚于手足背者，加减复脉汤主之。

温邪久羁中焦，阳明阳土，未有不克少阴癸水者，或已下而阴伤，或未下而阴竭。若实证居多，正气未至溃败，脉来沉实有力，尚可假手于一下，即《伤寒论》中急下以存津液之谓。若中无结粪，邪热少而虚热多，其人脉必虚，手足心主里，其热必甚于手足背之主表也。若再下其热，是竭其津而速之死也。故以复脉汤复其津液，阴复则阳留，庶可不至于死也。

去参、桂、姜、枣之补阳，加白芍收三阴之阴，故云加减复脉汤。在仲景当日，治伤于寒者之结代，自有取于参、桂、姜、枣，复脉中之阳；今治伤于温者之阳亢阴竭，不得再补其阳也。

"风温、温热、温疫、温毒、冬温"，这是讲温热病。温病分了两大类，一大类是温热病，用卫气营血辨证；一大类是湿热病，用三焦辨证。

"邪在阳明久羁，或已下，或未下，身热面赤，口干舌燥，甚则齿黑唇裂，脉沉实者，仍可下之"，这是讲阳明腑实证。阳明病的脉沉实，沉而无力那是附子证，沉而有力是大黄证。大家记住抓独法之后，这些条文都可以不背。

"脉虚大，手足心热甚于手足背者，加减复脉汤主之。""手足心热甚于手足背者"，就是我们抓独法的摸手心，手心热没有汗用生地，手心热有汗，用桂枝或者大黄。阳明腑实证用大黄。"脉虚大"，脉大而无力加芍药。我们在《伤寒杂病论研究》平脉法中讲过脉大而无力者加芍药，如是阴虚可用加减复脉汤；如是阳虚，阳气不够偏寒的可用小建中汤。两方都重用芍药收敛脉气，一个偏寒、一个偏热。这一条的内容体现了我们的抓独法、平脉法，我们在《吴述伤寒杂病论研究》讲过的内容大家要用起来。

加减复脉汤是复脉汤（炙甘草汤）去刚用柔，去参、桂、姜、枣这4味药，加芍药。《伤寒杂病论》治疗器质性心脏病时不用芍药。用芍药治疗失眠等，属于中医五行学说广义的心。吴鞠通的思路大抵是这样：复脉汤去刚用柔，去参、桂、姜、枣，加芍药，化裁为加减复脉汤。

第二条：温病误表，津液被劫，心中震震，舌强神昏，宜复脉法复其津液，舌上津回则生；汗自出，中无所主者，救逆汤主之。

误表动阳，心气伤则心震，心液伤则舌謇，故宜复脉其津液也。若伤之太甚，阴阳有脱离之象，复脉亦不胜任，则非救逆不可。

这一条讲用复脉法复其津液，舌上津回则生。复脉法的证是舌红无苔。为什么没有苔？"舌上津回则生"，就是说舌很干，唾液分泌很少。为什么唾液分泌少？因为血容量不够。温病经过阳明病大热、大渴、大汗、脉洪大之后，导致血容量丢失，血容量不够会抑制唾液中枢，唾液分泌就减少。此时机体要喝水，西医用补液的方法治疗。当唾液分泌减少之后，舌面上的角化上皮（舌苔），就会脱落，表现为舌红少苔，这就是它的机制。所以，"舌上津回则生"，当津液恢复的时候，舌苔又长起来了，新的角化上皮又会长起来，这提示疾病有转机。可见，舌象是判断温病预后的一个指征。导致少苔的原因是体内水电解质的紊乱。"汗自出，中无所主者，救逆汤主之"，如果自己出汗，并且心中无所主（百无聊赖），用救逆汤。

第三条：温病耳聋，病系少阴，与柴胡汤者必死，六七日以后，宜复脉辈复其精。

盖脏者藏也，藏精者也。温病最善伤精，三阴实当其冲。如阳明结则脾阴伤而不行，脾胃脏腑切近相连，夫累及妻，理固然也，有急下以存津液一法。土实则水虚，累及少阴，耳聋不卧等证是也。水虚则木强，累及厥阴，目闭痉厥等证是也。此由上及下，由阳入阴之道路，学人不可不知。按温病耳聋，《灵》《素》称其必死，岂少阳耳聋，竟至于死耶？经谓肾开窍于耳，脱精者耳聋，盖初则阳火上闭，阴精不得上承，清窍不通，继则阳亢阴竭，若再以小柴胡汤直升少阳，其势必至下竭上厥，不死何待！何时医悉以陶氏六书，统治四时一切疾病，而不究心于《灵》《素》《难经》也哉！瑭于温病六七日以外，壮火少减，阴火内炽耳聋者，悉以复阴得效，曰宜复脉辈者，不过立法如此，临时对证，加减尽善，是所望于当其任者。

为什么"温病耳聋，病系少阴"呢？因为肾开窍于耳，肾虚之人出现耳鸣、耳聋，听力不好。为什么又会用柴胡汤呢？少阳病两耳无所闻。用柴胡汤怎么又会必死呢？柴胡劫阴。柴胡到底劫不劫阴呢？大家都在那里争论。我想告诉大家，有阴虚的人用柴胡劫阴，没有阴虚的人用柴胡不劫阴。一个体质正常的人，用小柴胡汤，柴胡用到 30～50g，没关系的。可是如果是阴虚风动的高血压患者，你给他开了小柴胡汤，吃了以后就很可能出现血压升高。因为柴胡中的柴胡皂苷能够升高血压。所以说"与柴胡汤者必死"，要用复脉辈复其精。复脉辈就不一定是加减复脉汤了，你可以根据情况加减。我们为什么讲这一条？这一条能够纠正你在运用《伤寒论》的时候出现的错误。因为如果患者耳聋，他的脉又弦，你往往会开柴胡汤。但是阴虚风动的也会出现脉弦，这时候你开小柴胡汤，就容易出现问题。

第四条："劳倦内伤，复感温病，六七日以外不解者，宜复脉法。此两感也。甘能益气，凡甘皆补，故宜复脉。服二三贴后，身不热而倦甚，仍加人参。"

这一条讲阴虚体质的人感染了温病，仍用复脉汤类方。"宜复脉法"是告诉大家要在加减复脉汤的基础上，加对症的药，比如银花、连翘等。换一个角度，阴虚之人得了温病，也可以在银翘散的基础上加养阴的药。伤寒也是一样，"伤寒，脉结代，心动悸，炙甘草汤主之。"炙甘草汤用刚，因为是感受寒邪。这里用柔，因为是感受温邪，道理是一样的。大家可以看到，《温病条辨》是有源流的，吴鞠通对《伤寒论》是有发挥的，书名可以改成《伤寒发挥·温病条辨》。

第五条：温病已汗而不得汗，已下而热不退，六七日以外，脉尚躁盛者，重与复脉汤。

已与发汗而不得汗，已与通里而热不除，其为汗下不当可知。脉尚躁盛，邪固不为药衰，正气亦尚能与邪气分争，故须重与复脉，扶正以敌邪，正胜则生矣。

为什么"重与复脉汤"？因为"脉尚躁盛"。《伤寒论》不叫复脉汤，而是炙甘草汤。到了唐代才叫复脉汤，治疗的是脉结代。"脉尚躁盛"是脉跳得快，所以去了桂枝、人参、生姜、大枣，去刚用柔，就可以治脉跳得快。

第六条：温病误用升散，脉结代，甚则脉两至者，重与复脉，虽有他证，后治之。

此留人治病法也。即仲景里急，急当救里之义。

这条讲先复脉，再治其他。所谓的"留人治病法"，即仲景"里急，急当救里"，比如外证未除，下利清谷，急则救里，用桂枝人参汤。这条还是张仲景的思路，不过一个是温病，一个是伤寒。

第七条：汗下后，口燥咽干，神倦欲眠，舌赤苔老，与复脉汤。

在中焦下后与益胃汤，复胃中津液，以邪气未曾深入下焦。若口燥咽干，乃少阴之液无以上供，神昏欲眠，有少阴但欲寐之象，故与复脉。

这条其实就是在讲"少阴之为病，脉微细，但欲寐也"。

第八条：热邪深入，或在少阴，或在厥阴，均宜复脉。

此言复脉为热邪劫阴之总司也。盖少阴藏精，厥阴必待少阴精足而后能生，二经均可主以复脉者，乙癸同源也。

在厥阴为什么宜复脉？因为三阴是递进关系。所谓的厥阴宜复脉指用大定风珠、小定风珠、一甲复脉汤、二甲复脉汤、三甲复脉汤，在加减复脉汤的基础上加牡蛎、龟板、鳖甲等药物。

加减复脉汤

甘润存津法：

炙甘草（六钱）　干地黄（六钱）　生白芍（六钱）　麦门冬（不去心，五钱）　阿胶（三钱）　麻仁（三钱，按柯韵伯谓：旧传麻仁者误，当系枣仁。彼从心悸动三字中看出传写之误，不为无见，今治温热，有取于麻仁甘益气，润去燥，故仍从麻仁）

按：地黄三种用法。生地者，鲜地黄未晒干者也，可入药煮用，可取汁用，其性甘凉，上中焦用以退热存津；干地黄者，乃生地晒干，已为丙火炼过，去其寒凉之性，本草称其甘平；熟地制以酒与砂仁，九蒸九晒而成，是又以丙火、丁火合炼之也，故其性甘温。奈何今人悉以干地黄为生地，北人并不知世有生地，金谓干地黄为生地，而曰寒凉，指鹿为马，不可不辨。水八杯，煮取八分三杯，分三次服。

剧者加甘草至一两，地黄、白芍八钱，麦门冬七钱，日三夜一服。

这是甘润存津法。甘草、地黄、白芍、麦门冬、阿胶、麻仁，这几个药就是炙甘草汤去刚用柔，加了芍药收敛脉气，治疗脉虚大。芍药、甘草配上地黄、麦门冬、阿胶、麻仁等养阴的药，是加减复脉汤；如果芍药甘草汤配上桂枝、生姜、大枣、饴糖，则是小建中汤。两方都治脉大为劳，一寒一热，一个是少阴病，一个是太阴病。

这里大家注意两个药物。一个是麻仁，柯琴说《伤寒论》在传抄的过程中弄错了，麻仁应该是枣仁，因为治心慌。为什么加减复脉汤用麻仁呢？他又说这是温病，用麻仁润能去燥，能够通大便。大家认为炙甘草汤究竟是用麻仁，还是用枣仁呢？大便干的用麻仁，因为麻仁合上地黄、芍药、麦门冬能够通大便。炙甘草汤证的人若大便干，一定要用麻仁通便，因为大便干燥容易诱发心肌梗死。大便干燥使血液停留在肠道，使心脏的供血减少，容易诱发心肌梗死，所以炙甘草汤用麻仁是没有问题的。用枣仁也可以，没有便秘的人可以用枣仁，还可以加柏子仁。如果有便秘，麻仁与枣仁、柏子仁一起用，也问题。

另一个药是地黄。地黄有 3 种用法：生地，可以取汁；干地黄，就是生地晒干；干地黄用酒与砂仁制，九蒸九晒，称为熟地。我们还有五制熟地法。

"剧者加甘草至一两"，剧者就用重剂，把甘草的剂量加重，地黄、芍药也都增加剂量，但是没有到翻倍的程度。

救逆汤

镇摄法：即于加减复脉汤内去麻仁，加生龙骨四钱，生牡蛎八钱，煎如复脉法。

脉虚大欲散者，加人参二钱。

救逆汤是加减复脉汤去麻仁，加龙骨、牡蛎等潜镇的药。如果脉虚大欲散，脉摸不清楚，再加人参托里。

一甲复脉汤

下后大便溏甚，周十二时三四行，脉仍数者，未可与复脉汤，一甲煎主之；服一二日，大便不溏者，可与一甲复脉汤。

下焦温病，但大便溏者，即与一甲复脉汤。温病深入下焦劫阴、必以救阴为急务。然救阴之药多滑润，但见大便溏，不必待日三四行，即以一甲复脉法，复阴之中，预防泄阴之弊。

下后法当数日不大便，今反溏而频数，非其人真阳素虚，即下之不得其道，有亡阴之虑。若以复脉滑润，是以存阴之品，反为泻阴之用。故以牡蛎一味，单用则力大，既能存阴，又涩大便，且清在里之余热，一物而三用之。

（咸寒兼涩法）　生牡蛎（二两，碾细）　水八杯，煮取三杯，分温三服。

一甲复脉汤，即于加减复脉汤内，去麻仁，加牡蛎一两。

这条讲大便溏的人，用一甲煎，方中有生牡蛎，可以收敛大便。由此可知，加减复脉汤能够通便。加减复脉汤有生地、芍药、麦门冬、麻仁，能够通大便，所以大便稀溏的不能用，而应该用一甲煎。一甲煎中牡蛎的剂量是二两，我们以一两为30g来计算，二两是60g。这里有个问题与大家探讨：牡蛎是寒性的，生牡蛎小剂量有收敛的作用，大剂量则引起腹泻。体质偏寒之人服用了60g牡蛎，会胃痛。比如桂枝甘草汤配牡蛎治疗心阳虚时，如果用6g桂枝、3g甘草配60g牡蛎，患者服用之后容易胃痛。所以，我们用桂枝甘草汤配牡蛎潜降时，桂枝、甘草的用量要大，可用15~30g的桂枝、甘草，配30g牡蛎、龙骨，副反应就会小很多。因为牡蛎性比较凉，有的患者本身就是下后有便溏。这里，我向大家提醒这一点，以免有的人用牡蛎之后会出现腹痛下利。大便不溏者与一甲复脉汤，一甲复脉汤是加减复脉汤去麻仁加牡蛎潜降。

二甲复脉汤

热邪深入下焦，脉沉数，舌干齿黑，手指但觉蠕动，急防痉厥，二甲复脉汤主之。

此示人痉厥之渐也。温病七八日以后，热深不解，口中津液干涸，但觉手指掣动，即当防其痉厥，不必俟其已厥而后治也。故以复脉育阴，加入介属潜阳，使阴阳交纽，庶厥不可作也。

（咸寒甘润法）　即于加减复脉汤内，加生牡蛎五钱，生鳖甲八钱。

少阴病脉沉、脉数是因为阴虚。二加复脉汤在一甲复脉汤的基础上加了鳖甲，入厥阴经以息风。

三甲复脉汤

下焦温病，热深厥甚，脉细促，心中憺憺大动，甚则心中痛者，三甲复脉汤主之。

前二甲复脉，防痉厥之渐；即痉厥已作，亦可以二甲复脉止厥。兹又加龟板名三甲者，以心中大动，甚则痛而然也。心中动者，火以水为体，肝风鸱张，立刻有吸尽西江之势，肾水本虚，不能济肝而后发痉；既痉而水难猝补，心之本体欲失，故憺憺然而大动也。甚则痛者，"阴维为病主心痛"，此证热久伤阴，八脉丽于肝肾，肝肾虚而累及阴维故心痛，非如寒气客于心胸之心痛，可用温通。故以镇肾气补任脉通阴维之龟板止心痛，合入肝搜邪之二甲，相济成功也。

三甲复脉汤方（同二甲汤法）即于二甲复脉汤内，加生龟板一两。

三甲复脉汤的脉象是脉细促，脉细跳得又快。三甲复脉汤在二甲复脉汤的基础上又加了龟板。为什么加龟板？因为龟板能够养心。我们讲奇经八脉时讲过"阴维为病主心痛"。治疗心痛有两个办法：阳虚之人用瓜蒌、薤白、桂枝等药，治疗阳虚夹痰的心痛，"病痰饮者，当以温药和之"，这是《金匮要略》的方法；阴虚之人"心中憺憺大动，甚则心中痛者"，用三甲复脉汤。阳虚心痛主药用桂枝，阴虚心痛主药用龟板。心痛"非如寒气客于心胸之心痛，可用温通"，这是针对《伤寒杂病论》说的，不外乎把《金匮要略》中的阳虚心痛发挥成了阴虚心痛。这就是温病对伤寒的发挥，如果不学温病，遇见冠心病就只知道开桂枝、瓜蒌等药，学了《温病条辨》就知道也可以用龟板。所以，我们治疗冠心病、心绞痛，就多了一个办法。对于阴虚的心绞痛，我一般就用30g龟板。书上用生龟板，现在若用颗粒剂没有生龟板，只能用制龟板。

以上是温病的少阴厥阴法。我们讲了复脉汤加减用柔，对应少阴心和厥阴肝。黄连阿胶汤加减，对应少阴心和厥阴肝。其中厥阴肝有定风珠。定风珠是复脉汤合黄连阿胶汤。用复脉汤的养阴药取代黄连阿胶汤的清热药，再加三甲——龟板、鳖甲、牡蛎。大、小定风珠的区别，不外乎小定风珠的病情较轻，只是把黄连阿胶汤中的清热药去了，加龟板、童便和淡菜。为什么小定风珠用龟板？再次强调一下：龟板不仅息风还能够养心，可通阴维脉，治疗心中憺憺大动者。比如枕中丹，就是用龟板养心。大家可以思考这里为什么不用鳖甲，如果把小定风珠或者枕中丹的龟板换成了鳖甲，说明对中药的药性掌握得不好。

小定风珠用童便来自哪个方？来自白通加猪胆汁汤。"脉暴出者死，微续者生"，白通汤加了两个药，一个是猪胆汁，一个用童便引阳入阴。

所以，从小定风珠就可以看到中医的传承和发展。

犀角地黄汤

时欲漱口不欲咽，大便黑而易者，有瘀血也，犀角地黄汤主之。邪在血分，不欲饮水，热邪燥液口干，又欲求救于水，故但欲漱口，不欲咽也。瘀血溢于肠间，血色久瘀则黑，血性柔润，故大便黑而易也。犀角味咸，入下焦血分以清热，地黄去积聚而补阴，白芍去恶血、生新血，丹皮泻血中伏火，此蓄血自得下行，故用此轻剂以调之也。

（甘咸微苦法）　干地黄（一两）　丹皮（三钱）　生白芍（三钱）　犀角（三钱）水五杯，煮取二杯，分二次服，渣再煮一杯服。

在治疗温病方面，还有百合地黄汤加减，后面我们要讲。百合地黄汤是一个治温病的方，治疗温病热入厥阴心包的效果非常好，比清宫汤等方剂的效果还好。还有少阴肾的犀角地黄汤以及厥阴的乌梅丸。

"时欲漱口不欲咽，大便黑而易者，有瘀血也，犀角地黄汤主之。""时欲漱口不欲咽"，这是有瘀血，后面我们要讲。"大便黑而易者"，大便色黑反易有蓄血，我们在阳明病篇已经讲过。犀角地黄汤治的瘀血，中医讲是热沸血瘀，西医认为是炎症启动了人体的凝血系统，引发高凝状态，最后可以导致 DIC（弥散性血管内凝血）。犀角地黄汤用地黄、丹皮，这是肾气丸法；加犀角清热、芍药敛阴，其中芍药敛阴还可活血。芍药配丹皮是相须为用，一个清热，一个敛阴。它们的有效成分都包含芍药苷，丹皮还含有丹皮酚，两个药合起来能够增强疗效。如果是寒证怎么办？去了犀角、芍药，加肉桂、附子，这是肾气丸的办法，两方一寒一热而已。

关于少阴病篇与温病的关系，我们就讲到这里。大家要清楚少阴温病的用药是怎么来的以及少阴温病与厥阴温病的关系，还是三阴递进的关系。】

黄连粉证

546. 浸淫疮，黄连粉主之。（方未见）（金匮·疮痈肠痈浸淫病篇）

【《素问·至真要大论》病机十九条云：诸痛痒疮，皆属于心。黄连粉外用可也。】

【"浸淫疮，黄连粉主之"。《素问·至真要大论》："诸痛痒疡，皆属于心。"书上没有写方，其实，把黄连打粉，外用就有效。黄连粉这个方就是黄连打粉，还是有别的药，我们不知道，但是至少单用一味黄连打粉就有效。】

547. 浸淫疮，从口流向四肢者可治，从四肢流来入口者，不可治。(金匮·疮痈肠痈浸淫病篇)

【这是湿毒内陷。】

548. 呕家有痈脓者，不可治呕，脓尽自愈。(厥阴病篇·376)

【"呕家有痈脓者，不可治呕，脓尽自愈"，就是脓出来之后，呕吐自止。这几条较为简单，不需要多讲了。】

泻心法小结

下面，我给大家总结一下泻心法（图6）。

泻心汤治疗心火炽盛，木生火，火生土，故用黄芩清肝，黄连清心，大黄攻下泻土。这是泻心法，既清肝，又清阳明，从心的子母两经去泻，称为泻心汤。如果是寒热错杂，则用黄芩、黄连配附子，此为附子泻心汤。附子泻心汤与泻心汤的区别是治疗寒热错杂。如是虚实错杂，则用半夏泻心汤、甘草泻心汤或生姜泻心汤。这3个方都用黄芩、黄连泻心，用半夏、干姜、人参温中，治疗的都是虚实错杂证。泻心泻治哪里？"心下痞"，心下是心火宣布其化之地，阳土所生在君火。由于胃口不好，黄连只用3g。小剂量的黄连开胃，大剂量的黄连败胃。苦味能开胃，黄连、龙胆草等味道特别苦的药，用1~3g煎服，或者0.5~1g吞服，具有开胃的作用。

半夏泻心汤去掉半夏、大枣、甘草是干姜黄芩黄连人参汤，可治疗寒格，治疗糖尿病也有效。半夏泻心汤去黄芩加桂枝，则为黄连汤。黄连、桂枝、半夏、干姜是黄连汤的主药，能够治疗失眠。为什么黄连汤能够治疗失眠呢？因为心烦不得卧是少阴病，用桂枝是防己地黄汤的配伍。方中的黄连能够镇静，桂枝也能镇静。如果把桂枝换成肉桂，则是交泰丸。为什么黄连汤里有半夏？失眠患者如有消化不良，要重用半夏。胃络通于心，这是《黄帝内经》的半夏秫米汤法。黄连汤里还有干姜。我告诉大家，干姜也有镇静的作用，这已经过现代药理研究的证实。对于阳虚型的烦躁、失眠，干姜具有镇静的作用，代表处方是干姜附子汤，可治疗"昼日烦躁不得眠"。干姜有镇静作用，是不是也能治阴虚失眠呢？那是不行的！大家不能够照搬，要根据具体情况用药。

泻心汤治疗便秘，如果腹泻，把大黄换成葛根，则是葛根芩连汤。无论便秘，还是腹泻，泻心汤、葛根芩连汤治的都是实证。如果是虚证，就不能用葛根、大黄了，要用芍药、阿胶、鸡子黄，即为黄连阿胶汤。少阴阴虚用地黄补肾，芍药清肝，黄连清心。我们讲心肝肾，气升水布，火降血下，人身的3个火——君火、相火、命火，分别对应黄连、芍药、生地。这3个药加黄芩、黄连，就是黄连阿胶汤；加附子、干姜、伏龙肝，就是黄土汤。前者治热证出血，后者治寒证出血。

黄连阿胶汤的热证，如果夹湿则用三物黄芩汤，把黄连变成苦参。苦参能清心，故能治疗失眠、心律失常。如果湿邪较重，伴有小便不利，则用猪苓汤。以上是泻心法的加减变化。

酸枣仁汤证

549. 虚劳虚烦不得眠，酸枣仁汤主之。（金匮·血痹虚劳病篇）

【少阴肾，用知母。心火不寐用黄连阿胶汤，肾火不寐用酸枣仁汤，此皆神病。】

酸枣仁汤
酸枣仁（二升）　甘草（一两）　知母（二两）　茯苓（二两）川芎（二两）（深师有生姜二两）
上五味，以水八升，煮酸枣仁得六升，纳诸药煮取三升，分温三服。

【酸枣仁汤证的特点是有阴虚，用知母配酸枣仁养阴。知母能够消炎、止痛、消肿、镇静，相当于西医的解热镇痛药；知母养阴，能够调节皮质激素的昼夜节律。我们知道人体的皮质激素在早上有一个分泌高峰，下午又有一个分泌高峰，到了晚上分泌下降，进入低谷。所以，人的大部分事情是在上午做，从早上八点开始，那是最高的一个峰，到下午午睡以后还有一个小小的峰。如果你觉得下午的精力比上午好，那是不正常的。正常应该是上午的精力比下午好。到了晚上，皮质激素水平降低，人就该睡觉了。如果晚上激素水平不低，就会失眠、五心烦热，进而消瘦。因为晚上以合成代谢为主，如果合成代谢不够，加之激素水平没有降下来、心率快、手心出汗、失眠，就容易消瘦，这种情况可用知母。

虚性亢进有两种：阴虚之人容易虚性亢进，比如肾阴虚患者性兴奋的频率升高，但是维持的时间很短；阳虚之人也易虚性亢进，若手足心烦热是桂枝加龙骨牡蛎汤证，这也是虚性亢进，性兴奋的时间也短。阳虚之人也有的萎靡不振，比如麻黄附子甘草汤证就很萎靡，需要用兴奋性药物。

我们讲了黄连阿胶汤、酸枣仁汤，黄连阿胶汤治疗心阴虚，如果兼有肾阴虚，可以加知母。】

百合病

550. 论曰：百合病者，百脉一宗，悉致其病也。意欲食复不能食，常默然，欲卧不能卧，欲行不能行，饮食或有美时，或有不用闻食臭时，如寒无寒，如热无热，口苦，小便赤，诸药不能治，得药则剧吐利，如有神灵者，身形如和，其脉微数。每溺时头痛者，六十日乃愈；若溺时头不痛，淅然者，四十日愈；若溺快然，但头眩者，二十日愈。其证或未病而预见，或病四五日而出，或病二十日，或一月微见者，各随证治之。（金匮·百合狐惑阴阳毒病篇）

【其脉微数，因有地黄。防己地黄汤其脉浮，麻黄附子甘草汤脉沉，头痛用百合强天门，小便不利用地黄填地户。主方百合地黄汤，发汗后用知母，下之后用滑石代赭汤，吐之后用鸡子黄，变成渴用洗方，变发热用百合滑石散。】

【百合病是很难讲的一个病。《金匮要略·百合狐惑阴阳毒病脉证并治》："百合病者，百脉一宗，悉致其病也。意欲食，复不能食，饮食或有美时，或有不用闻食臭时。"我把条文次序稍微变了一下，这样读起来更好懂。"欲卧不能卧，欲行不能行，如寒无寒，如热无热，常默然，口苦，诸药不能治，得药则剧吐利。如有神灵者"，究竟有没有神灵，我们也不知道。"身形如和，其脉微数，小便赤，每溺时头痛者六十日乃愈，若尿时头不痛淅然者四十日愈；若尿快然，但头眩者二十日愈。其证或未病而预见，或病四五日而出，或病二十日，或一月后见者，各随证治之。时头痛者六十日乃愈，若溺时头不痛淅然者四十日愈；若溺快然，但头眩者二十日愈。其证或未病而预见，或病四五日而出，或病二十日，或一月后见者，各随证治之"。

条文描述得很复杂。"意欲食，复不能食，饮食或有美时，或有不用闻食臭时"，是指有时想吃东西，有时又不想吃。"欲卧不能卧，欲行不能行，如寒无寒，如热无热，常默然"，想躺下，躺一会儿又不舒服，站起来，站一会儿也不舒服；说有寒又不像寒证，说有热也不像有热；自己经常默然，指做思考者的姿态，整天杞人忧天。"口苦，诸药不能治，得药则剧吐利"，口苦，吃什么药都治不好，吃药以后还吐利。大家有没有见过黄连温胆汤证的患者服药后吐的？治失眠时用了黄连温胆汤，如果患者服药之后呕吐，那就是个百合病。"身形如和，其脉微数"，为什么"其脉微数"呢？因为有热。"小便赤，每溺时头痛者"，小便赤，而且小便时还头疼，或者头不疼而是头眩。"若尿时头不痛淅然者"，什么叫淅然？就是小便时不舒服，鸡皮疙瘩都起来了。"其证或未病而预见"，可以告诉你1周、2周以后的症状。

通过这些症状的描述，大家会发现，这是一个典型的抑郁症，也可以是神经官能症，比如神经性尿频。这个病"其脉微数"，防己地黄汤证是浮脉，麻黄附子甘草汤证是沉脉，而百合地黄汤证是数脉，微数是稍微有点快。头痛用百合，小便不利用地黄，这就是百合地黄汤。

百合病的主方是百合地黄汤，发汗以后，用知母；下之后，用滑石代赭汤；吐之后，用百合鸡子黄；变成渴，用百合洗方；变发热，用百合滑石汤。这是百合地黄汤的种种变化。】

551. 百合病，不经吐、下、发汗，病形如初者，百合地黄汤主之。（金匮·百合狐惑阴阳毒病篇）

【百合病，每溺时头痛者，六十日乃愈；若溺时头不痛，淅然者，四十日愈；若溺快然，但头眩者，二十日愈。头痛者，病在天门，溺者，地户开。人身者，上有天门，下有地户，即《素问·上古天真论》所谓地道也。出生之后，囟门未闭，此天门开；渐天门闭合，至青春期而地道开，男子射精，女子月经；绝经后地道坏，故形坏而无子。经云：天一生水，地六成之。此方以百合养天门之阴，地黄补地户之水。此方并治痛风，此证尿酸升高，尿酸者，自地道小便排出，然属先天之遗传物质核酸代谢废物也。】

百合地黄汤

百合（擘，七枚）　生地黄汁（一升）

上以水洗百合，渍一宿，当白沫出，去其水，更以泉水二升，煎取一升，去滓，纳地黄汁，煎取一升五合，分温再服。中病勿更服，大便当如漆。

【大便当如漆，以地黄取汁可通腑，后世《温病条辨》之增液承气汤法从此出。与温病津伤便秘，地黄一味取汁，又高一筹。增液承气汤：元参、麦门冬、细生地、大黄、芒硝。

重订121条：**防己地黄汤：治病如狂状，妄行，独语不休，无寒热，其脉浮**。百合地黄汤以百合配地黄，此方用桂枝甘草汤合防己防风配地黄，皆治少阴神志病，一阴一阳。

后世《温病条辨》清宫汤治温病伤阴，邪陷心包，发热，神昏谵语，用元参、莲子、竹叶、连翘、犀角、麦门冬。余取竹叶石膏汤意，以百合地黄汤加竹叶引热下行，治温病营血重症，神昏舌干无苔，亦效。

此又滋养肺阴法。《慎斋遗书》百合固金汤：百合、熟地、生地、当归、贝母、白芍、甘草、桔梗、元参、麦门冬。】

【"百合病，不经吐、下、发、汗，病形如初者，百合地黄汤主之"，这条说明百合地黄汤是治疗百合病的主方。这个方还能治疗痛风偏阴虚的人。痛风患者的尿酸升高，尿酸是我们先天遗传物质核酸的代谢废物。两精相搏谓之神，其实就是在讲我们的 DNA。两精相搏之后，精子被降解掉了、不存在了，只有它的 DNA 与卵子的 DNA 相结合。受精卵由一个细胞分裂为 4 个细胞，4 个细胞分裂为 8 个细胞……卵裂的时候，里面的营养物质被消耗掉，最终留下的是这套 DNA。它们的代谢废物是尿酸，通过小便排出。

为什么百合地黄汤能够治疗痛风呢？因为百合含有秋水仙碱。山慈姑也含有秋水仙碱。两药的区别是：山慈姑用于痰湿，百合用于阴虚。

百合地黄汤的服用法比较特殊，把百合与生地取汁。百合浸泡之后，会出泡泡，需要去掉上面的泡泡，然后与地黄汁一起服用。服用以后大便常如漆，大便发黑，这是地黄的颜色，没有关系的。

百合地黄汤与防己地黄汤的区别是什么？百合地黄汤治阴虚，用百合配地黄；防己地黄汤证有寒，用桂枝配地黄。两方都可以镇静，都能够治疗神志病，一寒一热，一阴一阳。

地黄取汁，可以通大便。增液承气汤用玄参、麦门冬、生地、大黄、芒硝，即为增液汤合承气汤。有一个比较简单的通便办法，单用一味生地绞汁，通大便的效果也很快。生地绞汁比煎汤通便的作用更强，这是一个办法。可见，如果用伤寒的办法，可以用得极简，用温病的办法就稍微复杂一点。

后世《温病条辨》用清宫汤治疗温病伤阴，邪陷心包，发热，神昏谵语，方用玄参、莲子、竹叶、连翘、犀角、麦门冬。而我喜欢用百合地黄汤加淡竹叶治疗温病重症，即所谓的热陷心包。如果还有热加连翘，如果还有发烧加石膏。这个办法见效非常快，远比清宫汤见效要快。以前，我也用清宫汤治疗温病热入心包，但是见效最快的是百合地黄汤。有的患者用 1 ~ 2 剂药，就能苏醒过来。用此方的剂量要大，别只开 5g 生地，起步 30g 百合、30g 生地。具体需要 30g 生地还是 60g 生地，需要根据大便情况定。最低的剂量是 30g 百合，30g 生地。百合可以开到 30 ~ 60g，生地可以开到 30 ~ 150g。方中可加淡竹叶导热下行，热象明显再加连翘。如果患者有发烧加石膏。这个办法见效远比清宫汤要快，现在我治温病的这种情况，基本不用清宫汤，就用百合地黄汤。有人说《伤寒杂病论》的方不能治温病，其实不是不能治温病，能治！温病是有源流的。大家去思考这个方，它对感染有效，可以很快催醒感染性休克的患者。

后世从百合地黄汤发挥出滋阴养肺的方剂：百合固金汤。百合固金汤是在百合地黄汤的基础上加当归、贝母、芍药、甘草、桔梗、玄参、麦门冬。其中，玄参、麦门冬、桔梗、甘草是玄麦甘桔汤。百合地黄汤合上玄麦甘桔汤，就化生出百合固金汤。这是《慎斋遗书》里的处方，不属于温病的范畴，但是相似的方都要给大家讲一下。】

552. 百合病，发汗后者，百合知母汤主之。（金匮·百合狐惑阴阳毒病篇）

【汗伤阴，与知母。】

百合知母汤

百合（擘，七枚）　知母（切，三两）

上先以水洗百合，渍一宿，当白沫出，去其水，更以泉水二升，煎取一升，去滓；别以泉水二升煎知母，取一升，去滓；后合和煎，取一升五合，分温再服。

【"百合病，发汗后者，百合知母汤主之"，知母的用法已多次讲过，不用重复了。】

553. 百合病，下之后者，滑石代赭汤主之。（金匮·百合狐惑阴阳毒病篇）

滑石代赭汤

百合（擘，七枚）　滑石（碎，绵裹，三两）　代赭石（碎，绵裹，如弹丸大一枚）

上先以水洗百合，渍一宿，当白沫出，去其水，更以泉水二升煎取一升，去滓；别以泉水二升煎滑石、代赭，取一升，去滓，后合和重煎，取一升五合，分温服。

【滑石代赭汤是在百合的基础上加滑石和代赭石。】

554. 百合病，变发热者（一作发寒热），百合滑石散主之。（金匮·百合狐惑阴阳毒病篇）

【滑石退热，小便不利故用滑石。】

百合滑石散

百合（炙，一两）　　滑石（三两）

上为散，饮服方寸匕，日三服，当微利者，止服，热则除。

【滑石引热从小便去，百合配滑石叫百合滑石汤；加代赭石，叫作滑石代赭汤。】

555. **百合病，吐之后者，百合鸡子汤主之。**（金匮·百合狐惑阴阳毒病篇）

【鸡子黄，理同黄连阿胶汤。】

百合鸡子汤

百合（擘，七枚）　　鸡子黄（一枚）

上先以水洗百合，渍一宿，当白沫出，去其水，更以泉水二升，煎取一升，去滓，纳鸡子黄，搅匀，煎五合，温服。

【百合鸡子汤用鸡子黄与黄连阿胶汤用鸡子黄是一个道理——入肾。女性更年期患者的雌激素水平低了，疯疯癫癫的，如果偏阴虚就可以考虑百合鸡子汤。】

556. **百合病，一月不解，变成渴者，百合洗方主之。**（金匮·百合狐惑阴阳毒病篇）

百合洗方

上以百合一升，以水一斗，渍之一宿，以洗身，洗已，食煮饼，勿以盐豉也。

【百合可以外洗，外洗最主要的作用是养颜。百合地黄汤也能够使皮肤变得很嫩。如果外洗，地黄的颜色黑，而百合汁则没有颜色。】

557. **百合病，渴不瘥者，瓜蒌牡蛎散主之。**（金匮·百合狐惑阴阳毒病篇）

【百合、瓜蒌根、牡蛎，此皆治渴法。】

瓜蒌牡蛎散

瓜蒌根　牡蛎（熬），等分

上为细末，饮服方寸匕，日三服。

【"渴不瘥者"，就是口渴明显的，用瓜蒌牡蛎散。瓜蒌牡蛎散中天花粉治渴，牡蛎也是一个治渴的药，我们在《吴述伤寒杂病论研究》中已讲过。】

558. 百合病，见于阴者，以阳法救之；见于阳者，以阴法救之。见阳攻阴，复发其汗，此为逆，见阴攻阳，乃复下之，此亦为逆。（金匮·百合狐惑阴阳毒病篇）

【陈修园《时方歌括》载百合汤（百合、乌药）谓："此方余从海坛得来，用之多验。"《时方妙用》云："气痛，脉沉而涩，乃七情之气郁滞所致，宜百合汤。"百合病，见于阴者，以阳法救之，宜百合汤。】

【"见于阳者，以阴法治之""见于阴者，以阳法救之"。我们可以举两个例子，一个是百合配地黄，一个是桂枝配地黄，一寒一热。如果用百合，还可用乌药配百合，这就是陈修园的百合汤，治疗七情所致的疼痛。很多女性生气时，要么气得乳腺疼，要么气得胃疼，陈修园的百合汤治疗这种情况很有效。阴虚用地黄，有寒用乌药，乌药能够散寒还能疏肝，所以百合汤治疗寒证、热证的气滞胃痛都有效。】

甘草小麦大枣汤证

559. 妇人脏躁，喜悲伤欲哭，像如神灵所作，数欠伸，甘麦大枣汤主之。（金匮·妇人杂病篇）

【悲伤欲哭，喜哈欠，精神不振，或善太息。甘草、小麦、大枣，皆养心。浮热汗出者，小麦可与浮小麦。】

甘草小麦大枣汤

甘草（三两）　小麦（一升）　大枣（十枚）

上三味，以水六升，煮取三升，温分三服。亦补脾气。

【亦补脾气，故可治脾气虚之证，可合小建中汤。无饴糖，小麦代之。】

【还有一个少阴热化方是甘麦大枣汤。"喜悲伤欲哭"，女性更年期就常欲哭。"数欠伸"，即后世讲的"善太息"。我们在诊室经常看到有的患者刚进诊室，就"哎呀"叹一口气，这说明她精神有问题，是个神经官能症或者抑郁症。甘麦大枣汤用甘草、小麦、大枣养心，如果出汗太多，小麦可换成浮小麦。

最后有一句"亦补脾气"，就是说甘麦大枣汤还能补脾。此方还可以合上小建中汤，小建中汤的饴糖若没有，可用小麦代替；如果出汗多，可以用浮小麦；如果肚子饱胀，可用麦芽，小麦、浮小麦、麦芽都可以用。小建中汤中本有甘草、大枣，而饴糖就是麦芽糖，所以小建中汤可以用小麦、浮小麦、麦芽和麦芽糖。如果想佐一点凉药，可以学习张锡纯用麦苗。麦苗是小麦刚种上不久，长出来的嫩苗。麦苗可以代替茵陈，这两个药都偏凉。】

猪膏发煎证

560. 诸黄，猪膏发煎主之。（金匮·黄疸病篇）

【此血肉有情之品，治少阴黄疸便秘，内服外用皆可。】

猪膏发煎方

猪膏（半斤）　乱发（如鸡子大三枚）

上二味，和膏中煎之，发消药成，分再服。病从小便出。

【猪膏发煎是血肉有情之品，治少阴黄疸便秘，既可以内服，也可以外用。此方把猪油与乱发一起煎，以增加疗效。乱发就是血余炭，只不过没有烧成炭，而是煎服。】

561. 胃气下泄，阴吹而正喧，此谷气之实也，猪膏发煎导之。（金匮·妇人杂病篇）

【此外用通便法，治阴吹。重订384条：阳明病，自汗出，若发汗，小便自利者，此为津液内竭，虽硬不可攻之；当须自欲大便，宜蜜煎导而通之。若土瓜根及大猪胆汁，皆可为导。便秘者，或为阳明燥化，或为少阴精亏阴伤，此皆可导法。】

【处女没有阴吹，已婚妇女才有。猪膏发煎治阴吹，此为外用法。】

当归贝母苦参丸证

562. 妊娠，小便难，饮食如故，当归贝母苦参丸主之。（金匮·妇人妊娠病篇）

【苦参，治快速性心律失常及失眠，少阴热化专药。此方又为治尿路感染之淋证良方，并治阴疮带下。重订269条：《千金》三物黄芩汤：治妇人在草蓐，自发露得风，四肢苦烦热。重订570条：妊娠有水气，身重，小便不利，洒淅恶寒，起即头眩，葵子茯苓散主之。三方合用，可治男女泌尿生殖器感染。】

当归贝母苦参丸

当归　贝母　苦参（各四两）

上三味，末之，炼蜜丸如小豆大，饮服三丸，加至十丸。（男子加滑石半两。）

【男子加滑石半两，亦效。】

【当归贝母苦参丸治疗妊娠小便难。苦参是少阴热化的专药，可治疗快速性心律失常及失眠。此方又治尿路感染，治疗淋证、阴疮、带下都有效。

三物黄芩汤"治妇人在草蓐，自发露得风，四肢苦烦热"，方中也用苦参。当归贝母苦参丸与三物黄芩汤可合用，即当归贝母苦参丸可以加生地、黄芩，大家可以去看我们的验方九味黄芩汤。这个合方治什么？一治失眠，因为是少阴热化，方中的苦参治失眠；二治尿路感染，也治妇女的阴疮，带下，淋证，包括部分花柳病。

重订570条："妊娠有水气，身重，小便不利，洒淅恶寒，起即头眩，葵子茯苓散主之。"葵子茯苓散治小便不利。当归贝母苦参丸、三物黄芩汤、葵子茯苓散，这3个方可以合起来。瓜子属于葵子，生瓜子能利尿。古代的青楼多花柳病，生瓜子是必备食品。这些条文，我们现在看是尿路感染，或者花柳病。大家要去研究这几个方，如果治花柳病，还可以加土茯苓，这都是治花柳病的专药。

当归贝母苦参丸如治疗男子，加滑石半两，可见此方可加滑石利尿。】

苦参汤证

563. 蚀于下部则咽干，苦参汤洗之。（金匮·百合狐惑阴阳毒病篇）

【狐惑，蚀于下部阴器，属少阴，故咽干。】

苦参汤方

苦参一升

以水一斗，煎取七升，去滓。熏洗，日三服。

【狐惑"蚀于下部"，下部指阴器，所以我们说苦参入少阴经。为什么咽干？因为"一阴一阳结谓之喉痹"，上面可出现咽喉的症状，下面可出现阴器的症状。阴器属少阴、厥阴两经，主管生殖。一般说苦参能杀虫、杀花柳病毒，可以治疗女性生殖系统的感染，如滴虫感染、支原体感染等，这些都是性传播疾病，还可治疗尿路感染。】

564. 蚀于肛者，雄黄熏之。（金匮·百合狐惑阴阳毒病篇）

雄黄

上一味，为末，筒瓦二枚合之，烧，向肛熏之。（《脉经》云：病患或从呼吸上蚀其咽，或从下焦蚀其肛阴。蚀上为惑，蚀下为狐，狐惑病者，猪苓散主之。）

【蚀于肛者，雄黄熏之。雄黄见火化为砒，起浓烟，甚不可闻，闻者厥，大毒。】

【这条也是讲狐惑病，狐惑病类似现在讲的白塞氏病。白塞氏病为什么叫狐惑呢？古人的这个病名取得很奇怪，有道教的影子。但是张仲景是医圣，他基本上让你看不出道教的影子，能改的、能修订的都变成了纯医学的术语，这很了不起。

"蚀于肛者，雄黄熏之"，这是一个道家的药。"筒瓦二枚合之，烧，向肛熏之"，用雄黄熏的时候要小心，因为怕中毒。下面瓦片加热，上面冒烟，冒的烟就是砒霜，容易引起中毒。"雄黄见火化为砒，起浓烟，甚不可闻，闻者厥"，这是大毒，熏的时候要注意。】

565. 小儿疳虫蚀齿方（金匮·妇人杂病篇）

雄黄　葶苈

上二味，末之，取腊月猪脂，熔，以槐枝绵裹头四五枚，点药烙之。

【后世雄黄治虫齿牙痛，法从此出。】

【"小儿疳虫蚀齿方"，用雄黄配葶苈子，可治牙疼。这个办法具有止痛作用，后世中医外科用的很多，其实出自《金匮要略·妇人杂病篇》。】

566. 病者脉数，无热，微烦，默默但欲卧，汗出。初得之三四日，目赤如鸠眼，七八日，目四眦（一本此有黄字）黑。若能食者，脓已成也，赤豆当归散主之。（金匮·百合狐惑阴阳毒病篇）

【赤小豆浸泡、发芽、曝干使用，益增清热凉血之功，后世温病用大豆卷，法从此出。】

赤豆当归散

赤小豆（三升，浸令芽出，曝干）　当归（三两）

上二味，杵为散，浆水服方寸匕，日三服。

【此多西医所谓白塞氏病，症见口、阴、肛溃疡，眼部病变，皮肤红斑，外伤及针刺部位红肿、脓疱。西医所谓自身免疫所致之血管炎也。

重订184条：狐惑之为病，状如伤寒，默默欲眠，目不得闭，卧起不安。蚀于喉为惑，蚀于阴为狐。不欲饮食，恶闻食臭，其面目乍赤、乍黑、乍白。蚀于上部则声喝（一作嗄），甘草泻心汤主之。不欲饮食，蚀于上部则声喝，此脓未成，甘草泻心汤主之。若能食者，脓已成，赤小豆当归散主之。蚀于阴者，苦参汤洗之。蚀于肛者，雄黄熏之。】

【赤小豆、当归能够解毒排脓，书中本是治百合、狐惑、阴阳毒，但是也可治疗化脓性感染性疾病。赤小豆用已经发芽的豆子，后世用的大豆卷也是发芽的豆子。原上海中医学院院长程门雪是丁甘仁一脉的温病学派，特别喜欢用大豆卷。

狐惑病描述的症状西医称为白塞氏病——口、阴、肛溃疡，眼部病变，皮肤红斑，外伤及针刺部位红肿、脓疱。大家知道外伤及针刺部位红肿、脓疱叫作什么吗？"若能食者脓已成"，这个病的特点是碰一下、打一针稍有点外伤，局部就红肿，形成脓疱，这是血管炎导致的局部脓疱。

为什么赤豆当归散有效呢？这种脓疱是无菌型炎症，本身是个血管炎，直接用一味抗炎的药物就能起作用，而当归就是一味抗血管炎的药。四妙勇安汤可治脱疽，脱疽就是血栓闭塞性脉管炎，是血管炎，方中也用当归。赤豆当归散中的赤小豆是解毒排脓药，当归是抗炎药，利用当归的抗炎作用治疗血管炎。

重订184条："狐惑之为病，状如伤寒，默默欲眠，目不得闭，卧起不安。蚀于喉为惑，蚀于阴为狐。不欲饮食，恶闻食臭，其面目乍赤、乍黑、乍白。蚀于上部则声喝（一作嗄），甘草泻心汤主之。不欲饮食，蚀于上部则声喝，此脓未成，甘草泻心汤主之。"

狐惑的特点是血管炎，是白塞氏病，属于少阴热化。狐惑如果脓未成，用甘草泻心汤，方中重用甘草，甘草具有类皮质激素样作用。甘草泻心汤治疗寒热错杂，方中有黄芩、黄连、半夏、干姜等药。之所以用半夏，是因为蚀于上部在咽喉，半夏是一个治疗咽喉的专药。狐惑能形成溃疡（血管炎形成溃疡），如果溃疡在肛门用雄黄，雄黄含有三氧化二砷，能够诱导免疫应答的淋巴细胞凋亡；如果蚀于阴者用苦参洗之，中医讲苦参入少阴经，治少阴湿热证，现代药理研究苦参具有免疫抑制作用，能够抑制免疫细胞的活化；如果脓已成，赤豆当归散主之，当归是一个抗血管炎症的药物，能够治疗血管炎引起的脓肿。

少阴热化不夹饮小结。关于少阴热化不夹饮，我们讲了黄连阿胶汤。如果伴肾虚，用酸枣仁汤，还可以合上养肾的药，比如加地黄。"诸痛痒疮皆属于心"，外用的方是黄连粉。然后讲了尿路感染，包含花柳病等。最后讲了狐惑。为什么我们把狐惑归在少阴病呢？因为蚀于生殖器，会导致生殖器的溃疡。前面的黄连阿胶汤、酸枣仁汤、黄连粉证，都比较常见，后面的尿路感染、花柳病和狐惑现在都不常见了。】

二、少阴热化夹饮
猪苓汤证
567. 少阴病，下利六七日，咳而呕渴，心烦不得眠者，猪苓汤主之。（319）

【此少阴热化夹饮证，方中阿胶养少阴心之阴血，猪苓、茯苓、泽泻三泻去水饮，更加滑石利尿。与五苓散，一阳虚饮停，一阴虚饮停，一用桂枝配白术，一用阿胶配滑石。此方治少阴热化夹饮之心烦、失眠。其要在黄连阿胶汤少苔，猪苓汤厚苔也。

　　重订 65 条：呕吐而病在膈上，后思水者，解，急与之；思水者，猪苓散主之。用猪苓、茯苓、白术。】

　　猪苓汤

　　猪苓（去皮）　　茯苓　阿胶　泽泻　滑石（各一两）

　　上五味，以水四升，先煮四物，取二升，去滓，纳阿胶烊尽。温服七合，日三服。

　　【此方与黄连阿胶汤有夹饮、不夹饮之别，唯阿胶不变。青龙发表行水，主以麻黄之青；白虎清热透表，主以石膏之白；朱雀泻火安神，主以阿胶之朱；玄武温阳化饮，主以炮附之黑；理中温中散寒，主以干姜之黄。】

　　【"心烦不得眠"与黄连阿胶汤证相同，"咳而呕渴"是黄连阿胶汤证所没有的。猪苓汤治少阴热化夹饮，方用阿胶养血，茯苓、猪苓、泽泻（三泻）利尿、去水，加滑石利尿。猪苓汤与黄连阿胶汤的区别是什么？黄连阿胶汤治少苔，用黄芩、黄连清热；猪苓汤治厚苔，用茯苓、猪苓、泽泻、滑石。猪苓汤与五苓散有没有区别？有。五苓散治阳虚引起的饮停，用桂枝配白术，加茯苓、猪苓、泽泻，用于膀胱蓄水证；猪苓汤治阴虚水停，用阿胶配滑石，加茯苓、猪苓、泽泻，用于少阴病。

　　重订 65 条："呕吐而病在膈上，后思水者，解，急与之；思水者，猪苓散主之。"记住：猪苓散和猪苓汤不是一个方。猪苓散用猪苓、茯苓、白术，是一个健脾利水的方，具体在膀胱蓄水中已讲过。我们讲"自利不渴属太阴"，这里用茯苓、猪苓、白术，为什么会"思水"呢？我们讲的"自利不渴属太阴"，是针对理中丸讲的，方中有干姜，可以治疗腹泻。

　　猪苓汤与黄连阿胶汤的区别是夹饮和不夹饮。《伤寒杂病论》中，青龙发表行水，用麻黄之青；白虎清热透表，用石膏之白；朱雀（黄连阿胶汤）泻火安神，用阿胶之朱；玄武温阳化饮，用炮附之黑；理中温中散寒，用干姜之黄。

朱雀、玄武是道教的说法，张仲景不这么讲，他不叫朱雀汤而叫黄连阿胶汤，不叫玄武汤而叫真武汤。我们从《黄帝内经》中，可以非常明显地看到道教或道家的内容。道教本身也收录了《黄帝内经》。为什么说道教或道家呢？因为《黄帝内经》成书于春秋战国时代，东汉时期又补充了一些文字，而道家始于周代，代表人物是成都青羊宫出生的李耳，道教始于东汉四川张道陵的"五斗米道"，《黄帝内经》成书时有没有道教，我们不确定。但是，我们可以很明显地看到《黄帝内经》受到了道家哲学思想的影响。

我们在《伤寒杂病论》中，看到的是张仲景力图把医学与宗教相区别，极力把两者分开。书中序言里讲"怪当今居世之士，曾不留神医药，精究方术"，方术就涉及道教的内容。后文又讲"自非才高识妙，岂能探其理致哉"，道理很复杂，一般人懂不了，所以他就只以应用为主，不讲明了。他用最简单的语言去解释，力争把中医变得不那么玄。张仲景的时代已经有了道教。虽然他力图把《伤寒杂病论》与道教相区分，但是区分得不彻底，仍用了青龙、白虎等名称。如完全区别小青龙汤可以叫干姜麻黄汤，白虎汤可以叫石膏知母汤。真武汤未必是张仲景改的，可能是唐代为了避玄宗的讳，把玄武改为了真武。我个人的观点是在一定程度上，要把医学与哲学以及宗教适当画一道线，这对学医是有好处的。】

568. 脉浮发热，渴欲饮水，小便不利者，猪苓汤主之。（阳明病篇·223）（金匮·消渴小便不利淋病篇同）

【脉浮发热，渴欲饮水，小便不利，此夹饮，寒化者五苓散，热化者猪苓汤。

重订55条：脉浮、小便不利、微热、消渴者，五苓散主之（即猪苓散）。此证并见咳、呕，与五苓散相仿。】

【"渴是少阴不化津"，因夹饮小便不利，用猪苓汤利尿。此方与五苓散都治口渴、小便不利，都有发热脉浮。为什么脉浮？因为发热。为什么发热？饮邪可以导致发热。饮邪发热最常见的是五苓散证，如果偏阴虚则是猪苓汤证。瘀血也可以发热，比如温经汤证。阳虚也可以发热，麻黄细辛附子汤是太少两感证，最典型的阳虚内伤发热是二加龙骨汤（虚羸浮热汗出者，除桂加白薇、附子）。气虚也可以发热，可用黄芪建中汤，或者后世的补中益气汤。六经病皆可有发热，详见我们的《吴述伤寒杂病研究·解热法》。】

569. 阳明病，汗出多而渴者，不可与猪苓汤。以汗多胃中燥，猪苓汤复利其小便故也。（阳明病篇·224）

【阳明病，汗出多而渴者，汗多胃中燥，易转腑实，此阴多不足，无水湿，不可与猪苓汤。

《温病条辨》：湿温久羁，三焦弥漫，神昏窍阻，少腹硬满，大便不下，宜清导浊汤主之。用猪苓、茯苓、寒水石、晚蚕沙、皂荚子，猪苓汤去阿胶之养阴血，加晚蚕沙、皂荚子化浊。蚕沙为蚕粪，以浊化浊；皂荚子除污垢，尤擅化浊气。

《温病条辨》：脉缓身痛，舌淡黄而滑，渴不多饮，或竟不渴，汗出热解，继而复热，内不能运水谷之湿，外复感时令之湿，发表攻里，两不可施，误认伤寒，必转坏证，徒清热则湿不退，徒祛湿则热愈炽，黄芩滑石汤主之。方用猪苓、茯苓皮、滑石、黄芩、大腹皮、白蔻仁、通草，猪苓汤去阿胶之养阴血，加黄芩、大腹皮、白蔻仁、通草利湿热。】

【这条在讲鉴别诊断。为什么提到"不可与猪苓汤"？因为阳明病也有发烧、出汗、口渴、小便不利，就像是一个猪苓汤证，但是完全不同。猪苓汤的发热是饮邪所致，脉象是芤脉。大家记住，临床上只要患者舌苔厚腻，摸着脉芤，首先要考虑猪苓汤。什么是芤脉？就是按着有力，稍微一按就无力，就像按葱皮的感觉。芤脉在临床很常见，比如肾虚之人常有芤脉，这是因为精血同源。因此，张景岳总要加当归、枸杞子等补精血的药，金水六君煎就用当归配熟地。

寒温可以一统，下面我们讲《温病条辨》对饮邪的论述："湿温久羁，三焦弥漫，神昏窍阻，少腹硬满，大便不下，宜清导浊汤主之。""湿温久羁，三焦弥漫"，三焦辨证特别适合湿热病，卫气营血特别适用于温热病。宜清导浊汤用猪苓、茯苓、寒水石、晚蚕沙、皂荚子。此方与猪苓汤的区别是猪苓汤治疗小便不利，宜清导浊汤治疗大便不利；宜清导浊汤把猪苓汤的滑石变成寒水石，再加蚕沙和皂荚子。其中，猪苓、茯苓、寒水石能利小便，寒水石还可清热；蚕沙、皂荚子能够化浊、通大便。寒水石与石膏、滑石有什么区别？滑石擅长利尿，石膏擅长清热，寒水石擅长清热利尿，这三味药可以合用，也可以分用。为什么用蚕沙？用蚕的粪以浊化浊。如果有瘀血可用寒号鸟的粪——五灵脂。皂荚子擅长化浊气，过去人们用它洗衣服。比如结直肠癌痰瘀互结，我常在此方中加五灵脂，还可加僵蚕。僵蚕与蚕沙的区别是僵蚕擅长息风、消肉，能够息肝风，治息肉；蚕沙擅长化浊。大家常用宣清导浊汤吗？不多。因为大家不治肿瘤。治疗下焦湿热郁闭的结直肠癌时，宣清导浊汤除了加五灵脂等药，还可以合上铃医的牛郎串——槟榔、牵牛子等，也可以加商陆利尿。这是告诉大家一个治疗方向，临床需要综合运用。

《温病条辨》："脉缓身痛，舌淡黄而滑，渴不多饮，或竟不渴，汗出热解，继而复热，内不能运水谷之湿，外复感时令之湿，发表攻里，两不可施，误认伤寒，必转坏证，徒清热则湿不退，徒祛湿则热愈炽，黄芩滑石汤主之。"方用猪苓、茯苓皮、滑石、黄芩、大腹皮、白蔻仁、通草，猪苓汤去阿胶之养阴血，加黄芩、大腹皮、白蔻仁、通草利湿热。"脉缓身痛，舌淡黄而滑"是有湿热，舌黄有热，舌滑有湿。"渴不多饮，或竟不渴"，也是因为有湿热。"汗出热解，继而复热"，正常情况下汗出热解，应该脉静身凉。如果不是脉静身凉则是温病。《伤寒论》讲汗出而脉静身凉，如果"汗出热退，继而复热"则是温病，可用于鉴别伤寒。"内不能运水谷之湿，外复感时令之湿"，有湿病的人在内脾虚生湿，在外感受时令的湿邪，这是内外感召。我们在《吴述伤寒杂病论研究》讲过形体一气。人自身会产生六气——风、寒、火、热、燥、湿。"太阳之上，寒气至之""少阴之上，热气至之"……阴阳化五行，五行化生六气，这是人自身的六气。自然界的六气——风、寒、暑、热、燥、湿，与人之六气之间相互感召，内湿重的人就容易感受外部的湿邪。"发表攻里，两不可失，误认伤寒，必转坏证"，不能当伤寒去治。"徒清热则湿不退，徒祛湿则热愈炽"。为什么"徒祛湿则热愈炽"？因为湿为阴邪，非温不化，祛湿如用温药容易导致发热增加。

黄芩滑石汤用猪苓、茯苓、滑石，此为猪苓汤法，加黄芩、大腹皮、白蔻仁、通草清热利湿。为什么不用阿胶？因为这是实证，而猪苓汤治虚证。最简单的区别是猪苓汤证脉芤，常伴睡眠不好，所以用阿胶。】

葵子茯苓散证

570. 妊娠有水气，身重，小便不利，洒淅恶寒，起即头眩，葵子茯苓散主之。（金匮·妇人妊娠病篇）

【可与猪苓汤合用，又治花柳淋病。葵者，水也，天一生水，花柳日久，伤及先天，不得生育也。《太平惠民和剂局方》石韦散：滑石、葵子、瞿麦、石韦、芍药、甘草、木通、王不留行、当归、白术。瞿麦，瓜蒌瞿麦丸治小便不利。瞿麦、石韦，又见之于鳖甲煎丸，以肝硬化、多腹水、小便不利故也。木通，当归四逆汤用之，通可去闭，治小便不利。】

葵子茯苓散
葵子（一斤）　　茯苓（三两）
上二味，杵为散，饮服方寸匕，日三服，小便利则愈。

【热化夹饮还有一个方是葵子茯苓散。我们在前面讲花柳病、女性尿路感染的时候讲过女性的尿道短，容易感染。

"妊娠有水气，身重，小便不利，洒淅恶寒，起即头眩，葵子茯苓散主之。"这里的小便不利可以是女性的尿路感染，也可以是花柳病。"葵者，水也，天一生水，花柳日久，伤及先天，不得生育也"，花柳病也可以导致不育。

《太平惠民和剂局方》的石韦散用滑石、葵子、瞿麦、石韦、芍药、甘草、木通、王不留行、当归、白术，治石淋。《伤寒杂病论》的瓜蒌瞿麦丸也治小便不利。瞿麦、石韦又见于鳖甲煎丸，用以治疗肝腹水导致的小便不利。

葵子茯苓散用葵子利尿，再加茯苓。平时小便不好解，如是少阴热化夹饮证，可以吃点生瓜子利尿。不能用炒瓜子，炒瓜子吃多了上火。】

蒲灰散证

571. 小便不利，蒲灰散主之，滑石白鱼散、茯苓戎盐汤并主之。（金匮·消渴小便不利淋病篇）

【蒲灰，与蒲黄，亦效。《千金要方》载蒲黄、滑石两味治小便不利，茎中疼痛，小腹急痛。

重订 554 条：**百合病，变发热者，百合滑石散主之。**

重订 562 条：**妊娠，小便难，饮食如故，当归贝母苦参丸主之。男子加滑石半两。**后世失笑散，以蒲黄配五灵脂，又一法。后世六一散，滑石配甘草，又一法。再加朱砂清心，名益元散；加青黛清肝，名碧玉散；加薄荷发表，名鸡苏散。

《重订严氏济生方》小蓟饮子：生地黄、滑石、蒲黄、藕节、小蓟根、通草、淡竹叶、当归、山栀子仁、甘草。方中地黄独重，法百合地黄汤。地黄之用，如龙胆泻肝汤，皆用于湿热小便不利，非阴虚之谓也。地黄配利水药，法出金匮肾气丸，地黄配茯苓。】

蒲灰散
蒲灰（七分）　滑石（三分）
上二味，杵为散，饮服方寸匕，日三服。

滑石白鱼散
滑石（二分）　乱发（二分，烧）　白鱼（二分）
上三味，杵为散，饮服半钱匕，日三服。
【此水肿小便不利伴低蛋白血证者佳。】

茯苓戎盐汤
茯苓（半斤）　白术（二两）　戎盐（弹丸大，一枚）
上三味，先将茯苓、白术煎成，入戎盐，再煎，分温三服。
【戎盐又名青盐，《本草纲目》云功同食盐，可用食盐取代。咸入肾，此小便不利当伴低钠者佳，如肝腹水因腹压升高而进食困难，乃至低钠患者。至于肾虚小便频多者亦可，然水肿小便不利而无低钠者慎之，以盐多加重水肿故也。】

【蒲灰散用蒲灰、滑石治小便不利。滑石白鱼散、茯苓戎盐汤也可以治小便不利。蒲灰现在不好找，可以用蒲黄代替。蒲黄既能活血，又能利尿。我们讲了当归贝母苦参丸、三物黄芩汤、葵子茯苓散、蒲灰散，大家可以把这几个方合起来灵活运用。如果慢性尿路感染表现为虚证，阳虚可用瓜蒌瞿麦丸，阴虚脉芤可用猪苓汤。为什么慢性尿路感染可以出现猪苓汤证？促红细胞生成素是肾脏分泌的，慢性上尿路感染导致的慢性肾盂肾炎，可以引起颗粒性肾萎缩，甚至出现肾性贫血，因此表现出芤脉。有些患者还没有出现肾性贫血的时候，就已经是芤脉了，可见中医诊断是敏感的。

《千金要方》用蒲黄、滑石治小便不利、茎中疼痛。蒲黄利尿又活血，特别适用于伴有尿痛的小便不利。我们讲尿频、尿急、尿痛，如果有尿痛，加蒲黄；如果有白浊加葵子、土茯苓。白浊是生殖器的分泌物，尿白浊多是淋病、花柳病。失笑散用蒲黄配五灵脂，这里是尿路感染，所以不用五灵脂，而用滑石利尿。

"百合病，变发热者，百合滑石汤主之"，此方也用滑石利尿。"妊娠，小便难，饮食如故，当归贝母苦参丸主之"，男子加滑石半两。后世六一散用滑石配甘草，再加朱砂清心名益元散，加青黛是碧玉散，加薄荷是鸡苏散，这些都是治温病的办法。

《重订严氏济生方》小蓟饮子，有生地、滑石、蒲黄、藕节、小蓟、通草、淡竹叶、当归、栀子、甘草，这是在蒲灰散中加了一些凉血、止血的药物。方中的藕节、小蓟都能止血，治血之炽热；通草、淡竹叶能够利尿。为什么加生地？教科书告诉我们养阴用生地，这是个实热病怎么能加生地？如果患者没有阴虚，按照教科书的说法，大家就算会背小蓟饮子，开方时都会把生地去掉。实际上，小蓟饮子用生地不需要有阴虚，龙胆泻肝汤治疗湿热也不需要有阴虚，这与九味羌活丸用地黄是一个道理，大家不要被教科书局限了思维。

蒲灰散特别适用于尿痛，因为蒲黄活血止痛。滑石白鱼散用滑石、乱发、白鱼，最适用于伴有低蛋白血症的水肿、小便不利。茯苓戎盐汤用茯苓、白术、盐。方中的盐是青盐，现在难以找到，只有用食盐代替。为什么治疗水肿还用盐呢？咸入肾，小便不利伴有低钠时，才可用茯苓戎盐汤，否则盐吃多了，会更肿。我们知道水肿患者经常伴低钠血症、低蛋白血症，其中低蛋白血症需要补充蛋白，可用滑石白鱼汤；低钠血症需要补充盐，可以用茯苓戎盐汤。古人治疗这种病也不是一味利尿，现在大家如果一点现代医学的知识都没有，不会使用这些方子，可能一辈子都用不着。】

少阴热化小结

下面我来总结少阴热化。少阴热化分夹饮和不夹饮，这是肾病的特点。热化又分少阴心和少阴肾。

少阴心热化的最重要的代表方是黄连阿胶汤。温病在黄连阿胶汤的基础上有所发展，一是用地黄替代鸡子黄，一是加了息风的药。由此方，我们可看到温病对伤寒的发挥。概括地讲，温病对伤寒少阴热化的发挥，主要是几个方：第一，黄连阿胶汤加减，加了息风之类的药，用以治少阴病和厥阴病；第二，复脉汤加减，此为炙甘草汤去刚用柔；第三，百合地黄汤加减，温病学派没有这么用，这是我个人的加减，临床应用发现它比温病的治疗厥阴心包的方效果更好、更快、更直接；第四，少阴肾的犀角地黄汤加减，此方与肾气丸相关，前一方治热证，后一方治寒证；第五，乌梅丸的加减，我们在厥阴病篇去讲。

从黄连阿胶汤发展来的小定风珠，把黄芩、黄连换成了龟板、童便。因为有动风，所以用童便引阳入阴，用龟板潜阳息风并养心。大定风珠更加复杂，去了黄连阿胶汤的黄芩、黄连，把清热之药换成了加减复脉汤（炙甘草汤用柔），再加龟板、牡蛎、鳖甲。大定风珠如不用阿胶、鸡子黄，则为三甲复脉汤。

加减复脉汤治脉虚大，故用芍药；手足心热于手背，故用地黄。我们的抓独法、平脉法在此处都有体现，大家需要灵活应用。然后，我们讲了温病耳聋，这是肾虚，别以少阳证误治。这些都是对《伤寒杂病论》的发挥。

我们逐一讲解了《温病条辨》的八条，大家可去读《温病条辨》。加减复脉汤是炙甘草汤加白芍，治疗脉虚大。炙甘草汤加白芍，去了温药，再加龙骨、牡蛎潜镇，即为救逆汤。实际上，一甲复脉汤只加牡蛎，治脉数。一甲复脉汤的脉数不是有热，而是阴虚所致，如果脉数有热应用黄连阿胶汤。二甲复脉汤加鳖甲，治动风。三甲复脉汤加龟板，治心痛。心痛用龟板是对《伤寒杂病论》用瓜蒌、薤白、桂枝等药的发挥。犀角地黄汤是肾气丸去附子、桂枝，加芍药、犀角。

我们还讲了外用的黄连粉，以及泻心汤的变化。泻心法是黄芩配黄连，大便秘的用大黄，大便稀的用葛根；虚用黄连、黄芩配阿胶、芍药、鸡子黄；寒热错杂加附子；虚实错杂加半夏、干姜、人参。

少阴热化分心与肾，肾虚有热加知母，没有热加地黄。

少阴热化证的另一个病是百合病，主方用百合地黄汤。百合病见于多种神经官能症、痛风、神经性尿频等。百合地黄汤与防己地黄汤是一阴一阳。百合地黄汤比清宫汤的疗效更快。百合地黄汤加上治疗少阴咽痛的玄麦甘桔汤，就是百合固金汤。我们讲了一个大的原则：如果百合地黄汤不用地黄，可用鸡子黄。鸡子黄能够更直接地补充胆固醇合成甾体激素。这两个药可以相互替代，也可以一起用。地黄能够提高甾体激素的合成，但是合成甾体激素需要原料。原料从哪来？鸡子黄。形象地讲，地黄等补肾的药能够让工厂开动马力去生产，但是得有原材料。陈修园还有一个百合汤，把地黄换成乌药，能够治疗肝气郁积。

甘麦大枣汤治疗妇人更年期的脏躁。方中的小麦既养心又补脾，还可以合小建中汤。少阴热化还有一方是猪膏发煎，治疗黄疸、便秘。为什么它是少阴病？因为乱发（或血余炭）属肾，是个补肾的药，所以把它归在少阴。为什么阴吹是少阴病呢？因为阴吹为生殖系统的问题。当归贝母苦参丸、三物黄芩汤、葵子茯苓散治疗男女泌尿生殖系统感染、尿路感染。如果是男女生殖器的溃疡——白塞氏病，用苦参、雄黄等药，包括赤豆当归散。

少阴热化证不夹饮的主方是黄连阿胶汤，夹饮的主方是猪苓汤。猪苓汤与五苓散一寒一热。猪苓汤与黄连阿胶汤一个夹饮，一个不夹饮。小便不利所以夹饮，可用葵子茯苓散。如果茎中疼加蒲黄，蒲黄既活血又利尿，即为蒲灰散。如果蛋白低，用白鱼补充蛋白。如果是水肿导致的低钠血症，可加盐。

三、少阴寒化

少阴寒化证分夹饮和不夹饮、少阴心和少阴肾。我们先讲少阴心，然后再讲少阴肾。少阴心的一个主要特征是寒痰凝结，即为"病痰饮者，当以温药治之"。心阳虚之后导致寒痰凝结，发生胸痹，主要用瓜蒌、桂枝等药。这里讲心阳虚。前面讲过阴虚也可导致心绞痛，比如三甲复脉汤要用龟板。

心阳虚

572. 师曰：夫脉当取太过不及，阳微阴弦，即胸痹而痛，所以然者，责其极虚也。今阳虚知在上焦，所以胸痹、心痛者，以其阴弦故也。（金匮·胸痹心痛短气病篇）

【阳微者，寸脉微，上焦阳虚；阴弦者，关尺弦，痛故也，阳微阴弦，即胸痹而痛。】

【阳微者，寸脉微，此为阳虚，可用桂枝等药。阴阳脉法，寸脉之后属阴，尺脉之前属阳。阴弦是关脉弦，因痛而弦，疼痛之人可摸到弦脉。胸痹心痛不是时刻都发作，发作时可表现为阴弦，不发作时是阳脉微。大家要记住这四个字——"阳微阴弦"，这是冠心病的脉。望诊也可见到耳上的心脏皱褶。若耳垂对应心脏的部位出现皱褶，提示血管堵塞。

如果寸脉微，而且手心都是汗，那是桂枝甘草汤证。关脉弦，对应瓜蒌、薤白、桂枝等药。阳微阴弦不仅讲脉，还讲病机。阳微是阳虚，用薤白、桂枝；阴弦有痰饮，用瓜蒌、半夏。张仲景指出了胸痹的绝大部分症状，但是胸痹还有其他症状，比如合并高血压，出现阴虚，可用三甲复脉汤；还有瘀血导致的胸痹，需活血化瘀。】

瓜蒌薤白白酒汤证

573. 胸痹之病，喘息咳唾，胸背痛，短气，寸口脉沉而迟，关上小紧数，瓜蒌薤白白酒汤主之。（金匮·胸痹心痛短气病篇）

【寸脉沉，心阳虚；关脉紧，痛故也，寒故也。迟与数，若论脉搏次数，则矛盾，不可能迟数同见；若论脉来势态，即有无缓和之态，则可迟数同见于不同脉位。方中白酒助药力。】

瓜蒌薤白白酒汤
瓜蒌实（捣，一枚）　薤白（半升）　白酒（七升）

上三味，同煮取二升，分温再服。

【寸脉沉是心阳虚，关脉紧因痛因寒。问题是不仅沉而且迟，不仅紧而且数。寸脉沉迟叫作阳微，关脉紧叫作阴弦。那么迟与数怎么可能同时出现呢？迟与数有两种计算方法。一种是计算脉搏次数。如果以脉搏次数为准，迟与数绝不可能同时出现。因为桡动脉的搏动频率，就是心脏的频率，正常人的脉搏次数等于心率，除非有房颤。第二种是脉的来去势态。如果脉的来去无缓和之态，那么迟数可见于不同的部位。所谓脉的势态，指脉搏冲击血管的力量。脉搏冲击血管的力量很强叫作数，脉搏冲击血管的力量很弱叫作迟。这是来去脉法。我们在《吴述伤寒杂病论研究》讲了张仲景的平脉法，这个比较复杂，需要用心体会。其实，只要记住"阳微阴弦"就可以了。关上紧或弦说明胸痛发作，寸口脉沉或微说明阳虚。若诊脉的来去，需要训练。

瓜蒌薤白白酒汤用瓜蒌治阴弦，薤白治阳微，用酒促进醇溶性物质的溶出。我们中医通常提取水溶性成分，有时候也需要提取醇溶性成分，那么就加点酒，也可以泡酒。此外，含挥发油的药物怎么办呢？《温病条辨》讲不能久煎。水烧开之后，过一会儿就把药倒出来，不然挥发油就挥发掉了。实在不行，可用沸水冲。其实，大家只要知道了药物的化学成分，心中就知道了用什么溶剂最好。当然中医不这么讲，中医说酒能活血。为什么酒能活血？因为具有活血化瘀作用的药物成分大多是黄酮类化合物，它们都溶于酒精，溶于醇类物质，所以加酒能增强活血的作用。】

瓜蒌薤白半夏汤证

574. **胸痹不得卧，心痛彻背者，瓜蒌薤白半夏汤主之。**（金匮·胸痹心痛短气病篇）

【此兼胃寒，与小陷胸汤皆治胸中之病，一寒一温，一用黄连，一用薤白。这是以小陷胸汤治胸痹热中者，瓜蒌薤白半夏汤可治结胸（如西医所谓胃贲门炎）寒中者。此方以半夏治胸痹，胃络通于心故，与《内经》半夏秫米汤治失眠同理。】

瓜蒌薤白半夏汤

瓜蒌实（捣，一枚）　　薤白（三两）　　半夏（半斤）　　白酒（一斗）

上四味，同煮取四升，温服一升，日三服。

【瓜蒌薤白白酒汤、瓜蒌薤白半夏汤皆用酒煎，以助宣通，枳实薤白桂枝汤因有桂枝，故水煎。】

【瓜蒌薤白半夏汤是在瓜蒌薤白白酒汤的基础上加半夏。胸背痛，用瓜蒌薤白白酒汤；心痛彻背，疼痛比胸背痛严重，用瓜蒌薤白半夏汤。瓜蒌薤白半夏汤证兼有胃寒。此方与小陷胸汤都治胸中之病，两方都用瓜蒌、半夏，兼有寒用薤白，兼有热用黄连。小陷胸汤可治胸痹热痛之人，瓜蒌薤白半夏汤可治结胸寒痛之人。换言之，两方治疗贲门炎都有效，道理都一样。我们讲心下，阳土所生在君火。心脏可以影响胃，如泻心汤法；胃也可影响心脏，中医讲"胃络通于心"。如果兼有胃寒，加半夏，即为瓜蒌薤白半夏汤。把薤白换成黄连即为小陷胸汤。】

枳实薤白桂枝汤证

575. 胸痹，心中痞气，留气结在胸，胸满，胁下逆抢心，枳实薤白桂枝汤主之，人参汤亦主之。（金匮·胸痹心痛短气病篇）

【此胸痹兼阳明气滞，胸满。人参汤治胸痹，又一法。

重订110条：太阳病，外证未除，而数下之，遂协热而利，利下不止，心下痞硬，表里不解者，桂枝人参汤主之。方用桂枝四两、炙甘草四两、白术三两、人参三两、干姜三两。理中汤：人参、干姜、炙甘草、白术各三两。人参汤或理中汤重甘草。人参汤治心中痞气，气结在胸，胸满，胁下逆抢心，桂枝人参汤治心下痞硬。人参汤与枳实薤白桂枝汤，一虚、一实也。

重订495条：心下坚，大如盘，边如旋盘，水饮所作，枳术汤主之。枳实薤白桂枝汤消痞（非独胸痹），较之枳术汤，又一法。】

枳实薤白桂枝汤

枳实（四枚）　　厚朴（四两）　　薤白（半斤）　　桂枝（一两）　　瓜蒌实（捣，一枚）

上五味，以水五升，先煮枳实、厚朴，取二升，去滓，纳诸药，煮数沸，分温三服。

人参汤

人参　甘草　干姜　白术各三两

上四味，以水八升，煮取三升，温服一升，日三服。

【冠心病患者若伴有上腹胀，加枳实、厚朴。除上腹胀满，有助于缓解心绞痛。为什么枳实薤白桂枝汤只"煮数沸"？因为桂枝含有的挥发油，具有扩张冠状动脉的作用，如果熬太久，桂枝的温性仍在，但是挥发油减少，宣通之力就变弱了。

条文讲"人参汤亦主之"，人参汤也治胸痹。瓜蒌薤白桂枝汤治的上腹胀满是实胀，人参汤治的是虚胀。胸痹出现上腹胀满，如果是实胀，通常选用枳实薤白桂枝汤，方中有枳实、厚朴；如果气虚明显，则选用人参汤。人参汤就是理中丸，只是甘草的用法有区别。我们前面讲了养阴可治胸痹，活血可治胸痹，温阳化痰也可治胸痹，这里讲的是健脾也能治胸痹。在这里总结出了治疗心脏疾病的一些办法。

重订110条："太阳病，外证未除，而数下之，遂协热而利，利下不止，心下痞硬，表里不解者，桂枝人参汤主之。"桂枝人参汤证仍是心下痞（胀满），是虚痞同时有表证，所以用人参汤加桂枝。从此条也可看出，人参汤与枳实薤白桂枝汤一个治虚证，一个治实证。

重订496条："心下坚，大如盘，边如旋盘，水饮所作，枳术汤主之。"枳术汤也治上腹胀满，这又是一个办法。

讲到这里，《伤寒杂病论》治疗上腹胀满有哪些方法？第一，厚朴半夏生姜甘草人参汤，治疗发汗后腹胀满，属虚实错杂；第二，单纯脾虚导致的腹胀、胸痹用人参汤；第三，上腹胀满"心下坚，大如盘，边如旋盘"，用枳术汤。枳术汤特别适合形体消瘦伴胃下垂的人，白术能够增强肌力，促进肌肉细胞的增长，枳实能够增强肌肉的收缩。为什么叫"水饮所作"？胃下垂患者胃中有停饮，所以叫"水饮所作"；第四，实胀兼有胸痹，可用枳实薤白桂枝汤。每种办法适用的情况不一样，如果患者讲"医生，我肚子胀、消化不良，不舒服，不想吃东西"，你一看他的耳朵上有心脏皱褶，一摸手心都是汗，一问还胸闷，那肯定不选厚朴生姜半夏甘草人参汤，而要选枳实薤白桂枝汤。关键在于临证会不会用抓独法。换言之，患者讲

"医生，我肚子胀不舒服，不想吃东西"。你一看肚子胀，一摸手心都是汗，觉得可用薤白桂枝汤。此时，你应该马上去看他的耳朵有没有耳垂皱褶，然后问他有没有胸闷，等等。总之，大家临证看病，要把这些线索串起来。如果能把各种线索联系起来，看病就变得很容易。好多办法都可以帮助诊断，包括西医的检验报告都能够帮助中医看病。比如患者上腹胀满，一看心电图 ST 段上抬，一摸手心都是汗，就可用枳实薤白桂枝汤；如果患者消瘦，胃镜显示胃下垂，胃中多是水，就可用枳术丸，若觉得药轻，可加黄芪、升麻，合上补中益气汤等方剂。】

桂枝生姜枳实汤证

576. 心中痞，诸逆，心悬痛，桂枝生姜枳实汤主之。（金匮·胸痹心痛短气病篇）

【胃络通于心，此兼阳明气滞，心痛。人身之阳，不离心肾。心阳在上，为五脏六腑之大主，属阴维，维系诸阴，为人体气化活动之本，心阳虚者，温之以桂。肾阳在下，为生命之根，温之以附。然肾阳封藏于肾水之中，故温肾附子可配地黄，以助封藏，此即肾气丸法。肾阳为龙，日出上升于心，外出命门（《灵枢》双瞳），巡行周身，日落复归于肾，此即心肾相交，水火即济。然中焦阳虚，必下焦不降，温之以姜。凡阳虚不耐附子者，多向中焦求。故桂枝、干姜、附子，上中下三焦之大药。从龙之法，变化万千，不离根本。

重订 444 条：**胸痹，胸中气塞、短气，茯苓杏仁甘草汤主之。橘枳姜汤亦主之**。橘皮枳实生姜汤与桂枝生姜枳实汤，橘皮易桂枝，以其心悬痛，重温心阳。】

桂枝生姜枳实汤

桂枝　生姜（各三两）　枳实（五枚）

上三味，以水六升，煮取三升，分温三服。

【桂枝生姜枳实汤用桂枝、生姜、枳实。因为有痞证，所以加了枳实。什么叫"心悬痛"？心阳虚之人自己感觉心悬在那里，叫他一声就会心慌，所以用桂枝。人身的阳气与心、肾有关。心阳在上，为五脏六腑之大主，属阴维，维系诸阴，是人身气化活动的根本，心阳虚者温之以桂。肾阳在下，为生命的根本，发挥激素样作用，温之以附。肾阳封藏于肾水之中，所以温肾时，附子可配地黄。

刚才有人问："防己地黄汤用桂枝配地黄，用地黄应该有阴虚啊"？谁说用地黄就一定阴虚？即使见到舌红、少苔、脉细数，防己地黄汤也要注意桂枝的用量。金匮肾气丸用桂枝配地黄怎么不讲阴虚呢？地黄分生地、干地（生地阴干）、熟地。有人说用生地需阴虚，熟地不需阴虚，但是金匮肾气丸用的是干地黄啊？金匮肾气丸用桂枝配地黄（《伤寒杂病论》桂枝与肉桂不分），为什么说它温肾阳呢？因为肾阳封藏于肾水之中，所以温肾阳时附子可配地黄，以助封藏，这是肾气丸法。如果单纯扶阳，通常封藏不好。这就是我们反复讲的运柔成刚。

"肾阳为龙，日出上升于心，外出命门（命门指双瞳孔），循行全身，日落复归于肾，此即心肾相交，水火即济"。"肾阳为龙"是简称，可解释为肾阳与雷火、龙火的关系。"然中焦阳虚，必下焦不降，温之以姜"，当中焦阳虚导致上焦不降、下焦不升时，用黄连汤或黄芩汤。如果用了扶阳不舒服，可能是中焦堵了，把上下的通道堵了。心火不降的失眠用黄连汤，胆火不降的口苦用六物黄芩汤。肾阳更多的是依赖下丘脑-垂体-靶腺轴，3个腺体。然后，肾阳到了心脏，就是到了阴维。人的生命本源在肾，但是每天生命活动所用的都是心阳。心阳出于瞳孔，就是营卫和阳维。阳维离体表有多远？离体表 1cm 左右，它是人体体温散发的部位。人是有气场的，阳维足的人，散发的温度就高、就远。人的体表温度恒定在 36.5℃ 左右，产热和散热同时进行，一面在产热保持体温，一面体温在不断地散发。同样的体温，每个人散发的程度不一样，有的人散热快，产热高；有的人手足冰凉，散热慢，产热低。

桂枝、干姜、附子是上、中、下三焦的药，温上焦用桂枝，温中焦用干姜，温下焦用附子。温的时候还要考虑补，比如用桂枝甘草汤温之后，补用炙甘草汤；用四逆汤温之后，补用肾气丸。可见，张仲景的处方其实是非常有规律的。】

补讲心阳虚四证

少阴心有四大寒化证，我们刚才讲了胸痹，还有惊狂、漏汗和心动悸、脉结代的炙甘草汤证。这些内容在《吴述重订伤寒杂病论（上篇）》已经讲过，为了保持少阴病的完整性，把这部分内容强调一下。
前面讲了心阳虚夹痰饮，下面开始讲心阳虚的惊狂。

（一）惊狂

惊狂病机

129. 师曰：病奔豚，有吐脓，有惊怖，有火邪，此四部病，皆从
惊发得之。（金匮·奔豚气病篇）

130. 师曰：奔豚病，从少腹起，上冲咽喉，发作欲死，复还止，
皆从惊恐得之。（金匮·奔豚气病篇）

131. 太阳伤寒者，加温针必惊也。（119）

132. 寸口脉动而弱，动即为惊，弱则为悸。（金匮·惊悸吐衄下血
胸满瘀血病篇）

【前面讲了心阳虚夹痰饮，现在开始讲心阳虚的惊恐。心阳虚之人
容易发生惊狂。

"寸口脉动而弱，动即为惊，弱则为悸"，这句话大家要背下来。
寸脉没有力气，手心都是汗，这种人容易发生心悸。如果单纯寸脉滑，
像豆子一样的，这是受了惊。这里条文讲的不透彻，没有讲明受了什么
惊。只是讲从医学上看，脉象能够反映出来，受了惊吓脉就动。为什么
会受惊吓呢？因为寸脉弱，左手的寸脉弱，说明心阳虚。按《黄帝内
经》的说法，心主神灵，心阳虚之人神光不满，脉微细，但欲寐，容易
受到惊吓。如果寸脉动，中医治疗可用桂枝甘草汤。】

桂枝甘草汤证

133. 发汗过多，其人叉手自冒心，心下悸，欲得按者，桂枝甘草
汤主之。（64）

【此患者来诊，述其苦时以手按心者；又有易受惊吓，以手按心者。
重订510条：少阴病，脉微，不可发汗，亡阳故也。
"脉微，不可发汗，亡阳故也"，亡阳指心阳虚，发汗重伤心阳，必惊狂。】

桂枝甘草汤
桂枝（去皮，四两）　甘草（炙，二两）

上二味，以水三升，煮取一升，去滓，顿服。

【桂枝：甘草＝2：1】

【如果一个人经常把手按在胸口，这就是喜按，说明是虚证，是桂枝甘草汤证。喜欢按腹部也是虚证，比如小建中汤证。如果在背后喊一声"张三"，他"哎哟，吓死我了"，这就是心阳虚，可用桂枝甘草汤。为什么说发汗后容易诱发？因为患者本身心阳虚，如果再用麻黄汤发汗，他的心跳马上就"咚咚咚"地加快，这是麻黄碱的拟肾上腺素作用。

大家要注意桂枝甘草汤的药物用量，桂枝 4 两、甘草 2 两，比例是2：1。如果人的心气虚弱，可用桂枝甘草汤。如果这种情况时间久了，会产生痰瘀等阴邪，需用瓜蒌、薤白等药。】

桂枝甘草龙骨牡蛎汤证

134. 火逆下之，因烧针烦躁者，桂枝甘草龙骨牡蛎汤主之。（118）

【烦躁者加龙骨、牡蛎，桂枝减量。桂枝：甘草＝1：2】

桂枝甘草龙骨牡蛎汤

桂枝（去皮，一两）　　甘草（炙，二两）　　牡蛎（熬，二两）龙骨（二两）

上四味，以水五升，煮取二升半，去滓，温服八合，日三服。

【桂枝甘草龙骨牡蛎汤是治疗惊狂的第二个处方。"叉手自冒心"不伴烦躁的，用桂枝甘草汤；如有烦躁，加龙骨、牡蛎，并减少桂枝的用量。】

桂枝去芍药加蜀漆牡蛎龙骨救逆汤证

135. 伤寒，脉浮，医以火迫劫之，亡阳，必惊狂，卧起不安者，桂枝去芍药加蜀漆牡蛎龙骨救逆汤主之。（112）

【火迫误汗，均伤阳气。亡阳故桂枝汤去芍药，加蜀漆、牡蛎、龙骨镇其惊。】

桂枝去芍药加蜀漆牡蛎龙骨救逆汤

桂枝（去皮，三两）　甘草（炙，二两）　生姜（切，三两）大枣（擘，十二枚）　牡蛎（熬，五两）　蜀漆（洗去腥，三两）龙骨（四两）

上七味，以水一斗二升，先煮蜀漆，减二升，纳诸药，煮取三升，去滓，温服一升。本云桂枝汤，今去芍药，加蜀漆、牡蛎、龙骨。

【"惊狂，卧起不安"比烦躁还要烦躁，用去芍药加蜀漆牡蛎龙骨救逆汤。

这3个方——桂枝甘草汤、桂枝甘草龙骨牡蛎汤、桂枝去芍药加蜀漆牡蛎龙骨救逆汤是递进关系，由轻到重到更重。】

（二）漏汗

桂枝加附子汤证

125. 太阳病，发汗，遂漏不止，其人恶风，小便难，四肢微急，难以屈伸者，桂枝加附子汤主之。（20）

【此本桂枝汤证，误与麻黄汤发汗，亡阳漏汗。亡阳，汗出伤阳，非阳绝之意。

重订 127 条：**病形象桂枝，因加附子参其间，增桂令汗出**。可知附子配桂枝，于无汗者增桂令汗出，漏汗者增桂令汗止，此双向调节。

重订 198 条：**伤寒八九日，风湿相抟，身体疼烦，不能自转侧，不呕，不渴，脉浮虚而涩者，桂枝附子汤主之**。此即风湿在表，附子配桂枝，增桂令汗出。】

桂枝加附子汤

桂枝（去皮，三两）　芍药（三两）　甘草（炙，三两）　生姜（切，三两）　大枣（擘，十二枚）　附子（炮，去皮，破八片，一枚）

上六味，以水七升，煮取三升，去滓，温服一升。本云桂枝汤，今加附子。将息如前法。

【这条本身是一个桂枝证，如果用麻黄汤发汗，会出现两种情况：

第一是惊狂、心悸、惊悸；第二是漏汗——不停地出汗。此时肯定要用桂枝汤，但是肾虚"其人恶风"，所以加了附子。汗多则尿少，发汗多会导致"小便难"。为什么四肢微急？漏汗所致。方中的芍药、甘草汤治疗四肢微急。

桂枝加附子汤证第一是出汗，不停地冒汗；第二是恶风、恶寒；第三是小便难；第四是四肢拘急。其实主要是3个证——拘急、汗多、怕冷。因为汗多，故用桂枝汤；因为怕冷，故加附子；汗多会导致拘急。】

（三）炙甘草汤证

119. 伤寒，脉结代，心动悸，炙甘草汤主之。（177）

120. 脉按之来缓，时一止复来者，名曰结。又脉来动而中止，更来小数，中有还者反动，名曰结，阴也。脉来动而中止，不能自还，因而复动者，名曰代，阴也。得此脉者，必难治。（178）

617.《千金翼》炙甘草汤（一云复脉汤）治虚劳不足，汗出而闷，脉结悸，行动如常，不出百日，危急者十一日死。（金匮·血痹虚劳病篇）

618.《外台》炙甘草汤：治肺痿涎唾多，心中温温液液者。（金匮·肺痿肺痈咳嗽上气病篇）

炙甘草汤方

甘草（炙，四两）　生姜（切，三两）　人参（二两）　生地黄（一斤）　桂枝（去皮，三两）　阿胶（二两）　麦门冬（去心，半升）　麻仁（半升）　大枣（擘，三十枚）

上九味，以清酒七升，水八升，先煮八味，取三升，去滓，内胶烊消尽，温服一升，日三服。一名复脉汤。

【按柯韵伯谓：旧传麻仁者误，当系枣仁，或加柏子仁。】

【心阳虚还有个炙甘草汤证。我们刚才讲了，如要温，用桂枝甘草汤、桂枝甘草龙骨牡蛎汤等；若要补，则用炙甘草汤。

炙甘草汤有三证：第一，"伤寒，脉结代，心动悸，炙甘草汤主之"，这是太少两感，有少阴病的人感冒了，他本身就脉结代，心动悸，不是感冒之后才出现的；第二，"治虚劳不足，汗出而闷，脉结悸，行动如常，不出百日，危急者十一日死"，炙甘草汤能够治少阴虚劳；第三，"治肺痿涎唾多，心中温温液液者"，肺痿也用炙甘草汤，见《金匮要略》虚劳病篇。

大家要记住炙甘草汤的剂量和煎煮法，否则效果不好。第一，方中炙甘草用四两，如用 3g 甘草肯定不是炙甘草汤；第二，地黄用一斤，如用 10g 地黄也不是炙甘草汤；第三，大枣用 30 枚；第四，煎煮方法是用酒水同煎。如果想让炙甘草汤的效果好，剂量一定要用得对。剂量用得对，见效非常快，否则疗效不好。柯琴讲炙甘草汤中用的不是麻仁，而是枣仁，临床还可加柏子仁（具体讲解见附页答疑篇）。

炙甘草汤证是不是阴虚证？临床很多阳虚的患者也用炙甘草汤。还有肾气丸证是不是阴虚证？有人可能会讲当然是阴虚证，因为用了地黄。这些内容已多次讲过，大家去思考我们的理论。炙甘草汤的配伍与肾气丸非常接近，不外乎一个治心，一个治肾，都是复形质的方。

当然，大家还可以在炙甘草汤中合上后世的方药，比如天王补心丹。天王补心丹也用生地、人参；觉得人参还不够，又加了丹参、玄参；加了酸枣仁、柏子仁；本有麦门冬，又加了天门冬；方中的桔梗，前面已讲入少阴心，可治少阴咽痛。但是，很多人在临床上常把桔梗减掉。大家明白了药物的机制，就可知道后世的这些配伍是有原因的。所以，什么才是治阴虚？天王补心丹、加减复脉汤才是治偏阴虚的；八味肾气丸去掉桂附，才是治阴虚的，而不是炙甘草汤、八味肾气丸治阴虚。

总结一下少阴心寒化。我们首先讲了胸痹，有痰饮的用桂枝配瓜蒌，如果腹胀加枳实、厚朴，也可加半夏祛痰，还可加陈皮、生姜，等等。其次讲了惊悸，轻剂用桂枝甘草汤，兼有烦躁加龙骨、牡蛎，惊狂用去芍药加蜀漆牡蛎龙骨救逆汤。然后讲了漏汗，用桂枝加附子汤。最后讲了复形质的炙甘草汤，可治心悸动，脉结代。这是少阴心寒化的四大主要内容。】

肾阳虚
四逆汤证
577. 少阴病，脉沉者，急温之，宜四逆汤。（323）

【脉沉在里，急温之，宜四逆汤；温之后，法当补，宜肾气丸。后世张景岳从此脱化出温补学派。郑钦安扶阳也从此出。然温补不两离，次序有别尔。余每见附子温阳，初甚效，然病去七八而不能收功者，余入一味地黄则愈。何故？附子配地黄，此肾气丸法，运柔成刚术。《内经》云审其阴阳，以别柔刚。附子之于地黄，运柔成刚，是以地黄可以温阳，非地黄能温阳，附子故也。

仲景四逆之名，其法有三：

重订477条：**伤寒脉浮而缓，手足自温者，系在太阴。**故三阴四逆，始自少阴，方四逆汤。

重订627条：**手足厥寒，脉细欲绝者，当归四逆汤主之。**此属厥阴，其脉细欲绝。

重订264条：**少阴病，四逆，其人或咳，或悸，或小便不利，或腹中痛，或泄利下重者，四逆散主之。**以其四逆，病位在少阴，病机实少阳阳气郁闭。】

【第一，四逆汤证脉沉，"沉而无力附子见"。第二，"急温之"说明四逆汤是一个温的方，是一个扶阳方，而不是补的方。急则温之，缓则补之。文言文有很多言外之意，慢慢去读，会读出很多味道。

仲景四逆之名，其法有三：第一，重订477条："伤寒脉浮而缓，手足自温者，系在太阴。"故三阴四逆，始自少阴，方四逆汤。少阴病才开始有四逆。第二，重订627条："手足厥寒，脉细欲绝者，当归四逆汤主之。"这是厥阴病。第三，重订264条："少阴病，四逆，其人或咳，或悸，或小便不利，或腹中痛，或泄利下重者，四逆散主之。"以其四逆，病位在少阴，但病机为少阳阳气郁闭，而非少阴病。】

578. 脉浮而迟，表热里寒，下利清谷者，四逆汤主之。（阳明病篇·225）

【表热而浮，里寒而迟，下利清谷，急则救里，四逆汤主之。何为表热？肌表之热，发热故也，仲景行文多如此，非后世之热也。此阳虚发热。

此少阴寒化下利，便秘者见重订198条。

重订198条：**伤寒八九日，风湿相搏，身体疼烦，不能自转侧，不**

呕，不渴，脉浮虚而涩者，桂枝附子汤主之。若其人大便硬（一云脐下、心下硬），小便自利者，去桂加白术汤主之。

附子配干姜，止利尤佳；附子配白术，转能通腑。也可与后世《景岳全书》济川煎：当归、牛膝、肉苁蓉、泽泻、升麻、枳壳。甚者《太平惠民和剂局方》半硫丸：半夏、硫黄。】

【"脉浮而迟"，迟是因为有里寒，"表热"因为脉浮，"下利清谷"用四逆汤。重订577条讲脉沉，578条讲脉迟。脉迟可以兼见浮脉，这种情况仍然用四逆汤。

何谓"表热"？肌表之热，发热故也。仲景这里讲的热不是后世讲的热，而是肌表的发热。病机可以是热，也可以是寒。举两个肌表发热病机为寒的例子，麻黄汤证发热是因为寒；桂枝汤证是太阳中风，发热也是因为寒。所以，所谓的表热是指肌表的发热，讲的是症状，而不是病机，不是说外面有热邪。假如外面有热邪，里面有寒，像白虎汤导致的厥，是不能使用四逆汤的。中医讲热深厥亦深，此时要解热。这里讲的表热指体表的发热，可以是热证，也可以是寒证。张仲景的行文都是这样的。以这个线索去读通篇，会读出很多条文都是这么写的。

"伤寒八九日，风湿相搏，身体疼烦，不能自转侧，不呕，不渴，脉浮虚而涩者，桂枝附子汤主之。若其人大便硬（一云脐下、心下硬），小便自利者，去桂加白术汤主之。"附子配干姜能够止利。干姜是一个抑制分泌的药，附子配白术转而能够通腑。阳虚导致的便秘，可以用附子配大黄，比如大黄附子汤；如果脾虚明显，肠道蠕动无力，用附子配白术，这就是去桂加白术汤；如果表现为肾精亏虚，可用济川煎；如果寒象很明显，可用半硫丸。这几个处方都能够治便秘，区别也很简单。济川煎证患者芤脉，因为精血同源，肾精亏虚的人都表现为芤脉，有的人脉又细又芤，所以张景岳都配当归，当然当归本身也润肠。附子配白术的脉没有力气，表现出的脉可以沉也可以迟，但是一点力气都没有，需用白术推动肠道的蠕动。单纯的寒证是紧脉，那就是我们讲的大黄附子汤或者半硫丸。】

579. 大汗出，热不去，内拘急，四肢疼，又下利厥逆而恶寒者，四逆汤主之。（厥阴病篇·353）

【内拘急，因于寒，温之解，不解者，复与芍药甘草汤。】

【"下利厥逆而恶寒"用四逆汤。"热不去"，大家思考这是什么热？"内拘急"，因于寒，温之则解。如果不解，复与芍药甘草汤。《吴述重订伤寒杂病论（上篇）》太阳病篇讲了"证像阳旦"（重订 126、127 条），讲到了用甘草干姜汤、芍药甘草汤、四逆汤、调胃承气汤。如果因于寒，用四逆汤温之；如果温之不减，可再用芍药甘草汤。】

580. 大汗，若大下利而厥冷者，四逆汤主之。（厥阴病篇·354）

【大汗亡阳，急温之。】

581. 吐利汗出，发热恶寒，四肢拘急，手足厥冷者，四逆汤主之。（霍乱病篇·388）

【此即表里同病。】

【我们看前面讲表里同病的几个情况：第一，重订 578 条讲发热恶寒，这是有表证，同时有呕吐下利，四逆汤主之；第二，重订 579 条讲汗出，四肢拘急，手足厥冷，用四逆汤；还有一个是重订 110 条的桂枝人参汤证——协热而利，表里同病。当表里同病时，桂枝人参汤表里同解，用桂枝配人参汤，即是理中丸稍有变化。"太阳病，外证未除"指有发热恶寒，还伴有"协热而利"，外有发热恶寒，里有利下不止，所以表里双解。"利下不止"用人参汤，发热恶寒用桂枝，这就是桂枝人参汤。重订 579 条也有发热恶寒下利，但是多了手足厥冷，此时用四逆汤急温之。温之后，四肢拘急就缓解了。如果不解，再用芍药甘草汤。可见，四逆汤是急温之，先解决里寒。

重订 578 条"脉浮而迟"，迟是因为里寒，"下利清谷者，四逆汤主之"。这体现了四逆汤的一个基本精神：急温之。】

582. 既吐且利，小便复利而大汗出，下利清谷，内寒外热，脉微欲绝者，四逆汤主之。（霍乱病篇·389）

【脉微欲绝者，欲传厥阴。】

583. 呕而脉弱，小便复利，身有微热，见厥者，难治，四逆汤主之。（厥阴病篇·377）（金匮·呕吐哕下利病篇同）

【与厥阴病无脉相鉴别。】

【这条仍是指手脚冰凉，身有微热，用四逆汤。】

584. 少阴病，饮食入口则吐；心中温温欲吐，复不能吐。始得之，手足寒、脉弦迟者，此胸中实，不可下也，当吐之；若膈上有寒饮，干呕者，不可吐也，当温之，宜四逆汤。(324)

【欲吐不吐属少阴，重订 508 条：少阴病，欲吐不吐，心烦但欲寐，五六日自利而渴者，属少阴也。手足寒、脉弦迟者，此胸中实，当吐之；干呕者，属少阴，不可吐也，当温之。】

【脉迟因为阳虚，脉弦因为有寒。"此胸中实，不可下也，当吐之"，如果是实证不可下，当吐之；如果是虚证，"若膈上有寒饮，干呕者，不可吐也，当温之，宜四逆汤"。"心中温温欲吐，复不能吐"，说的是"少阴病，欲吐不吐，心烦但欲寐，五六日自利而渴者，属少阴也"。欲吐不吐也指干呕。干呕有两种情况，一种情况是膈上有寒饮宿食，当吐。最简单的诊断办法是摸患者的胃部，若胃张力非常高，则有停饮宿食，需要用吐法，吐后即可缓解。第二种情况是少阴阳虚，欲吐不吐用四逆汤。四逆汤温散之后，干呕就缓解了。换言之，四逆汤可以治疗恶心。

脉沉在里，急温之，宜四逆汤；温之后，法当补，宜肾气丸。后世张景岳从此脱化出温补学派，郑钦安从此脱化出扶阳学派。然温补不两离，次序有别尔。如果用附子温阳，初甚效，病去七八而不能收功者，入一味地黄则愈，何故？附子配地黄，此肾气丸法，也是张景岳重视的办法。《黄帝内经》讲"审其阴阳，以别柔刚"，就是指阴虚、阳虚，一个用刚，一个用柔。但是还讲过一条，"是故刚与刚，阳气破散，阴气乃消亡"，此时不能以刚济刚，需要济之于柔，运柔成刚。这句话后面还有一句，"淖则刚柔不和，经气乃绝"，淖是有水，有水湿的时候需用阳药，比如三泻配附子就是肾气丸。《黄帝内经》讲的是如果有水，要加刚药，可用附子去配三泻。如果温阳时，不能刚之以刚，应该用附子配地黄。什么是刚之以刚？四逆汤就是刚之以刚。附子配干姜是急温之，如果长期服用会导致"阳气破散，阴气乃消亡"。所以，常常见到长时间的温阳，也不能恢复。】

585．少阴病，下利，脉微涩，呕而汗出，必数更衣，反少者，当温其上，灸之。（脉经云，灸厥阴可五十壮。）（325）

【外治法，灸药同理，而温法外治，灸法尤良。

《温病条辨》云：足太阴寒湿，舌灰滑，中焦滞痞，草果茵陈汤主之；面目俱黄，四肢常厥者，茵陈四逆汤主之。茵陈四逆汤，治寒湿阴黄。】

【这条讲了一个外治法，与四逆汤温阳的机制相同。

《温病条辨》云："足太阴寒湿，舌灰滑，中焦滞痞，草果茵陈汤主之；面目俱黄，四肢常厥者，茵陈四逆汤主之。"茵陈四逆汤治少阴寒湿阴黄，多见于肝病晚期。比如肝硬化后期，由于雌激素灭活障碍，导致男性乳腺发育，男性生殖器萎缩，出现阳痿，表现为典型的阳虚。肝硬化以后，再生的肝细胞没有肝小叶，所以总是出现黄疸，可用茵陈治疗。如果温用干姜，健脾用白术，比如茵陈术附汤或者茵陈四逆汤，这都多用于肝病晚期。】

四逆加人参汤证

586．问曰：病有霍乱者何？答曰：呕吐而利，此名霍乱。（霍乱病篇·382）

【霍乱是呕吐伴有下利。】

587．问曰：病发热、头痛、身疼、恶寒、吐利者，此属何病，答曰：此名霍乱。霍乱自吐下，又利止，复更发热也。（霍乱病篇·383）

【呕吐而利，伴发热、头痛、身疼、恶寒、吐利者，名霍乱。】

588．伤寒，其脉微涩者，本是霍乱，今是伤寒，却四五日，至阴经上，转入阴必利。本呕下利者，不可治也。欲似大便，而反失气，仍不利者，此属阳明也。便必硬，十三日愈，所以然者，经尽故也。下利后，当便硬，硬则能食者愈。今反不能食，到后经中，颇能食，复过一经能食，过之一日当愈；不愈者，不属阳明也。（霍乱病篇·384）

【霍乱病好了以后可以出现便秘，便秘缓解了，病就彻底好了。这条也可归在劳复篇，讲霍乱病好了以后可以出现便秘，这个情况很多

见，下利之后出现便秘的情况很常见。】

589. 恶寒，脉微而复利，利止，亡血也，四逆加人参汤主之。（霍乱病篇·385）

【恶寒，与附子汤同。需知阳气不两离，温阳者，需益气，阳化气故也。此亡血，何以加人参？以下利，体液丢失，血容量不足，容易传入厥阴休克。急用人参，快速恢复血容量，不使传入厥阴故也，此即外感病，急温之治法，非真以人参补血也，有形之血不能速生，无形之气法当速固，益气以固津，不使脱也。】

四逆加人参汤
甘草（炙，二两）　　附子（生，去皮，破八片，一枚）　　干姜（一两半）　　人参（一两）
上四味，以水三升，煮取一升二合，去滓，分温再服。

【重订334条：汗出恶寒，身热而渴，白虎加人参汤主之。四逆加人参汤与白虎加人参汤，此寒热分两极，而中宫运转不变。】

【如果患者背心冷，这是兼有气虚，四逆汤要加人参。我们经常说"阳气"，其实这是两个范畴，"阳"是阳，"气"是气，气主要在太阴经，阳主要在少阴经。阳和气有区别，相互之间也有关联，所以我们经常合在一起讲。

腹泻会亡血吗？会亡血。人的血容量大约是 5L，严重的呕吐腹泻，导致水分丢失，血液浓缩，血容量不足，严重的体液丢失会导致休克。方中的人参可以快速恢复血容量，不是讲人参能够补血，而是"有形之血不能速生，无形之气法当速固，益气以固津，不使脱也"。四逆加人参汤体现了张仲景急温之的思想。

四逆汤由附子、甘草、干姜组成。附子诱生内源性的皮质激素，促进肾上腺分泌激素（皮质激素、性激素）。甘草所含的甘草酸类似外源性的皮质激素，不过甘草酸没有皮质激素的作用强，但是副作用也小。为什么西医治感冒用伪麻黄碱？因为伪麻黄碱具有拟肾上腺素样作用。它不如肾上腺素的作用强，毒副反应也小，但是有些人吃了还是会出现肾上腺素样的副作用。大家知道干姜健脾，很少有人知道干姜能促进皮质激素的合成，与附子有协同作用，所以扶阳派讲附子无姜不热。

阳与气的关系很复杂。人参配附子是参附汤，中医常用来强心。以前有个静脉注射液叫参附注射液，治心衰，可以强心。临床上，如果用人参补气的效果不好，可以稍加附子；如果用附子温阳的效果不好，可以稍加人参；如果想温阳见效迅速，可用人参、附子配地黄，它们都有协同作用。干姜和附子有协同作用，附子无姜不热，人参配附子也有一个协同作用。

白虎汤也可以加参，与四逆加参汤证都伴气虚，一个治热证，一个治寒证。寒热分两极，气虚都可以加人参。比如，附子能促进肾上腺素的合成，肾上腺素能增强心脏的传导和收缩。肾上腺素是一个交感神经的递质，能够增强心脏的传导，使心跳加快，增强心脏的收缩，让心脏跳得更有力。但是，这是通过心脏的神经控制心脏收缩，而心脏收缩需要肌肉的力量，脾主肌肉。我们说木头要燃烧，首先要有木头，人参好比木头，附子好比油，两者相合，一点就着。附子能够使肌肉的兴奋性增加，而人参能够促进肌肉的收缩，两味药合起来作用就增强了。这就体现了阳和气之间的关系，它们之间的关系其实很复杂。

从四逆加参汤我们可以看出几个问题：第一，扶阳时附子无姜不热；第二，人参配附子可以增加疗效；第三，中医既有类似于西医直接补充激素的药，又有可以内源性地促进激素合成的药，所以中医的思想是比较复杂的。从这个处方还可以看到，太阴病的温法用甘草干姜汤，补法是加人参。此方与白虎汤加人参汤相比较，都用人参，附子对应石膏，干姜对应知母，一寒一热。只要有气虚，寒热都可用人参。大家会发现中医的组方可以去凑。我们的抓独法就是告诉大家如何凑方。其实，这样凑出来的处方与中医的理论并不矛盾，因为抓独法抓的是病机，凑出来的方在书中也能找到。

再给大家讲一个急救回阳汤（党参八钱，附子八钱，干姜四钱，甘草三钱，白术四钱，桃仁二钱，红花二钱），这是王清任的方。急救回阳汤是在四逆加参汤的基础上，将人参换成党参，加白术增强肌肉收缩，再加桃仁和红花。因为心阳虚之人血液运行无力，往往口唇青紫，所以加桃仁、红花活血。其实，大家如果知道少阴阳虚可以导致瘀血，自己化裁，就可以在四逆加参汤中加桃仁、红花。为什么把急救回阳汤

拿出来讲，这是告诉大家后世对古方是有所发展的，大家临床也可以灵活一些。】

干姜附子汤证

590. 下之后，复发汗，昼日烦躁不得眠，夜而安静，不呕，不渴，无表证，脉沉微，身无大热者，干姜附子汤主之。（太阳病篇·61）

【太阳病误下。此阳虚烦躁，特点为昼烦夜安。为其烦躁甚，不用甘草，以甘草拟皮质激素作用，有用后兴奋者。若阳虚而萎靡不振者，以麻黄附子甘草汤，若阳虚而兴奋者，以干姜附子汤，此皆神志病。干姜附子汤加甘草，为四逆汤；再加人参，为四逆加人参汤；再加茯苓，为茯苓四逆汤；若不加茯苓除湿而以白术健脾，即附子理中丸。】

【干姜附子汤也治少阴寒化不夹饮。"不呕，不渴，无表证""身无大热"，又表现为"脉沉微"沉微脉为阳虚。阳虚之人表现为"昼日烦躁不得眠，夜而安静"。白天烦躁晚上安静，用干姜附子汤。对于阳虚之人，干姜有镇静的作用。所以，有时候阳虚之人需要镇静，可以加干姜。

此方治太阳病误下导致的昼烦夜安。为什么不用甘草呢？因为甘草有拟皮质激素样作用，精神兴奋的人用了甘草之后，兴奋性可能会增加。麻黄附子甘草汤治疗"脉微细，但欲寐"，治疗的是兴奋性降低的人。癌症患者化疗有时用激素，激素有兴奋性，有的人用了之后不睡觉。甘草具有类似的作用，对于很敏感的人，会导致兴奋性增加。如果是精神萎靡的患者，用甘草就没有问题。】

术附汤证

591. 《近效方》术附汤：治风虚头重眩，苦极，不知食味，暖肌补中，益精气。（金匮·中风历节病篇）

【此少阴方，较四逆汤去干姜用白术。此方温补，前方急温。其效有三，一暖肌，一补中，一益精气。

重订198条：伤寒八九日，风湿相搏，身体疼烦，不能自转侧，不呕，不渴，脉浮虚而涩者，桂枝附子汤主之。若其人大便硬（一云脐下心下硬）小便自利者，去桂加白术汤主之。去桂加白术汤即术附汤倍增术、附，姜五片改三两，枣一枚改十二枚。可知附子、白术，小量则暖肌补中，益精气，此补法；大量则"术、附并走皮内"，逐水气，此温法。攻补之间，全在乎量。术附轻用则补，重用反攻，世人不明其理，功补皆以量取胜。

重订 199 条：**风湿相搏，骨节疼烦，掣痛不得屈伸，近之则痛剧，汗出短气，小便不利，恶风不欲去衣，或身微肿者，甘草附子汤主之。**此即术附汤去姜、枣，附子增为两枚，甘草增为二两，再加桂枝，桂枝出表，故初服得微汗则解，此术附汤发表又一法。】

术附汤

白术（二两）　　附子（炮，去皮，一枚半）　　甘草（炙，一两）

上三味，剉，每五钱匕，姜五片，枣一枚，水盏半，煎七分，去滓，温服。

【我们讲的补中汤，就是术附汤。术附汤的一个作用是暖肌补中，这是治太阴病；还有一作用是益精气。益精气有两层意思：第一益气，第二益精，既补肾又补脾，通过用补少阴来补太阴。术附汤本质上是少阴病的方，可以归在少阴病篇。】

592. 天雄散证（金匮·血痹虚劳病篇）

【此方以天雄易附子，桂枝、白术、天雄上中下三焦同温，更以龙骨收敛浮阳，沉入龙宫。酒助温补之力。脾虚者，热粥助之，寒饮者，热水助之，沉寒者，酒助之。

重订 15 条中桂枝汤服用法：**桂枝汤服已须臾，啜热稀粥一升余，以助药力，温覆令一时许，遍身漐漐，微似有汗者益佳；不可令如水流漓，病必不除。**

重订 55 条：**太阳病，发汗后，大汗出，胃中干，烦躁不得眠，欲得饮水者，少少与饮之，令胃气和则愈。若脉浮，小便不利，微热，消渴者，五苓散主之。**多饮暖水，汗出愈。

重订 199 条：**风湿相搏，骨节疼烦，掣痛不得屈伸，近之则痛剧，汗出短气，小便不利，恶风不欲去衣，或身微肿者，甘草附子汤主之。**此即天雄散去龙骨加甘草，重用桂枝出表，而天雄散以龙骨引阳入阴。

天雄配龙骨，天雄大温雷火（少阴肾阳）而以龙骨镇摄龙火。龙雷火动，需降伏其龙，复归其位。雷火在肾，龙火在肝。妇人倒经、排卵期出血、夜间口干，此等皆龙火升腾。填精补肾，百日为期，其后咽干不适，皆属龙火。黄土汤用伏龙肝，亦是此意。肝藏血，龙火升腾，出血不止，火降则血下也。从龙法、擒龙法，一阴一阳。擒而不养，折人阳寿；养而不擒，失之封藏。】

天雄散

天雄（三两，炮）　白术（八两）　桂枝（六两）　龙骨（三两）

上四味，杵为散，酒服半钱匕，日三服，不知，稍增之。

【天雄、乌头、附子是一类药。天雄散用天雄（炮）、白术、桂枝、龙骨，杵为散。也可把天雄换成附子，变成桂枝、白术、附子，分别对应上焦、中焦、下焦，三焦同温，然后再用龙骨收敛浮阳。

脾虚者，饮热粥；有寒饮者，饮热水；有沉寒者，加酒，这是服中药的方法。脾虚者，饮热粥，如重订15条桂枝汤的服用法；有沉寒时，单纯的寒可用酒；有寒饮者，饮热水，如重订55条五苓散多饮暖水，汗出愈。有寒饮的人如果渴，要喝热水，以使汗出。"病痰饮者，当以温药和之"，五苓散加热水会出汗，桂枝汤加热粥也会微汗，特别是脾虚之人吃不了冷物。

重订199条讲甘草附子汤，此方是天雄散去龙骨加甘草，用桂枝出表，而天雄散是用龙骨引阳入阴。换言之，如果偏补用天雄散。中医的温法和补法，上焦用桂枝；中焦偏温用干姜，补用白术，白术偏于健脾，偏于益气则用人参；下焦用天雄、附子。所谓扶阳，扶的是心脾肾、上中下焦的阳气，然后再加龙骨潜阳。为什么很多人学了扶阳的方却用不好呢？因为不会用最后一味药，比如天雄配的龙骨。扶阳的配伍有30多种，这些配伍可使患者很舒服，不会出现不良反应。很多人看扶阳的处方，只看到了用附子，看不到配伍的变化，不知道窍门在哪里。

天雄散用天雄配龙骨，天雄是温雷火的药，是温少阴肾阳的药；龙骨是镇守龙魂的药，龙魂是肝阳。如果用了扶阳的方不舒服，往往是因为肝阳升腾。第一个反应是嗓子疼，"一阴一阳结，谓之喉痹"。本想温少阴的肾阳，结果把肝阳升上去了，造成嗓子疼。所以，雷火在肾，龙火在肝。妇人龙雷火动，会出现倒经，月经不从下走，而是上出鼻孔。子宫内膜异位症也可以导致倒经。排卵期出血是卵子刚从卵巢出来，生命之火发动的时候，会出现阴道出血。还有后半夜口干，这是厥阴病。上述这些情况，都是龙火升腾的表现。所以填补肾精，百日为期，其后咽干不适，皆属龙火。

黄土汤用伏龙肝潜降龙火。伏龙肝偏温是潜降龙火的药。肝藏血，龙火升腾，出血不止，火降则血下。阳虚之人用伏龙肝，有热之人可用黄芩、栀子，栀子也清肝，亦能止血，这是中医讲的从龙法。"擒而不养，折人阳寿"，龙火肝阳不能轻易去清，不能轻易用大清的药。阳虚之人若清肝阳，可能出现厥阴病篇"黄芩汤彻其热"的情况，陷入三阴死症。"养而不擒，失之封藏"，为什么好多人肾虚补不起来？吃了补肾药，还每天同房，古代皇帝补肾很困难，就是这个原因。我们讲养了之后，还要擒住。有些人吃完补肾药以后，性欲冲动的频率和强度大大地增加，这就涉及养与擒的问题。所以，真正的扶阳是两门课，一门是雷火，一门是龙火。

中医的从龙法从清代就失传了，吴鞠通就没见过，大家去读《温病条辨》下焦篇，他写了一大段与此有关的内容。】

593. 头风摩散（金匮·中风历节病篇）

【外治法】

大附子（炮，一枚）　盐（等分）

上二味为散，沐了，以方寸匕，已摩疢上，令药力行。

【头风摩散是外用的方。阳虚之人若头痛，可用头风摩散，即附子和盐为散外搽。】

附子粳米汤证

594. 腹中寒气，雷鸣切痛，胸胁逆满，呕吐，附子粳米汤主之。（金匮·腹满寒疝宿食病篇）

【此四逆汤去干姜之温脾，以半夏温胃，更加大枣、粳米和之。附子、甘草，一法配半夏；配干姜，又一法；配白术，又一法；配麻黄，又一法；配芍药，又一法。重订128条：发汗，病不解，反恶寒者，虚故也，芍药甘草附子汤主之。

重订498条：**心胸中大寒痛，呕不能饮食，腹中寒，上冲皮起，出见有头足，上下痛而不可触近，大建中汤主之**。此属厥阴以蜀椒、干姜，附子粳米汤则用附子、半夏；此用人参，附子粳米汤用甘草、大枣；此用胶饴，附子粳米汤用粳米。】

附子粳米汤

附子（炮，一枚）　半夏（半升）　甘草（一两）　大枣（十枚）　粳米（半升）

上五味，以水八升，煮米熟汤成，去滓，温服一升，日三服。

【附子粳米汤，用附子配半夏、甘草、大枣、粳米。为什么用附子配半夏？因为"胸胁逆满，呕吐"，有胃气上逆，故用半夏。附子反不反半夏呢？其实很安全。

附子粳米汤与四逆汤是对方。如果伴有下利用干姜，则是四逆汤。若以呕吐、胀满为主，上腹部在胃，用半夏温胃降逆；若在下部，以下利为主，则用干姜健脾。若不在上腹部，已到咽喉，把附子换为桂枝，则是半夏散及汤。

附子可以配半夏；可以配干姜；还可以配白术，配白术是补中汤、术附汤；可以配麻黄，比如麻黄附子甘草汤；可以配芍药，比如芍药甘草附子汤、真武汤。这里芍药的作用很复杂。芍药甘草附子汤治"发汗，病不解，反恶寒者"，用芍药甘草敛阴；真武汤用芍药是因为芍药可以利尿。说到底，芍药有一个很重要的作用：收敛龙火，防止附子引肝阳上亢。这也是从龙法。

重订498条："心胸中大寒痛，呕不能饮食，腹中寒，上冲皮起，出见有头足，上下痛而不可触近，大建中汤主之。"大建中汤是厥阴方，厥阴在空回肠交界的地方，用蜀椒、干姜。附子粳米汤用附子、半夏。我们在太阴病篇讲了大建中汤，但是它本质上是厥阴病的方，因为条文不能重复，所以没有把它放在厥阴病篇。我们的补中汤（术附汤）也在太阴病篇讲了，在少阴病篇就没有详细讲解，但是大家要知道这个方

本质是少阴病的方。】

赤丸证

595. 寒气厥逆，赤丸主之。（金匮·腹满寒疝宿食病篇）

【半夏配乌头，此反药同用。半夏洗，此为生者，必为丸下，不使刺激咽喉，反此中毒。重订 594 条：腹中寒气，雷鸣切痛，胸胁逆满，呕吐，附子粳米汤主之。】

赤丸

茯苓（四两）　半夏（洗，四两，一方用桂）　乌头（炮，二两）细辛（一两，《千金》作人参。）

上四味，末之，纳真朱为色，炼蜜丸如麻子大，先食酒饮下三丸，日再夜一服，不知，稍增之，以知为度。

【赤丸用茯苓、半夏、乌头、细辛，《千金》不用细辛，用人参。半夏配乌头是反药，赤丸是反药同用。前面我们讲半夏配附子，其实乌头、附子有没有毒性主要在于是否去掉乌头碱。还有一个问题，半夏是洗后生用，生用时做成丸剂要外包，包了以后可以直接吞服，否则会出现半夏中毒。服用法讲"先食酒饮下三丸，日再夜一服，不知，稍增之，以知为度"。为什么不知才稍增？怕乌头中毒。因为乌头吞服是很危险的一件事，所以"纳真朱为色，炼蜜丸如麻子大"，先吃三丸，服用的剂量非常小。】

大乌头煎证

596. 腹痛，脉弦而紧，弦则卫气不行，即恶寒；紧则不欲食，邪正相搏，即为寒疝。绕脐痛，若发则白汗出，手足厥冷，其脉沉紧者，大乌头煎主之。（金匮·腹满寒疝宿食病篇）

【蜜解乌头毒。此方乌头水煎，去药取水，加蜜，煎至水尽，服蜜，此乌头又一法。】

乌头煎

乌头（熬去皮，不咬咀，大者五枚）

上以水三升，煮取一升，去滓，纳蜜二升，煎令水气尽，取二升，强人服七合，弱人服五合。不瘥，明日更服，不可一日再服。

【乌头用蜜两升煎服，蜜能够解乌头的毒。这个方先用水煎好乌头，三升水煎到剩一升，然后去掉乌头，加两升蜜继续熬，把水熬没了最后剩两升蜜，吃这个蜜。这又是一个服用乌头的办法。记住，煎乌头只能用开水，不能用凉水。煎药时，旁边要准备一口锅烧开水，水干了只能加开水不能加凉水，这样才能促进乌头碱的水解。只有加开水才能让乌头碱持续水解，一加凉水乌头碱的结构会变回去。】

乌头桂枝汤证

597. 寒疝腹中痛，逆冷，手足不仁，若身疼痛，灸刺、诸药不能治，抵当乌头桂枝汤主之。（金匮·腹满寒疝宿食病篇）

【其知者如醉状，世人不解，以为中毒，有从此拒温药者。得吐者为中病，凡温药服后，有吐有利，皆中病之征，不可惊恐。

重订493条：太阴当发身黄，若小便自利者，不能发黄。至七八日，虽暴烦下利，日十余行，必自止，以脾家实，腐秽当去故也。】

乌头桂枝汤
乌头

上一味，以蜜二斤，煎减半，去滓，以桂枝汤五合解之，得一升后，初服二合，不知，即服三合，又不知，复加之五合。其知者如醉状，得吐者为中病。

桂枝汤
桂枝（去皮，三两）　芍药（三两）　甘草（炙，二两）　生姜（三两）　大枣（十二枚）

上五味，以水七升，微火煮取三升，去滓。

【乌头是一个强力的镇痛药。乌头桂枝汤是乌头与桂枝汤合起来。"服后其知者如醉状，得吐者为中病"，这就是扶阳派讲的眩瞑反应。眩瞑反应一定要与乌头碱中毒相区别。乌头碱中毒也会出现类似眩瞑的反应，也可以引起呕吐、腹泻，但是还有不自觉地轻微抽动，或者口舌发麻，主要原因是乌头碱会导致抽搐。这些反应有的是排病反应，有的是中毒。

知者如醉，世人不解，以为是中毒，有从此拒服温药者。得吐者为中病，服完温药以后，有人吐、有人下利，如果吐或下利之后很舒服，那就没有关系。重订493条："太阴当发身黄，若小便自利者，不能发黄。至七八日，虽暴烦下利，日十余行，必自止，以脾家实，腐秽当去故也。"这是太阴病中病所致的下利，还有少阴病中病所致的下利，前者是服理中丸所致，后者是服四逆汤所致。】

598. 其脉数而紧，乃弦，状如弓弦，按之不移。脉数弦者，当下其寒。脉紧大而迟者，必心下坚。脉大而紧者，阳中有阴，可下之。（金匮·腹满寒疝宿食病篇）

【脉数弦者，当下其寒，可与九痛丸，温下法。脉大而紧者，阳中有阴，大属阳明，紧属寒，大黄附子汤下之。

重订649条：九痛丸：治九种心痛。兼治卒中恶，腹胀痛，口不能言。又治连年积冷，流注心胸痛，并冷冲上气，落马坠车血疾等，皆主之。

重订386条：胁下偏痛，发热，其脉紧弦，此寒也，宜温药下之，以大黄附子汤。】

【重订386、598、649，这几条讲的都是温下法。】

599.《外台》乌头汤：治寒疝腹中绞痛，贼风入攻五脏，拘急不得转侧，发作有时，使人阴缩，手足厥逆。（金匮·腹满寒疝宿食病篇）

【《外台》乌头汤的条文，其实大家都不用去背，由寒邪引起的严重腹痛就是这个表现。由寒邪引起的严重腹痛可用乌头汤，如果手脚麻木合桂枝汤。换言之，乌头是中医的一个强力止痛药，一般的疼痛可用附子。从重订593条开始讲疼痛，头风摩散是外用方，局部的头痛用附子外用；如果疼痛伴有上腹胀满用附子粳米汤，方中的半夏治腹胀、呕吐；如果疼痛很厉害，用半夏配乌头，比如赤丸；大乌头煎专门治严重的腹痛；如果腹痛伴有手足麻木的，合上桂枝汤。这些条文大概讲了这些内容，不需要详细讲。】

薏苡附子散证

600. 胸痹，缓急者，薏苡附子散主之。（金匮·胸痹心痛短气病篇）

【此少阴肾阳不足之胸痹重症，不解者，心肌梗死也。

重订212条：病者一身尽疼，发热，日晡所剧者，名风湿。此病伤于汗出当风，或久伤取冷所致也。可与麻黄杏仁薏苡甘草汤。风湿在表，麻杏苡甘汤；寒湿在里，薏苡附子散；寒热错杂，薏苡附子败酱草散。】

薏苡附子散

薏苡仁（十五两）　　大附子（炮，十枚）

上二味，杵为散，服方寸匕，日三服。

【薏苡附子散用薏苡仁加大附子缓急止痛，说明痛得很厉害。胸痹一般用桂枝，严重的疼痛可用附子。这是指少阴肾阳不足的胸痹重症，如果服药之后，疼痛不减的是心肌梗死。

"胸痹，缓急"，用薏苡仁缓急。薏苡仁能够扩张平滑肌，既可扩张外周的平滑肌，也可扩张心脏血管的平滑肌。寒性收引，有寒，用附子。因寒导致的血管平滑肌痉挛，用薏苡仁扩张平滑肌，配附子温阳，可治疗寒性引起的严重心绞痛。如果用后不缓解，那就不是血管平滑肌痉挛的问题，而是血管完全堵了，发生了心肌梗死。

薏苡仁解除平滑肌痉挛，可以解决很多问题。比如，薏苡仁可用在少阴肾阳不足的胸痹重症，用来解除平滑肌的痉挛；薏苡仁可以治疗颈椎病，缓解两侧肌肉的牵拉，治疗项背强几几；薏苡仁可以治疗腰疼，也是缓解肌肉的牵拉；薏苡仁可以治疗西医霍乱病的转筋，解除腓肠肌血管的痉挛，这是王孟英的用法；我们的验方柴妙饮治疗阳痿，用薏苡仁解除阴茎血管的痉挛，可使阴茎充血勃起；薏苡仁还可以解除冠状动脉的痉挛，治疗冠心病。这些道理都是一样的，大家明白了中药的机制，大体就知道了它能够治什么病。

重订212条："病者一身尽疼，发热，日晡所剧者，名风湿。此病伤于汗出当风，或久伤取冷所致也。可与麻黄杏仁薏苡甘草汤。"风湿在表，用麻杏苡甘汤；寒湿在里，用薏苡附子散；寒热错杂，用薏苡附子败酱散。这是《伤寒杂病论》用到薏苡仁的3个方。

麻杏苡甘汤去了麻黄加蔻仁就是三仁汤。薏苡仁还有个特殊的作用，能够抑制疱疹病毒这一族的病毒。疱疹病毒的特点是形成水疱，比如带状疱疹、单纯疱疹、生殖器疱疹、温病的白㾦，都可以用薏苡仁。薏苡仁能够抑制疱疹病毒的胞浆，所以是治疗疱疹病毒感染的特异性药物，可用于多种疱疹病毒感染的疾病。

前面已经讲过薏苡仁能够解除心肌、平滑肌、骨骼肌的痉挛，所以薏苡附子散用它，治疗寒湿型的冠心病。"阳微阴弦"，阳微用附子，阴弦用薏苡仁。张仲景始终教我们要抓住阴阳两端，告诉我们除了用瓜蒌配桂枝，还可以用薏苡仁配附子，可用于比较严重的心绞痛发作。】

薏苡附子败酱散证

601. 肠痈之为病，其身甲错，腹皮急，按之濡，如肿状，腹无积聚，身无热，脉数，此为肠内有痈脓，薏苡附子败酱散主之。（金匮·疮痈肠痈浸淫病篇）

【此慢性阑尾炎急性发作。

重订385条：肠痈者，少腹肿痞，按之即痛如淋，小便自调，时时发热，自汗出，复恶寒。其脉迟紧者，脓未成，可下之，当有血；脉洪数者，脓已成，不可下也，大黄牡丹汤主之。此急性阑尾炎。

重订254条：《千金》苇茎汤：治咳有微热，烦满，胸中甲错，是为肺痈。《千金》苇茎汤与薏苡附子败酱散皆用薏苡仁消痈，一方用苇茎、瓜瓣，一方用败酱除痈热，热沸血瘀者用桃仁，寒热错杂用附子。其身（腹部）甲错，肠痈故也，胸中甲错，是为肺痈。身无热而脉数，寒热错杂之故，脉数为痈，无热为寒，微热烦满者，热故也。此属内痈寒证。然疽属寒证，发于体表，可与后世阳和汤，理本一贯。】

薏苡附子败酱散
薏苡仁（十分）　　附子（二分）　　败酱（五分）
上三味，杵为末，取方寸匕，以水二升，煎减半，顿服，小便当下。

【薏苡附子败酱散是个寒热错杂的方。"肠痈之为病，其身甲错，腹皮急，按之濡，如肿状，腹无积聚，身无热，脉数，此为肠内有痈脓，薏苡附子败酱散主之。"薏苡附子败酱散治的是肠内痈脓，具体在阑尾，是慢性阑尾炎形成的局部包块和脓肿。慢性阑尾炎的阑尾脓肿非常常见，局部包裹形成局部脓肿，也可以出现急性发作。

"按之濡，如肿状"，按之虽然有包块，但是包块是软的，不是肿瘤，所以叫"腹无积聚"。"身无热"为什么"脉数"呢？这是慢性炎症的特点。慢性阑尾炎已经不发烧了，但是脉还跳得快，说明有热，这就是慢性痈肿的特点。急性的痈肿会表现为局部红肿热痛，甚者全身大热、大汗、大渴、脉洪大。局部的阳明病是红肿热痛，全身的阳明病是大热、大汗、大渴、脉洪大，如果再发几天烧，痞满燥实坚，大便秘，就变为阳明腑实。慢性的炎症、慢性痈肿的特点是身无热而脉数。比如，大叶性肺炎是一个急性的痈肿，表现出发烧，而慢性支气管扩张没有急性发作时不发烧，但是脉跳得很快，比如《千金》苇茎汤证。

肌肤甲错是局部的皮肤出现像蛇皮或鱼鳞状的改变，这是中医瘀血的一个指征。"其身甲错"，全身除了腿、肚皮，其他部位也可看到甲错。比如，肠痈的患者腹部皮肤可看到甲错，如果是肺痈，胸部可看到甲错。肠痈用败酱草，败酱草能够消痈，肺痈可以用冬瓜仁、芦根、鱼腥草、金荞麦等消痈的药物。

重订385条："肠痈者，少腹肿痞，按之即痛如淋，小便自调，时时发热，自汗出，复恶寒。其脉迟紧者，脓未成，可下之，当有血；脉洪数者，脓已成，不可下也，大黄牡丹汤主之。"这条治的是急性阑尾炎。前文讲"脉洪数者，脓已成，不可下也"，为什么还用大黄牡丹汤？其实，大黄牡丹汤治的是"脓未成，可下之，大黄牡丹汤主之"。"脓已成"是化脓性阑尾炎，"脓未成"是单纯性阑尾炎。化脓性阑尾炎西医主张手术，我们有个验方也可以让化脓性阑尾炎局限化，大家去看我们一路健康 APP 上的验方，连服 14 天，也可以让它局限化。急性阑尾炎一开始发热、困倦、全身不舒服，这是感染中毒症状的前驱期，属于太阳类证，一定要进行鉴别。很多人把它当成太阳病误治，其实一开始就应该用大黄牡丹汤。

重订254条：《千金》苇茎汤："治咳有微热，烦满，胸中甲错，是为肺痈。"《千金》苇茎汤与薏苡附子败酱散都用薏苡仁消痈，一方用苇茎、瓜瓣，还可加鱼腥草等比较腥臭的药，一方用败酱草。热沸可以导致血瘀，炎症可以活化凝血系统，用桃仁、丹皮，如果有寒的加附子。身无热而脉数的，一定要小心内痈。内痈与阴疽（阳和汤证）不一样，阳和汤证发生在体表，故用麻黄，而内痈发生在体内。】

附：紫石寒食散

【杂疗方：治伤寒令愈不复，紫石寒食散方（见《千金翼》。）紫石英、白石英、赤石脂、钟乳、瓜蒌根、防风、桔梗、文蛤、鬼臼（各十分）、太一余粮（十分，烧）、干姜、附子（炮，去皮）、桂枝（去皮，各四分）上十三味，杵为散，酒服方寸匕。此少阴寒化复形质方。】

【紫石寒食散就是五石散，方用紫石英、白石英、赤石脂、钟乳、瓜蒌根、防风、桔梗、文蛤、鬼臼（各十分）、太一余粮（十分，烧）、干姜、附子（炮，去皮）、桂枝。这是少阴寒化复形质的方，治癌症，比如小细胞肺癌。紫石英、白石英是补药，还有温药——干姜、附子（炮，去皮）、桂枝，分别温脾、肾、心，温三焦的阳气。方中有个关键药是鬼臼，鬼臼含依托泊苷（化疗药），西医的化疗药含有足叶乙苷，鬼臼本身是一个化疗药的生物药。

这个方见于《金匮要略》，是我们最早的一个化疗方，可治肿瘤，治疗少阴的形质病。这是一个道教的方，与此类似的是太乙神明陷冰丸、太乙紫金锭，还有我们的验方太乙洗髓膏，这些都是道家的方。太乙紫金锭有两个方，一个是显方，就是清宫用的太乙紫金锭；一个是道家不对外传的。与紫石寒食散非常类似的是太乙神明陷冰丸，这是药王孙思邈传出的方，也是化疗的方。这些方都受道教的影响，道教常用矿物质类药物。】

少阴肾不夹饮小结

前面讲了少阴不夹饮的功能性疾病和器质性疾病。第一，我们讲了四逆汤、四逆加人参汤。第二，讲了少阴寒邪导致的疼痛。一般的疼痛可用附子配半夏治上腹的胀痛。如果是严重的心绞痛，用附子配薏苡仁。附子配半夏是因为治疗上腹胀满呕吐，用半夏和胃；附子配薏苡仁是因为心绞痛需要扩张冠状动脉，薏苡仁具有解痉、扩张血管的作用。如果痛得很厉害，乌头的止痛作用比附子更强，如果疼痛伴有麻木就合上桂枝汤。

第三，少阴寒化的形质病，讲了《金匮要略》的紫石寒食散。我们还讲了少阴寒化偏补的两个方，一个是天雄散，能够温上、中、下三焦，用桂枝、白术、天雄分别温上焦的心阳、中焦的脾阳、下焦的肾阳，然后加龙骨潜镇，防止龙火升腾。另一个是术附汤（补中汤），不用天雄而用小剂量的白术配附子，加姜、枣、草暖中补肌。暖中补肌就是健脾，内是暖中，健太阴脾；外是补肌，脾主肌肉，这是太阴的外证。此方不仅暖中补肌，还可益精气。益精气是说既能补太阴之气，又能补肾精，这是一个太阴、少阴同治的方。这个方有一个最显著的特点：剂量非常小。大家一定要记住，附子要补需用小剂量，附子要温则用大剂量。如果用300g附子不见效，不妨把它改成6g附子，当改成6g附子时，配伍原则就不一样了。300g附子配干姜，6g附子配白术健脾。附子配地黄补肾，配人参益气。

寒化夹饮证
茯苓四逆汤证

602. **发汗若下之，病仍不解，烦躁者，茯苓四逆汤主之**。（太阳病篇·97）

【麻黄附子甘草汤证，反与麻黄汤发汗不解，烦躁者，与茯苓四逆汤。与附子汤，一用甘草、干姜，急温之；一用芍药、白术利水除湿。此方于四逆汤加人参，即合参附汤强心、扩血管，更加茯苓利尿，心衰之良方也。】

茯苓四逆汤
茯苓（四两）　人参（一两）　附子（生用，去皮，破八片，一枚）　甘草（炙，二两）　干姜（一两半）
上五味，以水五升，煮取三升，去滓，温服七合，日二服。

【《伤寒六书》回阳救急汤：熟附子、干姜、人参、甘草、茯苓、白术、半夏、陈皮、肉桂、五味子、麝香、生姜。呕吐涎沫或小腹痛，加盐炒吴茱萸；无脉者，加猪胆汁5mL；泄泻不止，加升麻、黄芪；呕吐不止，加姜汁。】

【本是麻黄附子甘草汤证，误用麻黄汤发汗之后，会出现几种变化：烦躁的，用茯苓四逆汤，因为茯苓能够除烦躁，能够养心安神；恶寒的，用芍药甘草附子汤；漏汗不止的，用桂枝加附子汤。以上都是肾阳虚。如果脾虚腹胀满，用厚朴生姜半夏甘草人参汤。《伤寒杂病论》把各种体质的人得了太阳病，用发表药之后的临床反应都给罗列了出来，大家要明白其中的机制。

茯苓四逆汤是四逆汤加人参，再加茯苓利尿，治疗心衰的效果非常好。治疗心衰需要强心、利尿、扩血管，这几个方面表现最突出的是真武汤，方用附子强心，芍药扩血管，茯苓利尿。但是，真武汤的特点是温阳的作用强，补气的作用不够。如果要增强心脏的收缩，一方面是附子能够通过神经的传导作用，增强心脏的收缩，另一方面是人参能够直接增强心肌的收缩力。真武汤加人参，则是合附子汤。

《伤寒六书》有个回阳救急汤，用茯苓四逆汤加白术、半夏、陈皮、肉桂、五味子、麝香、生姜。此方用四逆汤温阳，加人参补气，以增强四逆汤的作用；再加茯苓利水，就成了茯苓四逆汤；病痰饮者，当以温药和之，阳虚容易导致水停，所以加白术、陈皮、半夏、肉桂、五味子、麝香等药。这些加减都是学的《伤寒杂病论》。

从中西汇通的角度讲，甘草有拟皮质激素样作用，附子能够增强激素的分泌，干姜能够增强附子的疗效，这三味药是四逆汤。四逆汤偏重温阳，如果效果不好，加人参补气，疗效会更好。阳虚容易导饮停，再加一个茯苓，就是茯苓四逆汤。其实，若明白了机制，大家不需要背得很熟，临床上根据患者的情况灵活处方就可以了。】

附子汤证

603. 少阴病，得之一二日，口中和，其背恶寒者，当灸之，附子汤主之。（304）

【其背恶寒，为兼太阴脾虚，真武汤去生姜加人参。参附汤从此出，阳化气，阳不离气，主以参附。真武汤、肾气丸、附子汤，瓜蒌瞿麦丸，皆苓术法；苓桂术甘汤、五苓散，此苓桂法。苓桂术甘汤入汤，用甘草（甘草酸）助茯苓溶出，五苓散为散，不用甘草。真武汤、附子汤入汤，用芍药（芍药苷）助茯苓溶出，肾气丸、瓜蒌瞿麦丸为丸，不用芍药。】

附子汤

附子（炮，去皮，破八片，二枚）　茯苓（三两）　人参（二两）白术（四两）　芍药（三两）

上五味，以水八升。煮取三升，去滓，温服一升，日三服。

【附子汤是真武汤去生姜加人参，参附汤就来自此方。"其背恶寒"指至阳穴，因为兼有太阴脾虚，兼有气虚的症状，所以加人参。

通过这个方，我们要搞清楚阳和气的关系。谁强调"气"？李东垣，补土派；谁强调"阳"？郑钦安，扶阳派；谁强调"精"？张景岳。其实，他们之间是相互关联的，我们不要把这些学派隔离开。把这些学派"打通"之后，就会知道每个学派的优点，每个学派的缺点，以及每个学派的适应证，开方时会更灵活。我比较赞同清代张璐的观点，他的派别观念就不明显。派别最不明显的是王洪绪，他明明是外科全生派，属于温补，可是大家看他的阳和汤，有补肾的药——地黄，有补脾的药——炮姜，有攻邪的药——白芥子，有伤寒的药——麻黄，有扶阳的药——肉桂，还有温病的药——牛黄，阳和汤可以和犀黄丸一起服用。大家说他是哪一派呢？他最常用的处方就是阳和汤合犀黄丸，常用白芥子化痰；乳香、没药活血；麻黄发表；肉桂扶阳，再不行加乌头，比如小金丹；用地黄补肾，鹿角填精，炮姜健脾，牛黄清热。他的用药吸百家之长，治疗乳腺癌、乳腺增生是最厉害的。《外科证治全生集》是他家传五代的专著，大家要去用心领会。我们开了一门课讲阳和法，就是告诉大家用药一定要吸百家之长。如果把目光局限于某一学派，就限制了自己的认知。

附子汤中的附子配人参是阳与气的关系；附子配茯苓是寒与饮的关系，病痰饮者，当以温药和之；附子配芍药是肝与肾的关系，附子温雷火，芍药收敛，擒住龙火。龙火若不擒住，只要患者有少阳证，一吃附子立刻出现口苦、咽干、眼睛红、流鼻血等症状。用芍药为了擒住龙火，同时芍药也能利尿。

很多人讲这个方可利尿，其实不止如此。可以看得很清楚，附子强心，茯苓利尿，芍药扩血管。其实西医治心衰也是用这几个办法。】

604. 少阴病，身体痛，手足寒，骨节痛，脉沉者，附子汤主之。（305）

【身痛与附子汤。身体痛，骨节痛，而手足寒，脉沉者，此阳不达表，人参助之，阳化气，阳不离气故也。

白术附子汤以白术、附子、甘草温之，甘草附子汤加桂枝，桂枝附子汤乃甘草附子汤去白术加姜、枣。

重订 198 条：**伤寒八九日，风湿相抟，身体疼烦，不能自转侧，不呕、不渴、脉浮虚而涩者，桂枝附子汤主之。**

重订 199 条：**风湿相抟，骨节疼烦，掣痛不得屈伸，近之则痛剧，汗出短气，小便不利，恶风不欲去衣，或身微肿者，甘草附子汤主之。**一脉浮虚而涩，用姜枣和营，一汗出恶风，用白术。

重订 591 条：《近效方》**术附汤**：**治风虚头重眩，苦极，不知食味，暖肌补中，益精气。**术附汤无桂枝发表，暖肌补中，益精气。加桂枝发表治身痛，加茯苓、芍药利水亦治身痛，其脉一浮一沉，治之不同也。

重订 386 条：**胁下偏痛，发热，其脉紧弦，此寒也，宜温药下之，以大黄附子汤。**

重订 542 条：**水之为病，其脉沉小，属少阴。浮者为风，无水虚胀者为气。水，发其汗即已。脉沉者，宜麻黄附子汤。**一方发表，一方通里。

重订 590 条：**下之后，复发汗，昼日烦躁不得眠，夜而安静，不呕、不渴，无表证，脉沉微，身无大热者，干姜附子汤主之。**此诸附子汤。】

【脉沉故用附子。若用附子托的力不够，再用人参去托。这是阳和气的关系，我们前面已介绍过。

还有一条讲身痛："发汗后，身疼痛，脉沉迟者，桂枝加芍药生姜各一两人参三两新加汤主之"。新加汤以桂枝汤为基础，重用芍药、生姜，再加人参；而附子汤以附子、白术、茯苓为基础，再加人参、芍药，治少阴寒化夹饮证。两方都治身体痛，脉都沉，但是有区别：新加汤治的痛是一身肌肉痛，附子汤治的痛是骨节痛，是个少阴病。

注解里的条文，前边都已讲过，不再重复。】

605. 妇人怀娠六七月，脉弦发热，其胎愈胀，腹痛恶寒者，少腹如扇。所以然者，子脏开故也，当以附子汤温其脏。（方未见）（金匮·妇人妊娠病篇）

【附子汤疑为本方，治羊水过多。多数患者羊水增加缓慢，无明显症状，为慢性羊水过多；若羊水量在数天内迅速增加，出现严重腹胀，为急性羊水过多。此阳虚夹饮，以附子汤温其脏。】

【这一条的附子汤没有方子，这又是一个谜，我们不知道《金匮要略·妇人妊娠病篇》的附子汤具体是什么。我个人倾向于这里的附子汤就是前面介绍的附子汤，遗憾的是原书没有写。我们用附子汤，也能够治疗羊水过多。多数患者羊水增加缓慢，没有太多症状。如果羊水迅速增加出现严重的腹胀，就是急性羊水过多，可以用附子汤治疗。这个方治疗阳虚型的急性羊水过多非常有效。本身是少阴寒化夹饮证，水多了需温阳化饮。我治疗过一个病例，刚开始胎儿不好，胎儿的肠道没有发育，我们用了寿胎丸，用续断、杜仲、桑寄生、阿胶这些药。用药之后去复查，胎儿发育良好了。后来她产前羊水快速增加，出现严重腹胀，我们就用了附子汤。这个患者后来又出现了血压升高，正好预产期到了，就直接做了剖宫产。现在小孩子两岁了，也很健康。】

真武汤证

606. 少阴病，二三日不已，至四五日，腹痛、小便不利，四肢沉重疼痛，自下利者，此为有水气。其人或咳，或小便利，或下利，或呕者，真武汤主之。(316)

【少阴寒化夹饮，其背恶寒者，去生姜加人参。

重订54条：服桂枝汤，或下之，仍头项强痛、翕翕发热、无汗、心下满微痛、小便不利者，桂枝去桂加茯苓白术汤主之。

心下满微痛，饮入于胃，加茯苓、白术化其饮。发热无汗，去桂枝。此方较真武汤，少附子，多甘草、大枣，姜枣草和营卫也。】

真武汤

茯苓（三两）　芍药（三两）　白术（二两）　生姜（切，三两）　附子（炮，去皮，破八片，一枚）

上五味，以水八升，煮取三升，去滓，温服七合，日三服。

若咳者，加五味子半升，细辛一两，干姜一两；若小便利者，去茯苓；若下利者，去芍药，加干姜二两；若呕者，去附子，加生姜，足前为半斤。

【若呕者，去附子，加生姜，足前为半斤，桂枝去桂加茯苓白术汤去甘草、大枣，重加生姜止呕。

《重订严氏济生方》实脾散：厚朴、白术、木瓜、木香、草果仁、大腹子、附子、茯苓、干姜、甘草，加生姜5片，枣子1枚。此真武汤以木瓜易芍药，更入草果、厚朴、槟榔、木香温中，治阳虚水肿，以其温中实脾，腹水尤佳。

真武汤，温阳利水，可治西医所谓之心衰。然心衰有收缩期心衰与舒张期心衰，少阴之脉微细，若心衰证见脉弦无力者，多西医所谓心室肥厚、瓣膜狭窄、心室舒张功能降低，此属厥阴，不可与少阴真武汤。若严重瓣膜狭窄者，真武汤强心，增强心肌收缩，反而加重病情，西医所谓强心苷不能用也，宜后世《朱氏集验方》鸡鸣散：吴茱萸、生姜、槟榔、陈皮、木瓜、桔梗、紫苏茎叶；陈皮、木瓜重用。此厥阴吴茱萸法，夜间入睡难以服药，当鸡鸣晨起之时，少阳、厥阴当令，空腹服之尤佳。】

【真武汤治的也是少阴寒化夹饮证。

我们来对比重订54条："服桂枝汤，或下之，仍头项强痛、翕翕发热、无汗、心下满微痛、小便不利者，桂枝去桂加茯苓白术汤主之。""心下满微痛"，饮入于胃，加茯苓、白术来化其饮；"翕翕发热，无汗"，发热无汗故去桂枝。这个发热是饮停发热，饮停发热若有汗用五苓散，无汗用桂枝去桂加茯苓白术汤。患者还伴有膀胱经气不舒，出现"头项强痛"，所以用芍药、甘草。为什么用芍药不用葛根呢？因为芍药既能解痉，又能利尿。

有人经常说张仲景的六经与十二经络没有关系，六经病与经络学说没有关系，只是借用了六经的名字，叫太阳、少阳、阳明、太阴、少阴、厥阴，与经络循行没有关系。我不认同这个观点，把经络学说和六经病结合起来，把针刺、灸疗和用药结合起来，临床疗效会显著提高。否则，张仲景为什么非要叫太阳、少阳、阳明……怎么不叫其他名字呢？如果《伤寒杂病论》的太阳、少阳、阳明，与太阳经、少阳经、阳明经没有关系，与《黄帝内经》的经络没有关系，这样子取名字是很容易混淆的。我们知道条文里的描述，包括头项强痛、针灸等内容，都是按照十二经络来的。我们要注意一点，我们有意在让中医碎片化。其实，从金元时期开始，医家就开始努力地促进中医的碎片化。其实，从金元时期开始，中医就开始建立了各大门派，金元四大家形成，中医的各家学说形成，中医开始分家。这派说这派好，那派说自己才是正宗的。这就开始让中医碎片化，乃至于当代真是百家争鸣。这样就把整个中医知识打得很碎了。

　　桂枝去桂加茯苓白术汤与五苓散的区别是前者无汗，不是桂枝证；与真武汤的区别是后者是少阴证。真武汤用附子配芍药，加白术、茯苓健脾利水，加生姜发表。真武汤有几个加减值得大家研究，一是咳者加姜、辛、味，温太阴化饮，这是《伤寒杂病论》的固定配伍。真武汤加姜、辛、味以后，是不是很像小青龙汤？为什么不用麻黄、桂枝呢？因为小青龙汤证的表证已经解了，用真武汤加上姜、辛、味治寒饮。比如，慢性支气管炎患者感冒了，用小青龙汤或者小青龙加石膏汤，感冒好了进入迁延期，用真武汤加姜、辛、味。这是一脉相承的治疗思路。二是若小便利，去利尿的茯苓。三是若下利，去能通大便的芍药，加干姜。四是呕者去附子加生姜，生姜能够止呕，还可加半夏。

　　《重订严氏济生方》的实脾散，也是一个温阳化饮的方。方用厚朴、木瓜、木香、草果、槟榔，加白术、附子、茯苓、干姜、甘草。其实是真武汤用木瓜代替芍药，加草果、槟榔、厚朴、木香温中，也包含了达原饮的架构。实脾散的特点是温中实脾，既温太阴，又温少阴，尤其适合阳虚型的腹水和下肢水肿。我们经常用实脾散治腹水。方中的草果、厚朴、槟榔能治膜原之病。膜原或与肠系膜有关系，上面有很多淋巴管，当水渗出时用草果、厚朴、槟榔取病，用真武汤对证。真武汤治阳虚饮停，这是辨证；治膜原三焦之水，这是取病。真武汤加草果、厚朴、槟榔（达原饮法），就是《重订严氏济生方》的实脾散。

　　为什么用木瓜代替芍药？因为木瓜与槟榔有协同作用，都是酸药，能够理气利水。这两个药合用是鸡鸣散法。鸡鸣散治下半身的水肿，脚气上入腹，可以治舒张期心衰，尤其擅长治疗脚肿。可见，实脾散实际上把真武汤、达原饮、鸡鸣散3个方合起来了。很多肿瘤可以形成腹水，如果是阳虚型的腹水，用实脾散也有效果。

　　我们讲真武汤治的是收缩期心衰，可以强心、利尿、扩血管，这也是西医治疗收缩期心衰的思路。如果是舒张期心衰呢？如果是心肌肥厚瓣膜关闭不全、心脏舒张功能降低，舒张期心衰是厥阴病，就不能用真武汤。舒张期心衰的原理不是心脏收缩无力，而是心肌肥厚或者瓣膜狭窄引起反流。心肌肥厚之后，心脏不能有效舒张。血液从心脏射出去的前提是血液要回流到心脏，心脏不能舒张时血液不能回心，也就无法射出去。心脏就像吸球，挤一下水出去了，一松手（舒张）水又流进来了。舒张期心衰是心脏舒张的功能减退了。我们说控制肌肉舒张的是少阳、厥阴——肝。它们控制边缘平滑肌系统，边缘系统还主管情绪。我们在《中医生理学·脏象》课中，讲过肝脏的一个最核心功能是控制边缘平滑肌系统。边缘系统管情绪，所以肝脏患者多情绪有问题，多喜怒无常。肝脏控制平滑肌，所以四逆散可以治手脚凉，也可治阳痿等平滑肌舒张导致的疾病。少阳、厥阴管平滑肌的舒张，舒张期心衰是厥阴病，可用鸡鸣散治疗，用吴茱萸、生姜、槟榔、陈皮、木瓜、桔梗等药治疗。正因为是厥阴病，服药时间应该在鸡鸣之时。实际上，最好在半夜1点以后服药，但是不方便让患者凌晨1点起床服药，就改成早晨5点服药。总之，在厥阴经当令的时间服药，效果比较好。鸡鸣散是个厥阴病的方，为了与真武汤相区别，我们把它放在了这里。】

　　607. 太阳病发汗，汗出不解，其人仍发热，心下悸、头眩、身瞤动，振振欲擗（一作僻）地者，真武汤主之。（太阳病篇·82）

　　【发汗动饮，饮邪上冲，心下悸、头眩、身瞤动，振振欲擗地。因于心阳者，苓桂术甘汤，因于肾阳者，真武汤。

　　重订51条：伤寒，若吐、若下后，心下逆满、气上冲胸、起则头眩、脉沉紧，发汗则动经，身为振振摇者，茯苓桂枝白术甘草汤主之。】

　　【发汗动经使饮邪上冲，出现心下悸、头眩、身瞤动，振振欲擗

（一作僻）地。如果是心阳虚，用桂枝法中的苓桂术甘汤、苓桂味甘汤、苓桂枣甘汤；如果是肾阳虚，用真武汤。大的治疗方向就是这样。

重订 51 条"伤寒，若吐、若下后，心下逆满、气上冲胸、起则头眩、脉沉紧，发汗则动经，身为振振摇者，茯苓桂枝白术甘草汤主之。"真武汤与苓桂白甘汤，都有头眩、动经，一个是"身𥄉动，振振欲擗地"，一个是"身为振振摇者"。两方都治气上冲，需辨别是桂枝证还是附子证。手心有汗（桂枝证），用苓桂术甘汤；手背凉（附子证），用真武汤。】

608. 下利气者，当利其小便。（金匮·呕吐哕下利病篇）

【下利有湿，当利其小便，大便乃实。】

【下利有湿，利小便实大便，这是基本的治疗原则。】

瓜蒌瞿麦丸证

609. 小便不利者，有水气，其人若渴，瓜蒌瞿麦丸主之。（金匮·消渴小便不利淋病篇）

【此少阴寒化夹饮之形质病方，其证与真武汤同，皆四逆、渴、小便不利。真武汤乃气化方，此复形质。茯苓、附子，苓附法，薯蓣、附子，此肾气丸法。瓜蒌根治水，非养阴也。

重订 699 条：大病瘥后，从腰以下有水气者，牡蛎泽泻散主之。本方以小便利，腹中温为知，故附子之量，随证用之，而薯蓣之量，随附子用之。瓜蒌根、茯苓、瞿麦，视其小便；附子、薯蓣，视其阳虚。瓜蒌根配附子，既制附子之热，又助附子化饮，法同芍药配附子，然一重形质，一重气化也。】

瓜蒌瞿麦丸

瓜蒌根（二两）　　茯苓　薯蓣（各三两）　　附子（炮，一枚）瞿麦（一两）

上五味，末之，炼蜜丸梧子大，饮服三丸，日三服。不知，增至七八丸。以小便利，腹中温为知。

【少阴寒化夹饮的第一证是茯苓四逆汤，第二证是附子汤，第三证是真武汤，第四证是瓜蒌瞿麦丸。瓜蒌瞿麦丸治小便不利有水气，因为夹饮，所以其人口渴。有人疑问天花粉（瓜蒌根）养阴，附子温阳，瓜蒌瞿麦丸究竟治阴虚、阳虚还是阴阳两虚？瓜蒌瞿麦丸证最常见的是阳虚之人。方中的天花粉可以止渴，还可以保肝。小柴胡汤"若渴，去半夏，加人参，合前成四两半，瓜蒌根四两"，一味天花粉就能保肝降酶，复元活血汤就用天花粉。30g天花粉能降低转氨酶，还可以利尿。牡蛎泽泻散就用天花粉利尿，治疗腰以下肿。瓜蒌瞿麦丸之所以用天花粉，并不是利用它养阴的作用，而是因为它能利尿，可治"有水气"，同时又能止渴。此方阴阳两虚的情况也有，但是大部分患者不是。如果局限于教科书讲的天花粉养阴，就不会用瓜蒌瞿麦丸，临床使用的次数会很少。

瓜蒌瞿麦丸能治哪些病？我简单讲一下。第一，糖尿病肾病。方中的天花粉能够降糖，薯蓣（山药）能够降糖，而且瞿麦还能够活血。糖尿病的发展过程，通常是从阳明胃热到胃热气虚，到气阴两虚，再到阴阳两虚。开始是白虎汤证，然后是白虎加参汤证，再往后是玉女煎证，然后是阴阳两虚的肾气丸证（《金匮》肾气丸也可治口渴），然后出现糖尿病肾病可以用瓜蒌瞿麦丸。疾病是个发展的过程，如果动态地看消渴病，会看到它有一条发展主线，中间还可能有穿插，有的人有瘀血，有的人有少阳肝胆的问题，等等。

第二，上尿路感染或者上尿路结石。上尿路属脏，下尿路属腑。膀胱炎和下尿路感染最多见的是八正散证。临床上我们不爱用八正散，更喜欢用柴妙饮之类的处方。八正散侧重治疗实证，而上尿路结石或是感染以虚证居多。如果让上尿路的结石下行，要用瓜蒌瞿麦丸之类的处方。如果想不起瓜蒌瞿麦丸，至少应该想起真武汤。在应用这两个方时，要考虑到各自的特点。如让结石下行，需要扩张输尿管，真武汤的芍药可扩血管，瓜蒌瞿麦丸也可以用芍药。选方用药与结石的位置也有关系，如果结石在肾盂的上盏，它可以往下跑；如果结石在下盏，无法往上行，需要在温阳的基础上加补气药、升提药，升举药与下降药合用，这就是中医讲的升降并调。

第三，上尿路的肿瘤。除了复杂尿路的尿路感染经常用瓜蒌瞿麦丸，上尿路的肿瘤也经常用它，比如肾癌，偏阳虚的女性生殖系统肿瘤。瞿麦是一个通经的药，能促进子宫内膜剥脱；天花粉是引产的药，也能导致子宫内膜剥脱，所以此方可治疗女性生殖系统的肿瘤。比如阳虚型的子宫内膜癌、子宫内膜增生，偏寒性体质的患者都可以使用它。

可见，瓜蒌瞿麦丸中的茯苓、山药、附子是辨证的，瓜蒌和瞿麦是取病的。比如，对于子宫内膜癌，我们家传的一个方用瓜蒌、瞿麦配一些其他的药，促进子宫内膜的剥脱，导致子宫内膜的坏死。瓜蒌瞿麦丸的瓜蒌、瞿麦直取其病，抑制子宫内膜生长，促进子宫内膜的坏死，然后随证化裁。因为是阳虚，所以配上茯苓、山药、附子。治形质病的方都是病证结合。前面讲的紫石寒食散，也是辨证用附子、干姜、白术、桂枝这些温阳的药，最关键的取病药是鬼臼。大家治疗形质病一定要学会取病。比如我们的验方痨咳汤，治疗肺结核时患者口干，也可用沙参、麦门冬，但是沙参、麦门冬是治不好肺结核的。治疗肺结核靠的是泽漆、蜈蚣、百部等药抗结核杆菌，这是取病的。我们反反复复地给大家讲：直取其病，随证化裁。否则，疑难疾病，很难取效。再给大家举个例子，一个小细胞肺癌的患者，即便你辨证准确，辨出为阳虚，开了干姜、附子、桂枝、细辛、五味子等药，疗效多数不会太好。若要取得良好疗效，必须要加上鬼臼，它是治疗小细胞性肺癌的一个专药。用鬼臼叫作直取其病，配干姜、附子、桂枝叫随证化裁。这是治疗形质病的一个特点。

瓜蒌瞿麦丸是少阴寒化夹饮的复形质方。其证与真武汤相同。真武汤证手脚也凉，也小便不利，也口渴，渴是少阴不化津。仅从证上，真武汤与瓜蒌瞿麦丸难以区别开。怎么区别？瓜蒌瞿麦丸可以复形质。由于真武汤不能复形质，用它治疗心衰的弊端是治不好心衰病。服用真武汤之后，患者水肿消了，能吃东西了，心功能恢复了，但是过上一年半载，还得肿，连肿几次最后就面临死亡了。虽然每次治疗都有效，最后终究有没效的时候。可是从中医辨证论治的角度上讲，每次都是治愈了。因为患者每次水肿都消了，都能活动了，能吃东西了，这不就是用真武汤治好的吗？可是，若治好了，为什么反复找您治呢？为什么过些天又肿了？稍微具备一点现代医学的知识就知道，这根本就没有把心脏病治愈。真武汤是调气化的方，复形质最困难的是一病有一药。好多病我们找不到对应的药，或者说我们不知道。一病有一药，大部分都是家传的，不在书里面。那种"一招鲜"，往往都是以病论治。家传中医的好多东西就是这样，别看他会的不多，甚至都不懂医，但是就那么几种中药，还真能治好一些病。但是，这样的传承方式有很大的局限性，有的最后就失传了。】

【少阴虚劳】

八味肾气丸证

610. 虚劳腰痛，少腹拘急，小便不利者，八味肾气丸主之。（金匮·血痹虚劳病篇）

【腰痛乃附子独证，少腹拘急，寒故也，小便不利，此属少阴。加牛膝，车前子为济生肾气丸，引热下行，封藏真阳。车前子利尿且补肝肾。

四逆汤，急温之，此调气化。寒解需补，当与肾气丸。酒下助药力，有酒制熟地法，从此出。

重订506条：**腰以下冷痛，腹重如带五千钱，甘姜苓术汤主之**。故腰痛有因太阴寒湿注于带脉者。】

八味肾气丸

干地黄（八两）　　山茱萸　薯蓣（各四两）　　泽泻　茯苓　牡丹皮（各三两）　桂枝附子（炮，各一两）

上八味，末之，炼蜜和丸梧子大，酒下十五丸，日再服。

【《济生方》肾气丸加牛膝、车前子引入下焦，滋补肝肾，并除湿热客水。如去桂、附加五味子，或杞、菊，或知、柏，或磁石，或石斛，不一而足。

《景岳全书》右归丸：附子、肉桂、熟地黄、山药、山茱萸、菟丝子、鹿角胶、枸杞子、当归、杜仲；左归丸：大怀熟地、山药、山茱萸肉、枸杞子、川牛膝、菟丝子、鹿胶、龟胶。此纯补方。】

【虚劳有太阴虚劳、少阴虚劳，还有厥阴虚劳。三阴多虚证，虚证与虚劳是有区别的，长期的虚证才形成虚劳，形成劳病。

"虚劳腰痛，少腹拘急，小便不利者，八味肾气丸主之。"方名叫肾气丸，不叫肾阳丸。"腰痛"是附子的独证，"少腹拘急"因为有寒，"小便不利"因为有饮，所以是少阴病夹饮。肾气丸常用来治水肿病。条文讲了3个证，第一是"虚劳腰痛"。首先是虚劳病，是长期的虚证。八味肾气丸证的患者，10 年、20 年都是这些表现。然后是腰痛。腰痛有两层意思，可以是痛，也可以是腰酸、腰胀、腰部不舒服。有的人原本表现为长期的腰痛，有的人腰不痛，只是腰酸、腰胀、腰部不舒服，吃了肾气丸之后反而腰痛了。大家遇见过用了补肾药之后腰痛的吗？有，很正常。第二是"少腹拘急"，这是因为有寒。第三是"小便不利"，有饮所以用茯苓、泽泻。

肾气丸的一个化裁法是加牛膝、车前子，这是十味肾气丸。加牛膝、车前子后的效果非常好，牛膝能够补肾，同时引热下行，车前子能够清热利尿，还能补肝肾，可以养肝明目。这两个药既有补性，又能封藏。我们反复讲过，若要补，一定要注意藏，在补的基础上注意封藏。也可以补而不藏，比如为了催性，藏了就不催性。但是正常情况下，补肾要注意封藏。肾气丸加牛膝、车前子之后，不容易上火，不容易嗓子疼。车前子也可以清肝，所以能防止服药后出现热象。我常用来加强封藏的 3 个药是牛膝、车前子、丹皮，如果觉得扰动相火，可再加泽泻。肾气丸里有两个药——丹皮、泽泻，十味肾气丸里加了两个药——牛膝、车前子。十味肾气丸的这 4 味药都可以封藏，如果还不够，还可用生地，生地也有助于封藏。可见，在用补药的时候，大家要想想怎么补才合适，是不是一定要用淫羊藿、锁阳、阳起石、狗脊这一类强力催性药。这是关于封藏的问题。

第二个问题，肾气丸复形质，是个补的方，而四逆汤急温之，是调气化的方。但是，肾气丸复形质的作用不强，更多还是在功能上。因为少阴的形质依赖肾精，而肾气丸填精的作用不强。后世张景岳、叶天士对这个方有很多发展。

重订 506 条："腰以下冷痛，腹重如带五千钱，甘姜苓术汤主之。""腰以下冷痛"，我们讲腰痛是附子的独证，为什么有时用了不见效？也有需要用白术的情况。在讲太阴病时讲过，白术也能够增强骨代谢。"腹重如带五千钱"指带脉很重。带脉在腰部缠身，前面到腹部，甘姜苓术汤证多见于大腹便便的那种人，女性也可以表现为白带如水状。所以，腰痛是附子的独证，但也有例外。万事皆有例外，世间没有绝对的事情，大家不要把我们的课听绝对了。

后世对肾气丸的发展，首先是去了桂枝、附子，变成六味地黄丸。

六味地黄丸的变化就多了，杞菊地黄丸、明目地黄丸、七味都气丸、知柏地黄丸等，还可加磁石治耳聋，加石斛治眼花（石斛夜光丸法），加杞、菊治眼睛红肿，加五味子治肾不纳气，加知母、黄柏治阴虚有热。一个最主要的发展是温补学派的右归丸，去掉肾气丸的三泻，用附子、肉桂、熟地、山药、山茱萸（八味肾气丸的三补），加了复形质的药菟丝子、鹿胶、枸杞子、当归、杜仲。右归丸中的菟丝子、枸杞子补肾填精，鹿胶能够通督脉，杜仲治腰痛也是个补肾的药，当归是精血同补的药，常常摸到患者有芤脉。还有个左归丸治阴，仍然不用肾气丸的三泻，并且去掉桂、附，只用熟地、山药、山茱萸；然后加枸杞子、菟丝子填精，不管阴虚、阳虚，都要填精；然后很奇妙，加了鹿胶通督，治阴虚还加了龟胶通任脉，实际上是六味地黄丸合龟鹿二仙胶；加牛膝引热下行，因为阴虚容易生热。左归丸、右归丸是治肾精亏虚复形质的方，胶是方中的专药。阳和汤也用鹿胶，治疗乳腺增生、乳腺癌。阳和汤治的是因虚致实，发生了肿瘤，复形质所以用鹿胶。】

611. 问曰：妇人病饮食如故，烦热不得卧，而反倚息者，何也？师曰：此名转胞，不得溺也，以胞系了戾，故致此病，但利小便则愈，宜肾气丸主之。（金匮·妇人杂病篇）

转胞，不得溺，实妊娠羊水过多，巨大的子宫向后压迫双侧输尿管，同时大量液体聚集于羊膜腔，孕妇出现少尿，不能平卧。

重订 605 条：妇人怀娠六七月，脉弦发热，其胎愈胀，腹痛恶寒者，少腹如扇。所以然者，子脏开故也，当以附子汤温其脏。

肾气丸，补肾利小便。茯苓、泽泻，得干地黄、山茱萸、薯蓣之补，桂枝、附子之温。茯苓、泽泻配桂枝、附子，所谓病痰饮者，当以温药和之。干地黄、山茱萸、薯蓣配桂枝、附子，阴得阳助而运柔成刚，转能温阳。肾气丸，二温（桂、附）配三补（地、药、萸），温补兼施，运柔成刚。三补配三泻（丹、泽、苓），补真水而泻客水。附子配丹皮，温清并用而除少阴伏阳。泽泻泻少阴肾水，除下焦湿浊，地黄大补真阴，地黄配泽泻，客水去而真水生。茯苓配桂、附，此苓桂法、苓附法，温阳化饮。三补以地黄填精，山药滋水（后世山药治消渴诸方从此出），山茱萸敛阳（山茱萸味酸，有收敛之功，后世张锡纯多有发挥），补而敛之，不使泻也。肾气丸，温之以桂枝，敛之以肉桂引火归元。退少阴伏火用生地，补少阴真阴以熟地。

五制熟地法，熟地分五份，每份 10～30g：①砂仁 3g，反复锤打，与熟地溶为一体，不腻胃。②生姜 3g，制法同前，不生湿。③童便，泡，炒干，引阳入阴，止血。④人乳，制法同前填精。⑤酒，制法同前，通痹。】

【由此条可知，肾气丸能利小便，可用在妇人病。"此名转胞，不得溺也"，这是羊水过多，巨大的子宫向后压迫输尿管，出现少尿，不能平卧。慢性羊水过多，若要补可用肾气丸；急性羊水过多，可以用附子汤（见重订 605 条）。这两种治法，一个是补——补肾利水，一个是温——温阳利水。有点区别，但是也可看到它们的共同点。再比如，用真武汤消水肿以后，对于肾阳虚的人还可用肾气丸。

我们分析一下肾气丸，茯苓、泽泻、丹皮是三泻，地黄、山茱萸、薯蓣是三补，再加桂枝、附子。其中，泽泻、丹皮、地黄都有封藏的作用，如果桂枝用肉桂也有封藏的作用，可引火归元；山茱萸可收敛人的阳气；桂枝有强心升压的作用。首先，地黄、山茱萸、薯蓣配桂、附，我们叫作运柔成刚。肾气丸的配伍思想与干姜配附子完全不同，干姜配附子叫作单刀直入，见效很快，但是换方也快，吃吃就要换方。肾气丸叫运柔成刚，先吃 100 天，一开就是 100 天，两方的思路不一样。有人讲张景岳的方治病慢，但是他的方有好处，能断根。其次，茯苓、泽泻配桂枝、附子，体现了"病痰饮者，当以温药和之"，所以此方能利尿行水，去了少阴的客水，真水能生。中医有个主客学说，痰、饮、水、湿都是客水，人身的真阴是主水，客水去了主水生。最后，附子配丹皮温清并用，清少阴的浮阳。我们常用这个配伍，大家去看我们的伏邪那门课，经常用附子配丹皮。如果是犀角配丹皮，那是犀角地黄汤，治纯粹的热证，而附子配丹皮是除少阴的伏热。如果退少阴伏火用生地，如果填精配熟地。

熟地有 5 种制法，砂仁拌，生姜拌，酒炒，童便炒，还有乳汁炒，以增强熟地的填精作用，克服可能产生的饱胀等不舒服的感觉。五制熟地法的基本用量是熟地分 5 份，每份 10～30g，也就是说一剂药共开 50～150g 的熟地。我们大剂量用熟地时，一剂药用到 300g。当然，大家也可以开的少一点，30g、50g、60g 等。第一份与砂仁 3g 反复捶打，融为一体，这样就不碍胃了。为什么选砂仁不选白蔻仁呢？因为要补肾。第二份用生姜 3g，制法同前，就不生湿了。第三份用童便泡炒，可以引阳入阴，因为童便能够引火归元。第四份用人乳泡炒，能够补肾填精。第五份用酒炒，能够通痹，通痹就是能够调节皮质激素的分泌，发挥免疫抑制作用，可治疗肾虚型的类风湿等疾病。】

612. 崔氏八味丸：治脚气上入，少腹不仁。（金匮·中风历节病篇）

【脚气，双下肢肿之名，脚气因于寒湿者，在少阴者肾气丸，在厥阴者，可与后世鸡鸣散。】

【过去讲的脚气指双下肢肿，不是今天讲的脚气病。如果肾阳虚之人下肢肿，用肾气丸；如果是厥阴病，厥阴寒湿之人用鸡鸣散。用肾气丸之前，可先用实脾饮，先温然后再补。

总结一下肾气丸的治证：第一是腰痛。第二是转胞，即是羊水过多。第三是脚气，指下肢肿。第四是消渴（见下条），糖尿病后期可形成肾气丸证。】

613. 寸口脉浮而迟，浮即为虚，迟即为劳，虚则卫气不足，劳则荣气竭。趺阳脉浮而数，浮即为气，数即消谷而大坚（一作紧），气盛则溲数，溲数即坚，坚数相搏，即为消渴。（金匮·消渴小便不利淋病篇）

【寸口脉浮而迟，浮即为虚，《金匮血痹·虚劳病》篇云劳之为病，其脉浮大，迟即为劳，此属少阴。】

【"寸口脉浮而迟，浮即为虚"，虚劳病主要有 4 个脉象——浮、大、缓、虚，还有细、涩，那是阴虚、精虚。"迟即为劳"，迟是脉搏跳得慢，原因是有寒。"趺阳脉浮而数，浮即为气"，还是讲虚。"数即消谷"，消谷是消谷善饥，容易饿。"气盛则溲数"是小便频。阳明气盛消谷善饥的人小便多，这是糖尿病的特点。"溲数即坚，坚数相搏，即为消渴"，"坚"是大便不好解。】

614. 男子消渴，小便反多，以饮一斗，小便一斗，肾气丸主之。（金匮·消渴小便不利淋病篇）

【消渴日久，每伤肾阳，阳不化气，气不化津，与肾气丸。热邪深入下焦，扰动少阴营血，治之以丹皮，方如大黄牡丹皮汤，治肠痈。肾气丸，此属寒，用丹皮，治腰痛；温经汤、桂枝茯苓丸，此属瘀，用丹皮，治子处下血。总在少阴深腹，伏阳故也。伏阳外出，发于少阳，必咽痛，少阳之为病，口苦咽干目眩是也，清之以黄芩，此进退少阳少阴之枢也。伏邪化热，在上者其咽必痛，清之以黄芩；在下者居少腹至阴之地，清之以丹皮。肾气丸，丹皮配附子，地黄配丹皮，此即《内经》所云冬伤于寒，春必病温与冬不藏精，春必病温也，此法进退，温而不燥，补而不热，伏寒化热，自少阴营血而解，不使病温。

重订208条：风湿，脉浮，身重，汗出，恶风者，防己黄芪汤主之。下有陈寒者加细辛三分。少阴伏寒，主以细辛，以细辛能退少阴之热（参麻黄细辛附子汤），配伍黄芩，寒温两宜也。】

【这一条是肾虚所致的消渴。上一条讲消渴总的病机，早期"气盛则溲数"，可选用白虎汤、白虎加术汤、玉女煎；"浮即为虚"，最开始是太阴虚，用白虎加人参汤，后期"迟即为劳"，发展为肾气丸证；刚开始是"数即消谷"，阳明胃气盛，最后消谷小便数、大便坚、口干，这就是消渴病的病机。

消渴日久，每伤肾阳，阳不化气，气不化津，与肾气丸，所以叫肾气丸，不叫肾阳丸。假使热邪深入下焦，扰动少阴营血，治之以丹皮，方如大黄牡丹皮汤治肠痈。肾气丸证有寒邪，治腰痛，也用丹皮；温经汤、桂枝茯苓丸治瘀血，治子处的下血，还是用丹皮。少腹深处易有伏阳。伏阳外出，发于少阳必咽痛，一阴一阳结谓之喉痹，少阳之为病，口苦咽干目眩是也，清之以黄芩。所以，当伏阳化热发出，导致咽喉疼痛时，用黄芩；如果伏阳未出，仍潜于少腹至阴之地，可用丹皮，所以肾气丸用丹皮、地黄配附子。《黄帝内经》讲"冬伤于寒，春必病温""冬不藏精，春必病温"，用这个办法去进退，就能做到温而不燥，补而不热，伏寒化热，自少阴营血而解，不使病温。

上段话，我们在伏邪课中详细讲过。大家如果没有学过伏邪，不知道能不能够听懂？《黄帝内经》讲"冬伤于寒，春必病温""冬不藏精，春必病温"，冬伤于寒是外因，内因是冬不藏精。肾精亏虚之人，冬天感受寒邪，到了春天容易发生温病。春天是少阳，少阳是化热的，太阳本是一个寒证，过了少阳就是阳明的热证，所以到了春天容易发生温病。附子散寒，配伍地黄填精，加丹皮清营血分的热。营血分的热一旦发出来，就用黄芩，治疗咽喉疼。给大家举个例子，很多自身免疫病患者都是阳虚，可用温阳的药。患者咳嗽，用了温阳的药物，或者到了冬春之交，伏邪化热，突然之间开始嗓子疼，过几天皮疹就出来了。他的伏邪本身是寒，要用附子散寒，用地黄填精，伏邪未发时潜伏在营血分，要用丹皮；发出来之后，到气分要用黄芩；再出来用石膏、知母或者银花、连翘，这就出气分了。新感温病传变是卫气营血，伏邪则是由营血分发出气分，出于卫分。邪气为什么能够潜伏在营血分呢？因为伤寒和失精。患者自身失精——"冬不藏精"，受了寒邪——"冬伤于寒"，失精是内因，伤寒是外因，所以伏邪潜伏。冬天转春天，当气候变暖，伏邪发自少阳，伏邪出表，出于气分、出于卫分，这是伏邪温病的一个特点。所以，肾气丸用附子、地黄配丹皮。我们讲的伏邪是治疗重大疑难疾病的一门课，针对非常难治的疾病，我们用药的配伍原则都是出自这里。伏邪属于温病学的范畴，其实与伤寒有密切的关系。我们讲寒温一统，通过《温病研究·伏邪》，真正把寒温统一起来了，治疗病机很复杂的疑难疾病。

重订208条："风湿，脉浮，身重，汗出，恶风者，防己黄芪汤主之。下有陈寒者加细辛三分。"少阴伏寒，主以细辛。因为细辛能退少阴之热，麻黄细辛附子汤退的就是少阴之热。细辛是少阴病的解热剂，能散少阴的伏寒，所以我们用细辛配黄芩。我们的加减小柴胡汤用细辛，加味麻黄细辛附子汤加黄芩，都是从这里出来的。细辛治寒与附子治寒不一样，用附子、地黄是把寒邪托出来，细辛是一个免疫抑制剂，抑制炎症应答，而附子有可能会促进炎症应答，促进外发，两者治疗的思路是不一样的。所以，细辛更多地用于皮疹已出，嗓子已经疼了，我们用细辛配黄芩。】

附子法小结

我们总结一下附子法（图7）。这个图我们在《吴述伤寒杂病论研究》中讲过，我们先串讲一下图的内容，再进行解读。

（一）方剂串讲

太阳病有汗用桂枝，无汗的用麻黄。如果兼有少阴病，有汗用桂枝配附子，无汗用麻黄配附子。桂枝配附子，比如桂枝汤加附子治漏汗；桂枝去芍药加附子汤治脉促、心律失常；桂枝附子汤重用桂枝，治风湿。桂枝配附子能"增桂令汗出"，增加桂枝发表的作用。麻黄配附子是麻黄附子甘草汤，如果发热用麻黄细辛附子汤。麻黄附子甘草汤合上桂枝加附子汤，就是桂枝芍药知母汤，治历节病。麻黄细辛附子汤合上桂枝去芍药加附子汤，就是桂枝去芍药加麻附辛汤。

阳明病，阳明在经用石膏配附子，比如越婢加术附汤，越婢加术汤先有寒，加附子，我们叫作越婢加术附汤。阳明在腑用大黄配附子，比如大黄附子汤通大便，病位在升结肠，方中还用了细辛配附子。大黄附子泻心汤证的病位在横结肠，也用大黄配附子。

少阳病用黄芩配附子，比如黄土汤治疗阳虚出血。方用附子温阳，我们讲肝藏血，火降血下，如果温少阴时扰动肝阳，肝阳暴涨，可能加重出血，此时用黄芩配附子。

太阴病用干姜配附子、白术配附子。白术配附子有两个，大剂量的白术配附子，术、附并走皮中，能够逐水气，可以逐皮和肌肉中的水气；小剂量的白术配附子，能够暖中补肌，益精气。而重用桂枝配附子是增桂令汗出，微令汗出；而术附并走皮中，表现是蚁行感，就像蚂蚁在皮下爬的感觉子，两者有不同。

少阴病用芍药配附子，或者用地黄配附子。《伤寒杂病论》中芍药配附子有几个方：一是二加龙牡汤，方用芍药、甘草、龙骨、牡蛎牵制附子，收敛肝阳，属于我们讲的从龙法；二是芍药甘草附子汤，发汗以后恶寒，用芍药甘草附子汤，方用芍药养阴；三是真武汤；四是附子汤。地黄配附子的代表方是黄土汤、肾气丸、瓜蒌瞿麦丸。地黄配附子是复形质的方法，芍药配附子是调气化的方法。

厥阴病，用干姜、蜀椒、附子，代表方是乌梅丸。

（二）用法解读

太阳病有一个典型的太少两感证，太阳病有汗用桂枝，无汗用麻黄，太少两感证有汗用桂枝配附子，无汗用麻黄配附子。用桂枝配附子时，如果风湿在表，需重用桂枝加附子，让患者发汗。桂枝本身能发汗，附子配桂枝"增桂令汗出"，可增强桂枝发汗的作用，而桂枝又能增强麻黄的发汗作用。《伤寒杂病论》讲"病人脏无他病，时发热，自汗出，而不愈者，此卫气不和也。先其时发汗则愈，宜桂枝汤。""时发热，自汗出"是桂枝汤证，"先其时汗出则愈"说明桂枝汤本身就能发汗。比如患者"时发热，自汗出"，如果经常9点发热、汗出，那么8点就给他服用桂枝汤，再喝一碗稀饭，盖上被子，让他微汗出，不能汗出淋漓，然后体温就不正常。桂枝本身也能发汗，但是发汗作用非常温和。麻黄本身的发汗作用，依赖于桂枝，如果没有桂枝，他的发汗作用很弱，所以桂枝能够增强麻黄的发汗作用。麻黄如果不配桂枝，它的作用主要是平喘、利尿。太少两感有汗用桂枝配附子，附子增强桂枝的发汗作用；无汗用麻黄加附子，以增强出汗的作用。为什么用麻黄配附子呢？因为少阴阳虚，此时用麻黄配桂枝已经不能很好地发汗解表了，所以把麻黄汤的桂枝换成附子，变成了麻黄附子甘草汤。因为患者不咳嗽"二三日无症"，所以没用杏仁。如果咳嗽，用杏仁也无妨。大家记住，桂枝是个解热镇痛药，把桂枝换成附子之后，麻黄附子甘草汤的解热作用就弱了。如果有发热怎么办？加细辛。细辛是少阴病的解热镇痛药，加细辛则是麻黄细辛附子汤。

阳明病本身是一个热证，无论是阳明在经，还是阳明在腑，都可以加上附子。举个例子，如果患者平素少阴阳虚，又发生了严重的细菌感染，发热40℃。阳虚之人有烧到40℃的么？有太多了。此时怎么办？用石膏加附子，这才是标本兼治。如果少阴阳虚之人便秘，用大黄加附子，这与石膏配附子是同样的道理。如果气虚又发热40℃怎么办？石膏配人参，用白虎加人参汤。如果气虚之人便秘怎么办？用桂枝加大黄。为什么不用人参加大黄呢？因为肠道肌肉的收缩属于平滑肌系统，桂枝含有的挥发油可以促进肠道的收缩蠕动，是个肠道的疏风药，可以让肠子往前蠕动。

少阳病用黄芩配附子，比如黄土汤。黄土汤治阳虚出血，用黄芩清热，附子温阳。如果单纯用附子温阳，可能使肝阳暴涨，从血管一直往上冲。我们的口诀讲火降血下，肝藏血，温少阴时扰动肝阳，有可能加重出血，此时可配伍黄芩。

太阴病用干姜配附子、白术配附子。干姜配附子是温法，附子无姜不热。白术配附子有两个办法，一个办法是若要补，用小剂量的白术配附子。小剂量的白术配附子能够暖中补肌，益精气。补肾可以健脾，附子具有类激素样作用，皮质激素、性激素能够提高食欲，促进消化。另一个办法是若要散寒除湿，用大剂量的白术配附子。大剂量的白术配附子就不是一个补药，而是散寒除湿的药，术附并走皮内，如虫行皮中，逐水气。

少阴病若温，可用芍药配附子。用附子温少阴时，可用芍药监制附子的作用。比如利尿、治疗发热，都可芍药监制附子，这还是我们讲的从龙法，只不过用的药不一样。少阴病若补，可用地黄配附子。芍药、地黄配伍附子，前者属温，后者属补，前者属肝，后者属肾。

厥阴病用干姜、附子、蜀椒。三阴递进，厥阴病用干姜温太阴，附子温少阴，花椒温厥阴，代表方是乌梅丸。

当归生姜羊肉汤证

615. **产后腹中疞痛，当归生姜羊肉汤主之，并治腹中寒疝，虚劳不足。**（金匮·妇人产后病篇）

【此血肉之品，热化用阿胶，寒化用羊肉。】

当归生姜羊肉汤

当归（三两）　　生姜（五两）　　羊肉（一斤）

上三味，以水八升，煮取三升，温服七合，日三服。

若寒多者，加生姜成一斤；痛多而呕者，加橘皮二两，白术一两。加生姜者，亦加水五升，煮取三升二合，服之。

616. **寒疝，腹中痛及胁痛里急者，当归生姜羊肉汤主之。**（金匮·腹满寒疝宿食病篇）

【这是用血肉有情之品。如果寒用羊肉，热用阿胶，比如黄连阿胶汤，这些都是用血肉有情之品。当归生姜羊肉汤治"寒疝，**腹中痛及胁痛里急**"，大家都很熟悉，不再多讲。】

炙甘草汤证

617.《千金翼》炙甘草汤（一云复脉汤）治虚劳不足，汗出而闷，脉结悸，行动如常，不出百日，危急者十一日死。（金匮·血痹虚劳病篇）

【此方治少阴心之形质病，并治虚劳、肺痿。此方炙甘草、大枣重用，生地黄尤需独重，酒助药力，方见奇功。】

炙甘草汤

甘草（炙，四两）　桂枝　生姜（各三两）　麦门冬（半升）麻仁（半升）　人参　阿胶（各二两）　大枣（三十枚）　生地黄（一升）

上九味，以酒七升、水八升，先煮八味，取三升，去滓，纳胶，消尽，温服一升，日三服。

【酒水煎】

【前面讲的肾气丸是少阴肾虚劳，还有一个治少阴心的炙甘草汤。

大家要注意炙甘草汤中甘草、大枣、地黄的剂量很大，还要加酒煎。这个方治三个证：第一个治少阴虚劳；第二个治太少两感，就是器质性心脏病患者感冒了；第三个治肺痿，咳吐痰液多，黏液多，心中温温液液者。肺痿尤其见于肺病及心，日久虚损，可以用炙甘草汤。

这里要说明一下芍药治疗心脏病的问题，不是说芍药不能用来治疗心脏病，而是芍药不能用来治疗心律不齐。这是因为芍药容易抑制心脏的传导。什么叫作脉结代？结脉和代脉表明心脏的传导减退了，有房室传导阻滞，而芍药可以抑制心脏的传导，所以对心律失常的患者，张仲景很少用芍药。

炙甘草汤可以用刚，也可以用柔。用刚，走桂枝甘草汤这一脉。桂枝甘草汤治心阳虚、心率减慢，可用30g桂枝，15g炙甘草；如果效果不够，阳不离气，用桂枝甘草汤加人参；如果心率还是慢，比如病窦综合征，再加附子。少阴病脉沉迟，迟脉就是心脏跳得慢，可在桂枝甘草汤的基础上加附子。如果用柔，去桂枝、甘草，则是加减复脉汤，包括我们前面讲过的一甲复脉汤、二甲复脉汤、三甲复脉汤以及合上黄连阿胶汤半个方的小定风珠、大定风珠。】

少阴寒化外治法
蛇床子散证
619. **蛇床子散方：温阴中坐药**。（金匮·妇人杂病篇）

【此妇人少阴阴寒阴痒、阴疮、带下外治法。

重订 563 条：**蚀于下部则咽干，苦参汤洗之**。此少阴热化阴痒、阴疮、带下外治法。】

蛇床子散
蛇床子仁
上一味，末之，以白粉少许，和令相得，如枣大，绵裹纳之，自然温。

狼牙汤证
620. **少阴脉滑而数者，阴中即生疮，阴中蚀疮烂者，狼牙汤洗之**。（金匮·妇人杂病篇）

【尺脉滑数，阴生疮，多见泌尿生殖系统感染、肿瘤等症，此外治法。野狼牙，或即仙鹤草。】

狼牙汤
狼牙（三两）
上一味，以水四升，煮取半升，以绵缠筋如茧，浸汤沥阴中，日四遍。

矾石丸证
621. **妇人经水闭不利，脏坚癖不止，中有干血，下白物，矾石丸主之**。（金匮·妇人杂病篇）

【此非少阴，然因同为妇人外治法，故列于此。脏坚癖不止，中有干血，下白物，此西医所谓宫颈癌，后世诸外治法从此出。】

矾石丸
矾石（烧，三分）　　杏仁（一分）
上二味，末之，炼蜜和丸枣核大，纳脏中，剧者再纳之。

622. 矾石汤证：治脚气冲心。（金匮·中风历节病篇）

【矾石收敛，外用治脚气，非辨证方。】

矾石汤

矾石（二两）

上一味，以浆水一斗五升，煎三五沸，浸脚良。

少阴病小结

我们少阴病篇讲了少阴概论，然后讲了少阴在经。少阴在经讲了太少两感证，不仅讲了麻黄证，还讲了桂枝证。不仅有麻黄细辛附子汤、麻黄附子甘草汤，还有桂枝证，比如防己地黄汤就是桂枝证。太少两感的一部分内容在太阳病篇。《伤寒杂病论》最复杂的是少阴病篇和太阳病篇。少阴病的有些条文在太阳病篇，太阳病篇有一个太阳兼少阴。

接着讲了少阴在脏，讲了寒化、热化。寒化分少阴心阳虚、少阴肾阳虚、夹饮、不夹饮；热化分少阴心、少阴肾、夹饮、不夹饮。最后讲了少阴虚劳。主要给大家讲了两个方，一个是治肾虚的肾气丸以及后世的发挥；一个是治心虚的炙甘草汤。大家看张仲景的书写得很规则。但是，由于《伤寒杂病论》分为《伤寒论》《金匮要略》两本书，就把它打乱了。

少阴概论比较复杂一点，比一般的概论要复杂。一般的概论是脉证提纲、禁忌、传经。少阴的概论除了脉证提纲、禁忌、传经之外，多了3个内容：第一个是少阴死症，厥阴病也会讲厥阴死症；第二个是少阴动血，心主血脉，所以有少阴动血；第三个是少阴咽痛，一阴一阳结谓之喉痹，少阳病讲了咽痛，少阴病还要讲咽痛。少阴概论有脉证提纲、禁忌、传经，多了少阴死者、少阴动血、少阴咽痛。前面3条是所有的六经都有的，后面3条是少阴病所特有的。后面要讲的厥阴病也有特有的，比如厥热胜复。

卷十 辨厥阴病脉证并治

我们把厥阴病分为4部分：厥阴概论、厥阴在经、厥阴在脏、厥热胜复。另外，把厥阴死证归在了厥热胜复，没有单独列出来。因为厥热胜复是决定生死的一搏，热不回人将死亡，所以把厥阴死证归在了厥热胜复。厥阴虚劳的内容较少，也没有单独列出来，而是放在了厥阴在脏。

【厥阴概论】

一、厥阴病脉证提纲

623. 厥阴之为病，消渴，气上撞心，心中疼热，饥而不欲食，食则吐蛔，下之利不止。（326）

【此条无脉，然《平脉法》云："东方肝脉，其形何似？师曰：肝者，木也，名厥阴，其脉微弦，濡弱而长，是肝脉也。"又手足厥寒，脉细欲绝者，当归四逆汤主之。故厥阴之脉，或弦而无力，无力在厥阴，有力是少阳；或微细欲绝，少阴微细，厥阴欲绝。厥阴病，多胜复、错杂、冲逆。少阴自利而渴，太阴自利不渴，厥阴消渴，大便干者渴，大便溏者亦渴。气上撞心，多后半夜心绞痛，即西医的不稳定型心绞痛。心中疼热，如烧心，若温病晚期心中疼热，欲食冷食，预后不佳；又有老年人胸中灼热，喜食冷饮者；饥而不欲食，食则吐蛔。

重订638条：食谷欲呕，属阳明也，吴茱萸汤主之。】

【厥阴病的第一个症状是消渴。少阴病是自利而渴，太阴病是自利不渴，厥阴病是消渴。厥阴病的消渴与自利没有关系，可以口渴兼有下利，也可以口渴兼有便秘。换言之，厥阴病可以有下利，可以没有下利。太阴病是自利不渴，少阴病是自利而渴，厥阴病可以有"利不止"，也可以出现大便干，但是都伴消渴。

第二个症状是气上撞心。比如，后半夜的心绞痛是厥阴病。后半夜为厥阴所主。一个人睡到后半夜，在没有明显心脏负荷增加的情况下发生的心绞痛，这是不稳定型心绞痛，容易发生心肌梗死。夜间睡眠时中枢皮层处于抑制状态，痛觉不敏感，患者痛醒尚能吃药自救，痛不醒往往就在睡眠中死去了。一般心绞痛是什么原因引起的？吃饭，血液供应到消化道，心肌供血减少；外出受凉，血管收缩；跑步活动，致使心肌供血不足；生气，可使血管收缩发生心绞痛。

第三个症状是心中疼热。心中疼热指什么呢？第一是烧心。治疗烧心可选用左金丸，方用黄连配吴茱萸，吴茱萸是厥阴病的药。第二是温病晚期的心中疼热，欲饮冷食。如果温病晚期的患者想吃冰棍、心里烧得慌，这是到了厥阴病，不好治，容易因温病死人。第三是老年人。有一些岁数大的老年人表现为胸中烧，半夜起来吃冰棍。这不是反酸引起的烧心。这种老年人的寿命不会太长，因为病已经到了厥阴经，到最后厥阴经维系不下去就死亡了。如果老年人后半夜（子夜1点到早上7点之间）到厨房找吃的，这不是好现象。

"厥阴之为病，消渴，气上撞心，心中痛热，饥而不欲食，食则吐蛔，下之利不止。"这是厥阴病的脉证提纲。厥阴病的特点是胜复、错杂、冲逆。错杂指寒热错杂，冲逆指气机上冲，胜复指厥与热。厥与热谁胜谁决定预后，热不回就死于休克。休克之人的身体冰凉，如果热不回，就会死亡，热回才能活。吐蛔也是厥阴病的一个特点。以前卫生条件不好时，小孩多见吐蛔，也可以形成蛔虫性肠梗阻以及蛔虫钻胆导致的胆道蛔虫病。

厥阴病的脉证提纲没有讲脉。六经脉证提纲都有脉。《伤寒杂病论》有没有讲到厥阴病的脉？有。第一是弦而无力。《平脉法》："东方肝脉，其形何似？师曰：肝者，木也，名厥阴。其脉微弦，濡弱而长，是肝脉也。"肝脉的特点是弦长微弱，也就是弦而无力。所以，弦而无力的脉是厥阴病。弦而无力在厥阴，弦而有力是少阳。当然，也要看部位。如果右手的关脉弦而无力，这是木克土，是柴胡桂枝干姜汤证；左手的关脉弦而无力，才是肝经本虚的厥阴病的脉。大家要明白背后的机制，不能把柴胡桂枝干姜汤证误认成乌梅丸证。柴胡桂枝汤证也是脉弦而无力，无力是由于脾虚，脉弦是因为木来克土。第二是微细欲绝。"手足厥寒，脉细欲绝者，当归四逆汤主之"。前面太阴病讲了一条"太阴病其人脉弱"，太阴是一个弱脉——没有力气的脉；"少阴之为病，脉微细"，少阴是一个微脉；到了厥阴是微细欲绝，脉摸不清楚了。

三阴是递进关系，摸着没有力的脉，是太阴病；没有根的脉，是少阴病；摸不清的脉，是厥阴病。具体讲，摸脉时稍微一用力，脉就弱下去，力气不够，这是太阴病的脉；能够摸出脉形，一用力按，脉就没有了，这种没有根的脉是少阴病的脉；如果指下的脉摸着似有似无，这是厥阴病的脉。可见，厥阴病有两个脉：一个是弦而无力，一个是微细欲绝。

厥阴脉微细欲绝，"欲绝"包括摸不清，也包括没有脉的无脉证。无脉是桡动脉的搏动完全摸不到，多见于心房扑动，随后就要停跳。当患者发生心房扑动时，血液已经不能够从心脏泵出去，此时我们摸他的桡动脉，不是微细欲绝，而是已经绝了，没有脉了。心房扑动的时间短，随后停跳，心电图就成了一条直线，这条直线超过5min就是脑死亡。这种患者刚开始无脉时还是活人，留给医生抢救的时间只有几分钟，这就是厥阴病。此外，有的人是反关脉，有的人是先天性的无脉证，有的人是上肢血栓（血栓性脉管炎）形成的无脉证，我们讲的厥阴病的无脉不是这几种情况，而是指严重感染性休克出现的无脉。】

二、厥阴传经

624. 厥阴中风，脉微浮为欲愈；不浮为未愈。（327）

【中风脉浮，厥阴脉微，此六经皆有中风。】

【中风的脉浮，厥阴的脉微，这说明六经都有中风（详见附录六经风寒提要）。"手足厥寒，脉细欲绝者"，用当归四逆汤主之。服药之后，如果表现为微浮的脉，为欲愈；不浮的脉，为未愈。我们讲过三阳的中风，三阴有没有中风？太阴中风，桂枝汤；少阴中风，若是神志病，用防己地黄汤；厥阴中风，用当归四逆汤。】

625. 厥阴病欲解时，从丑至卯上。（328）

【后半夜之病，消渴、瘙痒、失眠、腰痛诸证，不一二足，皆多属厥阴。】

【厥阴病愈解时，从丑时到卯时。丑时是子夜1点到3点，卯时是早晨5点到7点，这期间是厥阴当令的时候。其中，1点到3点，太阴、少阴和厥阴重叠；3点到5点，少阴、少阳和厥阴重叠；5点到7点，少阳和厥阴重叠；7点到9点是单纯的少阳经。根据时辰就可以大致判断出病是少阳病、厥阴病，还是少阴病。后半夜的病，比如消渴，后半夜起来喝水的，多见于老年人，因为老年人多厥阴病。我们讲女子七七、男子八八以后厥阴当令。女性更年期一过，就是厥阴当令。有的人经常后半夜的瘙痒，我们叫作老年性瘙痒。很多老年人到后半夜就瘙痒，这种老年性瘙痒也是厥阴病。还有失眠，后半夜不睡觉的也是厥阴病。雌激素有镇静的作用，女性更年期以后，雌激素分泌不足，处于前面讲的那些状态。还有后半夜的腰痛，睡到后半夜腰痛得难以睡觉，这也是厥阴病。其他一些疾病，很多症状也可以考虑是厥阴。】

626. 厥阴病，渴欲饮水者，少少与之，愈。（329）

【厥阴病，消渴，必欲饮水，渴不喜饮者非厥阴。外感热病，传入厥阴，血容量不足，严重者多致休克，渴欲饮水者，少少与之，补充血容量。】

【厥阴病的消渴必欲饮水，渴不喜饮者不是厥阴病。经典厥阴病乌梅丸证的渴是什么？渴欲饮水，这是它的一个特点。假如大家去会诊，看到患者床头放着水壶、杯子，马上要问他是不是后半夜起来喝水，如果是后半夜起来喝水，首先想到的是乌梅丸证。其实，当大家把这些知识运用到临床时，很多时候可以单刀直入，甚至可以做到 3min 看一个患者。很多人看病的时间长，用大部分的时间在寻找诊断的线索。为什么会花很长时间寻找诊断的线索呢？因为看不见线索。间谍在获取情报密码时，很短的时间内就要发现异常之处。一般人会在房间里找来找去，很费时间，而间谍没有时间，需要在很短的时间内就获取密码。当走到房间，看到所有的东西，发现只有表停止不走，她就会立刻发觉时针、分针、秒针的位置就是密码。这种直觉是靠训练获得的，大家做中医也是这样子啊！也需要训练。当你走进屋，看到患者床头放了一瓶水和一个杯子，你要立刻意识到这个人可能半夜起来喝水，就要马上问他是不是后半夜起来喝水。如果是，那就是厥阴病乌梅丸证。这与做间谍有类似之处。

厥阴病的消渴，"渴欲饮水者，少少与之"。外感热病传入厥阴时，患者的血容量不足，严重时会出现休克。这种患者饮水时，要"少少与之"，补充血容量。什么叫"少少与之"？一次喝一些，一次喝一些，只要想喝就给他喝，这样来补充血容量。现在，西医可以通过输液来补

充血容量。】

【厥阴在经】

627. 手足厥寒，脉细欲绝者，当归四逆汤主之。（351）

【此寒入营血，故脉细欲绝。

重订507条：**少阴之为病，脉微细，但欲寐也。**

重订259条：**伤寒，脉弦细，头痛发热者，属少阳。**微细之脉属少阴；脉细欲绝者，此厥阴；弦细有力者，此属少阳。当归、大枣养血，因"邪之所凑，其气必虚"。脉细欲绝，营虚在前，受寒邪收引而脉细欲绝，重用大枣。桂枝、细辛散寒通络；芍药、甘草缓急，扩张血管。因脉细欲绝，通草通其脉，法类葱白，白通汤法。】

当归四逆汤

当归（三两） 桂枝（去皮，三两） 芍药（三两） 细辛（三两） 甘草（炙，二两） 通草（二两） 大枣（擘，二十五枚。一法，十二枚）

上七味，以水八升，煮取三升，去滓，温服一升，日三服。

【《千金》内补当归建中汤：治妇人产后虚羸不足，腹中刺痛不止，吸吸少气，或苦少腹拘急，痛引腰背，不能食饮。二方皆用当归、桂枝、芍药、甘草（炙，二两）、大枣，一方重用芍药缓急，一方重用大枣养血；一方用细辛、通草宣通，一方用生姜、饴糖温中。二方一治血虚，一治血寒。

重订545条：**少阴病，得之二三日以上，心中烦、不得卧，黄连阿胶汤主之。**此条治血虚有热，当归四逆汤治血虚有寒。血虚之证，在太阴与当归建中汤，少阴与黄连阿胶汤，厥阴与当归四逆汤。

四妙勇安汤：银花、玄参、当归、甘草。当归、甘草，此当归四逆汤法，以银花、玄参易桂枝、细辛。当归四逆汤治寒入营血之脉管收缩，如西医所谓雷诺氏综合征等；四妙勇安汤治热入营血，如西医所谓血栓性脉管炎、冠状动脉硬化性心脏病属热化者。

叶天士久病入络，用当归、桂枝，时用茜草、葱、旋覆花，并用虫类，所谓辛温通络、辛润通络、辛咸通络，法从当归四逆汤、肝着汤及

抵当汤。】

【当归四逆汤是大家常用的处方。注意一下细辛，方中细辛用三两。不是说细辛（尤其是北细辛、辽细辛）不过钱吗？不过钱是入散剂，入煎剂是可以量大的。细辛的疗效与剂量呈正相关，剂量越大，散寒止痛的效果越好。大剂量的北细辛应该煎服。细辛的毒性成分细辛醚具有挥发性，如果细辛的剂量特别大（30~50g），熬药时一定要把锅盖揭开，开窗通风。如果不开窗通风，煎煮50g细辛，一揭锅盖吸口气，就可能会被细辛醚毒晕倒。所以，大剂量使用细辛时，第一砂锅的盖子不要盖上，第二熬药的地方空气要流通，以便挥发出来的细辛醚流通出去。

还要注意大枣用了25枚。为什么用25枚呢？因为患者脉细。中医讲肝藏血，寒入营血，所以脉细欲绝。如果以卫气营血辨证来讲，是寒邪入了营血分。

脉细欲绝要与少阴病的脉微细、少阳病的脉弦细相区别。厥阴脉细是无力的，弦细有力是少阳病。

当归四逆汤的特点是用当归、大枣养血。为什么用当归、大枣养血呢？中医讲"邪之所凑，其气必虚"，寒入营血的一个原因是血虚，营虚在前，然后感受寒邪，寒性收引导致脉细欲绝。一个没有血虚的正常人，受了凉是不会出现脉细欲绝的。比如雷诺氏病患者的血管非常细，一受凉，有时一洗手，手指就发青，这就是厥阴的当归四逆汤证。一个正常人洗手是不会如此的，首先有血虚在前，然后再受寒邪，才会出现这种情况。这是一个标与本的问题。

当归四逆汤用桂枝、细辛散寒通络；用芍药、甘草缓急、扩张血管；用当归、大枣养血固本，治疗本身的营虚；脉细欲绝，再用通草通脉。厥阴病篇有几个通脉的药，因为厥阴病脉细欲绝，所以要用一些通脉的药，比如白通汤中的葱白，当归四逆汤中的通草。

为什么讲当归四逆汤证是厥阴在经呢？在经指体表的疾病，在脏指体腔的疾病。外面是在经，胸腹腔内是在脏和在腑，三阳是在腑，三阴是在脏。当归四逆汤证手足厥寒，脉细欲绝，所以叫厥阴在经。雷诺氏综合征是一个典型的疾病，还有冻疮，都可以用当归四逆汤。

当归四逆的治疗范围很广，治疗的是寒入厥阴。有没有寒湿入厥阴的呢？有，不仅寒可以入厥阴营血分，寒湿（寒夹湿）也可以入厥阴营血分。寒湿入厥阴营血分往往发生自身免疫病、肿瘤等疾病，比如有一部分类风湿、淋巴细胞白血病、淋巴瘤，就表现为寒湿入了厥阴。曾升平老师擅长治疗寒湿入营，他提出一个证叫寒湿入营（见附录九寒湿入营证治初探）。曾老师喜欢用星附汤，也可以在当归四逆汤的基础上化裁，加附子、南星、白芥子等化痰湿的药。我们的验方星附汤（其实是曾老师的）加减化裁，就可以治疗寒湿入营。

《千金》有个内补当归建中汤，治妇人产后虚羸不足，腹中刺痛不止，吸吸少气，或苦少腹拘急，痛引腰背，不能食饮。此方与当归四逆汤都用当归、桂枝、芍药、甘草、大枣，不同的是当归四逆汤用细辛、通草宣通；当归建中汤用生姜、饴糖温中。两方治证的区别是：当归建中汤治血虚，以虚为主；当归四逆汤治血寒，以寒为主。所以，当归建中汤比当归四逆汤多了生姜、饴糖温中，当归四逆汤比当归建中汤多了细辛、通草宣通。

关于血虚之证，给大家讲 3 个方进行比较：太阴病的血虚，舌质偏淡，用当归建中汤；少阴病的血虚，舌质偏红，为血虚有热，用黄连阿胶汤；厥阴病的血虚，手脚冰凉，脉细欲绝，为血虚有寒，用当归四逆汤。

肝藏血，因为血虚，所以寒入营血分，为厥阴病。如果寒夹湿，寒湿入营，要加化痰的药。寒痰深入营血分，往往容易形成肿瘤。因为治的是有形之物，包括类风湿关节炎在关节局部都会形成有形之物，所以化痰肯定不用陈皮、半夏等治疗消化道的药物，而应该用天南星、白芥子、山慈姑等药。

还有两个问题要与大家讲。当归建中汤、当归四逆汤的方名，为什么把当归放在第一位？小建中汤本是补气的方，加了一味当归叫当归建中汤，这说明能够养血，舌质淡的血虚之人，就用当归建中汤。小建中汤加了当归。把一个补气的方变成了一个养血的方，所以叫当归建中汤。血虚之人为什么舌质淡呢？因为体内血色素低。血液是红色的，红色主要是血色素的颜色，贫血时舌就淡。舌的上面是一层黏膜，下面是毛细血管网，再下面是肌肉，舌的颜色主要由舌面上的毛细血管网的颜色决定。由于贫血，毛细血管网里的血色素低，所以毛细血管网的颜色就淡了，舌质也就淡白。这种是小细胞性低色素性贫血，用当归建中汤。大细胞性贫血虽然也贫血，但是血色素值往往正常。大细胞性贫血患者的红细胞生成发育障碍，血色素的颜色不受影响，所以舌质是红的。加上舌炎导致舌黏膜脱落，舌的颜色就显得更红了，舌红少苔，就成了镜面舌。这种舌炎不是维生素 B_{12} 缺乏性炎症，而是舌黏膜炎，致使舌上的白色黏膜（舌苔）脱落。

当归四逆汤为什么用当归，不用别的呢？当归四逆汤与四妙勇安汤是对方，前个方治疗寒证，后个方治疗热证。热证养阴清热，寒证温经通络。因为是寒证，所以把金银花、玄参换成了桂枝、细辛。这两个方都治营血分的疾病，当归四逆汤治寒入营血，血管收缩，比如雷诺氏病等脉细欲绝证；四妙勇安汤治热入营血，比如血栓性脉管炎、冠状动脉粥样硬化性心脏病，甚至包括阳痿等疾病。为什么这两方可治这些病呢？因为方中含有当归，当归是一个强力的抗炎药。这是当归在养血药中的一个独特的作用，也可以说当归是一个补血药中的抗炎药。再比如，治疗肾虚痰泛的金水六君煎为什么用当归加熟地？慢性支气管炎患者的皮质激素水平低，患者平时就表现为腰酸、腿软、痰咸，也就是中医讲的肾虚。皮质激素水平低导致呼吸道的炎症迁延反复，炎性的分泌物就是中医讲的痰，所以金水六君煎用地黄提高皮质激素水平，治疗肾虚；用当归抗炎，类似局部的抗炎药；再加陈皮、半夏、茯苓、甘草抑制痰液的分泌，这样就可减轻局部的咳喘吐痰。

当归是养血药中一个特异性的抗炎药。当归四逆汤就用了当归的这个作用，然后加桂枝、细辛宣通，加芍药、甘草扩张血管。四妙勇安汤之所以能够治血栓性脉管炎，也是利用当归的抗炎作用，然后加银花、玄参养血扩张血管。血栓性脉管炎的本质是发生于血管的炎症，冠状动脉粥样硬化性心脏病是冠状动脉的粥样沉积，也伴有血管的炎症。关于冠心病，我们讲过寒证，阳微阴弦，用瓜蒌配桂枝；虚证，用龟板；冠心病有瘀血形成时，用丹参、川芎、赤芍、降香、紫石英等药物；冠心病还有热证，尤其是冠心病伴高血压的患者可表现为内热证，偏热的，可用四妙勇安汤扩张血管。当归四逆汤、四妙勇安汤治冠心病同样有效。其中四妙勇安汤治疗热证的冠心病，也可以治疗热证的阳痿，机制都是能够扩张血管。很多治疗心血管病的老中医会给体质偏热的冠心病患者开四妙勇安汤，背后的机制是一样的。四妙勇安汤还可治丹毒，丹毒是淋巴管的炎症，这同样是因为当归是一个非常特异性的药物。

后世叶天士的久病入络学说，是从当归四逆汤发展来的。他的久病入络学说主要用当归、桂枝，加茜草、葱、旋覆花，有时用些动物药，这些来源于《伤寒杂病论》的当归四逆汤、肝着汤、抵当汤等处方，是对这些处方的化裁。他通常用当归、桂枝打底，用通草、葱等药通经络，用茜草、旋覆花（肝着汤），有时用土鳖虫之类的动物药。大家要仔细读叶天士的《临证指南医案》，这本书非常好，看着很简单，其实规律不好找，最起码要读个十来遍。书中的内容基本都来自《伤寒杂病论》。吴鞠通直接把《临证指南医案》的一些原文摘出来，放在了《温病条辨》里，它们都是有源流的。】

628. 若其人内有久寒者，宜当归四逆加吴茱萸生姜汤。（352）

【吴茱萸、川椒、乌梅，均为厥阴专药。此温经汤去川芎、丹皮、半夏、麦门冬、阿胶、人参，加通草、大枣、细辛。此方调气化，彼方复形质也。

重订208条：**风湿，脉浮，身重，汗出，恶风者，防己黄芪汤主之**。下有陈寒者加细辛三分。少阴陈寒，用细辛；厥阴陈寒，用吴茱萸。】

当归四逆加吴茱萸生姜汤

当归（三两）　芍药（三两）　甘草（炙，二两）　通草（二两）　桂枝（去皮，三两）　细辛（三两）　生姜（切，半斤）　吴茱萸（二升）　大枣（擘，二十五枚）

上九味，以水六升，清酒六升和，煮取五升，去滓，温分五服。（一方，酒水各四升。）

【较之当归四逆汤，加酒煎，重用生姜。吴茱萸、生姜，相须为用，方如当归四逆加吴茱萸生姜汤、温经汤、吴茱萸汤。

《仁斋直指附遗》艾附暖宫丸：吴茱萸、官桂、川芎、白芍药（酒炒）、当归（酒洗）、生地黄（酒洗，焙干）、艾叶、香附子、黄芪、续断。此当归四逆加吴茱萸生姜汤、芎归胶艾汤与温经汤合法。】

【"若其人内有久寒者，宜当归四逆加吴茱萸生姜汤主之"，这是厥阴在经兼有在脏的内寒。虽然表现为厥阴在经——手脚冰凉，脉细欲绝，比如雷诺氏病，但是又有在脏的病。因为体内和体表是相互连通的。现在主要治手脚冰凉，如果患者平时有腹部疼痛等在脏的症状，也可以同时治疗。怎么治呢？加吴茱萸、生姜。吴茱萸是厥阴寒化的一个主药、专药。厥阴寒化的药，《伤寒杂病论》中的代表药是吴茱萸、川椒，后世发挥出乌药、橘核、小茴香。

当归四逆加吴茱萸生姜汤需加酒煎服。大家用吴茱萸时尽量配一点生姜。因为生姜对吴茱萸有增强疗效的作用，而且吴茱萸不太好吃，用生姜防止患者服用吴茱萸后出现恶心，所以这两个药经常配合使用。

《伤寒杂病论》厥阴病常用乌梅、川椒、吴茱萸 3 个药，其中乌梅丸寒热都能用，吴茱萸、川椒是寒化专药。当归四逆加吴茱萸生姜汤与温经汤非常类似，只是温经汤多了川芎、丹皮、半夏、麦门冬、阿胶、人参，这些多是补的药、在脏的药；当归四逆汤多了通草、细辛的宣通，多了大枣。为什么多大枣呢？因为治的是体表的疾病，桂枝汤用大枣养血而不用阿胶，就是这个道理。当归四逆汤治疗体表的疾病，多了大枣，所以没用阿胶、川芎，加了通草、细辛。当归四逆加吴茱萸生姜汤也是一个厥阴在经的方，无外乎兼有内寒，而温经汤是一个厥阴在脏的方，这两个处方很相近。当归四逆加吴茱萸生姜汤治疗功能性疾病，温经汤经常治疗器质性疾病。张仲景的处方都是几个药在变化，大家要知道变化的原因。

重订 208 条："风湿，脉浮，身重，汗出，恶风者，防己黄芪汤主之""下有沉寒者，加细辛三分。"少阴沉寒用细辛，厥阴沉寒用吴茱萸。这两个用药的方式有些区别。

当归四逆加吴茱萸生姜汤与当归四逆汤的不同之处在于：加了吴茱萸、酒，重用了生姜。吴茱萸配生姜是相须为用，当归四逆加吴茱萸生姜汤、温经汤、吴茱萸汤和木瓜煎，都是这样的配伍。厥阴病用吴茱萸配生姜，相当于少阴病用附子配干姜，这两个配伍都是相须为用。大家临床用吴茱萸时，可考虑加几片生姜，以提高疗效。

《仁斋直指附遗》的艾附暖宫丸，用吴茱萸、官桂、川芎、芍药、当归、地黄、艾叶、香附子、黄芪、续断，即为四物汤加吴茱萸、官桂、艾叶、香附、黄芪、续断等药。熬药时放几片姜，作为引经药。艾附暖宫丸是个偏补的方。因为肝藏血，所以暖肝经常要养血。寒凝厥阴肝经，一定要注意一个常见的原因——血虚，有血虚，寒邪才能入厥阴肝经，"急温之"时可以暂时不管，先来三五剂药缓解症状，症状稍微缓解，就要把养血和散寒药一起使用。

总结一下，厥阴在经只有当归四逆汤一个方。脉象是一个脉细欲绝的脉，受寒导致血管收缩，寒入营血，关键原因是有血虚，故用当归、大枣养血，芍药、甘草扩张血管，桂枝、细辛宣通。若有内寒，兼有在脏，加吴茱萸、生姜。为什么选用当归呢？当归是养血药中的一个抗炎药，特别适用于血管炎。血虚之人在太阴用当归建中汤，在少阴用黄连阿胶汤，在厥阴用当归四逆汤。当归建中汤、当归四逆汤都治疗偏寒证，前一方偏补、后一方偏通，黄连阿胶汤则是治疗偏热证。当归建中汤、黄连阿胶汤都治疗贫血，其中当归建中汤治疗小细胞低色素性贫血，黄连阿胶汤治疗大细胞性贫血。

当归四逆汤的对方是四妙勇安汤。这两个方都治血管炎、血管闭塞、血管阻塞，前一方用桂枝、细辛，后一方用金银花、玄参，一寒一热。明白了治疗血管堵塞的机制，就可以治疗诸多血管相关的疾病，不一定非得去治脉管炎。只要是发生了血管堵塞的疾病，都可以考虑使用。比如，冠心病有热伴有血管炎症，就可以用四妙勇安汤。久病入络用当归、桂枝加茜草、葱、通草、旋覆花、土鳖虫、水蛭这些药。】

629. 病者手足厥冷，言我不结胸，小腹满，按之痛者，此冷结在膀胱关元也。（340）

【此即内有久寒，小腹满，按之痛。

重订164条：**太阳病，重发汗而复下之，不大便五六日，舌上燥而渴，日晡所小有潮热**（一云日晡所发心胸大烦），**从心下至少腹硬满而痛不可近者，大陷胸汤主之。**此大结胸证，西医可见之腹膜炎。】

【这条是厥阴在经的最后一条，主要讲道理。"病人手足厥冷"，病在三阴，少阴或者厥阴。"言我不结胸，小腹满，按之痛者，此冷结在膀胱关元也"，内有久寒出现少腹满，按之痛。这里的"少腹满，按之痛"是虚证，不是实证，所以"言我不结胸"。

此条与重订164条相鉴别。"太阳病，重发汗而复下之，不大便五六日，舌上燥而渴，日晡所小有潮热"，从描述看，这是个实证。"从心下至少腹硬满而痛不可近者，大陷胸汤主之"，这是大结胸证，常见于西医讲的腹膜炎。腹满实证叫"少腹硬满"，按之痛，"痛不可近"。腹膜炎常出现压痛、反跳痛、肌紧张，其中腹膜炎的肌紧张叫作"硬满"，压痛、反跳痛叫作"痛不可近"。重订629条的"言我不结胸，小腹满，按之痛"，不是实证，而是虚证。"小腹满"是因为阳虚，肠道蠕动减退导致腹胀，不是实证硬满的腹胀。由此可知，虚证也可出现少腹满。这条虚证的"小腹满，按之痛"，与重订164条的实证相鉴别，还是容易鉴别的。】

【厥阴在脏】

厥阴在脏：第一，厥阴错杂证；第二，厥阴寒化证；第三，厥阴热化证；第四，厥阴瘀血证；第五，阴阳毒。厥阴虚劳没有单独列出，放在了厥阴瘀血中的干血劳。厥阴在脏最主要的是厥阴错杂证和寒化、热化证。为什么厥阴有错杂证呢？因为"厥阴之上，风气治之"，标本异气，所以表现为寒证、热证和寒热错杂证。

一、厥阴错杂

乌梅丸证

630. 伤寒脉微而厥，至七八日肤冷，其人躁，无暂安时者，此为脏厥，非蛔厥也。蛔厥者，其人当吐蛔。今病者静，而复时烦者，此为脏寒。蛔上入其膈，故烦，须臾复止；得食而呕，又烦者，蛔闻食臭出，其人常自吐蛔。蛔厥者，乌梅丸主之。又主久利。（338）（金匮·趺蹶手指臂肿转筋阴狐疝蛔虫病篇同）

【乌梅治厥阴，除消渴；黄连、黄柏，心肾两清；人参、干姜，温太阴；桂枝、附子、细辛温少阴，且桂枝除冲逆，治气上冲胸；蜀椒厥阴寒化之专药；当归养肝之体。

厥阴便秘者，当下之，方如《千金》温脾丸，用大麦蘗、曲、吴茱萸、桂心、干姜、细辛、附子、当归、大黄、黄柏、黄连。与乌梅丸，有开合之妙，去乌梅，加大黄，去蜀椒，加吴茱萸，以其腑实，再入大麦蘖、曲。深师方用蜀椒，去吴茱萸，法同。

太阴发热用甘草、黄芪，此黄芪建中汤法，甘温以除热。重订 487 条：**虚劳里急，悸，衄，腹中痛，梦失精，四肢酸疼，手足烦热，咽干口燥，小建中汤主之。**

少阴发热用细辛。重订 543 条：**少阴病，始得之，反发热，脉沉者，麻黄细辛附子汤主之。**不发热者，用麻黄附子甘草汤。重订 541 条：**少阴病，得之二三日，麻黄附子甘草汤，微发汗，以二三日无证，故微发汗也。**大黄附子汤发热用细辛，附子泻心汤无热无细辛。

厥阴病退热用乌梅，无论温病陷入厥阴，或厥阴内伤发热，一味乌梅，或佐甘草，皆可退热。】

乌梅丸

乌梅（三百枚）　细辛（六两）　干姜（十两）　黄连（十六两）　当归（四两）　附子（炮，去皮，六两）　蜀椒（出汗，四两）　桂枝（去皮，六两）　人参（六两）　黄柏（六两）

上十味，异捣筛，合治之。以苦酒渍乌梅一宿，去核，蒸之五斗米下，饭熟捣成泥，和药令相得。纳臼中，与蜜杵二千下，丸如梧桐子大。先食饮服十丸，日三服，稍加至二十丸。禁生冷、滑物、臭食等。

【《温病条辨》：暑邪深入少阴消渴者，连梅汤主之，入厥阴麻痹者，连梅汤主之；心热烦躁神迷甚者；先与紫雪丹，再与连梅汤。连梅汤：云连（二钱）　乌梅（去核，三钱）　麦门冬（连心，三钱）生地（三钱）　阿胶（二钱）　水五杯，煮取二杯，分二次服。脉虚大而芤者，加人参。暑邪深入厥阴，舌灰，消渴，心下板实，呕恶吐蛔，寒热，下利血水，甚至声音不出，上下格拒者，椒梅汤主之。椒梅汤：黄连（二钱）　黄芩（二钱）　干姜（二钱）　白芍（生，三钱）　川椒（炒黑，三钱）　乌梅（去核，三钱）　人参（二钱）枳实（一钱五分）　半夏（二钱）　水八杯，煮取三杯，分三次服。二方为乌梅丸用刚、用柔法。

《温病条辨》：久痢伤阴，口渴舌干，微热微咳，人参乌梅汤主之，用人参、莲子（炒）、炙甘草、乌梅、木瓜、山药。此方于救阴之中，仍然兼护脾胃。若液亏甚而土无他病者，则去山药、莲子，加生地、麦门冬，又一法也。此温病后期，微热消渴方。

《卫生宝鉴》九仙散：人参、款冬花、桑白皮、桔梗、五味子、阿胶、乌梅、贝母、罂粟壳。固涩止咳，与乌梅丸治久利同。

济生乌梅丸：僵蚕一两炒，乌梅肉一两半。共为末。醋糊丸桐子大。每服四五十丸。空心醋汤下，治多种息肉。是知乌梅丸用刚、用柔而有固涩、退热、和解、复阳、平肝、生津、消癥诸般变化。】

【　"伤寒脉微而厥，至七八日肤冷，其人躁，无暂安时者，此为脏厥，非蛔厥也。"这是讲患者脉无力，手脚冰凉，皮肤冷，虽然烦躁但是无暂安时，这是脏厥，不是蛔厥。蛔厥的特点是：静而复时烦。蛔厥病，蛔虫一活动，病人就烦躁、手脚冰凉、面青，蛔虫一安静，又缓解了。蛔虫再一活动，又开始烦躁、手脚冰凉、面色发青，又很难受。而脏厥的烦躁是阳虚烦躁，无暂安时。这段讲蛔厥证与脏厥证的区别，其实现在蛔厥已经很少见了。

"蛔厥者，其人当吐蛔"，蛔虫上行可以形成肠梗阻，可以到胃里，可以吐出来，可以到胆管，甚至到肝内胆管。"今病者静，而复时烦者"，蛔虫一动病人就开始烦了。"此为脏寒。蛔上入其膈"，蛔虫为什么能上入其膈？因为病人首先有脏寒的基础，所以蛔虫才能上入其膈，跑到胃里，甚至可吐出来，蛔虫上到膈上病人就要吐。"故烦，须臾复止"，蛔虫安静下来不动，病人因蛔虫引起的一系列症状就复止。"得食而呕"，吃东西时，蛔虫又开始活动，患者又可能吐蛔，所以要禁食。"蛔厥者，乌梅丸主之。又主久利"，用乌梅丸治疗。我刚当大夫时，还有蛔厥病，现在可能没有了。

乌梅丸治蛔厥，又主久利。大部分厥阴病患者的特点是便溏，可用乌梅丸。也有便秘的，但是便溏的人很多。用乌梅丸之前，首先要问患者大便是干，还是稀。三阴病的特点是大便都可以稀，太阴病便溏，比如栀子豉汤条文讲"凡用栀子汤，病人旧微溏者，不可与服之"，此时要用栀子干姜汤；少阴病也可便溏（吐利），四逆汤也用干姜；厥阴病也便溏，用乌梅丸。当然，三阴病也都有便秘，但是便溏很常见。

乌梅丸用乌梅、细辛、干姜、黄连、当归、附子、蜀椒、桂枝、人参、黄柏，配伍比较复杂。乌梅是厥阴病的专药，寒化、热化都可用；干姜、人参属太阴；桂枝、附子、细辛温少阴；蜀椒温厥阴；肝的特点是肝藏血，故用当归养血；再加治疗热化的黄连、黄柏。张仲景治厥阴病，不喜欢用黄芩，选用的是黄连、黄柏。方中的乌梅如没有，可用醋。

治疗蛔厥，我们有一个简单的办法（新方乌梅丸）：在一碗醋里面放入几粒花椒，然后把生姜剁碎绞汁，把姜汁兑到醋里给病人喝下去，也可以治蛔厥。因为有时在仓促之间很难找到乌梅丸，这时候就把乌梅、花椒、生姜一起给患者服用。如果没有乌梅就用醋。这个方可以加莨菪碱（654-2）和黄连素。654-2 服用之后口干舌燥，相当于乌梅丸里的附子、干姜等药物；它还具有扩张血管的作用，相当于乌梅丸里的桂枝；扩张血管也可缓解手脚凉，所以莨菪碱可替代乌梅丸中的干姜、附子、桂枝。黄连素又叫小檗碱，相当于乌梅丸的黄连、黄柏。也就是说，准备好乌梅或醋（没有乌梅时用醋）、花椒，然后把生姜泡在碗里，加点水捣出姜汁，把生姜渣滓弃掉，然后放入花椒，再加两勺醋，送服 654-2 和黄连素。这个方法相对简单，而且也很有效。这个是我爸爸经常用的方法，他就是中西汇通的。他开的处方有的看起来怪模怪样的，因为他在好多时候中医、西医的界限不是很明确。他经常在开西药时用点中医的办法，开中药时又用点西医的办法。他的这些方法，临床上确实有效。所以，我觉得我们不能把中医和西医的界限划得那么明显。

乌梅丸治厥阴腹泻，方中的乌梅治厥阴除消渴；黄连、黄柏心肾两清；人参、干姜温太阴；桂枝、附子、细辛温少阴，桂枝不仅温少阴，还可除冲逆，治气上撞心；蜀椒治厥阴寒化，是厥阴病的专药；当归养肝之体。

如果是厥阴便秘，怎么治疗呢？可以用《千金》温脾汤下之。《千金》温脾汤仍用桂枝（桂心）、干姜、细辛、附子、当归、黄连、黄柏，这些与乌梅丸的用药相同。二者的区别是温脾汤用吴茱萸，乌梅丸用花椒；温脾汤用大黄，乌梅丸用乌梅。为什么温脾汤用大黄呢？因为便秘。为什么乌梅丸用乌梅呢？因为腹泻。深师方都不用吴茱萸，就用蜀椒。《千金》温脾汤也可以用蜀椒，那么就是乌梅丸把乌梅换成大黄，就可治厥阴病的便秘。这些处方大家不需要死记，只要记得下利时用乌梅，便秘时用大黄，就构成了厥阴病的两个方。如果单独去看，会觉得处方很复杂，当知道了它就是乌梅丸的变化，就很简单了。至于《千金》温脾汤究竟用吴茱萸还是用花椒，都一样，它有两个版本，一个版本用吴茱萸，一个版本用花椒，用哪个都可以。

我们接着讲发热。太阴发热用甘草配黄芪，比如黄芪建中汤。李东垣的甘温除大热，就这两个药。少阴发热用细辛，比如麻黄细辛附子汤、大黄附子汤。厥阴发热用乌梅，比如乌梅丸。乌梅可治几种发热：第一种是温病陷入厥阴的发热，这是外感病；第二种是厥阴的内伤发热。厥阴内伤发热又分两种：一是体温升高的低热，这种发热是低热；二是体温正常，但是病人自己觉得热，觉得体内烧灼，想吃冰棍。这种体温正常而自觉发热，也有两种情况：一种是厥阴发热，一种是瘀血发热。

发热有很多特点，比如，有的人不是阳明病，却在下午两三点发烧。你问他："什么情况下下午发烧?"他说："我睡了午觉，下午就不发烧。不睡午觉的时候，下午就觉得困顿，就发烧。一看体温 37℃ 以上"。这种是补中益气汤证，属于中医讲的太阴病，气虚生大热。太阴气虚之人中午不午休，下午 2 点以后就晕晕沉沉、浑浑噩噩，呆坐在那里。

《温病条辨》讲："暑邪深入少阴消渴者，连梅汤主之，入厥阴麻痹者，连梅汤主之；心热烦躁神迷甚者；先与紫雪丹，再与连梅汤。脉虚大而芤者，加人参。""暑邪深入厥阴，舌灰，消渴，心下板实，呕恶吐蛔，寒热，下利血水，甚至声音不出，上下格拒者，椒梅汤主之。"《温病条辨》把乌梅丸分成刚柔两端——用柔、用刚。连梅汤用黄连配乌梅，加生地、麦门冬、阿胶。之所以用黄连，因为阴虚有热。"脉虚大而芤者，加人参"，芤为血虚，用阿胶养血，虚大为气虚，加人参补气。连梅汤是黄连阿胶汤加乌梅，用生地代替鸡子黄，这两个药通常可以互替；厥阴病原则上不用黄芩，因此去了黄芩；厥阴病一般也不用芍药，厥阴病解痉用木瓜而不是芍药。简单讲，连梅汤是黄连阿胶汤加乌梅，是乌梅丸用柔。乌梅丸本有黄连配乌梅，加上麦门冬、生地养阴，阿胶养血。为什么要养血呢？养肝之体，这是肝经的特点。

还有一个方是椒梅汤。椒梅汤用黄连、黄芩、干姜、白芍、川椒、乌梅、人参、枳实、半夏，治暑邪深入厥阴，上下格拒。椒梅汤我用的非常少，我一般直接用川椒配乌梅，再加附子、干姜、人参、当归等厥阴病的常用药。我一般把乌梅丸中的这几个药摘出来，用于偏寒的人。大家也可以自己化裁，不一定非得用这个方，知道配伍的基本思路就可以了。大体来讲，把乌梅丸的黄连、乌梅摘出来，再加一些养阴的药，用于偏热证，治疗阴虚生内热，这是用柔；把乌梅丸的乌梅、干姜、花椒、细辛、附子等药摘出来，用于偏寒证，这是用刚。

讲到这里，大家要记住乌梅丸的两个变化：一个变化是用刚、用柔；一个变化是腹泻、便秘。

《温病条辨》："久痢伤阴，口渴舌干，微热微咳，人参乌梅汤主之。""微热微咳"是厥阴病的内伤发热，不是外感的热。因为"久痢伤阴"，所以人参乌梅汤用乌梅、木瓜配人参、莲子、山药等治疗气阴两虚的药。乌梅配木瓜，乌梅是一个收敛止咳药，既能治疗厥阴病内伤发热——"微热"，又能止"微咳"；木瓜是厥阴病解痉的一个专药。如果是阴虚怎么办呢？阴虚去山药、莲子，加生地、麦门冬。人参乌梅汤是治疗温病后期微热消渴的方。

厥阴病的热，一个特征是伴口干，另一个特征是发热。可以是体温升高的低烧，也可以体温不升高，自己觉得热。比如，有的患者后半夜爬起来找冰棍吃，就属于厥阴病的发热。厥阴发热若属寒热错杂，可用乌梅丸；偏阴虚，用人参乌梅汤去山药、莲子，加生地、麦门冬，其实就是连梅汤。如果没有乌梅丸，还有一个更简单的办法：厥阴病的内伤发热，可用黄糖送乌梅。黄糖就是红糖，用乌梅熬汤放一勺红糖，一味乌梅就可退厥阴的热，也可加点姜汁，若阴虚加生地、麦门冬，有热加黄连，有寒加花椒，这几个药化裁就能退厥阴病的热。用乌梅熬水加一勺红糖，再加姜汁、花椒，也可以不加姜汁、花椒。

《卫生宝鉴》九仙散用乌梅止咳，此方用的多是收敛止咳的药物，不需要多讲。

济生乌梅丸用僵蚕配乌梅，治多种息肉，比如胆囊息肉、肠息肉等。临床上济生乌梅丸还需要加减。怎么加减呢？用穿山甲、炮指甲。消息肉最快的是人指甲，方中可加入人指甲，可以煎也可以熬。人指甲、炮山甲一般煎不出有效成分，多做丸剂或散剂。人指甲、穿山甲、猪蹄甲的功能近似。人指甲剪不了多少，一般我们用穿山甲，穿山甲的效果也好。猪蹄甲是穿山甲的伪品，作用相对较弱，剂量要很大。济生乌梅丸治多种息肉，也治肠癌，因为很多肠癌是由肠息肉恶变来的。为什么济生乌梅丸能治肠道息肉、肠癌呢？肠道息肉、肠癌有一个特点是大部分患者会合并便秘，大便在肠道停留时间过久，碱性过强，所以用酸性的乌梅。肠道偏碱性，治疗肠道疾病多用酸性的药，胃里偏酸性，治疗胃病多用碱性的药。

　　总的来讲，第一，乌梅具有收敛的作用，可用来止咳、止利，最主要是止利。咳嗽、下利都可以利用乌梅的收敛作用。第二，乌梅丸能够退烧，治疗厥阴病的内伤发热。第三，乌梅丸使用时有腹泻和便秘的区别。第四，乌梅丸有用刚、用柔的区别。简言之，乌梅的功能主要有：①固涩，用于止咳、止利。②退热，用于厥阴病的发热。③和解，寒温并用，用于寒热错杂证。④扶阳，用于厥阴阳虚。⑤平肝，治厥阴肝病。⑥生津，治消渴。⑦消癥，治息肉。

　　《伤寒杂病论》的乌梅丸偏气化，若用它消癥治形质病，需要化裁。怎么化裁？在乌梅丸的基础上化裁，比如可把方中的当归换成穿山甲。乌梅丸平肝，僵蚕也有平肝的作用，治疗形质病时，可把乌梅丸里普通的药换成僵蚕，然后再根据寒热用药。这种思路是首先要取病，在取病的基础上，再去辨证。如果用乌梅丸消癥，至少应该把方中的当归换成炮山甲，用僵蚕、乌梅、炮山甲，然后再去辨证，根据寒热调节化裁。虽然还是乌梅丸，但是可以看到治疗功能性疾病和形质性疾病的不同。举个例子，乌梅丸中有黄连、黄柏，消癥时可把黄连、黄柏换成半枝莲、白花蛇舌草。我治肠癌时开乌梅、僵蚕、穿山甲、半枝莲、白花蛇舌草，还有些随寒温化裁的药，有的人看我的方觉得是一个时方，会问"你这个处方啥方呀？"其实，就是《伤寒论》的乌梅丸，病不一样，用的药就不一样，但是思路是一样的。治疗癌症，不一定非得用黄连、黄柏，但是配伍的结构是一样的。大家看我治肠癌，有时除了用僵蚕、穿山甲，还用大黄、肉桂等药物调平，实际上还是乌梅丸化裁，只不过是把乌梅换成了大黄，一个治便秘，一个治腹泻而已。】

　　631. 问曰：病腹痛有虫，其脉何以别之？师曰：腹中痛，其脉当沉，若弦反洪大，故有蛔虫。（金匮·趺蹶手指臂肿转筋阴狐疝蛔虫病篇）

【蛔虫腹痛，脉弦反洪大。】

632. **蛔虫之为病，令人吐涎，心痛发作有时，毒药不止，甘草粉蜜汤主之。**（金匮·跌蹶手指臂肿转筋阴狐疝蛔虫病篇）

甘草粉蜜汤

甘草（二两）　　粉（一两重）　　蜜（四两）

上三味，以水三升，先煮甘草，取二升，去滓，纳粉、蜜，搅令和，煎如薄粥，温服一升，瘥即止。

【这条治的是蛔虫的疼痛。蛔虫病有个特点：蛔虫活动的时候，患者吐清口水。自己觉得口里发酸，一阵一阵清水往外冒，这种人有蛔虫，需要打蛔。蛔虫引起的病很多。因为蛔虫病是厥阴病，厥阴病的特点是容易动风，所以很多过敏性疾病与蛔虫有关，比如哮喘、皮疹等疾病。如果一个人觉得口发酸、冒清口水，这是有蛔虫，需要打虫。也可以验血，看看嗜酸性粒细胞高不高。】

633. **气利，诃黎勒散主之。**（金匮·呕吐哕下利病篇）

诃黎勒散方

诃黎勒（十枚，煨）

上一味，为散，粥饮和，顿服。（疑非仲景方。）

【诃子，苦、酸、涩，下气消食，收敛。《本草纲目》云：诃子，同乌梅、五倍子用，则收敛；同橘皮、厚朴用，则下气；同人参用，则能补肺治咳嗽。杂疗方：长服诃黎勒丸方：诃黎勒、陈皮、厚朴（各三两），上三味，末之，炼蜜丸，如梧子大，酒饮服二十丸，加至三十丸。】

【诃黎勒就是诃子，是一个收敛的药。这条后面有一句话："疑非仲景方"，我觉得是不是仲景方不重要。诃子是一个收敛的药，能够下气消食、收敛，与乌梅、五倍子同用则收敛；与陈皮、厚朴同用则下气；与人参同用，能够补肺止咳嗽。诃黎勒散之所以能治疗气利，是因为它既能行气，又能收敛。"杂疗方，常服诃黎勒丸"，用诃黎勒配陈皮、厚朴，也是这个原因。诃黎勒这个药很奇怪，不仅收敛、行气，还有补气的作用，用了之后可使精神振奋，所以三勒浆也用它。

为什么我认为它是仲景方呢？诃子具有理气和收敛的作用，所以条文讲"气利，诃黎勒散主之"，用于大便稀溏并伴有腹胀。如果说这个方不是仲景方，那我们再讲一条，"杂疗方，常服诃黎勒丸"。诃黎勒丸治便溏，用诃黎勒配陈皮、厚朴，其中陈皮、厚朴理气，诃黎勒治便溏。如果诃黎勒散不是仲景方，那么诃黎勒丸呢？那应该也不是仲景方啊。后世的注家说升麻鳖甲汤疑非仲景方、侯氏黑散疑非仲景方，《伤寒杂病论》里面好多方都说"疑非仲景方"，解释不了的都不是仲景方，但是我觉得这个方的配伍是很合理的。

诃黎勒散（丸）与乌梅丸有什么区别？乌梅丸治寒热错杂的下利，诃黎勒散治的是腹胀兼有便溏。腹胀一般伴便秘，但是腹胀也有伴便溏的。腹胀伴便秘，用厚朴、枳实、大黄，这是小承气汤；腹胀伴便溏，用厚朴、陈皮、诃子，这是诃黎勒丸。为什么用陈皮不用枳实呢？枳实、陈皮都理气，但是枳实通便，陈皮燥湿，对于腹泻的患者，很少用枳实。诃黎勒丸就是把小承气汤的大黄换成诃子、枳实换成陈皮，一个治腹泻，一个治便秘。这个方是《金匮要略》的杂疗方，大家可能很少注意它，它是来补充乌梅丸的。

乌梅丸证我们主要讲了乌梅丸，讲了一个补充的方，还讲了一个新方乌梅丸，新方乌梅丸在我们的验方课中。它是我爸爸治蛔虫的方。乌梅丸取药就比较慢，还要去熬药，而且呕吐的时候吃乌梅丸也很困难，我们家的这个办法在家里就能把药凑上，比乌梅丸见效更快、更直接。我们还讲了便秘的，把乌梅换成大黄。如果腹胀便秘，用小承气汤；腹胀便溏用诃黎勒丸，把小承气汤的大黄换成诃子、枳实换成陈皮。这就是厥阴寒热错杂的第一个证——乌梅丸证，诃黎勒散不是寒热错杂证，而是用来与乌梅丸相比较的。】

温经汤证

634. 问曰：妇人年五十所，病下利数十日不止，暮即发热，少腹里急，腹满，手掌烦热，唇口干燥，何也？师曰：此病属带下。何以故？曾经半产，瘀血在少腹不去。何以知之？其证唇口干燥，故知之。当以温经汤主之。（金匮·妇人杂病篇）

【手掌烦热，此桂枝证。暮即发热，此瘀血发热，何以知？其证唇口干燥，此温经汤独证。少腹里急，腹满，

重订629条：病者手足厥冷，言我不结胸，小腹满，按之痛者，此

冷结在膀胱关元也。此即内有久寒，吴茱萸证。余见一卵巢癌，少腹里急腹满，此肿瘤故，每下利（大便溏而不爽）月余肿瘤复发，此肿瘤在盆腔，刺激肠道，影响大便。

重订 119 条：**伤寒，脉结代、心动悸，炙甘草汤主之**。二方皆有甘草、生姜、人参、桂枝、阿胶、麦门冬；一方用生地黄，养心肾之阴，一方用当归、川芎、芍药养肝之体；肝藏血，更加丹皮凉血，此用法，如后世丹栀逍遥散、化肝煎；酒活血，以酒养心；一方用大枣养心血，一方用吴萸散肝寒；一方用麻仁，一方用半夏。

重订 529 条：**师曰：妇人有漏下者，有半产后因续下血都不绝者，有妊娠下血者，假令妊娠腹中痛，为胞阻，胶艾汤主之**。产后下血，法当温经，以产后忌凉故也；并养血，以产后失血故也；兼活血，以去瘀血。

若失之温补者，重订 490 条：**《千金》内补当归建中汤**，治妇人去血过多，崩伤内衄不止。

若失之宣通者，重订 408 条：**师曰：产妇腹痛，法当以枳实芍药散。假令不愈者，此为腹中有干血着脐下，宜下瘀血汤主之**。曾经半产，瘀血在少腹不去，温经汤主之。】

温经汤

吴茱萸（三两） 当归 川芎 芍药（各二两） 人参 桂枝 阿胶 牡丹皮（去心） 生姜 甘草（各二两） 半夏（半升） 麦门冬（一升，去心）

上十二味，以水一斗，煮取三升，分温三服。

亦主妇人少腹寒，久不受胎；兼取崩中去血，或月水来过多，及至期不来。【温经汤治不孕、月水过多，及至期不来。】

【我们把原文的次序调整一下，以便容易理解。"问曰：妇人年五十所，病下利数十日不止，暮即发热，手掌烦热，唇口干燥，少腹里急，腹满，何也？"这句讲了 3 个症状——下利、发热、腹满，一个体征——唇干。什么原因导致的呢？"师曰：此病属带下。何以故？曾经半产，瘀血在少腹不去。" 半产是小产。"何以知之？其证唇口干燥，故知之。当以温经汤主之。"

　　"妇人年五十所"，"五十所"是绝经前后（七七前后）。绝经前后（七七前后）的女性容易发生卵巢的疾病。"病下利数十日不止"，患者表现为下利。"暮即发热"，说明温经汤能退烧，治疗内伤发热。"手掌烦热，唇口干燥"，这是温经汤的独证。"何以知之？其证唇口干燥，故知之"，这就是抓独法。此外，还表现为"少腹里急，腹满"。这个病发生的原因是什么呢？流产，"曾经半产，瘀血在少腹不去"，当以温经汤主之。

　　温经汤用吴茱萸三两，当归、川芎、芍药各二两，人参、桂枝、阿胶、牡丹皮（去心）、生姜、甘草各二两，半夏半升，麦门冬（去心）一升。"亦主妇人少腹寒，久不受胎；兼取崩中去血，或月水来过多，及至期不来"。换言之，温经汤也治不孕、月水过多和至期不来。温经汤治的不孕，尤其适合继发性不孕。什么是继发性不孕呢？通俗讲就是怀孕流了产，再想怀孕却不孕了。温经汤还治月经过多和闭经。这个处方挺奇怪的。第一，半夏在方中有什么作用？半夏本是一个抑制妊娠的药物，影响妊娠早期受精卵的着床，中医认为妊娠不能用半夏。男女发生性关系，两精相搏，卵子受精之后，要着床。着床的过程会被半夏抑制。有人讲半夏堕胎，有人讲半夏不堕胎，妊娠呕吐可用半夏。其实，半夏对妊娠的抑制是影响受精卵着床。半夏是个抑制妊娠的药物，但是温经汤含有半夏治疗不孕，确实也有效。第二，麦门冬的剂量大。

　　"手掌烦热"是桂枝证。桂枝证的特点是手心有汗。"暮即发热"是瘀血发热。瘀血发热的特点是：下午、晚上发烧。"唇口干燥"是温经汤的独证。"少腹里急，腹满"，这是什么意思？重订629条："病者手足厥冷，言我不结胸，小腹满，按之痛者，此冷结在膀胱关元也。"此即内有久寒，为吴茱萸证。举个例子，我门诊有一个50多岁的卵巢癌患者，肿瘤分期很晚，她就少腹里急，腹满。为什么呢？因为有肿瘤。有肿瘤的地方摸着肌紧张。这个病人在我们这治了至少有六七年了，她每次卵巢癌复发前都有一个共同的特点：下利，大便黏溏不爽，然后肿瘤就复发了。为什么会出现这种情况呢？这是因为肿瘤长在盆腔，刺激和压迫肠道，但又没有形成肠梗阻，再加上病人本身是阳虚之人，所以大便虽然稀却不好解、不通畅。她说："我一觉得大便不好解、不通畅，过一个月一检查，肿瘤准复发。"实际上不需要下利一个月，可能下利十几天就会复发。因为肿瘤先复发，之后才刺激肠道。

大家读条文，"妇人年五十所，病下利数十日不止"，肿瘤刺激肠道，大便稀溏不爽，不好解。"暮即发热"，暮是傍晚，21点开始，也可以再早一点。暮是白天转为黑夜的中间阶段，暮之前是白天，暮之后是晚上。各个季节，暮的时辰不一样。六经为病，欲解时，说从亥时开始是暮。白天转晚上时"暮即发热"，此为瘀血发热。

重订119条："伤寒，脉结代，心动悸，炙甘草汤主之。"炙甘草汤与温经汤都有甘草、生姜、人参、桂枝、阿胶、麦门冬，炙甘草汤用生地黄养心肾之阴，温经汤用当归、川芎、芍药养肝之体，肝藏血，更加丹皮凉血，再加厥阴肝经的药——吴茱萸。

重订529条："师曰：妇人有漏下者，有半产后因续下血都不绝者，有妊娠下血者，假令妊娠腹中痛，为胞阻，胶艾汤主之。"这条我们在少阴病篇讲过了。产后下血，法当温经，以产后忌凉故也，这是一个基本的原则。并养血，以产后失血故也；兼活血，以祛瘀血。我们说产前忌温，普通的孕妇产前忌温，但是对于阳虚羊水过多的孕妇，产前也可以用附子汤和肾气丸。产后忌凉，用胶艾汤。

还有《千金》内补当归建中汤，"治妇人去血过多，崩伤内衄不止"。妇人的漏下、出血，太阴病用当归建中汤，少阴病用胶艾汤，厥阴病用温经汤。

重订408条："师曰：产妇腹痛，法当以枳实芍药散。假令不愈者，此为腹中有干血着脐下，宜下瘀血汤主之。""曾经半产，瘀血在少腹不去，温经汤主之。"这是两个处方。一个是下瘀血汤，用大黄去下，再用一些虫类药活血，这个处方比较简单。如果病机很复杂呢？就用温经汤。下瘀血汤用于便秘、大便偏干。温经汤用于大便偏稀。根据患者的情况，可以去选择。这个"腹中有干血着脐下"，就是瘀血在少腹不去。一个用下瘀血汤，一个用温经汤，都与生产有关系，病因都是生产所致。】

635. 病人胸满，唇痿舌青，口燥，但欲漱水不欲咽，无寒热，脉微大来迟，腹不满，其人言我满，为有瘀血。（金匮·惊悸吐衄下血胸满瘀血病篇）

【①唇痿舌青。②口燥，但欲漱水不欲咽。③腹不满（腹诊），其人言我满。④病者如热状，烦满，口干燥而渴，其脉反无热，此皆瘀血。】

【什么叫"腹不满，其人言我满"？就是病人说腹胀，你一摸肚子很软，根本不胀，这个腹胀是因为瘀血。病人说口干，但是他根本不想喝水。】

636. 病者如热状，烦满，口干燥而渴，其脉反无热，此为阴伏，是瘀血也，当下之。（金匮·惊悸吐衄下血胸满瘀血病篇）

【病者如热状，烦满，此即后世《医林改错》所谓灯笼热，虽自觉发热而体温不升。因其体温正常，其脉反无热。瘀血发热，体温有升高，有自觉发热而体温不升者。】

【"病者如热状，烦满"，在《医林改错》中叫作灯笼热，病人自己觉得发热，但是体温不高。瘀血发热有两种类型：第一种是体温升高，第二种是体温不升高，病人自己觉得发烧，但是测体温并不烧。自己觉得肚子胀，腹部触诊却很软，一点张力都没有，这些都是瘀血发热。我在活血化瘀课中讲过瘀血发热有七大怪症，病人的主诉与医生的查体合不上，这种情况下首先要考虑是否有瘀血。

《伤寒杂病论》主要讲了几条瘀血的症状？第一，唇痿舌青，看口唇和舌头最直观。为什么要看口唇？因为口唇上皮没有角化，非常的薄，下面是丰富的毛细血管网，判断血液是否处于高凝状态、是否有瘀血，看口唇最直接。所以，经常会听到：口唇都发乌了，赶快去吃点活血药。为什么会口唇发乌呢？因为血液处于高凝状态时，血液运行速度变慢，通过毛细血管网的时间就会延长，血液里含有的去氧血红蛋白增加，所以口唇发乌。大家在体表看到的青色血管是静脉，静脉血含有去氧血红蛋白，血液颜色是暗红色。在体表看不到动脉血管，动脉血含氧合血红蛋白，血液颜色是鲜红色。口唇处的静脉血管网进行着动静脉交换，当血液处于高凝状态、血液运行速度变慢时，此处的静脉血增加，血液中的去氧血红蛋白含量增加，因此口唇颜色发乌。血流变慢时，需要服用活血药，否则容易发生脑梗死、心肌梗死等疾病。

为什么先说唇痿，后说舌青呢？舌的结构与口唇一样，但是舌面往上生长的角化上皮（舌苔），没有口唇敏感。为什么舌要长苔呢？因为角化上皮的开口下面是味蕾，通过味蕾接触食物中的可溶性成分，形成味觉，而角化上皮对味蕾是一个保护。如果没有这层苔，吃辣的辣得你疼，吃热的烫得你疼，吃麻的麻得你疼。那些吃东西觉得蜇得疼痛的人，就是舌的角化上皮掉了。用药让这层舌苔长起来，就再也不觉得蜇得疼了。如果病人告诉你"我吃热的烫得疼，我吃辣的辣得疼，舌头不舒服"，这就是舌的角化上皮掉了。从舌头也可以直接看到血液的运行状态，但是不如口唇敏感。因为口唇长在外面，上皮非常薄。我觉得学医学，首先要把人的构造搞清楚。把人的构造想清楚的时候，就能理解症状和体征的深层次原因，看病就更直接。

第一，口唇发青，是瘀血，也可能是阳虚。严重阳虚的病人口唇也发青。这是因为心脏收缩无力，血液运行慢。严重阳虚的患者心率40次/分，心脏一分钟才跳40次，血液运行快不了，脉沉迟。这种患者血液里的去氧血红蛋白含量增加，所以阳虚之人的口唇也发青。阳虚之人的口唇发青，温阳之后可变红，如果温阳兼活血，可用王清任的回阳救急汤——四逆加人参汤加桃仁、红花。

第二，口燥，但欲漱水不欲咽。病人口干，却不想喝水。

第三，腹不满，其人言我满。患者自觉腹满，实际上查体腹不满。

第四，病者如热状，烦满，口干燥而渴，其脉反无热。什么叫脉反无热？因为脉不数。为什么脉不数？体温增加1°C脉搏增加10次，病人体温正常，所以脉搏次数并未增加，只是自觉发热。

厥阴寒热错杂我们讲了两证：一个是乌梅丸证，一个是温经汤证。乌梅丸证我们讲得清楚一些，温经汤证讲得含糊一些，但是大体意思也讲出来了。乌梅丸证是《伤寒杂病论》的主线、明线，温经汤证是《伤寒杂病论》的暗线，写得很含糊。其实温经汤可以治好多病，治卵巢囊肿都有效。用温经汤治卵巢癌虽然也有效，也能够延长病人生存期，对缓解病情有帮助，但是不能彻底治愈，还需要一些特殊手段。特殊手段就类似于前面讲的乌梅丸治结直肠癌，把处方化裁一下，用僵蚕、穿山甲等药，把黄连、黄柏换半枝莲、白花蛇舌草等药，虽然还是乌梅丸，但是已经是治肿瘤的方子了。】

瘀血的本质

我们从西医的角度给大家讲瘀血的本质。现代医学研究，瘀血的本质主要有两方面的因素：一个是血流动力学、血液流变学和微循环的异常，另一个是血管异常。

对于第一个因素，我们总结出 4 个字：浓、黏、凝、聚。①浓。浓指血液浓缩，红细胞的压积增加。什么叫血液浓缩？人体有 5L 血，在太阳下站 3h，出汗之后血液就浓缩了。血液一浓缩，不就黏稠了吗？运行也就困难了。②黏。黏是全血和血浆的黏度增加，也就是血液的黏稠度增加。血液的黏稠度增加常常是因为血液中的杂质多了，比如胆固醇增多。高胆固醇血症患者的血液就黏稠。黏稠会使血液运行不畅，所以活血可以治疗高胆固醇血症。③凝。凝指凝血、抗凝与纤溶系统异常。大家不知道凝血、抗凝与纤溶系统是什么也没关系，知道这个系统异常可使血液的凝固功能增加，血液更容易凝固，就行了。④聚。聚是红细胞、血小板的聚集性增加。通俗地讲，血细胞在血液中是一个一个地运动的，但是也可以抱团。一旦有情况出现，它们就抱成一团堵在伤口，这就是止血。正常情况下，血细胞不会抱团，但是具有抱成一团的功能。当血细胞的抱团功能增强了，我们说是红细胞、血小板的聚集性增加了。出血时，血细胞先抱成一团，形成止血栓把伤口堵了，然后局部的血液再凝固成血凝块。凝和聚这两个功能就是止血的功能。可见，瘀血的本质就是血液更浓缩、黏稠、凝结、聚集。

瘀血的第二个因素是血管异常，比如血管曲张、痉挛、栓塞、增生。曲张的血管血液流动缓慢，去氧血红蛋白增加；痉挛的血管管径变窄，血液通过困难，流动也缓慢；栓塞的血管被堵塞，血液过不去；增生的新生血管是畸形的血管，甚至形成动、静脉瘘，血液通过这样的血管容易瘀血。

这里有 3 张舌的图片（见彩色图谱），第一张（图 8）是基本正常的舌，但是有黄苔；第二张（图 9）、第三张（图 10）的舌边缘都紫。为什么紫？因为血液通过毛细血管网的时间延长。为什么延长呢？因为血液处于高凝状态，就是中医讲的瘀血。第二张（图 9）舌的颜色偏淡，这也是形成青紫舌的一个原因。因为心脏收缩的力量减弱、频率降低、血液通过舌面的时间延长，加上处于高凝状态，所以形成了青紫舌。此时要温经活血。第三张（图 10）舌的舌缘可以形成瘀斑，后面这两张就是中医讲的青紫舌。实际上中医的舌诊、脉诊并不玄妙，如果知道了背后的机制，它是朴素而直观的。

再看这两张舌的图片（见彩色图谱）：第一张（图 11A）是正常的舌色，第二张（图 11B）偏青紫。

我们用计算机读青紫舌，先把它变成红、蓝、绿 3 个原色（图 12），蓝色配红色，就是紫色（图 13）。蓝色表示静脉血，红色表示动脉血，紫色反映了血液运行的速度。这样就把舌的颜色变为计算机的数字。数字化之后，用计算机读，可以找到它的比值。比值为 B/R，B 是蓝色（Blue），R 是红色（Red）。蓝色和红色的数字相比，B/R＝0.7 为临界值，大于 0.7 时，98.4% 能够看到青紫舌。计算机比人眼更敏感。当比值在 0.7、0.71、0.72 的时候，舌质稍微有一点青紫，此时肉眼不容易辨别。肉眼与计算机相比，还是有差距的。肉眼还容易受光线的影响。光线形成灰度，明明是青紫，但是光线灰暗时看着不是青紫色。另外，当天医生的情绪、患者伸舌时间的长短等，都会影响判断。但是，当把转换成计算机数字的时候，准确度和灵敏度就大大提高了。中医的这些知识，我们完全可以把它客观化。我们实验室已经把很多舌象数字化了，与肿瘤有关的舌象计算机就能读，不需要人眼去看，它比人眼更敏感。比如，卵巢癌的癌细胞长在卵巢里，我们研究发现，当它还在卵巢的时候，就分泌白细胞介素-6 刺激肝脏，肝脏分泌 TPO（血小板生成素）刺激骨髓，骨髓促进血小板生成增加，导致舌上青紫、瘀斑、瘀点和凝血的紊乱、凝血系统活化，形成青紫舌。肿瘤在卵巢的时候就已经影响肝脏、影响骨髓，所以它是全身性疾病的局部表现。形象地讲，它在卵巢里头发号施令，支配我们的全身，乃至于改变我们的营养状态，要把我们全身的营养都供它所消耗。所以，它生长的地方是一团火，全身是一块冰，病人手脚冰凉。而且它还干了件更坏的事情，它分泌肿瘤坏死因子。肿瘤坏死因子抑制机体代谢，导致恶病质，使病人不想吃东西、恶心、发烧、慢性消耗。

二、厥阴寒化

吴茱萸汤证

637. 干呕，吐涎沫，头痛者，吴茱萸汤主之。（378）（金匮·呕吐哕下利病篇同）

【吴茱萸一止干呕；二抑制体液分泌，治吐涎沫；三治厥阴头痛。抑制体液分泌，如干姜，治太阴自利或咳吐清稀痰涎，方理中汤、小青龙汤；再如半夏，小柴胡汤渴者去半夏。寒热错杂者，可与后世《丹溪心法》左金丸：黄连、吴茱萸六一相配，治肝火犯胃吐吞酸，再加芍药名戊己丸，治泻痢。《内科摘要》四神丸：肉豆蔻（煨）、补骨脂（盐炒）、五味子（醋制）、吴茱萸（制）、大枣（去核），治五更泻。】

吴茱萸汤

吴茱萸（汤洗七遍，一升）　人参（三两）　大枣（擘，十二枚）
生姜（切，六两）

上四味，以水七升，煮取二升，去滓，温服七合，日三服。

【重订498条：心胸中大寒痛，呕不能饮食，腹中寒，上冲皮起，出见有头足，上下痛而不可触近，大建中汤主之。】

【吴茱萸汤用吴茱萸配生姜，大建中汤用蜀椒配干姜，皆用人参，一用大枣，一用胶饴缓之，二方皆厥阴寒中，然一方头痛、胸满、烦躁，一方腹痛（上冲皮起，出见有头足，上下痛而不可触近），其病高下有别。二方皆呕，大建中汤大便不出，吴茱萸汤可见下利。】

【吴茱萸汤用吴茱萸、人参、大枣、生姜。吴茱萸配生姜相须为用。干呕是什么原因？干呕是胃痉挛导致的恶心、呕吐。吴茱萸有解痉的作用，能够解除痉挛。厥阴病药物的特点是能够解痉，解除平滑肌、骨骼肌、心肌等痉挛。厥阴病与少阳病的药都有解痉的作用，只是用药不同。这条的干呕也叫冲逆，气机上冲，出现胃痉挛、收缩、吐涎沫、头痛。

吴茱萸的第一个作用止干呕，说明它有解痉的作用。第二，抑制体液分泌，可治吐涎沫。吐涎沫是吐酸口水，干呕时吐酸口水，这是厥阴病的特点，包括蛔虫病也吐酸口水。抑制体液分泌的药物有：干姜（太阴病）、半夏（阳明病）、吴茱萸（厥阴病）。第三，治厥阴头痛。

　　后世从吴茱萸汤化裁出很多方子。第一，如果是寒热错杂的嘈杂、吐酸，用左金丸，方用黄连、吴茱萸 6：1 相配；再加芍药名戊己丸，可治腹泻。第二，《内科摘要》四神丸，也治腹泻——五更泻，方用肉豆蔻（煨）、补骨脂（盐炒）、五味子（醋制）、吴茱萸（制）、大枣（去核）。此方与戊己丸的区别是戊己丸用吴茱萸配黄连、芍药，治寒热错杂；四神丸用吴茱萸配肉豆蔻、补骨脂等药，治五更泻，这是个补药。第三，木瓜煎。吴茱萸、木瓜、生姜，能够解痉。吴茱萸能解痉，木瓜也能解痉。第四，蚕矢汤。这是王孟英的方，治呕吐、下利。方中的蚕沙、吴茱萸、木瓜都是厥阴经的药，僵蚕与蚕沙同样入厥阴经；黄芩、黄连、半夏、栀子，是半夏泻心汤法，治呕吐下利；加薏苡仁、豆卷、通草，这是温病利湿芳化的药。蚕矢汤治霍乱转筋，吴茱萸、木瓜都能够解痉。第五，鸡鸣散，治厥阴心衰（舒张期心衰），能够促进心脏的舒张。方用吴茱萸配木瓜，还是发挥解痉的作用。中医生理学课中给大家讲过女性更年期腿抽筋，最简单的办法是用木瓜解除腓肠肌痉挛。为什么抽筋？因为低钙，加牡蛎补钙。为什么低钙？因为雌激素水平低，加补骨脂补充雌激素。人在更年期 50 岁左右为厥阴病，加吴茱萸。这个处方挺合理的，它是《妇人大全良方》的木瓜煎去生姜，加牡蛎、补骨脂。如果患者说"大夫，你这个药真难吃"，可加生姜，防治吴茱萸刺激胃。

　　后世又衍生出一些厥阴经其他的药。第一，橘核。《医学心悟》的橘核丸，用橘核、荔枝核、川楝子、小茴香、香附、山楂、神曲，治厥阴寒化证的疝气、精索静脉曲张等。大家学习中医要灵活，有人讲厥阴寒化证只知道用吴茱萸、花椒，如果患者是精索静脉曲张、疝气、睾丸鞘膜积液怎么治呢？这些病只要辨为厥阴寒化证，用橘核丸就可以。治疗睾丸疾病就用植物的种子，而不是非要用吴茱萸汤、木瓜煎。如果用吴茱萸汤、木瓜煎，虽然也辨为厥阴寒化证，但是这两个方药物的针对性不强。真正决定疗效的，辨证论治是第一关，那是定方向；第二关是药，理法方药，最核心的是药，药对治疗疾病具有针对性。所以我们讲，中医要先从事内科，后从事专科。先从事内科，什么病都会看，但是不可能什么病都精，最后一定要从事专科。先从事整个的大内科，先把中医的基础打扎实，然后在一个专科上扎下去，这样可以非常准确地抓住药物的特性，开出的每一个药都有针对性。

第二，小茴香。三层茴香散用小茴香，这也是暖肝的药物。

第三，乌药。天台乌药散、百合乌药汤都用乌药。这两个方都已讲过。还有五磨饮子，方用沉香、木香、槟榔、乌药、枳实，加大黄是六磨饮子，这两方都可以解除痉挛。比如，肠道易激综合征就是典型的痉挛。有的人一考试就腹泻，这是一个神经官能症，患者的自主神经紊乱，情绪一紧张就导致肠道痉挛，肚子就疼，要去大便。这种患者适合用五磨饮子，如果大便稀可去枳实。厥阴药的特点是解痉，解除平滑肌、骨骼肌，包括心肌的痉挛。

第四，木瓜。木瓜也是厥阴病的药，其特点是擅长解痉。五磨饮子为什么不用木瓜？其实也可用木瓜，肠道绞痛大便不好解时用大黄；肠道绞痛大便稀，可以去大黄用木瓜。这与乌梅丸去乌梅，加大黄是一个意思，都是由便稀、便秘决定用哪个药。还有一个解痉药——芍药，它和木瓜一样都是酸性药，但是芍药是少阳经的药。小孩生长痛，晚上抽筋用芍药；老年女性抽筋，用木瓜，木瓜是厥阴经的药，年龄七七、八八以后，就要从厥阴经去治。木瓜有雌激素样作用，木瓜炖雪蛤，这两个药都可以补充雌激素。这些方大家都很熟悉，不需要逐一讲解。大家只要辨出厥阴寒化证，该用哪个药就用哪个药，大方向不能错。

厥阴寒化证还有一个方，重订498条："心胸中大寒痛，呕不能饮食，腹中寒，上冲皮起，出见有头足，上下痛而不可触近，大建中汤主之。"吴茱萸汤与大建中汤都治厥阴寒化证，一个治头痛、胸满、烦躁，病位高；一个治腹痛（肠梗阻），病位低。大建中汤所治，本质上是厥阴病，不是太阴病。】

638. 食谷欲呕，属阳明也，吴茱萸汤主之。得汤反剧者，属上焦也。（243）

【食谷欲呕，属阳明也，此病位在阳明胃，然病机在厥阴肝，食谷欲呕，指进食呕吐，不进食则不呕吐。得汤反剧者，呕吐清水，此五苓散证，其脉浮，故属上焦。

重订55条：若脉浮，小便不利，微热，消渴者，五苓散主之。

重订56条：渴欲饮水，水入则吐者，名曰水逆，五苓散主之。】

【"食谷欲呕，属阳明也"，这是讲病位在阳明胃，然而病机是在厥阴。《伤寒论》讲病属哪一经时，有两种行文方法：一种是病位在哪里，一种是病机在哪里。"食谷欲呕，属阳明也，吴茱萸汤主之"属于前一种行文方法。木克土，症状表现在阳明，但本质在厥阴。再举个例子"少阴病，四逆，其人或咳，或悸，或小便不利，或腹中痛，或泄利下重者，四逆散主之"，方用柴胡、芍药、枳实、甘草。这是治少阴病的吗？学过中医的人都知道治的是肝气郁结。为什么叫少阴病？因为手脚冰凉，病位定在少阴，但本质是少阳，少阳阳气不达于四末。

王叔和对《伤寒论》行文次序进行了调整，做了类证鉴别。王叔和校订《伤寒论》有一大贡献，他的基本思想是类证鉴别，把具有相似症状的条文放在一起。比如手脚都冰凉，前面用四逆汤，后面用四逆散，这两个病机是不一样的。手脚冰凉不仅是阳虚，也可是少阳阳气郁结不达四末，这种情况就要用四逆散。但是，这种把条文放在一起做类证鉴别的行文方法有一大弊端，就是使《伤寒论》碎片化。四逆散这一条本应在少阳病篇，但是为了鉴别，把它放到了少阴病篇，这样虽然使鉴别诊断的能力增强了，但是却把原书碎片化了。

"食谷欲呕"，指进食会呕吐，不进食则不呕吐，病机在厥阴。"得汤反剧者，属上焦也"，得汤反剧者，呕吐清水，喝水后剧烈的呕吐，把水吐出来，这是五苓散证。患者脉浮，属上焦。

重订55条："若脉浮，小便不利，微热，消渴者，五苓散主之。""重订56条：渴欲饮水，水入则吐者，名曰水逆，五苓散主之。"重订55、56条就讲"得汤反剧者，属上焦也。"病人脉浮、消渴，想得汤，得汤之后反剧，水入则吐，五苓散主之。因为有太阳表证，所以脉浮，属上焦。】

639. 少阴病，吐利，手足逆冷，烦躁欲死者，吴茱萸汤主之。（309）

【与少阴吐利鉴别，此证多烦躁欲死】

【这条是与少阴吐利相鉴别，比少阴吐利多了烦躁欲死。是不是吴茱萸汤治少阴病呢？不是，这就是一个厥阴病，只是把它从厥阴病篇放到了少阴病篇。】

640. 呕而胸满者，茱萸汤主之。（金匮·呕吐哕下利病篇）

【茱萸汤治厥阴肝寒上逆之呕吐，伴头痛、胸满、手足逆冷、烦躁。

其呕吐：①干呕，吐涎沫。②食谷欲呕，吐利。

杂疗方：通治诸感忤，又方：韭根（一把）　乌梅（二七个）
吴茱萸（半升，炒）　上三味，以水一斗煮之，以病患栉内中，三沸，
栉浮者生，沉者死。煮取三升，去滓，分饮之。此乌梅、吴茱萸合方。】

【茱萸汤治厥阴肝寒上逆的呕吐，即木克土的呕吐，伴头痛、胸满、
手足逆冷、烦躁。这种呕吐有两个特点：一是干呕，吐涎沫；二是食谷
欲呕，伴腹泻，即进食后呕吐伴有腹泻。吴茱萸能够抑制腺体分泌，所
以能够治腹泻。与大建中汤相比，大建中汤用干姜、花椒，不治腹泻治
肠梗阻，大便解不出来；吴茱萸能够抑制腺体分泌，所以吴茱萸汤治
吐、利，治大便稀溏。

前面讲的四神丸治五更泻，也是用吴茱萸抑制腺体分泌的功能。其
抑制腺体分泌的功能又可治以下几种症状：一是干呕、吐清口水；二是
吃了东西就往外吐；三是呕吐伴头痛、胸满、手足逆冷、烦躁。

《金匮要略》杂疗方："通治诸感忤，又方：韭根（一把）乌梅
（二七个）　吴茱萸（半升，炒）　上三味，以水一斗煮之，以病患栉
内中，三沸，栉浮者生，沉者死。煮取三升，去滓，分饮之。"此方是
乌梅、吴茱萸的合方。韭菜根温阳，乌梅与吴茱萸均为止利药。简单地
讲，这是一个厥阴阳虚的腹泻，用韭菜根温阳、吴茱萸散寒止泻、乌梅
止泻。熬药后，用病患的箅子（病患栉），入药中，煮三沸，如果栉浮
起来，吃了药病就好了，如果栉沉而不起，病就不好，这属于"祝由
科"。《伤寒杂病论》有明线和暗线，明线属于显传的东西，写得很详
细，暗线写得很含糊，大家也没有必要去研究。】

通脉四逆汤证

641. 下利清谷，里寒外热，汗出而厥者，通脉四逆汤主之。
（370）（金匮·呕吐哕下利病篇同）

【下利无脉，汗出而厥，法当通脉四逆汤，其脉即出者愈。里寒故
厥，外热汗出，热为虚阳，欲脱之征。

重订627条：**手足厥寒，脉细欲绝者，当归四逆汤主之。**当归四逆
汤，此血虚而脉细欲绝，故当归养血，重用大枣。下条云脉微欲绝，通
脉四逆汤故属阳虚而脉微欲绝。

重订 507 条：**少阴之为病，脉微细**。微为阳微，细是阴细，微细之脉，病在少阴，微细欲绝，此属厥阴。通脉四逆汤乃四逆汤之重剂，三阴递进，寒邪自少阴深入厥阴，故与四逆重剂。

重订 492 条：**霍乱，寒多不用水者，理中丸主之**。此属太阴，干姜温之。

重订 580 条：**大汗，若大下利而厥冷者，四逆汤主之**。此属少阴，附子、干姜急温之。姜、附重剂，乃通脉四逆汤，脉微欲绝，此属厥阴。至于脉细欲绝，此血虚有寒，虽厥不得与附子。

重订 198 条：（于去桂加白术汤下云）**附子、术，并走皮内**，附子增桂令汗出，乃知姜、附温里，术、附温肌而桂、附达表。又云**附子三枚恐多也，虚弱家及产妇，宜减服之**。

重订 610 条：**虚劳腰痛，少腹拘急，小便不利者，八味肾气丸主之**。方中干地黄八分，山茱萸、薯蓣各四分，桂枝、炮附子一分，乃知附子小剂温里，加地黄、山药辈运柔成刚，补之可也。然重剂温而不守，火性销铄，此"急温之"之法，不宜与虚人久服。又肾气丸补肾用炮附子，四逆汤急温之用生附子。今人用附子，不明三阴，不知虚实，不辨表里，不分温补，不别轻重，不察配伍，不考生熟，唯以重剂炫耀，以为得仲景扶阳法门，实望仲景之门墙而不入其中者。】

通脉四逆汤

甘草（炙，二两）　附子（生，去皮，破八片，大者一枚）　干姜（三两，强人可四两）

上三味，以水三升，煮取一升二合，去滓，分温再服，其脉即出者愈。面色赤者，加葱九茎；腹中痛者，去葱，加芍药二两；呕者，加生姜二两；咽痛者，去芍药，加桔梗一两；利止脉不出者，去桔梗，加人参二两。病皆与方相应者，乃服之。

【四逆汤用附子一枚（强人可大附子一枚），此用附子大者一枚；四逆汤用干姜一两半（强人可干姜三两），此用干姜三两（强人可四两）。蜀人有云：附子无姜不热，此之谓也。

通脉四逆汤，此四逆汤之重剂，治阳虚之甚，脉不出，或戴阳汗出者。面色赤者，戴阳于上，加葱九茎，此白通汤法。腹中痛者，格阳于外，所谓里寒外热而汗出，去葱，加芍药二两，止痛而敛阳，腹中痛者必无面色赤，故去葱。虚阳上越故咽痛（达于头面者则前述之面色赤者）去芍药，加桔梗一两，此少阴阳虚桔梗汤法。利止脉不出者，此多虚汗出，去桔梗，加人参二两，其脉即出者愈。

重订 589 条：**恶寒，脉微而复利，利止，亡血也，四逆加人参汤主之。**戴阳者，阳越于上，上热下寒而咽痛，面赤；格阳者，里寒外热而腹痛、无脉、汗出。戴阳者，加葱、桔梗通阳；格阳者，加人参、芍药回阳、敛阳。】

【要记住：脉出者愈。为什么说这是厥阴病呢？因为微细欲绝，几乎摸不着脉。通脉四逆汤和四逆汤相比有什么区别呢？如何体现了三阴的递进关系？通脉四逆汤的剂量增加了，它是四逆汤的重剂。"下利清谷，里寒外热"，里寒指里有寒，所以会厥；外热不是指热证，不是白虎汤证的热深厥亦深，而是指表有发热、汗出。"汗出而厥者"，里寒外热同时伴有厥，脉又摸不着，这是阳虚发热，用通脉四逆汤治疗。干过急诊的大夫知道，"里寒外热，汗出而厥"多见于休克早期。

通脉四逆汤方后有个加减法：面色赤者，加葱；腹中痛者，去葱芍药；呕者，加生姜；咽痛者，去芍药加桔梗，以治少阴咽痛；利止脉不出者，去桔梗加人参，以使脉出。"病皆与方相应者，乃服之"，这个方的加减要完全与描述的症状相应才能服，也就是说一定要面色赤才能加葱，一定要有腹痛才能够去葱加芍药。这条描述的重症，现在在急诊科可以见到，中医科很少见，已不再像过去那样要中医单独处理。

重订 627 条："手足厥寒，脉细欲绝者，当归四逆汤主之。"当归四逆汤治的是血虚的脉细欲绝。本身血虚有寒，所以用当归养血，重用大枣，而不用附子。血虚不用附子。比如十全大补丸的组成，它是八珍汤加肉桂，用的是肉桂。通脉四逆汤治的是阳虚的脉微欲绝，或者摸不着脉，所以用附子。这两个方的用法是有区别的。

重订 507 条"少阴之为病，脉微细……"微为阳微，细为阴细，微细之脉，病在少阴；脉微欲绝，病在厥阴。三阴递进，寒邪自少阴深入厥阴，通脉四逆汤是四逆汤的重剂，它的剂量比四逆汤要重。

重订 492 条："霍乱，头痛、发热、身疼痛、热多欲饮水者，五苓散主之；寒多不用水者，理中丸主之。"此条原有宜服四逆辈，当属少阴方。霍乱，寒多不用水者，理中丸主之，这是太阴病，用干姜温。

重订580条："大汗，若大下利而厥冷者，四逆汤主之。"这是少阴病的方，用附子配干姜急温之。当附子配干姜用重剂时，就是通脉四逆汤，属于厥阴病的方。

重订198条去桂加白术汤条文的后面讲说："附子、术，并走皮内"，附子增桂令汗出，由此可知姜附温里、术附温肌、桂附达表。张仲景的用药配伍是有一些区别的：姜附擅长于温里，术附擅长于温肌，桂附擅长于达表。

重订610条："虚劳腰痛，少腹拘急，小便不利者，八味肾气丸主之"。此方用地黄、山药、山茱萸加桂附。桂附加了一分，地黄八分，山茱萸、山药各四分。地黄配附子的比例是8∶1。如果用30g地黄，附子才用3g多一点。肾气丸的配伍说明了什么？它为什么能够治肾阳虚？这表明小剂量附子配地黄，运柔可以成刚。重剂温而不守，火性销铄，属于"急温之"之法，不适合与虚人久服。我们不建议阳虚之人长期大剂量服用四逆汤。张仲景讲四逆汤是急温之，如吃三年四逆汤仍急温之，那肯定有问题。如果不急温之而缓补之，运柔成刚，地黄配附子的比例是8∶1。大家要去研究张仲景学术思想的真正核心。我们常讲要阴中求阳，开了60g附子，加了15g地黄，老师告诉你这就是阴中求阳。60g附子加15g地黄，剂量不对，那不叫阴中求阳。张仲景书中的每一句话，都要落到细节之处。我们用阳和汤偏补时，地黄开到30g、60g，肉桂才开3g。心阳虚之人，"其人手叉自冒心"，我们用桂（以前没有肉桂、桂枝之分）急温之，要用30g桂枝、15g炙甘草。不同用法的剂量差别很大。所以，关于扶阳的问题要搞清楚。扶阳不单是用附子的问题，一定要考虑是太阴、少阴还是厥阴，是虚是实、是表是里、是温是补，该轻该重，该怎么去配伍，是生用还是熟用，等等。我们真的需要好好研究张仲景的用法，其实很多人对张仲景的扶阳还是没有深入研究。

四逆汤用附子一枚，通脉四逆汤用附子大者一枚；四逆汤用干姜一两半，通脉四逆汤用干姜三两（强人四两），基本上它的剂量比四逆汤翻了一番。通脉四逆汤证是四逆汤证的重证，治疗阳虚。阳虚到什么程度呢？为什么说是重症？虚到脉不出，里寒脉不出。外热是指戴阳，发热、汗出，这是阳虚导致的发热汗出，不是白虎汤证。也就是说，通脉四逆汤证里面寒到了脉不出，如果面色赤，戴阳于上，加葱，这是合白通汤；里寒导致腹中痛、格阳于外、里寒外热而汗出，去葱加芍药止腹痛而敛阳；虚阳上越导致咽痛加桔梗，这是少阴阳虚的桔梗汤法。虚阳上越未到面部时嗓子疼，进一步上越则面色赤。所以，虚阳上浮，轻则嗓子疼，有人吃了附子就会出现嗓子疼；重的才会出现面红，面红如妆。利止脉不出者怎么办？加人参托一下脉。

重订589条："恶寒，脉微而复利，利止，亡血也，四逆加人参汤主之。"戴阳者上热下寒，咽痛面赤；格阳者里寒外热，出现腹痛、无脉，就是里寒汗出。如果是戴阳，轻的加桔梗，重的加葱白；如果是格阳，加人参、加芍药，一个回阳、一个敛阳。换言之，患者可以表现为上热下寒，嗓子疼、面色红，嗓子疼加桔梗，面色红加葱白；可以表现为里寒外热，里寒腹痛加芍药，外热出汗加芍药敛阴；里寒除腹痛外，脉也出不来，再加人参。】

642. 少阴病，下利清谷，里寒外热，手足厥逆，脉微欲绝，身反不恶寒，其人面色赤，或腹痛，或干呕，或咽痛，或利止脉不出者，通脉四逆汤主之。（317）

【手足厥逆，脉微欲绝，或脉不出者，此属厥阴，身反不恶寒，其人面色赤，此为虚阳。其人面色赤，或腹痛，或干呕，或咽痛，或利止脉不出，上条加减法云面色赤者，加葱九茎；腹中痛者，去葱，加芍药二两；且条文云下利清谷，里寒外热，汗出而厥者，通脉四逆汤主之，无面色赤一文，乃知面赤为或然证。通脉四逆汤，主证有三：下利清谷、汗出而厥、脉微欲绝。下利清谷、厥、脉微欲绝，此皆阳虚，汗出格阳。或然证有五：面色赤，或腹痛，或干呕，或咽痛，或利止脉不出，此皆入加减法。】

【这一条是《伤寒论》的条文，上一条是《金匮要略》的条文。仲景原书中这两条可能是一条，描述的都是一样的事情，可能是后人整理《金匮要略》时不知出于什么原因把它拆开了。

"手足厥逆，脉微欲绝"或者脉不出，这是厥阴病。"身反不恶寒，其人面色赤"，这是戴阳。条文中的或然证："或腹痛，或干呕，或咽痛，或利止脉不出"，这是加减法。

通脉四逆汤的主证有 3 个：下利清谷、汗出而厥、脉微欲绝。严重腹泻的病人才会出现这么严重的程度，导致休克。休克的病人会出现手脚冰凉、出汗，脉微欲绝甚至无脉。或然证有 5 个：面赤、腹痛、干呕、咽痛、无脉，也就是通脉四逆汤的加减法。这是讲什么呢？严重的腹泻导致了休克。脉微欲绝是因为血压下降了。这种情况古代有可能会遇见，现在基本见不着了。现在还有人拉肚子拉成这样吗？最起码会去输液补充一点儿电解质。】

643. 下利，脉沉而迟，其人面少赤，身有微热，下利清谷者，必郁冒汗出而解，病人必微厥。所以然者，其面戴阳，下虚故也。（366）

【"面少赤，身有微热"，就是说面色稍赤，表有热。表有热指发热，不是说是个热证，发热与热证是两个概念，一定要区分开《伤寒论》的两种行文方法：一种文法讲病位和症状，根据症状定病位；一种文法讲病机。】

644. 吐已下断，汗出而厥，四肢拘急不解，脉微欲绝者，通脉四逆加猪胆汁汤主之。

【四肢拘急者，转出少阳，加猪胆汁，脉暴出者死，脉暴出者暴热来出而复去，加猪胆汁清少阳，以厥阴转出少阳，防其暴热来出而复去。】

通脉四逆加猪胆汁汤

甘草（炙，二两）　干姜（三两，强人可四两）　附子（生，去皮，破八片，大者一枚）　猪胆汁（半合）

上四味，以水三升，煮取一升二合，去滓，纳猪胆汁，分温再服，其脉即来。无猪胆，以羊胆代之。

【无猪胆，以羊胆代之，或以熊胆甚佳，牛黄亦可，次之龙胆草，黄芩又次之。

重订 676 条：伤寒脉迟六七日，而反与黄芩汤彻其热。脉迟为寒，今与黄芩汤复除其热，腹中应冷，当不能食，今反能食，此名除中，必死。阳虚与黄芩汤杀少阳相火，转厥阴死症。厥阴转出少阳，脉暴出者死，微续者生，又需退少阳妄动之火。】

【此条为什么加猪胆汁？本是通脉四逆汤证，但是多了一个四肢拘急。正因为四肢拘急，容易转出少阳，所以加猪胆汁清少阳。厥阴病脉暴出者死，因为暴热来而复去也，突然之间脉搏出来，然后一会儿心跳停了，也就是回光返照；微续者生，加猪胆汁清少阳就是防止其热暴热来而复去也。什么叫回光返照呢？病人严重休克的时候，在临终之前的一段时间内，一般是几小时、几十分钟，或者是几分钟，总归是在临终当天，肾上腺皮质激素和肾上腺素会突然之间大量分泌。大量分泌之后，病情仍不能缓解，随后就出现血压测不到了、呼吸停了、心跳停了，这个人就死亡了。这个过程是中医讲的回光返照，西医讲的应激。应激有两种情况：一种是正常情况下的应激，比如中世纪的欧洲人动不动就决斗，你开我一枪我开你一枪，此时会出现应激反应；一种是疾病状态下的应激，回光返照就是应激。回光返照的本质是肾上腺素、肾上腺素皮质激素在人临终前的最后一次大量分泌。这是人体自身的一个抗休克反应，抢救时打的新三联就是激素，身体自身也有激素分泌的峰值。如果病情不缓解，随后肾上腺皮质激素就衰竭了，然后心脏衰竭、呼吸衰竭、血压没有了，人就死亡了。暴出者死就是由于肾上腺皮质激素、肾上腺素的大量分泌，这两个激素能够支持外周循环，大量分泌时突然之间摸得着脉了，然后再一下脉没有了，人就死亡了。为了防止脉暴出者死，用猪胆汁。如果没有猪胆用羊胆，还可以用熊胆、牛黄。换言之，清肝可用猪胆、熊胆、牛黄、龙胆草，或者用黄芩都可以。但是，厥阴病很少用黄芩。

为什么厥阴病很少用黄芩呢？我们看重订676条："伤寒脉迟六七日，而反与黄芩汤彻其热。脉迟为寒，今与黄芩汤复除其热，腹中冷，当不能食，今反能食，此名除中，必死。"看到黄芩汤彻其热了吧！"脉迟为寒"，本是阳虚之人，反与黄芩汤彻其热。"今与黄芩汤复除其热，腹中应冷，当不能食；今反能食，此名除中，必死。"为什么会给阳虚之人用黄芩汤，杀少阳相火呢？阳虚之人"伤寒脉迟六七日"，可以出现戴阳证，还可以出现腹痛。因为里寒外热，既可出现微热（低烧）、出汗、面红，又可出现腹痛、下利。腹痛用芍药、腹泻用黄芩不就是黄芩汤吗？这样就把腹痛伴腹泻，误辨成了黄芩汤证。而且患者还有热，脸色红、有低烧，这不就是黄芩汤证吗？其实不是，实际上这是个寒证。如果用黄芩汤彻其热，会转入厥阴。黄芩汤彻其热转入厥阴，病人应该不想吃东西，今反能食，这是中医讲的除中，吃完之后人就要死亡了。所以，危重症病人突然想吃东西，这种情况不好。还有一些老年人食欲特别不好，突然之间半夜起来翻箱倒柜地吃一顿，上床一睡，第二天人叫不醒了，离开人世了。】

白通汤证
645. 少阴病，下利，白通汤主之。（314）
【此属少阴，入猪胆汁即入厥阴。参下条：少阴病，下利，脉微者，与白通汤，必脉微。】

白通汤
葱白（四茎）　干姜（一两）　附子（生，去皮，破八片，一枚）
上三味，以水三升，煮取一升，去滓，分温再服。
【《肘后方》卷二葱豉汤：葱白、豆豉。通阳发汗。服药后未出汗，加葛根、升麻，如仍不汗，更加麻黄。《孟诜方》有生姜、黄酒。葱白，引阳达表。葱豉汤与栀子豉汤，二方一阴一阳也。

重订627条：**手足厥寒，脉细欲绝者，当归四逆汤主之。**通阳之法，一方与通草，一方与葱白。后世以葱白治腹泻，又葱白炒热，熨脐下，治脱阳及阳虚小便难。

通脉四逆汤证面色赤者，加葱九茎，白通汤用葱白四茎；通脉四逆汤附子大者一枚，白通汤附子一枚；通脉四逆汤用干姜三两，强人可四两，白通汤干姜一两；通脉四逆汤病皆与方相应者，乃服之，白通汤服汤脉暴出者死，微续者生。

重订646条：**少阴病，下利脉微者，与白通汤。厥逆无脉，白通加猪胆汁汤主之。**故白通汤为脉微方，厥逆无脉加猪胆汁。

重订642条：**脉微欲绝，身反不恶寒，其人面色赤，或腹痛，或干呕，或咽痛，或利止脉不出者，通脉四逆汤主之。**故通脉四逆汤为戴阳、格阳之重剂也，乃白通汤之微脉、无脉兼见戴阳也。】

【"少阴病，下利，白通汤主之"，此属少阴，加猪胆汁即入厥阴。参考下一条"少阴病，下利脉微者，与白通汤"，可见重订645条描述的一定是个微脉。白通汤用葱白、干姜和附子。葱白既通阳，又能解表。葱白解表，比如葱豉汤。表里双解时，也可以用葱白。我们是说表里双解时可用葱白，并不是说白通汤是表里双解。

《肘后方》的葱豉汤，用葱白配豆豉，可以通阳发表；如果服后不出汗，加升麻、葛根；再不出汗加麻黄。葱豉汤证与栀子豉汤证的区别：一个寒证，一个热证。如果是热证，温病方里经常合栀子豉汤；如果是寒证，用葱豉汤。这是第一。

重订627条："手足厥寒，脉细欲绝者，当归四逆汤主之。"当归四逆汤与白通汤的通阳之法，一个用通草，一个用葱白。举个葱白通阳的例子：把葱白炒了贴脐，能够治阳虚小便短。肾阳虚之人小便不好解，可以把葱白炒热了之后敷肚脐，用纱布一贴，胶布一粘，就能够促进排小便。这说明葱白确实有温病讲的"通阳不在温，而在利小便"的作用。

通脉四逆汤治面色赤的加减法是加葱。白通汤中葱用四茎，通脉四逆汤加葱用九茎，所以通脉四逆汤证是一个重症，已出现戴阳、格阳。通脉四逆汤中附子、干姜的用量也比白通汤的剂量大。通脉四逆汤加减法中讲"病皆与方相应者，乃服之"，为什么这么说呢？因为它是重剂。白通汤讲"服汤，脉暴出者死，微续者生"，重订642条讲"脉微欲绝，身反不恶寒，其人面色赤，或腹痛，或干呕，或咽痛，或利止脉不出者，通脉四逆汤主之。"大家看到了吗？通脉四逆汤是治疗戴阳、格阳的重剂。

通脉四逆汤与白通汤治证的区别是什么？白通汤证的特点是兼见脉微或者无脉，通脉四逆汤证在白通汤证的基础上兼见了戴阳、格阳。白通汤本身是少阴病方，如果脉微或者脉不出（摸不着脉），病就到了厥阴，要加猪胆汁，加了猪胆汁就是白通加猪胆汁汤，就变成了厥阴病的方。厥阴转出少阳伴干呕烦躁，加猪胆汁是清少阳，"脉暴出者死，微续者生"。简言之，白通加猪胆汁汤证比白通汤证重，白通汤证的脉摸得着，脉摸不着了已转入厥阴；再有干呕烦躁，转出少阳了。通脉四逆汤比白通汤的剂量还要重，附子、干姜、葱白都用的重。因为通脉四逆汤证有戴阳、有格阳，所以用量比白通加猪胆汁汤还要重，它是重剂，治的是重症。所以，文中告诉大家："病皆与

方相应者，乃服之。"如果戴阳、格阳处理不好，随后患者就脱了，这种情况容易死人。】

646. 少阴病，下利脉微者，与白通汤。利不止，厥逆无脉，干呕烦者，白通加猪胆汁汤主之。服汤，脉暴出者死，微续者生。（315）

【下利，脉微者，属少阴病，与白通汤；厥逆无脉，属厥阴；干呕，心烦，转出少阳也。白通加猪胆汁汤与通脉四逆加猪胆汁汤同，转出少阳，加猪胆汁清少阳，以厥阴转出少阳，防其暴热来出而复去。人尿，宜用童便，引阳入阴。

《温病条辨》椒附白通汤，去人尿，加川椒，又一法。】

白通加猪胆汁汤

葱白（四茎）　干姜（一两）　附子（生，去皮，破八片，一枚）
人尿（五合）　猪胆汁（一合）

上五味，以水三升，煮取一升，去滓，纳胆汁、人尿，和令相得，分温再服，若无胆，亦可用。

【白通汤是少阴方，但是厥逆无脉，已属于厥阴病。如果出现干呕、心烦，此为转出少阳。白通加猪胆汁汤证与通脉四逆汤加猪胆汁汤证，都是转出少阳，加猪胆汁以防止暴热来而复去也。白通加猪胆汁汤中有人尿，人尿指童便。白通加猪胆汁汤的配伍比较复杂，第一，方中含有四逆汤；第二，有葱白通阳；第三，有猪胆汁防止转出少阳；第四，有童便引阳入阴。前面温病讲的小定风珠治阴虚，此方治阳虚。

《温病条辨》还有一个椒附白通法，去人尿、加川椒。加上川椒以后，温厥阴的作用进一步增强。椒附白通汤也可以加人尿。椒附白通汤用川椒配附子，这是《温病条辨》对白通汤的一个发展。

大家有没有发现张仲景辨厥阴病辨得很细？因为这都是在处理休克，事关生死，所以辨得很细。下面的寒化证就相对简单了，不再是抢救了。】

四逆法

大家看四逆法的图（图14）。四逆法的四逆汤，用附子、干姜、甘草。如果不用干姜用麻黄，则是治表里两感的麻黄附子甘草汤。如果不用甘草，则是治昼烦夜安的干姜附子汤。若把干姜换成芍药，则是治阳虚发汗以后恶寒的芍药甘草附子汤，方中芍药、甘草能够缓急。发汗之后漏汗恶风的人，用桂枝加附子汤。桂枝加附子汤证"四肢微急，难以屈伸"，方中的芍药甘草汤可缓急。桂枝汤中也有芍药甘草汤，桂枝本为解肌，它确实能够治肌肉拘急，但是很多桂枝汤证不表现为拘急。这是因为漏汗之后，汗出特别多才容易表现为拘急，手脚痉挛、腓肠肌痉挛，等等。

四逆汤是少阴病的方，如果是亡血摸见一个芤脉，加人参补充血容量。大家要注意：人参补不了血虚，加人参是为了赶快补充血容量，先解决血容量的问题、解决休克的问题，然后再去处理血虚。有烦躁时加茯苓，则是茯苓四逆汤。如果脉很微去甘草加葱，则是白通汤。微脉都摸不着了，可以伴有干呕烦躁，这是转出少阳了，加猪胆汁和人尿（童便），"脉微续者生，暴出者死"，此为白通加猪胆汁汤。通脉四逆汤中干姜、附子的剂量特别大，它是四逆汤的重剂。因为通脉四逆汤证有戴阳和格阳，此时患者已经休克，情况很严重，是个重症。四逆汤是治疗少阴证，通脉四逆汤是四逆汤原方用了重剂，就能治厥阴证。

四逆汤证如果表现为体表的症状，在经用当归四逆汤，内有久寒加吴茱萸、生姜。当归四逆汤与当归四逆加吴茱萸生姜汤不是少阴病的方，而是厥阴病的方。厥阴在经的患者有血虚，血虚有寒，所以表现为脉细欲绝，此时不用附子用桂枝，用桂枝加当归、大枣养血通经，再加细辛、通草等药，这就是当归四逆汤。

《伤寒杂病论》中以四逆汤命名的四逆法，都在这张图里。唯一需要区别的方是四逆散，这可不是少阴病的方，而是个少阳病的方。大家不要看到手脚冰凉就用附子。

白术散证
647. 妊娠养胎，白术散主之。（见《外台》）（金匮·妇人妊娠病篇）

【蜀椒，厥阴药，乌梅丸、大建中汤、升麻鳖甲汤用之。】

白术散

白术（四分）　　川芎（四分）　　蜀椒（三分，去汗）　　牡蛎（二分）

上四味，杵为散，酒服一钱匕，日三服，夜一服。

但苦痛，加芍药；心下毒痛，倍加川芎；心烦吐痛，不能食饮，加细辛一两，半夏大者二十枚；服之后，更以醋浆水服之；若呕，以醋浆水服之；复不解者，小麦汁服之；已后渴者，大麦粥服之。病虽愈，服之勿置。

【重订 271 条：**妇人妊娠，宜常服当归散主之**。妊娠常服即易产，胎无苦疾，产后百病悉主之。二方皆妇人妊娠方，皆用白术、川芎，当归散用当归、芍药、

黄芩，此少阳法；白术散用蜀椒、牡蛎此厥阴法。

重订 66 条：**妇人怀妊，腹中疠痛，当归芍药散主之**。与当归散皆用当归、芍药、川芎，一用白术、黄芩，见肝实脾，此在少阳；一用茯苓、白术、泽泻，此在太阳膀胱。】

【妊娠养胎，白术散主之。白术散是个妊娠养胎的方，用白术、川芎、蜀椒、牡蛎。疼痛加芍药、倍加川芎，心烦吐痛、不能饮食加细辛、半夏。为什么这是一个厥阴病的方呢？因为有蜀椒（花椒）。方中的白术养胎，补气防止掉胎；川芎养血，再加蜀椒、牡蛎。胎儿寄生在母体中，生长发育需要母亲的气血，自己也在发育。

重订 271 条："妇人妊娠，宜常服当归散主之。妊娠常服即易产，胎无苦疾，产后百病悉主之。"白术散与当归散都是妇人妊娠方，都用白术、川芎，区别在于：当归散用当归、芍药、黄芩，属少阳法；白术散用蜀椒、牡蛎，属厥阴法。可见，妇人妊娠可用两个办法保胎，一个办法是当归散，用白术、川芎加当归、芍药、黄芩，这是少阳法；一个办法是白术散，用白术、川芎加蜀椒、牡蛎，这是厥阴法。最常用的是当归散。假如有人跟你说："我媳妇怀孕了，请您给开保胎药"，通常开当归散养胎。如果有人说："我媳妇生产了，请您给开几剂药"，女性生产要出血，这时候通常开《千金》内补当归建中汤，这在太阴病已讲过。也就是说，产前开当归散，产后开《千金》内补当归建中汤，一个是当归散，一个是当归建中汤，前者用来保胎，后者用来给生产之

后的女性养气血。那么，什么样的患者适合用白术散呢？经常流产的女性。过去流产的人少，现在人流产的多了，这种经常流产的人怀孕后，可以开白术散保胎。我认为除非是特殊疾病导致的孩子不能要，原则上是不要流产，要把她生下来。

　　重订66条："妇人怀妊，腹中疒痛，当归芍药散主之。"当归芍药散的一个特点是加了健脾的药，当归、芍药、川芎加茯苓、白术、泽泻，健脾利湿。为什么当归芍药散治腹痛而不用来保胎呢？因为产前忌温，一般都要反佐一点儿黄芩，防止胎动。】

　　648. **妇人伤胎，怀身腹满，不得小便，从腰以下重，如有水气状，怀身七月，太阴当养不养，此心气实，当刺泻劳宫及关元，小便微利则愈**。（见《辨证玉函》）（金匮·妇人妊娠病篇）

　　【这条讲针灸的治法。】

九痛丸证

649. **九痛丸：治九种心痛**。（金匮·胸痹心痛短气病篇）

　　【此厥阴方，此皆严重心绞痛发作。附子配巴豆，此温下法，后世多有发挥。】

　　九痛丸

　　附子（三两，炮）　生野狼牙（一两，炙香）　巴豆（一两，去皮心，熬，研如脂）　人参　干姜　吴茱萸（各一两）

　　上六味，末之，炼蜜丸，如梧子大，酒下，强人初服三丸，日三服，弱者二丸。

　　兼治卒中恶，腹胀痛，口不能言。又治连年积冷，流注心胸痛，并冷冲上气，落马坠车血疾等，皆主之。忌口如常法。

　　【《温病条辨》：卒中寒湿，内挟秽浊，眩冒欲绝，腹中绞痛，脉沉紧而迟，甚则伏，欲吐不得吐，欲利不得利，甚则转筋，四肢欲厥，俗名发痧，又名干霍乱，转筋者，俗名转筋火，古方书不载（不载者，不载上三条之俗名耳；若是证，当于《金匮》腹满、腹痛、心痛、寒疝，诸条参看自得），蜀椒救中汤主之，九痛丸亦可服；语乱者，先服至宝丹，再与汤药。

附录《外台》走马汤，治中恶、心痛、腹胀、大便不通，苦辛热法。沈目南注云：中恶之证，俗谓绞肠乌痧，即秽臭恶毒之气，直从口鼻，入于心胸肠胃脏腑，壅塞正气不行，故心痛腹胀，大便不通，是为实证。非似六淫侵入而有表里清浊之分。故用巴豆极热大毒峻猛之剂，急攻其邪，佐杏仁以利肺与大肠之气，使邪从后阴，一扫尽除，则病得愈。若缓须臾，正气不通，营卫阴阳机息则死，是取通则不痛之义也。巴豆（去心皮熬，二枚）　杏仁（二枚）上二味，以绵缠槌令碎，热汤二合，捻取白汁饮之，当下。老小强弱量之。通治飞尸鬼击病。】

【"九痛丸，治九种心痛。"九痛丸是个厥阴方，治疗严重心绞痛发作。严重心绞痛容易发生心肌梗死。九痛丸用附子配巴豆属于温下法，加人参、干姜、吴茱萸、狼牙。方中的人参、干姜、吴茱萸、附子是厥阴乌梅丸用刚，加野狼牙和巴豆。

《温病条辨》讲"卒中寒湿，内挟秽浊，眩冒欲绝，腹中绞痛，脉沉紧而迟，甚则伏，欲吐不得吐，欲利不得利，甚则转筋，四肢欲厥，俗名发痧，又名干霍乱，转筋者，俗名转筋火，古方书不载（不载者，不载上三条之俗名耳；若是证，当于《金匮》腹满、腹痛、心痛、寒疝，诸条参看自得），蜀椒救中汤主之，九痛丸亦可服；语乱者，先服至宝丹，再与汤药。"这里讲九痛丸能够治疗干霍乱，这病都很少见了。

附录《外台》走马汤："治中恶、心痛、腹胀、大便不通，苦辛热法。"沈目南注云："中恶之证，俗谓绞肠乌痧，即秽臭恶毒之气，直从口鼻，入于心胸肠胃脏腑，壅塞正气不行，故心痛腹胀，大便不通，是为实证。非似六淫侵入而有表里清浊之分。故用巴豆极热大毒峻猛之剂，急攻其邪，佐杏仁以利肺与大肠之气，使邪从后阴，一扫尽除，则病得愈。若缓须臾，正气不通，营卫阴阳机息则死，是取通则不痛之义也。"这是用巴豆、杏仁治疗绞肠乌痧证，即痧证。他认为这些病是飞尸鬼击病，大家如有兴趣可去读《黄帝内经·本病论》。】

乌头赤石脂丸证

650. **心痛彻背，背痛彻心，乌头赤石脂丸主之。**（金匮·胸痹心痛短气病篇）

【真心痛，西医所谓心肌梗死多见此证，此少阴肾阳不足。大建中汤、赤石脂丸、白术散，皆厥阴寒化蜀椒方。

重订498条：心胸中大寒痛，呕不能饮食，腹中寒，上冲皮起，出见有头足，上下痛而不可触近，大建中汤主之。】

乌头赤石脂丸

蜀椒（一两，一法二分）　乌头（一分，炮）　附子（半两，炮，一法一分）　干姜（一两，一法一分）　赤石脂（一两，一法二分）

上五味，末之，蜜丸如梧子大，先食服一丸，日三服。不知，稍加服。

【此乌头、附子同用。后世蜀人乌附麻辛桂姜汤（《中医治法与方剂》）即乌头、附子、麻黄、细辛、桂枝、干姜同用，或入蜂蜜解乌头毒，或入甘草，或加人参。附子、细辛、桂枝、干姜，此乌梅丸用刚。】

【"心痛彻背，背痛彻心"指真心痛。真心痛是心肌梗死导致的疼痛。此条要与重订498条："心胸中大寒痛，呕不能饮食，腹中寒，上冲皮起，出见有头足，上下痛而不可触近，大建中汤主之"相区别。为什么这两条要相区别呢？因为大建中汤证是肠梗阻、肠套叠，而乌头赤石脂丸证是严重心绞痛、心肌梗死，不要把这两个病当成一个病。虽然它们不是一个病，但是都用了蜀椒。

乌头赤石脂丸用蜀椒、乌头、附子、干姜、赤石脂。九痛丸是把乌头赤石脂丸中的赤石脂换成了巴豆，蜀椒改成了吴茱萸。乌头赤石脂丸中乌头、附子、干姜一起用。四川流传的乌附麻桂辛姜汤，也有乌附麻杏桂姜汤、乌附麻桂辛甘汤等几个版本，其实都是相近的配伍，稍微有点变化而已。其中，乌附麻桂辛姜汤是《中医治法与方剂》（陈潮祖编著）书里记载的，方用乌头、附子、干姜、细辛、桂枝、麻黄，再加蜂蜜解毒，或加甘草，或加人参。】

蜘蛛散证

651．阴狐疝气者，偏有小大，时时上下，蜘蛛散主之。（金匮·趺蹶手指臂肿转筋阴狐疝蛔虫病篇）

【此厥阴方，厥阴络阴器，寒中厥阴，发为疝气，与蜘蛛散，此方无蜘蛛，不得谓厥阴方，可与后世天台乌药散及三层茴香散辈。】

蜘蛛散

蜘蛛（十四枚，熬焦）　桂枝（半两）

上二味，为散，取八分一匕，饮和服，日再服，蜜丸亦可。

【这条讲的病人可能有疝气或隐睾。睾丸可以通过疝孔，由阴囊到达腹腔，这种情况容易发生睾丸癌。用什么方呢？用蜘蛛散，这是厥阴病的方。厥阴络阴器，腹股沟的位置发为疝气，与蜘蛛散。这个方主要是蜘蛛入厥阴经，如果没有蜘蛛，可用天台乌药散或者三层茴香散。可以内服天台乌药散，外用三层茴香散，但是要注意天台乌药散里的巴豆，厥阴寒下用巴豆，需要炮制去油。】

652. 病金疮，王不留行散主之。（金匮·疮痈肠痈浸淫病篇）

王不留行散

王不留行（十分，八月八日采）　蒴藋细叶（十分，七月七日采）　桑东南根白皮（十分，三月三日采）　甘草（十八分）　川椒（三分，除目及闭口，去汗）　黄芩（二分）　干姜（二分）　芍药（二分）　厚朴（二分）

上九味，桑根皮以上三味，烧灰存性，勿令灰过，各别杵筛，合治之为散，服方寸匕。小疮即粉之，大疮但服之，产后亦可服。如风寒，桑东根勿取之，前三物皆阴干百日。

【此金疮久不愈方，外伤、手术、剖宫产皆可，产后亦可服，又治妇人盆腔炎症。王不留行乃疮家圣药，故方名之，桑根皮、厚朴二味以皮治皮，治疮疡甚效，此取类比象，川椒、黄芩、干姜、芍药、甘草，此厥阴法，蒴叶酸，温，可除肌表湿疹疮疡。干姜者，暖中补肌，可使肉生。

《医宗金鉴》疮科流气饮：厚朴（姜制）、白芍（酒炒）、生姜、甘草、桔梗、枳壳（麸炒）、南木香、槟榔、乌药、防风、紫苏、白芷、黄芪（盐水炒）、人参、当归、川芎、肉桂，法从此出。

　　《济阴纲目》及《外科证治全生集》又治乳岩破溃。方中枳实、芍药、桔梗、甘草、生姜，合排脓散及排脓汤。重订252条：排脓散，用枳实、芍药、桔梗、鸡子黄。

　　重订409条：**产后腹痛，烦满不得卧，枳实芍药散主之。并主痈脓，以麦粥下之。**

　　重订253条：排脓汤，用甘草、桔梗、生姜、大枣。

　　《医心方》引令李方内消散：芍药十分，蜀椒七合，干姜七分，白芷十分，芒硝十分，芎䓖十分，当归七分（一方有白敛一分），每服五分匕，酒调下，一日二次，治痈肿不溃】

　　【王不留行散用王不留行、蒴藋细叶、桑东南根皮、甘草、川椒、黄芩、干姜、芍药、厚朴。川椒炒去汗，桑东南根白皮（桑根白皮）以上三味，烧灰存性，勿令灰过，分别杵筛，合治之为散，服方寸匕。小疮即粉之，大疮但服之，产后亦可服。如风寒，桑东根勿取之，前三物皆阴干百日。

　　王不留行散是厥阴病的方，治金疮。什么叫作金疮？武器伤。过去的武器是冷兵器，不外乎是刀、剑等冷兵器伤，现在讲是外伤，也包括外科手术。金疮久不愈是指外伤伤口长时间不愈合。产后亦可服，可治妇人的盆腔炎，女性生产之后若有盆腔炎，可以用王不留行散。小疮即粉之，创伤较小可以外用；大疮但服，严重的外伤可以内服。

　　王不留行是"疮家圣药"，是治疗金疮的关键药。古代习武之人，镖行的走镖人就爱用它治疗金疮。桑白皮、厚朴治疮疡，以皮治皮，取类比象。川椒、黄芩、干姜、芍药、甘草属厥阴法，治疗厥阴寒热错杂。干姜是为了长肌肉，暖中补肌可使肉生。厥阴病一般不用芍药，此方用芍药是因为治疗金疮，需用芍药养血又抗炎。蒴藋细叶是酸味药，可治疗湿疹、疮疡等疾病，也可换成皮肤科其他功效类似的药。换言之，王不留行散好理解，川椒、黄芩、干姜、芍药、甘草，这是厥阴病的药方，然后加王不留行这个金疮的专药，再加桑根皮、厚朴以皮治皮，来促进皮肤（上皮）的修复，再用干姜长肌肉。创口要愈合，不仅要长皮，还要长肉，方中的甘草干姜汤长肉，桑白皮、厚朴长皮。这个方可治疗外伤，也可治疗皮肤湿疹、疮疡，能够解除局部的炎症。

　　唯一不好解释的是桑东南根白皮，而且还讲不同的药八月八日采、三月三日采、七月七日采，这是《伤寒杂病论》的暗线，我们不去研究。我们讲伤寒的一条基本原则是局限在医学的范畴。我们讲中医讲的是理、法、方、药，我们不讲理、气、象、数。中医与东方的易经文化相关，易经文化包含了四大分支——理、气、象、数，中医主要从其中的"理"分离出来，形成了理法方药，气象数不是中医的主流，也不是我们研究《伤寒杂病论》的主流。

《医宗金鉴》疮科流气饮也非常好。方用厚朴、芍药、生姜、甘草、桔梗、枳壳、南木香、槟榔、乌药、防风、紫苏、白芷、黄芪、人参、当归、川芎、肉桂，可治疮疡。方中的肉桂、厚朴以皮治皮，能够促进上皮的增生、修复；生姜、桔梗、甘草、枳壳、白芷具有排脓的作用，取排脓汤、排脓散之法；黄芪补气补脾，以使肉生；当归、川芎养血。之所以养血，就是《外科证治全生集》讲的"厚其脓浆"。疮疡久不愈，流出来的脓液清稀如水，为了让脓浆变浓就要养血，此为阳和法。简言之，疮科流气饮用肉桂、厚朴以皮治皮，促进皮肤生长，黄芪健脾促进肌肉生长，桔梗、甘草、生姜、枳壳排脓，这是大的方向。然后进行调平，哪里严重调哪里，哪里可以不管减哪里。比如，疮疡烂了一个很深的洞，单纯用黄芪的力量不够，可加白术长肉。方中本身有黄芪、人参，两者的区别是黄芪走表，擅长于长皮；人参温中，擅长于长肉。疮科流气饮可与王不留行散互参。

《济阴纲目》及《外科证治全生集》又治乳癌破溃，这个不去详细讲了。方中的枳实、芍药、桔梗等药是排脓散、排脓汤的办法，这里不再重复讲解。

重订409条："产后腹痛，烦满不得卧，枳实芍药散主之。并主痈脓，以麦粥下之。"这条讲枳实芍药散治痈脓。排脓汤用甘草、桔梗、生姜、大枣。疮科流气饮中的生姜、甘草、桔梗为排脓汤法，枳壳、芍药是枳实芍药散法，枳壳、芍药、桔梗是排脓散法。排脓汤、排脓散和枳实芍药散都是治痈脓的处方。

《医心方》内消散用芍药、蜀椒、干姜、白芷、芒硝、川芎、当归，治痈肿不溃。我临床很少用这个方，常用疮科流气饮治疗痈肿。】

三、厥阴热化

（一）厥阴热化

白头翁汤证

653. 热利下重者，白头翁汤主之。（371）（金匮·呕吐哕下利病篇同）

【黄连、黄柏，心肾两清，法同乌梅丸。白头翁，厥阴热化专药。久利伤少阴血分，白头翁加甘草阿胶汤主之。

重订 532 条：少阴病，下利便脓血者，桃花汤主之。

重订 533 条：少阴病，二三日至四五日，腹痛，小便不利，下利不止，便脓血者，桃花汤主之。此久利属少阴寒化。热利属少阳者，与黄芩汤。

重订 252 条：咳而胸满，振寒脉数，咽干不渴，时出浊唾腥臭，久久吐脓如米粥者，为肺痈，桔梗汤主之。此方亦治下利脓血。加生姜、大枣，为排脓汤。去甘草，加枳实、芍药，为排脓散。

重订 409 条：产后腹痛，烦满不得卧，枳实芍药散主之。并主痈脓，以麦粥下之。

重订 566 条：病者脉数，无热，微烦，默默但欲卧，汗出。初得之三四日，目赤如鸠眼，七八日，目四眦黑。若能食者，脓已成也，赤豆当归散主之。

重订 254 条：《千金》苇茎汤，治咳有微热，烦满，胸中甲错，是为肺痈。

重订 601 条：肠痈之为病，其身甲错，腹皮急，按之濡，如肿状，腹无积聚，身无热，脉数，此为肠内有痈脓，薏苡附子败酱散主之。

重订 385 条：肠痈者，少腹肿痞，按之即痛如淋，小便自调，时时发热，自汗出，复恶寒。其脉迟紧者，脓未成，可下之，当有血。脉洪数者，脓已成，不可下也，大黄牡丹汤主之。此急性阑尾炎。至于痈在肌肤者，后世仙方活命饮可也。

厥阴热中，治之以黄柏，此属先天，以生生之气，其用在肝，辅之以黄连，心肾同调，方如乌梅丸、白头翁汤，此属下焦，尺脉必弦。少阳热中，治之以黄芩，方如黄芩汤，木来生火，辅之以黄连，木火同

调，此属中焦，关脉必弦。】

白头翁汤

白头翁（二两） 黄柏（三两） 黄连（三两） 秦皮（三两）

上四味，以水七升，煮取二升，去滓，温服一升；不愈，更服一升。

【下利有积滞，可与后世《素问病机气宜保命集》芍药汤，用芍药、甘草、当归、木香、槟榔、大黄、黄芩、黄连、官桂，枳实导滞丸又一法。】

【厥阴热化的第一个方是白头翁汤。"热利下重者，白头翁汤主之"，方用白头翁、黄连、黄柏、秦皮。

白头翁汤是乌梅丸用柔。黄连、黄柏是乌梅丸的用药，因为有热，加了白头翁和秦皮。为什么用白头翁、秦皮清热呢？因为白头翁能清肝，不仅能治腹泻，还能治甲亢、甲状腺肿物等疾病，只要肝上有热的疾病都可以用它。如果一个甲亢病人肝上有热，表现为大便稀，就很适合用白头翁，可用30g；同样肝上有热，表现为大便干，可用蒲公英，清肝且通便，可用60g。这与乌梅丸下利用乌梅、便秘加大黄是同样的道理。方中的黄连、黄柏心肾两清，法同乌梅丸。白头翁是厥阴热化的专药。如果久利伤少阴血分加甘草、阿胶，则为白头翁加甘草阿胶汤。

下面的条文都关于下利脓血：

重订532条："少阴病，下利便脓血者，桃花汤主之。"重订533条："少阴病，二三日至四五日，腹痛，小便不利，下利不止，便脓血者，桃花汤主之。"这两条是少阴病，而白头翁汤是厥阴方。

重订252条："咳而胸满，振寒脉数，咽干不渴，时出浊唾腥臭，久久吐脓如米粥者，为肺痈，桔梗汤主之。"桔梗汤能治肺痈，也能治下利脓血，这是因为桔梗汤能排脓。一部分下利脓血是因为肠道有感染，肠道感染导致肠黏膜溃疡，从而下利脓血，而桔梗汤能够排脓，所以肺痈可以用，下利脓血也可以用。而且肺与大肠相为表里，所以桔梗也能够治疗肠道疾病。

关于排脓，给大家讲了几个方，白头翁汤、桔梗汤、排脓散、排脓汤（排脓汤、排脓散都以桔梗汤为基础进行化裁），还有枳实芍药散，此方"并主痈脓"，也能治痈脓。其实，桔梗汤、排脓汤、排脓散、枳实芍药散都能治痈脓，如果单用一方效不佳，也可合用。还有赤小豆当归散，重订566条"若能食者，脓已成，赤小豆当归散"。后世的排脓方有《千金》苇茎汤，苇茎有排脓的作用（亦可用芦根）。另外，重订601条的附子薏仁败酱散治疗"按之濡，如肿状"，这是阑尾周围的脓肿，方中的败酱草可排脓。

　　临床上可根据情况选用排脓的药物。痈在肌肤，尚未成脓可考虑仙方活命饮。内痈排脓，常用是冬瓜仁、败酱草、鱼腥草、芦根、桔梗、枳实、芍药等药，这些药物都具有排脓的作用。当归能够抑制炎症反应。

　　厥阴热化用黄柏，属于治先天。厥阴在下焦，黄柏泄相火，所以厥阴热化多用黄柏。少阳热化则用黄芩，所以乌梅丸用黄柏不用黄芩。木生火，白头翁汤清木，同时用黄连清少阴心。同为木生火，泻心汤治热证，清木以清火，目的是为了清心，治的是心脏；而白头翁汤则是清火以清木，治的是肝脏。泻心汤之所以用大黄，是因为火生土，用法与上相同。乌梅丸、白头翁汤都用黄连、黄柏，而黄芩汤用黄芩，它们的治法不一样，前两方治虚证，后一方治实证；前两方病在三阴，后一方病在三阳。

　　下利若有积滞，可以用《素问病机气宜保命集》的芍药汤，方用芍药、甘草、当归、木香、槟榔、大黄、黄芩、黄连、官桂，也可以用李东垣的枳实导滞丸，这两方是通因通用。】

　　654. 下利欲饮水者，以有热故也，白头翁汤主之。（373）

　　【下利欲饮水，有热故也，下利不欲饮水，有寒故也。】

　　【为什么下利欲饮水？有热。为什么下利不欲饮水？有寒。理中丸条文讲"寒多不用水者，理中丸主之"，方中的干姜抑制分泌，所以用于不欲饮水者。】

　　白头翁加甘草阿胶汤证

　　655. 产后下利虚极，白头翁加甘草阿胶汤主之。（金匮·妇人产后病篇）

　　【产后亡血，加甘草、阿胶，又治久利伤阴。

久利伤阳者，《太平惠民和剂局方》真人养脏汤：肉桂、甘草、白芍药、当归、木香、人参、白术、肉豆蔻、诃子、罂粟壳。此芍药汤去槟榔、大黄、黄芩、黄连，加人参、白术、肉豆蔻、诃子、罂粟壳。】

白头翁加甘草阿胶汤

　　白头翁　甘草　阿胶（各二两）　　秦皮　黄连　柏皮（各三两）

　　上六味，以水七升，煮取二升半，纳胶，令消尽，分温三服。

【产后感染，下利者，白头翁加甘草阿胶汤主之。产后盆腔感染者三物黄芩汤主之。

重订269条：《千金》三物黄芩汤：**治妇人在草蓐自发露得风。四肢苦烦热，头痛者，与小柴胡汤；头不痛但烦者，此汤主之。**产后外感发热，竹叶汤主之。

重订338条：**产后中风，发热，面正赤，喘而头痛，竹叶汤主之。**哺乳期感染，竹皮大丸主之。

重订337条：**妇人乳中虚，烦乱，呕逆，安中益气，竹皮大丸主之。**

重订562条：**妊娠，小便难，饮食如故，当归贝母苦参丸主之。**妊娠尿路感染者，当归贝母苦参丸主之。】

【白头翁加甘草阿胶汤治的是产妇下利。其实不仅是产妇，只要是亡血（血虚），就可以加甘草、阿胶。久利伤阴也是一样，只要脉芤，就可加甘草、阿胶。久利伤阳用《太平惠民和剂局方》的真人养脏汤，方用肉桂、甘草、芍药、当归、木香、人参、白术、肉豆蔻、诃子、罂粟壳，方中用了一些温补的药。

产后感染，下利者，白头翁加甘草阿胶汤主之。产后盆腔感染，可用三物黄芩汤或者白头翁加甘草阿胶汤。若是产后盆腔感染伴有下利，不用三物黄芩汤，而用白头翁加甘草阿胶汤，其中白头翁汤治产妇盆腔感染，又治下利，甘草、阿胶治产后血虚。三物黄芩汤则用地黄治产后血虚。

《千金》三物黄芩汤："治妇人在草蓐自发露得风。四肢苦烦热，头痛者，与小柴胡汤；头不痛但烦者，此汤主之。""四肢苦烦热"，指患者把腿摆在哪都不舒服。可见，三物黄芩汤能够治产妇的盆腔感染，也能够治不安腿综合征。

《伤寒杂病论》中妇科关于妊娠和产后感染还有以下几条。重订338条："产后中风，发热，面正赤，喘而头痛，竹叶汤主之。"竹叶汤治产后中风，也就是产后外感发热。重订337条："妇人乳中虚，烦乱，呕逆，安中益气，竹皮大丸主之。"竹皮大丸治哺乳期感染。重订562条："妊娠，小便难，饮食如故，当归贝母苦参丸主之。"此方治妊娠尿路感染。】

656. 下利，寸脉反浮数，尺中自涩者，必清脓血。（363）（金匮·呕吐哕下利病篇同）

657. 下利，脉数而渴者，今自愈，设不瘥，必清脓血，以有热故也。（367）（金匮·呕吐哕下利病篇同）

【下利脉数而渴，即前条所谓下利欲饮水者，以有热故也。】

【此条与重订654条相对应。"下利欲饮水者"，要么是有热想喝水，要么是利止后口干想喝水。】

658. 若脉数不解，而下不止，必协热便脓血也。（258）

【此多见肠道感染性疾患，便下脓血。】

659. 下利，脉沉弦者，下重也；脉大者为未止；脉微弱数者，为欲自止，虽发热，不死。（365）（金匮·呕吐哕下利病篇同）

【厥阴下利，里急后重，其脉沉弦。】

【"下重"在下焦故脉沉，木来克土导致里急后重，总想大便却难以排出，所以脉沉弦。"脉大者为未止"，脉大说明仍有热，仍有阳明的经热。下利之人由于水分丢失，脉本不应大，却出现了大脉，说明阳明经热仍重。"脉微弱数者，为欲自止，虽发热，不死"，这里讲下利有热应脉数。因为下利后，血容量不足导致心率加快，这种情况不可怕。】

660. 伤寒四五日，腹中痛，若转气下趋少腹者，此欲自利也。（358）

【腹痛、排气、下利，此下利之前征。】

【这条讲腹痛、排气是下利的前征。伤寒四五日，如果单纯腹痛，转气下趋少腹，原本不下利的，此欲自利也。为什么呢？伤寒用了发表药之后腹胀，如果排气增加，说明消化道的蠕动功能开始恢复了。若是

排气伴有腹痛，则要下利。】

661. 下利，有微热而渴，脉弱者，今自愈。（360）（金匮·呕吐哕下利病篇同）

【热利脉弱，利当自愈。】

【这条讲热利脉弱，利当自愈。本是热利却表现为弱脉，说明热已去，病人当利止，同时由于体液丢失从而口渴欲饮水。若脉不弱，而是脉大，此为热未去。重订659条讲"脉大者为未止也"，说明疾病仍在进展。若脉沉弦，"下重也"。重订659条讲"脉沉弦者，下重也"，说明仍然里急后重，总想排大便。】

662. 下利，脉数，有微热汗出，今自愈，设复紧，为未解。（一云设脉浮复紧）（361）（金匮·呕吐哕下利病篇同）

【热利脉紧者，热不退。】

【"下利，脉数"，脉数与下利导致的血容量减少有关。"有微热汗出，今自愈"，微微有热当自愈。"微热"指体温没有显著增加，应是下利后的代偿。"设复紧，为未解"，脉紧说明微热不是下利后的微热汗出，不是下利的代偿，而是"为未解"，真的仍在发热。

下利后可出现两种情况，一种是脉数微热，由于下利后血容量不足，心率代偿性增加，血液循环加速，从而出现微微低热，微微冒汗；一种是脉紧微热，这说明仍有热，"病未解"。比如，严重腹泻的病人利止之后，表现为数脉，此时高动力循环，血液循环加速，体温有点微热，微微冒汗，这很正常。假如脉紧，说明微热汗出是由疾病引起的，病仍未好，这是真的有热。】

663.《肘后》獭肝散：治冷劳，又主鬼疰一门相染。（金匮·血痹虚劳病篇）

獭肝一具，炙干末之，水服方寸匕，日三服。

【獭肝，甘咸微寒，治结核劳病，一门相染，此属厥阴，故潮热咳血，獭肝以脏补脏。】

【"鬼疰一门相染"，鬼疰指现在的传染病，古代经常会因为传染病一死死一家。獭肝烤干服用，治结核劳病，一门相染，此属厥阴。肝藏血，厥阴病导致的潮热咳血，用獭肝以脏补脏，补厥阴肝。这是治疗结核病的一个办法。】

664. 转筋之为病，其人臂脚直，脉上下行，微弦，转筋入腹者，鸡屎白散主之。（金匮·趺蹶手指臂肿转筋阴狐疝蛔虫病篇）

鸡屎白散
鸡屎白
上一味，为散，取方寸匕，以水六合，和温服。
【鸡屎白，苦、咸、寒，功类牛黄，治黄疸、臌胀积聚、筋脉挛急。】
【"脉上下行"指脉弦成直线。这条用鸡屎白治疗转筋，但是我们一般不用它，而用蚕沙，比如王孟英的蚕矢汤。鸡屎白与蚕沙的功效非常近似，都可治转筋。霍乱所致的腓肠肌痉挛，就可用蚕矢汤。】

（二）厥阴阴虚

一贯煎：当归、枸杞、地黄、麦门冬、沙参、川楝子。
连梅汤：《温病条辨》暑邪深入少阴消渴者，连梅汤主之，入厥阴麻痹者，连梅汤主之；心热烦躁神迷甚者；先与紫雪丹，再与连梅汤。

连梅汤
云连（二钱）　乌梅（去核，三钱）　麦门冬（连心，三钱）
生地（三钱）　阿胶（二钱）
水五杯，煮取二杯，分二次服。脉虚大而芤者，加人参。

【热化一病多与阴虚有关。讲厥阴热化，不能不讲厥阴阴虚。厥阴阴虚有两个代表方：一贯煎、连梅汤。一贯煎是内伤方，连梅汤是温病外感方。
一贯煎出自魏玉璜的《续名医类案》，方用当归、枸杞、地黄、沙参、麦门冬、川楝子。其中，川楝子疏肝，沙参、麦门冬养阴，当归、枸杞、地黄针对肝肾同源、精血同源。枸杞配地黄是肝肾同源，枸杞有催性作用，一般认为它能够补肾，其实还能够补肝，杞菊地黄丸就用了它补肝的作用。正因为枸杞能补肝，所以一贯煎用枸杞，而不用肉苁蓉、山药等药。配伍当归是精血同源，因为肝藏血，所以补肝的方中大多加当归这类的药。这是张景岳温补学派的办法。

阴虚之人往往会出现芤脉。阴虚之人常常血容量不足、体液减少，所以会摸到一个细脉。虽然血管收缩以缓解血容量的不足，出现了细脉，但是仍不足以维持循环，一按血管还是空的，此即芤脉。很多阴虚之人都不同程度地伴有芤脉，可用张景岳养血的办法。

第二个方是连梅汤。此方出自《温病条辨》："入厥阴麻痹者，连梅汤主之。"方中有黄连、乌梅。用乌梅引入厥阴经；麦门冬、生地养阴；肝藏血，再加阿胶养血。连梅汤由黄连阿胶汤变化而来，也可以说是乌梅丸的变方，或者说是黄连阿胶汤合乌梅丸用柔。连梅汤证的特点也是脉芤。一贯煎证与连梅汤证都是芤脉，一方用当归，一方阿胶。厥阴病口渴、口干、发烧（厥阴经的低热），可选用这两个处方。区别是一贯煎是内伤方，连梅汤是温病外感方。】

（三）厥阴动风

（1）三甲复脉汤、大（小）定风珠。
（2）镇肝熄风汤、天麻钩藤饮。
（3）木瓜煎、蚕矢汤。

【厥阴动风只简单提几个方，不详细讲。第一组方是三甲复脉汤和大、小定风珠，治疗温病热入厥阴。前面已经讲过了复脉汤类方与大、小定风珠。第二组方是镇肝熄风汤和天麻钩藤饮，治疗厥阴内风。这两个方大家都熟悉的不能再熟悉了，也不需要讲了。第三组是木瓜煎和蚕矢汤，治疗厥阴动风的转筋。木瓜煎以木瓜治疗转筋（腓肠肌的痉挛）；蚕矢汤由鸡屎白散蜕化而来，方中不再用鸡屎白，而用蚕沙。】

四、厥阴瘀血
大黄䗪虫丸证
665. 五劳虚极，羸瘦，腹满不能饮食，食伤、忧伤、饮伤、房室伤、饥伤、劳伤、经络荣卫气伤，内有干血，肌肤甲错，两目黯黑。缓中补虚，大黄䗪虫丸主之。（金匮·血痹虚劳病篇）
【羸瘦，腹满不能饮食，此皆消耗故也，状若干尸；肌肤甲错，两目黯黑，瘀血故也。此证独证，即肌肤甲错，状若鱼鳞，多见于腿，或见于腹。芍药、地黄，养肝阴，地黄独重，有活血之功。黄芩、芍药、甘草，此黄芩汤，以厥阴多转出少阳。大黄、桃仁、枳实、䗪虫、水蛭，下瘀血汤合抵当汤，加杏仁、干漆、蛴螬活血。

重订408条：**师曰：产妇腹痛，法当以枳实芍药散。假令不愈者，此为腹中有干血着脐下，宜下瘀血汤主之**。下瘀血汤主干血着脐下，若日久血积成劳者，邪实正虚，因实致虚，与大黄䗪虫丸攻补皆施，以为先。方名大黄䗪虫丸，即从下瘀血汤出也。】

大黄䗪虫丸

大黄（蒸，十分）　黄芩（二两）　甘草（三两）　桃仁（一升）　杏仁（一升）　芍药（四两）　干地黄（十两）　干漆（一两）　䗪虫（一升）　水蛭（百枚）　蛴螬（一升）　䗪虫（半升）

上十二味，末之，炼蜜和丸小豆大，酒饮服五丸，日三服。

【《温病条辨》：燥气延入下焦，搏于血分，而成者，无论男妇，化癥回生丹主之。方用：人参（六两）　安南桂（二两）　两头尖（二两）　麝香（二两）　片子姜黄（二两）　公丁香（三两）　川椒炭（二两）　䗪虫（二两）　京三棱（二两）　蒲黄炭（一两）　藏红花（二两）　苏木（三两）　桃仁（三两）　苏子霜（二两）　五灵脂（二两）　降真香（二两）　干漆（二两）　当归尾（四两）　没药（二两）　白芍（四两）　杏仁（三两）　香附米（二两）　吴茱萸（二两）　延胡索（二两）　水蛭（二两）　阿魏（二两）　小茴香炭（三两）　川芎（二两）　乳香（二两）　良姜（二两）　艾炭（二两）　益母膏（八两）　熟地黄（四两）　鳖甲胶（一斤）　大黄（八两，醋熬）　共为细末，以鳖甲、益母、大黄三胶和匀，再加炼蜜为丸。

方从《金匮》鳖甲煎丸、大黄䗪虫丸脱化而出，属厥阴温经通络法。吴鞠通谓此方合醋与蜜共三十六味，得四九之数。

余以中、西之法，基础、临床研究多年，反复拆方，得吴茱萸、艾叶、大黄、䗪虫、蒲黄、五灵脂、当归、白芍、苏木九味，名通经从龙丸（或法汤），方吴茱萸、艾叶暖肝散寒为君，大黄、五灵脂、苏木活

血化瘀为臣，虻虫助大黄活血，蒲黄助五灵脂活血，共为佐助，反佐白芍、当归缓中补虚。】

【厥阴瘀血第一个方是大黄䗪虫丸。为什么叫"干血劳"呢？内有干血，劳因干血所致。前面也讲过内有干血的条文，重订 408 条："师曰：产妇腹痛，法当以枳实芍药散。假令不愈者，此为腹中有干血着脐下，宜下瘀血汤主之。亦主经水不利。"重订 634 条："曾经半产，瘀血在少腹不……当以温经汤主之。"为什么会有干血着脐下？患者是产妇，说明还是与生产有关系。换言之，胎儿生下来应该是把子宫内该带走的东西都带走了，有的留下了干血。

"羸瘦，腹满不能饮食"，是消耗导致的状若干尸。"内有干血，肌肤甲错，两目黯黑"，大黄䗪虫丸的独证是肌肤甲错，两目黯黑。患者的眼睛像熊猫眼，皮肤呈鱼鳞状，常见于下肢，亦可见于腹部和上肢。还可表现为消瘦，肚子胀（腹满），不欲饮食。为什么会腹满呢？因为内有干血。干血导致患者腹胀、不欲饮食、越来越瘦，所以叫作虚劳。内有干血是干血劳的内在病因，肌肤甲错、两目黯黑是瘀血的体征，是外证——外在的象。

大黄䗪虫丸由大黄、黄芩、甘草、桃仁、杏仁、芍药、干地黄、干漆、虻虫、水蛭、蛴螬、䗪虫组成，炼蜜为丸，酒送服。方中芍药、地黄养肝阴，地黄的用量非常重，用了十两，这是由于大剂量的地黄能够活血；黄芩、芍药、甘草是黄芩汤法，治疗厥阴转出少阳；大黄、桃仁、枳实、芍药、水蛭是下瘀血汤合抵当汤；再加杏仁、干漆、蛴螬。

重订 408 条："师曰：产妇腹痛，法当以枳实芍药散。假令不愈者，此为腹中有干血着脐下，宜下瘀血汤主之。亦主经水不利。"大黄䗪虫丸证本是下瘀血汤证，不同之处在于：大黄䗪虫丸证是瘀血导致了劳证，是个虚证，而下瘀血汤证是干血着脐下，未致劳，是个实证。如果下瘀血汤证日久成劳，因实致虚，可用大黄䗪虫丸。换言之，可以说大黄䗪虫丸是由下瘀血汤发展而来。

给大家举个例子，就更容易明白。我曾经治疗过一例卵巢癌患者，肿瘤为 3~4cm。她是术后复发，已经不能再手术。我用大黄䗪虫丸化裁治了 3~4 年，肿瘤没有消失，但也没有再长大。后来，找了另外一位大夫看，他说我的处方是乱开，他也认为是劳证，开了八珍汤、十全大补丸之类的处方。病人又活了两个多月就去世了，最后肿瘤长到十几厘米，腹大如鼓。这位患者确实有干血，表现为肌肤甲错，两目黯黑。干血着脐下，病位在卵巢。腹大如鼓，不想吃东西，人也非常消瘦，这种虚证是因实致虚，治疗应该攻邪。大黄䗪虫丸中之所以用黄芩汤是为了杀生生之气，落在这名患者身上是为了杀卵巢肿瘤的生生之气。肿瘤也有生命，要用黄芩汤彻其阳，而不能用八珍汤让肿瘤长得更快。这例卵巢癌治疗不算成功，但是效果还是非常好的。为什么说中医有效呢？患者是很晚期的癌症，她吃药的时候肿瘤比较稳定，没有缩小也没有生长。可能吃药时不觉得有效，但是停药一换方，两个多月肿瘤就长到十几厘米，生命没有保住。

《温病条辨》在大黄䗪虫丸的基础上发挥出了化癥回生丹，此方由大黄䗪虫丸、鳖甲煎丸合与回生丹合方而成。为什么叫化癥呢？治癥瘕——下焦血分的肿物。为什么叫回生丹呢？因为方中含有《万病回春》回生丹中的药物。

化癥回生丹这个方很复杂，药非常多，有三四十味药。方中的吴茱萸、安桂、川椒、小茴香炭、丁香、艾叶等药是厥阴经的药。加上大黄䗪虫丸的大黄、水蛭、虻虫、桃仁、干漆；再加上回生丹的桃仁、红花、益母草、乳香、没药、蒲黄，这些是治女科的药物。乳香、没药是女科的药，不仅活血化瘀，还有抗雌激素作用，比如西黄丸。还有熟地、白芍、川芎、当归、人参、鳖甲。总的来讲，化癥回生丹是大黄䗪虫丸、鳖甲煎丸和回生丹，加上一些女科的药和厥阴经的药。

我们实验室研究过化癥回生丹，通过研究把它拆成了一个小方，由吴茱萸、艾叶、大黄、虻虫、蒲黄、五灵脂、当归、白芍、苏木组成。这就是我们的验方减味回生汤，可用来治疗女科病。方中的吴茱萸配艾叶温厥阴经，艾叶来自《伤寒杂病论》的胶艾汤；厥阴肝藏血，故用当归、芍药养血；大黄、虻虫是大黄䗪虫丸法，我们通常用土鳖虫代替虻虫；蒲黄、五灵脂是失笑散，可治腹痛；还有一个苏木，骨科常用苏木，通过研究发现它对女科的肿瘤有些效果。此外，还可以加鳖甲、益母草等药。大家可以试试用这个方治疗一些病位在盆腔的妇科疾病的疼痛包括妇科的一些肿物。简言之，减味回生汤的吴茱萸、艾叶归厥阴经，当归、芍药养肝，大黄、虻虫（土鳖虫）破血，加了失笑散与苏木。大家可用这个方治疗一些病位在盆腔的妇科疾病，比如疼痛、肿物等。】

鳖甲煎丸证

666. 病疟，以月一日发，当以十五日愈；设不瘥，当月尽解；如其不瘥，当如何？师曰：此结为癥瘕，名曰疟母，急治之，宜鳖甲煎丸。（金匮·疟病篇）

鳖甲煎丸

鳖甲（炙，十二分）　乌扇（烧，三分）　黄芩（三分）　柴胡（六分）　鼠妇（熬，三分）　干姜（三分）　大黄（三分）　芍药（五分）　桂枝（三分）　葶苈（熬，一分）　石苇（去毛，三分）　厚朴（三分）　牡丹（去心，五分）　瞿麦（二分）　紫葳（三分）　半夏（一分）　人参（一分）　䗪虫（熬，五分）　阿胶（炙，三分）　蜂窠（炙，四分）　赤硝（十二分）　蜣螂（六分，熬）　桃仁（二分）

上二十三味为末，取煅灶下灰一斗，清酒一斛五斗，浸灰，候酒尽一半，着鳖甲于中，煮令泛烂如胶漆，绞取汁，纳诸药，煎为丸，如梧子大，空心服七丸，日三服。

（《千金方》用鳖甲十二片，又有海藻三分，大戟一分，䗪虫五分，无鼠妇、赤硝二味，以鳖甲煎和诸药为丸。）

【薛生白湿热病篇：七八日，口不渴，声不出，与饮食亦不却，默默不语，神识昏迷，进辛开凉泄，芳香逐秽，俱不效。此邪入厥阴，主客浑受。宜仿吴又可三甲散：醉地鳖虫、醋炒鳖甲、土炒穿山甲、生僵蚕、柴胡、桃仁泥等味。法从此出。

吴又可三甲散：鳖甲、龟甲（并用酥炙黄为末，如无酥，各以醋炙代之）、牡蛎（煅为末）、䗪虫（干者擘碎，鲜者杵烂，和酒少许，取汁入汤药同服，其滓入诸药同煎）、穿山甲（土炒黄，为末）、蝉蜕（洗净，炙干）、僵蚕（白硬者，切，生用）、白芍（酒炒）、当归、甘草。

吴鞠通三甲复脉汤：生鳖甲（八钱），生龟板（一两），生牡蛎（五钱），炙甘草（六钱），干地黄（六钱），生白芍（六钱），麦门冬（不去心，五钱），阿胶（三钱），麻仁（三钱），三甲合复脉汤（炙甘草汤）化裁。】

【鳖甲煎丸可以治癥瘕。方中的鳖甲软坚散结，入厥阴经，而龟板虽然也能息风，但是更多是入少阴经。乌扇就是射干，一般认为它是治咽喉的药。为什么射干能治咽喉呢？因为它能够疏肝。射干还能平喘，由于它能够扩张平滑肌，我们在中医生理学中讲过边缘平滑肌系统属肝。射干麻黄汤用射干取其利咽平喘的作用，甘露消毒丹治疗少阳夹湿证，方中的射干用其疏肝的作用。柴胡、黄芩配桂枝、干姜是柴胡桂枝干姜汤法。大黄、芍药、牡丹皮、凌霄花、䗪虫、桃仁，这些都是活血的药，不需详细讲。

鳖甲煎丸可用于治疗肝硬化，肝硬化容易形成腹水，方中的葶苈子能够关闭水通道蛋白，防止腹水。肝硬化容易出现因脾功能亢进导致白细胞、红细胞、血小板三系降低，方中的石韦能够升高白细胞，阿胶能够升高红细胞。肝硬化雌激素灭活障碍，在女性可影响子宫，方中的瞿麦有抗雌激素的作用；在男性会引起阳痿和乳房发育，方中的蜂房可补充雄激素，常用于治疗雄激素水平低的阳痿，也就是中医讲的肾虚阳痿。肝硬化还有个特点：有时候会有病毒复制。假如肝硬化有病毒，方中有牡丹皮、芍药、黄芩，其中在气分，用黄芩汤法；潜伏在血分，用牡丹皮。

我们再用广明病、显明病、太冲病辨证法，来分析这个处方。肝脏病在体侧，属显明病（少阳、厥阴），外面是少阳，用柴胡、黄芩、射干；里面是厥阴，用鳖甲。前曰广明（太阴、阳明），太阴脾虚用桂枝、干姜，阳明腑实用大黄。后曰太冲（太阳、少阴），上为太阳，下为少阴，少阴肾虚用蜂房；肝硬化病人若感冒了，加生姜、大枣，即合了柴胡桂枝汤。肝脏病人感冒了，首选柴胡桂枝汤。肝脏病常合并皮疹、湿疹，假如病人伴有皮疹，加麻黄、连翘，即合麻黄连翘赤小豆汤。方中为什么用厚朴？因为肝硬化腹压升高容易引起腹胀，用厚朴理气可减轻腹压，治疗腹胀，还可在厚朴的基础上加大腹皮。

　　这样分析之后，最大的好处是可以加减运用了。大家知道了什么时候用大黄、芒硝、半夏；什么时候用桂枝、干姜；什么时候把干姜换成生姜，加大枣、甘草；什么时候在厚朴的基础上加大腹皮。如果白细胞低，石韦用30g；红细胞低，阿胶用9g；血小板低，牡丹皮用10g，再加茜草防止出血；阳痿用蜂房，想再托一下用淫羊藿；如果影响了子宫用瞿麦，瞿麦抗雌激素力量不足可加天花粉；腹水用葶苈子关闭水通道蛋白。如果用了葶苈子，腹水仍不消，伴有低蛋白血症的，在葶苈子、人参基础上加白术，提高白蛋白水平。肝硬化常伴有高凝状态，用桃仁、土鳖虫。早期肝硬化凝血功能非常好，仅有血小板升高，用水蛭拮抗血小板，中晚期肝硬化用水蛭则容易出血；肚子胀腹压高，加大腹皮；感冒了，把干姜换成生姜；肝硬化经常引起过敏反应，形成抗原抗体复合物，如果有皮疹加麻黄、连翘发表。大家临床可以自由加减，前提是要明白鳖甲煎丸的组方原理。有人认为经方不能加减，如果搞不清楚方剂如何组方的时候，加减可能会错，但是当知道了如何把这些药凑起来的时候，加减没关系。

　　下面讲几个一讲与鳖甲煎丸相似的几个处方。薛生白《湿热病篇》："七八日，口不渴，声不出，与饮食亦不却，默默不语，神识昏迷，进辛开凉泄，芳香逐秽，俱不效。此邪入厥阴，主客浑受。宜仿吴又可三甲散：醉地鳖虫、醋炒鳖甲、土炒穿山甲、生僵蚕、柴胡、桃仁泥等味。"七八日，口不渴，声不出，与饮食亦不却，默默不语，神识昏迷，进辛开凉泄，芳香逐秽，俱不效。此邪入厥阴，主客浑受。宜仿吴又可三甲散：醉地鳖虫、醋炒鳖甲、土炒穿山甲、生僵蚕、柴胡、桃仁泥等味。"神志昏迷，默默不语"多是什么问题呢？湿热病湿阻神明，（痰湿容易闭阻神明），所以才用"辛香凉泄，芳香逐秽"。如果只是痰湿闭阻神明用"辛香凉泄，芳香逐秽"应该有效，但是这里却无效，这是因为什么呢？"邪入厥阴，主客浑受"。此时的"神志昏迷，默默不语"是瘀血引起的，不是痰湿闭阻引起的，需怎么办？活血，用三甲散活血。这个"神志昏迷，默默不语"是瘀血引起的，不是痰湿闭阻引起的。

　　三甲散活血用三甲——土鳖虫、鳖甲、穿山甲，治肝用僵蚕、柴胡、桃仁。三甲散中的三甲活血软坚，还有潜阳的三甲——鳖甲、龟板、牡蛎，即吴鞠通的三甲复脉汤。

吴又可也有个三甲散，方用鳖甲、土鳖虫、穿山甲、龟甲、牡蛎，实际是五甲，把平肝镇肝的三甲与活血的三甲合起来了；"治风先治血"，再加蝉蜕、僵蚕、芍药、当归息风养血。这个处方的配伍相对更全面一些，平肝活血加息风养血的药。

以上就是厥阴瘀血的内容，主要有两个证：大黄䗪虫丸证和鳖甲煎丸证。鳖甲煎丸治的是癥瘕，大黄䗪虫丸治的是虚劳——干血劳。】

补讲膈下逐瘀汤与少腹逐瘀汤

膈下逐瘀汤所治症目
积块

气无形不能结块，结块者，必有形之血也。血受寒，则凝结成块，血受热，则煎熬成块。血府血瘀必发烧。

肚腹血瘀不发烧。倘病患气弱，不任克消，原方加党参三五钱皆可。

小儿痞块

小儿痞块，肚大青筋，始终总是血瘀为患，此方与前通窍活血汤、血府逐瘀汤，三方轮服。

痛不移处

凡肚腹疼痛，总不移动，是血瘀。

卧则腹坠

病患夜卧，腹中似有物，左卧向左边坠，右卧向右边坠，此是内有血瘀，以此方为主，有杂症，兼以他药。容易蒂扭转。卵巢囊肿。

肾泻

五更天泄三两次，古人名曰肾泄。言是肾虚，用二神丸、四神丸等药，治之不效，常有三五年不愈者。

久泻

泻肚日久，百方不效，亦用此方。

膈下逐瘀汤

当归（三钱）　　川芎（二钱）　　赤芍（二钱）　　桃仁（三钱）

红花（三钱）　丹皮（二钱）　香附（钱半）　枳壳（钱半）　乌药（二钱）　元胡（一钱）　五灵脂（二钱）　甘草（三钱）

【后世还有两个厥阴瘀血的方，一个方是王清任的膈下逐瘀汤，治疗积块、瘀血发热、小儿痞块，以及瘀血所致的痛处不移和卧则腹坠。"卧则腹坠"，卧在左侧左侧坠，卧在右侧右侧坠，多见于女性大的卵巢囊肿。大的卵巢囊肿容易蒂扭转，发生妇科的急腹症。这个方也治腹泻，如果肾泻、久泻补肾久治不效，那是瘀血导致的腹泻，可用膈下逐瘀汤。

膈下逐瘀汤用当归、川芎、桃仁、红花、赤芍，这些是活血药。治证的病位低，故用丹皮。前面讲过瘀血深入下焦，用丹皮。方中还有香附、枳壳、乌药、元胡、五灵脂、甘草，主药是厥阴经的乌药，因此这是一个厥阴经的方。】

少腹逐瘀汤

当归（三钱）　川芎（一钱）　赤芍（二钱）　官桂（一钱）蒲黄（三钱）　灵脂（二钱）　元胡（一钱）　没药（二钱）　小茴（七粒）　干姜（二分）

去疾：此方治少腹积块疼痛，或有积块不疼痛，或疼痛而无积块，或少腹胀满，或经血见时，先腰兼少腹疼痛，或粉红兼白带，皆能治之，效不可尽述。

种子：每经初见之日吃起，一连吃五剂，不过四月必成胎。

安胎：孕妇体壮气足，饮食不减，并无伤损，3个月前后，无故小产。如曾经3个月前后小产，或连伤三五胎，今又怀胎，至两个月前后，将此方服三五剂，或七八剂，将子宫内瘀血化净，小儿身长有容身之地，断不致再小产。若已经小产，将此方服三五剂，以后存胎，可保无事。

【另一个方是少腹逐瘀汤，方用当归、川芎、赤芍、官桂、蒲黄、炒五灵脂、延胡索、没药、小茴香、干姜。小茴香是肝经的散寒药，这个方也是厥阴经的方。此方可去疾、种子、安胎。去疾指治疗少腹积块，痛或不痛，或少腹痛而无积块，或少腹胀满，以及经血不利等。种子指能够治疗不孕。安胎指能够治疗瘀血所致的习惯性流产。习惯性流产有两个最常见的证型：脾肾两虚和瘀血。瘀血导致的习惯性流产患者怀孕前可吃几剂少腹逐瘀汤。

　　温经汤与少腹逐瘀汤都可以治疗厥阴经的不孕，温经汤治的妇人久不孕，病因为寒；少腹逐瘀汤治的妇人不孕，病因为瘀血。当辨不出寒还是因瘀血时，也可把两方合用。比如，用温经汤时可加重活血药，温经汤本就治疗瘀血，腹腔瘀血可加失笑散——蒲黄、五灵脂；方中本有吴茱萸，可再加小茴香。在温经汤的基础上加小茴香、蒲黄、五灵脂，即为合上了少腹逐瘀汤。这是辨证精准的权宜之计，有时合方会因为药物相互监制，反而见效缓慢。

　　少腹逐瘀汤主要治疗少腹肿物、不孕和安胎。少腹逐瘀汤安胎治的是瘀血所致的习惯性流产；如果瘀血久了，有干血着脐下不去，用下血汤，此方比少腹逐瘀汤的活血作用更强；如果瘀血久了长肿物，形成干血劳，用大黄䗪虫丸。大家要记住，肿物形成的干血劳是实证，是因实致虚。瘀血久了不仅能够形成干血劳，还能形成温经汤证——曾经半产，瘀血在少腹不去。

　　换言之，少腹逐瘀汤有两端：一端是活血的药，一端是暖肝的药。如果是一个习惯性流产或者已经清宫的患者，可用少腹逐瘀汤，用药后可能月经会好，也可以怀孕；但如果不用药，时间久了形成干血，用下瘀血汤；干血久了发生肿瘤，用大黄䗪虫丸，这是往瘀血一端走。另一端是肉桂、小茴香、当归治肝的药，如果寒象重，瘀血久了形成温经汤证。这是疾病的两个发展方向。如果分辨不清楚是哪一端，权宜之计可用温经汤合大黄䗪虫丸。】

补讲厥阴入络

大黄䗪虫丸：黄芩、芍药、大黄、土鳖虫
鳖甲煎丸：柴胡、黄芩、鳖甲、土鳖虫

三甲散
加减三甲散
五虎下西川

便毒：此症在胯眼下有结核，初如弹子大，渐扩张大至鸡卵状，不甚痛。五虎下西川法主之。

五虎下西川

蜈蚣、全蝎、僵蚕、蝉蜕、穿山甲

当归、赤芍、黄芩、黄连、甘草

栀子、大黄、芒硝、枳壳、二丑

连翘、银花、防风、荆芥、白芷

生地、木通、猪苓

【厥阴病要入络。什么样的厥阴病才会入络呢？必须是瘀血久不去，久病入络。习惯性流产刚开始用的是少腹逐瘀汤，久了才用下瘀血汤和大黄䗪虫丸，才会用到水蛭、虻虫、蜈蚣等入络的动物药。

鳖甲煎丸中也有土鳖虫等动物药。久病入络为什么容易形成肿物呢？久病入络，伏邪成巢，生成肿物，这在伏邪课里有详细论述。疾病本是干血，用下瘀血汤攻下就好了，但是如果形成了巢窠，长出了肿瘤，此时不但要攻下，还要用黄芩汤杀其生生之气，抑制肿瘤局部的代谢。这是治疗久病入络、伏邪成巢的大黄䗪虫丸和鳖甲煎丸。

前面讲的三甲散、加减三甲散也治疗久病入络。

五虎下西川也是治疗厥阴入络的处方。五虎下西川是川西的秘密，川西的医学多秘传。此方治便毒"胯眼下有结核"，这是淋巴瘤的表现。五虎是蜈蚣、僵蚕、全蝎、蝉蜕、穿山甲，这是活血的药。五虎下西川最简单的一个版本只有上面5个药。五虎还可以加芍药、黄芩、当归、甘草，此为合黄芩汤（芍药、黄芩、甘草）杀生生之气，加当归养肝之血，这些都是随证加减。五虎下西川最核心的配伍是蜈蚣、全蝎、僵蚕、蝉蜕、穿山甲、当归、芍药、黄芩、甘草。其他的药诸如银花、连翘、荆芥、防风、大黄、芒硝，都是根据病情选用的。

川西的五虎下西川有两个含义，一个是《外科十三方》里的五虎下西川，另一个是生门的五虎下西川。生门是川西的一个武术流派，一个看家的拳术就是五虎下西川。生门在死处，这个方治的病多是癌症、恶性病，很容易死人。大家若想学习五虎下西川，可去看《外科十三方》。

五、阴阳毒

667. 阳毒之为病，面赤斑斑如锦纹，咽喉痛，唾脓血，五日可治，七日不可治，升麻鳖甲汤主之。（金匮·百合狐惑阴阳毒病篇）

【眼睛内眦，内眦泛红，升麻鳖甲汤独证。内眦在少阳，厥阴转出少阳，内眦红，又多咽喉痛。面赤斑斑如锦纹，多见之于红斑狼疮。此方治急性白血病甚效，多合并感染，如化脓性扁桃体炎，故咽喉痛，唾脓血。阳毒加雄黄，每天 0.3~1g，蜀椒 3g，防其头痛。可入大黄通便，便秘雄黄易蓄积中毒。

后世《太平惠民和剂局方》升麻葛根汤，用升麻、白芍、炙甘草、葛根，治病毒感染，痘疹内陷，从少阳托出。一方用芍药解少阳，一方用当归、鳖甲补厥阴；一方用葛根解表，一方用蜀椒、雄黄解毒。皆用升麻、甘草，二味解毒托毒之良品也，即近贤方药中之升麻甘草汤。】

668. 阴毒之为病，面目青，身痛如被杖，咽喉痛，五日可治，七日不可治，升麻鳖甲汤去雄黄蜀椒主之。（金匮·百合狐惑阴阳毒病篇）

【面目青，身痛如被杖，多见之于多发性骨髓瘤，转出少阳则咽喉痛。此方升麻配鳖甲，鳖甲软坚养阴，除伏邪之根，升麻托邪外出，此治厥阴伏邪之法，转出者，随证加减。后世青蒿鳖甲汤，治伏邪转出少阳。】

升麻鳖甲汤

升麻（二两）　　当归（一两）　　蜀椒（炒去汗，一两）　　甘草（二两）　　鳖甲（手指大一片，炙）　　雄黄（半两，研）

上六味，以水四升，煮取一升，顿服之，老小再服。取汗。

（《肘后》《千金方》阳毒用升麻汤，无鳖甲有桂；阴毒用甘草汤，无雄黄。）

【此托邪法，透邪可与《温病条辨》青蒿鳖甲汤：青蒿、鳖甲、细生地、知母、丹皮。一方无生地，用桑叶、天花粉。】

【阳毒"面赤斑斑如锦纹"，阴毒"面目青"。病人往那儿一坐，观其面部，如果面颊很红，像环形红斑、蝶形红斑一样色红，这是阳毒。如果病人面目发青是阴毒。给大家举个典型的例子：M3 型白血病表现为阳毒，多发性骨髓瘤表现为阴毒。M3 型白血病容易发生咽喉部感染，扁桃体局部破溃化脓，出现吐脓血。多发性骨髓瘤患者面部发青，即为条文所讲的面目青。多发性骨髓瘤有一个特点是"痛"，骨髓长了肿瘤，"身痛如被杖"。阴阳毒不只这两个病，这里只是举了两个最典型的病。实际上，阳毒、阴毒的辨证很简单，一个面红，一个面青；一个急性发作可导致咽喉的局部感染，出现扁桃体破溃化脓，吐脓血；一个急性发作时身痛。

阴阳毒是厥阴病，治用升麻鳖甲汤。用升麻配鳖甲——升麻托邪、鳖甲治厥阴，加当归养肝之血，加雄黄解毒，甘草类似激素，蜀椒是厥阴经的药。治疗 M3 型白血病时，蜀椒可诱导白血病细胞分化，雄黄可诱导白血病细胞凋亡。口服雄黄有两个副作用：一个是便秘中毒，若担心便秘中毒，方中可加几克大黄；一个是头疼，蜀椒可解头疼的副作用。

我们用升麻鳖甲汤治疗伏邪时，做了很多加减化裁。为什么加减化裁呢？因为伏邪成巢。纤维化是慢性炎症的结局之一，局部形成纤维化包裹，伏邪成巢病不易好。方中的鳖甲软坚散结，可治疗伏邪成巢；升麻托邪外出；邪托出之后，伏邪转出少阳，用黄芩清气分、丹皮清血分。我们在伏邪课中，详细讲过这个治病思路。简言之，就是升麻托邪，鳖甲治伏邪成巢，托出之邪在气分用黄芩、大青叶，在血分用丹皮、生地。伏邪未发之时是寒证，"冬伤于寒"可加 9g 附子；若肾虚明显，"冬不藏精"加淫羊藿、桑寄生；若托出来的病，不但有热还有湿，可加 60g 薏苡仁。大的方向如此，临床根据疾病情况加减即可。这个办法来自升麻鳖甲汤，可治疗一些重大疑难疾病。

《温病条辨》的青蒿鳖甲汤从升麻鳖甲汤变化而来。方用青蒿、鳖甲、生地、知母、丹皮，去了升麻而用青蒿。我们是保留升麻，在血分加生地、丹皮，在气分加黄芩、大青叶，有时也用芍药，夹湿用薏苡仁，"冬伤于寒"加附子，"冬不藏精"加淫羊藿、桑寄生，伴有肿瘤的也可用雄黄。

"目内眦红"是升麻鳖甲汤的独证。眼睛红是少阳证，目内眦红的时候厥阴已转出少阳，常伴有咽痛。临床上，如果患者目内眦下面泛红，马上要观察患者的头发是否比较干枯、易折断。头发干枯、易折断是狼疮发的特点，这种人容易得红斑狼疮，再看患者是否面红，如果面有红斑，说明已经得红斑狼疮了。通过望诊，在患者得红斑狼疮之前，就可知道他容易得这个病。狼疮发黄、脆、细，为什么头发黄、脆、细呢？因为"冬不藏精"。如果看到目内眦和下面的肉泛红，说明厥阴有伏邪，这种人将来容易得，或者已经得了自身免疫病，比如红斑狼疮、类风湿、干燥综合征，等等。如果病人脸上已有蝶形红斑，那么不是容易得，而是已经得了。这就是中医的望诊，大家要把教科书的知识用到临床上。

这种人需要注意一点，病人常伴有咽喉痛。如果一个缓解期的红斑狼疮患者说"大夫，我怎么嗓子疼？"这说明他的红斑狼疮又要活跃了。此时需要马上用药，如不用药，几天之后红斑又出来了。为什么咽喉痛预示又要发作了呢？因为咽喉有咽部淋巴环，疼痛表明淋巴细胞在咽部已经开始活化了。一旦出现咽喉痛，就要赶快用药，这体现了中医讲的治未病。

阳毒用雄黄，每天用 0.3~1g，一般用 0.5g。蜀椒可防止雄黄引起头痛的副作用，还可加大黄通便，以防止雄黄导致便秘的副作用，也可加青黛，大黄配青黛是血液科常用的青黄散。青黛的副作用是引起腹泻，青黛与大黄合用通便的作用更强，正可防止雄黄引起的便秘。若不加青黛，可加大青叶，只是大青叶的通便作用弱。厥阴转出少阳，用大青叶配黄芩，大青叶本就是治疗白血病的一个药。M3 型白血病容易出血，温病叫作发疹，热入营血导致的斑疹，就可用雄黄配青黛；若不用雄黄，可用黄芩配大青叶。

后世《太平惠民和剂局方》用升麻葛根汤治病毒感染，还是托毒外出。比升麻葛根汤更简单的处方是方药中的升麻甘草汤，就用两味药托毒，治病毒感染。方药中、蒲辅周、陈达夫、彭履祥等都是中医大师，现在很少有人能站在他们的高度，去应用中医了。大家可去研读他们的著作。】

【厥热胜复】

【厥热胜复是厥阴病的一个重要内容，主要讲厥热胜复的病机治法、厥热胜复的表现、厥阴除中、厥阴动血和厥阴死证。在厥热胜复的过程中容易出血，厥热胜复，不胜则败，败了生命就到了尽头。】

病机治法

669. 凡厥者，阴阳气不相顺接，便为厥。厥者，手足逆冷者是也。（337）

【厥病病机及证。】

【厥者手足冰凉。什么叫"阴阳气不相顺接"？阳气不接于阴。营卫之气在体表，由于有寒之人的阳气不足，阴阳气不相接，出现四肢冰凉。】

670. 诸四逆厥者，不可下之，虚家亦然。（330）

【虚家厥者，不可下之，然阳明腑实而厥者可下。】

【虚家厥不可下，只有阳明腑实证所致的厥才可下。】

671. 伤寒，一二日至四五日，厥者，必发热。前热者后必厥。厥深者热亦深，厥微者热亦微。厥应下之，而反发汗者，必口伤烂赤。（335）

【厥应下之，阳明腑实而厥者，此热深厥亦深。】

【前一条讲厥不可下，这条讲"厥应下之"，究竟可不可下呢？阳明病导致的厥才能下。当病人出现感染性休克的时候，如果炎症处于极期，还是要抗炎治疗，西医也是继续用抗生素，不但继续用，还要用最厉害的抗生素。炎症缓解后，如果处于感染性休克的早期，机体具有代偿功能，自己就可纠正；如果处于中晚期，机体不能代偿，此时西医用更好的抗生素，中医讲热深厥亦深，还是要进行抗感染治疗。若不抗感染治疗病因没去，病情容易反复。】

厥热胜复

672. 伤寒，先厥后发热而利者，必自止，见厥复利。（331）

【热复故利止。】

　　【接着讲厥热胜复的表现。"伤寒，先厥后发热而利者，必自止"，先厥之后又发热，热回的同时伴有下利，自利自己会好。为什么呢？因为热复故利止。"见厥复利"，如果热不复，又会下利。因为厥和下利都是寒的表现，故"见厥复利"。

　　这条描述的就是厥热胜负，阴和阳在斗争，厥之后热复，利自止；如果厥复，病情就进展。】

　　673. 伤寒病，厥五日，热亦五日。设六日，当复厥，不厥者自愈。厥终不过五日，以热五日，故知自愈。（336）

　　【厥与热往来，又在厥又在热。几天之后手脚不再冰凉，说明休克得以纠正，病情要好。】

　　674. 伤寒，厥四日，热反三日，复厥五日，其病为进。寒多热少，阳气退，故为进也。（342）

　　【"厥四日，热反三日，复厥五日，其病为进"，这是因为"寒多热少，阳气退，故为进也"。厥热胜复就是在讲人身的阳气与寒气之间，究竟孰胜孰负。】

厥阴除中

　　675. 伤寒，始发热六日，厥反九日而利。凡厥利者，当不能食，今反能食者，恐为除中（一云消中）。食以索饼，不发热者，知胃气尚在，必愈。恐暴热来出而复去也。后日脉之，其热续在者，期之旦日夜半愈。所以然者，本发热六日，厥反九日，复发热三日，并前六日，亦为九日，与厥相应，故期之旦日夜半愈。后三日脉之而脉数，其热不罢者，此为热气有余，必发痈脓也。（332）

　　【除中，暴热来出而复去，此回光返照，死不治。】

　　【"伤寒，始发热六日，厥反九日而利"，说明里有寒，厥胜于热。"凡厥利者，当不能食，今反能食者，恐为除中。食以索饼，不发热者，知胃气尚在，必愈。恐暴热来出而复去也。"如果病人进食后反而发热，这不是热来，而是"暴热来出而复去也"。为什么说"暴热来出而复去也"呢？病人进食并伴随发热，这是由于皮质激素、肾上腺素大量分泌，达到最后的高峰。皮质激素的分泌可促进胃酸的分泌，增进病人的食欲。但是，这种皮质激素分泌、食欲改善是一过性的，就像灯灭之前冒一下光，随后肾上腺皮质激素就衰竭，生命就此停止。这个过程叫作除中，也是我们常说的"回光返照"。皮质激素、肾上腺素的大量分泌，不仅可促进食欲，还可使脉搏暴出，很容易就摸到了脉，但是一会儿脉搏就没有了。这就是"脉暴出者死"，与除中是同一个道理。

"后日脉之，其热续在者，期之旦日夜半愈"，"其热续在"说明发热不是除中引起的，而是阳气来复。除中有两种情况：一种是进食后很短时间就死了，这是真的除中；一种是进食后体温回升，说明病情在缓解，而不是一瞬之间的回光返照。

"所以然者，本发热六日，厥反九日，复发热三日，并前六日，亦为九日，与厥相应，故期之旦日夜半愈。后三日脉之而脉数，其热不罢者，此为热气有余，必发痈脓也"，厥了九天，发热六天，到了第六天反而吃东西了，这时寒重热少，有可能是除中。如果吃了东西之后人没死，继续发烧，发到九天热复，病就好了。如果九天之后还发烧，说明仍有感染，必发痈脓。这里把这个过程描述得很详细。

回光返照常见的有三证：第一证是脉暴出，第二证是除中，第三证是神志突然清醒。比如，昏迷的病人突然醒来，说两句话就走了，这种也是除中。为什么能突然醒来呢？因为皮质激素、肾上腺素的大量分泌，交感神经的兴奋，发生中枢催醒作用，这是临终前的表现，就是所谓的回光返照。】

676. **伤寒脉迟六七日，而反与黄芩汤彻其热。脉迟为寒，今与黄芩汤复除其热，腹中应冷，当不能食，今反能食，此名除中，必死。**（333）

【阳虚，与黄芩汤杀少阳相火，转厥阴死症。】

【"伤寒脉迟六七日，而反与黄芩汤彻其热。脉迟为寒，今与黄芩汤复除其热"，患者本是寒证，不该用黄芩汤，却用了黄芩汤。"腹中应冷，当不能食"，用了黄芩汤腹中应该冷，不想吃东西。"今反能食，此名除中，必死"，阳虚之人用了苦寒药（黄芩汤），会影响食欲，但是反而能吃，这种情况是不正常的，这是除中，必死。这条也是讲临终前的征兆。】

厥阴动血

677. 伤寒，先厥后发热，下利必自止。而反汗出，咽中痛者，其喉为痹。发热无汗，而利必自止；若不止，必便脓血。便脓血者，其喉不痹。（334）

【反汗出，心阳虚，咽痛为半夏散及汤；发热无汗，便脓血，此黄土汤，方中黄芩以其人左关多弦数发热故也。】

【为什么讲厥阴动血呢？因为少阴心主血脉，厥阴肝藏血，所以动血之证在少阴、厥阴讲得非常多。

"伤寒，先厥后发热，下利必自止"，这还是在讲厥热胜复，与重订672条相同。"而反汗出，咽中痛者，其喉为痹。发热无汗，而利必自止；若不止，必便脓血。便脓血者，其喉不痹。"如果先厥后发热，由于热复，下利必自止。热复之后，若汗出，会咽痛；发热无汗，则会便血。"反汗出"是由于心阳虚。喉痹可用半夏散及汤，发热无汗便脓血可用黄土汤。】

678. 伤寒热少微厥，指（一作稍）头寒，嘿嘿不欲食，烦躁，数日小便利，色白者，此热除也。欲得食，其病为愈。若厥而呕，胸胁烦满者，其后必便血。（339）

【热除者，热少微厥，指头寒，小便利，色白者，此热退，欲得食，其病为愈；若厥而呕，胸胁烦满者，其后必便血，黄土汤主之。】

【"伤寒热少微厥，指（一作稍）头寒，嘿嘿不欲食，烦躁，数日小便利，色白者，此热除也"。为什么说"热除"呢？小便易解，色白。发热时体温升高，机体内水分消耗，小便量少、色黄，热退之后小便会色白。"若厥而呕，胸胁烦满者，其后必便血"，热除本不该出现"厥而呕，胸胁烦满"，如出现了说明消化道有出血。轻者便血，出血量少，重者呕血。当出血量很多的时候，下消化道出血也可见呕血。

热除者，热少微厥，指头寒，小便利，色白者，此热退。热退之后食欲恢复，想吃东西是正常的。如果热退后厥而呕，胸胁烦满，其后必便血，可用黄土汤。黄土汤是少阴病方，厥阴病用它是因为方中有伏龙肝，它是厥阴经的药。《近效方》术附汤用白术、附子，太阴病篇、少阴病篇都要讲，这是一个的道理。】

679. 伤寒发热四日，厥反三日，复热四日，厥少热多者，其病当愈。四日至七日，热不除者，必便脓血。（341）

【厥热动血，例如肝硬化、肝癌、肝衰竭，感染加重，致休克而厥，或此证因腹水，血容量不足，未休克也厥，若感染不愈，热不退，每多消化道出血。】

【厥少热多，热胜了。热胜却仍在发烧，则易便血，出现消化道出血。很多疾病，比如感染性疾病都可导致出血。感染不愈则热不退，多导致消化道出血。比如，肝硬化合并消化道感染可导致消化道出血。为什么感染会导致消化道出血呢？肝硬化合并感染之后，主要会有两个表现：一是休克（厥），一是感染导致细菌性腹膜炎，形成大量的腹水。当有大量腹水时，腹腔压力增加，进而导致门静脉高压。肝硬化本身就有门静脉高压，腹水使门静脉的压力进一步增加，导致胃底静脉曲张破裂出血。

另外，由于血液中的水分渗到腹腔，参与形成腹水，使血液浓缩，周围循环变差，外周血供减少，末梢代谢降低，从而出现手指、脚趾发凉。感染性休克表现为厥，肝硬化合并感染时即使不休克，也可表现为厥，原因是周围循环变差。】

厥阴死症

680. 伤寒六七日，脉微，手足厥冷，烦躁，灸厥阴，厥不还者，死。（343）

【厥不还者亡阳。】

【厥阴病手足厥冷伴有烦躁，厥不还者亡阳。休克之人冷到最后会死亡，若要活过来，体温、手足要暖过来。】

681. 伤寒发热，下利至甚，厥不止者，死。（345）

【厥者，多见于素体阳虚之人，此属痼疾。所谓阳虚者，西医认为基础代谢低下，末梢循环不良，然即便此类患者，外感发热后体温上升，当厥缓解，热退仍厥。至于外感发热，而厥不止者，不论其发热前是否阳虚，此多感染性休克，危象也。至于阳虚发热，此属内伤，又与此条不同。至于外感后腹泻，发热休克者，多类此条。】

682. 下利，手足厥冷，无脉者，灸之不温，若脉不还，反微喘者，

死。少阴负趺阳者，为顺也。(362)（金匮·呕吐哕下利病篇同）

【脉不还者亡阳。】

【"下利，手足厥冷，无脉者，灸之不温，若脉不还，反微喘者，死"，这条讲脉不还者死。脉不还的时间很短，无脉症至少是心房扑动，随后心房停跳，几分钟之后人就死亡了，这个过程只持续十几分钟。为什么"微喘"呢？因为肾不纳气。脉不还，肾又不纳气，这是个死症。】

683. 下利后脉绝，手足厥冷，晬时脉还，手足温者生，脉不还者死。(368)（金匮·呕吐哕下利病篇同）

【这条仍是讲无脉者死。】

684. 伤寒下利，日十余行，脉反实者，死。(369)

【脉反实者，此回光，离绝之象。】

【下利日十余行，本应脉虚。"脉反实者，死"。患者一天下利十余次，古代也没有补液，怎么会是实脉呢？这说明实脉是回光返照的脉，是个死症。】

685. 伤寒六七日，不利，便发热而利，其人汗出不止者，死。有阴无阳故也。(346)

【大汗亡阳。】

【如果大汗淋漓，但又不是热证，而是寒证，此为大汗亡阳。】

686. 伤寒五六日，不结胸，腹濡，脉虚复厥者，不可下，此亡血，下之死。(347)

【亡阴者死。】

【这条讲厥阴亡血。厥阴病下利可导致亡血，此处的亡血指血液浓缩，不是指血流出来了。一天下利十几次造成了亡血，不能下。因为一天下利十几次，水分从肠道丢失，患者的血容量本就严重不足，若再用下法，水分进一步从肠道丢失，亡阴者死。《伤寒杂病论》讲的亡血并不完全是出血，既包含了出血，又包含了血液的浓缩。血液浓缩也是血液成分的丢失。】

687. 发热而厥，七日下利者，为难治。(348)

【神机化灭者死，气立孤危者死，亡阴亡阳者死，阴阳离决者死。需知太阴无死证，吐利身亡传二阴。少阴神机与气立，阴阳不接是厥

阴，神机化灭者死，气立孤危者死，死在少阴。亡阴亡阳者死，阴阳离决者死，死在厥阴。】

【总结一下三阴死症。我们的歌诀讲："神机化灭者死，气立孤危者死，亡阴亡阳者死，阴阳离决者死。需知太阴无死证，吐利身亡传二阴。少阴神机与气立，阴阳不接是厥阴。""神机化灭者死，气立孤危者死"，死在少阴。"亡阴亡阳者死，阴阳离决者死"，死在厥阴。重订685条讲大汗亡阳，重订686条讲了亡阴者死。

为什么"需知太阴无死证"呢？太阴病的便溏不会死人，一定是一天下利十几次、二三十次，最后出现休克，才会死亡。出现了休克就一定不再是太阴病，而是传到了少阴、厥阴。太阴没有死证，不能说一天下利三十次死亡了，就是死在了太阴。六经有传变，此时已从太阴传到了少阴、厥阴。】

卷十一　辨瘥后劳复病脉证并治

【太阳劳复】

【六经都已讲完，还剩下 3 部分内容，分别是辨瘥后劳复杂、杂病脉证并治和六经用药法式。杂病脉证并治是残余的条文，会给大家讲最核心的内容，六经用药法式是讲六经用药的基本规律。

瘥后劳复有太阳劳复、少阳劳复、阳明劳复、太阴劳复和少阴劳复，没有厥阴劳复。厥阴叫胜复，那是生死病。因此只有 5 条经，厥热胜复前面已经讲过。】

桂枝汤证

688. 病人脏无他病，时发热，自汗出，而不愈者，此卫气不和也。先其时发汗则愈，宜桂枝汤。（54）

【时发热、自汗出，此为变证，需先其时发汗。】

【有的人讲桂枝汤不能发汗，但是条文写"先其时发汗则愈"，可见桂枝汤有发汗的作用。】

689. 病常自汗出者，此为荣气和。荣气和者，外不谐，以卫气不共荣气谐和故尔。以荣行脉中，卫行脉外，复发其汗，荣卫和则愈，宜桂枝汤。（53）

【上两条为病机，西医所谓体温调定点上移，故时发热、自汗出，多见于脾虚之人，反复外感之后，遗留此证。

《温病条辨》：温病解后，脉迟，身凉如水，冷汗自出者，桂枝汤主之。此亦阳气素虚之体质，热邪甫退，即露阳虚。故以桂枝汤复其阳也。但此处用桂枝，分量与芍药等，不必多于芍药也；亦不必啜粥再令汗出，即仲景以桂枝汤小和之法是也。温病愈后，面色萎黄，舌淡，不欲饮水，脉迟而弦，不食者，小建中汤主之。】

【这两条在讲病机，就是西医讲的体温调定点上升，所以时发热、自汗出，多见于脾虚之人反复外感之后，遗留此证。感冒以后，体温会上升。人的体温有一个调定点，中枢系统把体温调定点定为 36.5℃。反复的外感，会导致脾虚之人的调定点升高，调到 37℃、调到 37.5℃。体温调定点上移之后，每天到固定点，就会发一次热、出一次汗。这是由于体温调定点上升导致的，一般的人不会这样，只有脾虚之人，反反复复感冒以后才会出现。比如，有些小孩反反复复感冒之后，很容易发烧出汗。爸爸妈妈带着看中医，怎么办呢？"先其时发汗则愈，宜桂枝汤"。这实际上是一个反复外感遗留的症状。

一次外感，人体的体温调定点不会上移。人体的体温是一个负反馈，是一个自稳系统，当体温低于 36.5℃时，产热增加；当体温高于 36.5℃时，散热增加，还是让体温保持在 36.5℃。这个 36.5℃是怎么来的呢？底层 DNA 编码就是 36.5℃，老天给我们定了就是 36.5℃。但是，由于反反复复感冒，体温上升以后，会导致调定点上升。人有好多调定点。比如女性月经，大致是 4 个星期来一次，这是一个月经周期，这个时间也是定在这里。由于各种原因导致月经先期、后期，就会有新的调定点，有的人把月经周期调到 7 周才来。当反反复复都是月经后期，就会形成 7 周的调定点。因此在调经的时候，当把调定点调到了 4 个星期（28 天），要坚持用药连续 3 个周期以上，把 28 天重新设为调定点，才能停药。否则，停药之后，月经周期又会不正常。月经有一个自稳系统，体温也是如此。调体温用什么呢？用桂枝汤。

《温病条辨》："温病解后，脉迟，身凉如水，冷汗自出者，桂枝汤主之。此亦阳气素虚之体质，热邪甫退，即露阳虚。故以桂枝汤复其阳也。但此处用桂枝，分量与芍药等，不必多于芍药也；亦不必啜粥再令汗出，即仲景以桂枝汤小和之法是也。温病愈后，面色萎黄，舌淡，不欲饮水，脉迟而弦，不食者，小建中汤主之。"这是讲病愈之后遗留的症状，有两个办法治疗，一个办法是稍微吃点桂枝汤，以桂枝汤小和之；第二个办法，如果脾虚明显，则用比桂枝汤稍重些的小建中汤。】

【少阳劳复】

690. 伤寒瘥以后，更发热，小柴胡汤主之。脉浮者，以汗解之，脉沉实（一作紧）者，以下解之。（394）

【此外邪未尽。】

【这条讲病本已好了，但是第二天又发烧了，此时用小柴胡汤。如果脉浮，仍有表证，脉沉仍有里证。这是讲病好以后，外邪未尽。大家有没有治过这种情况，感冒好了以后，又感冒，不是第二次着凉感冒。本来吃了几剂感冒药，已经很好了，一不注意又有些不舒服了。如果发烧，用小柴胡汤；脉浮，以汗解之；脉沉，以下解之。】

【阳明劳复】

竹叶石膏汤证

691. 伤寒解后，虚羸少气，气逆欲吐，竹叶石膏汤主之。（397）

【气虚而余热未清。伤寒，外感麻黄汤，夹热者大青龙汤，进而化热麻黄杏仁石膏甘草汤，全入阳明为白虎汤，腑实为承气汤，热退再为竹叶石膏汤，再为麦门冬汤。以后更发热，小柴胡汤，大便不尽，枳实栀子豉汤。

此方用竹叶，其一引热下行；其二阳明阳土，所生在少阴君火（阳土所生在君火），法同泻心汤泻心治胃，然一在腑，一在经；其三截断，不传少阴，不入营血也。《小儿药证直诀》导赤散：生地黄、木通、生甘草梢、竹叶，去石膏用生地，为少阴热化方。

《温病条辨》：妇女温病，经水适来，脉数耳聋，干呕烦渴，辛凉退热，兼清血分，甚至十数日不解，邪陷发痉者，竹叶玉女煎主之，用生石膏（六钱）　干地黄（四钱）　麦门冬（四钱）　知母（二钱）　牛膝（二钱）　竹叶（三钱）。外热未除，里热又急，故以玉女煎加竹叶，亦即竹叶石膏汤去半夏、人参、甘草、粳米，加干地黄、牛膝，改气阴并补为虚实两清。】

竹叶石膏汤

竹叶（二把）　石膏（一斤）　半夏（洗，半升）　麦门冬（去心，一升）　人参（二两）　甘草（炙，二两）　粳米（半升）

上七味，以水一斗，煮取六升，去滓，纳粳米，煮米熟，汤成去米，温服一升，日三服。

【方以竹叶清心胃之火，以阳土所生在君火，胃居心下，唐容川谓心下为君火宣布其化之地。又苔如地上之微草，由胃气所生，以微草嫩芽复其苔，可复胃气。粳米护胃气，煮米熟，汤成去米。

张锡纯以山药代粳米，此方尤佳。原系白虎加参汤，治寒温实热已入阳明之腑，燥渴嗜饮凉水，脉象细数者：生石膏（三两，捣细）知母（一两）　人参（六钱）　生山药（六钱）　粉甘草（三钱）上五味，用水五盅，煎取清汁三盅，先温服一盅。病愈者，停后服。若未全愈者，过两点钟，再服一盅。

"伤寒法，白虎汤用于汗、吐、下后当加人参。究之脉虚者，即宜加之，不必在汗、吐、下后也。愚自临证以来，遇阳明热炽，而其人素有内伤，或元气素弱，其脉或虚数，或细微者，皆投以白虎加人参汤。实验既久，知以生山药代粳米，则其方愈稳妥，见效亦愈速。盖粳米不过调和胃气，而山药兼能固摄下焦元气，使元气素虚者，不至因服石膏、知母而作滑泻。且山药多含有蛋白之汁，最善滋阴。"】

【阳明劳复第一个用竹叶石膏汤。"伤寒解后，虚羸少气，气逆欲吐，竹叶石膏汤主之。"竹叶石膏汤用竹叶、石膏、半夏、麦门冬、人参、甘草、粳米。注意方中的粳米煮熟之后，不要米，汤成去米，否则不就是喝粥了吗？

气虚而余热未清的，用竹叶石膏汤。为什么说它治气虚呢？方中的人参、甘草、粳米能固护胃气，竹叶、石膏可清余热。气虚伴有胃热的，用白虎汤加人参汤。如果不是大热、大汗、大渴、脉洪大，不用知母而用竹叶，竹叶、石膏配人参，就是竹叶石膏汤。知母、石膏配人参治的是感染的急性期，竹叶石膏汤治的是感染的后期。"虚羸少气嘛"，所以人参，甘草、粳米都是辅助人参的。因为是解后，所以用竹叶配石膏。竹叶石膏汤与白虎加人参汤是同样的道理，只不过使用的时机不一样。

伤寒，外感用麻黄汤；如果夹热，体质偏热之人感寒，用大青龙汤；如果完全化热，不能用桂枝，用麻杏甘石汤；如果麻杏石甘汤证完全转入阳明，没有咳喘等表证，用白虎汤，治疗大热大汗大渴脉洪大；如果发热数天，发热抑制肠胃蠕动，大便排不出，用诸承气汤；如果用过承气汤，大便已排出，大热已退，后期仍有一点低烧，用竹叶石膏汤；如果低热已无，遗留些口干、嗓子不舒服，用麦门冬汤。如果用完麦门冬汤，人已很舒服了，过两天又发烧了，用小柴胡汤；如果仍有便秘，大便又秘结，用枳实栀子豉汤，方中可加大黄。

大家看清楚疾病的发展过程了吗？一个正常的人得了伤寒，用麻黄汤。如果患者本有内热，有内热之人更容易感染温病，但是在冰天雪地走一圈，也会得伤寒，此时用大青龙汤。不管是麻黄汤证还是大青龙证，热象明显的，都要去了桂枝，用麻杏石甘汤。完全传到了阳明，感染的急性期——大热、大汗、大渴、脉洪大，则要用白虎汤退热。麻杏石甘汤治疗"汗出而喘，无大热者"，弊端是退烧的效果不好。若是有高热，即便有喘，用麻杏石甘汤时也要用知母。我们讲了三阳的退热剂，石膏配知母的解热效果最好。治疗大热大渴脉洪大，需要加知母。石膏配知母就是白虎汤。烧了几天不大便的，用承气汤。大便通畅之后，热就退了，就剩一点低烧，用竹叶石膏汤。热病伤阴、伤了胃气，"大逆上气，咽喉不利"，用麦门冬汤。如果好了之后又发烧，用小柴胡汤；如果脉浮，时发热自汗出，用桂枝汤"先其时发汗则愈"；如果又不排大便了，用枳实栀子豉汤，方中就含有大黄。

竹叶石膏汤用竹叶，有两个作用：一是阳土所生在君火，用竹叶清心火，亦清君火；二是苔如地上之微草，为胃气所生，竹叶能够复苔。大家可去看我们的验方枇杷养胃饮，就用了竹叶、甘草等药长苔。因为是热病的后期，需固护胃气，竹叶清热但不伤胃，是一味很淡的药。再加上粳米（糯米）煮汤，固护胃气。粳米煮汤还要去米，这样做挺麻烦。张锡纯用山药代替粳米，把白虎加人参汤里的粳米换成了山药，也有效。现在药房一般没有糯米，或者用颗粒剂，大家可用张锡纯的办法，用竹叶石膏汤加山药。

伤寒法，白虎汤用于汗、吐、下后，当加人参。为什么加人参呢？因为脉虚。加人参并不在于汗、吐、下，不管是不是汗、吐、下，只要脉虚，遇到阳明热证有内伤的人，都可用白虎加人参汤。气虚之人会不会出现白虎加参汤证？会啊！虽然气虚，但是当发生严重的细菌感染，一样会发烧，一样要住院，一样要打滴流，一样会出现白虎加人参汤证。气虚之人严重感染时，用白虎汤的效果不好，需要加人参。人参的作用比较强，我们临床上喜欢用太子参，尤其是用于小孩。成年人用太子参的剂量可以大一些，可用到 60g。只要稍微觉得患者脉没有力气，就可用太子参，相比较人参，太子参的安全性要高一些。

"实验即久，知以山药代粳米，则其方愈稳妥，见效亦愈速。盖粳米不过调和胃气，而山药兼能固摄下焦元气，使元气素虚者，不致因服石膏、知母而作滑泻。且山药多含有蛋白之汁，最善滋阴。"这是张锡纯的话。他这个办法，我觉得挺好，临床用的很多，大家也可去试验。我觉得张锡纯是中西汇通的大家。他的《医学衷中参西录》写得很好，而且他对《伤寒杂病论》很有研究，很多办法都来自《伤寒杂病论》。】

麦门冬汤证

692. 大逆上气，咽喉不利，止逆下气者，麦门冬汤主之。（金匮·肺痿肺痈咳嗽上气病篇）

【外感伤阴，此方之要，要在麦门冬七升而半夏一升；竹叶石膏汤半夏半升、麦门冬一升。竹叶石膏汤乃清热养阴方，麦门冬汤乃热退阴伤方。

咽喉不利，治以半夏，阴虚火逆，主以麦门冬。麦门冬得半夏，以阳化阴而不滋腻；半夏得麦门冬，以阴制阳而退虚火。

重订 540 条：少阴病，咽中痛，半夏散及汤主之。半夏伍桂枝，此寒化法，麦门冬汤麦门冬配半夏，此热化法，皆用甘草，后方更用人参、粳米、大枣护脾，气虚生大热也。

温病后期，阴虚者实多气阴两伤，以其阴虚而气虚难察，法麦门冬配人参、粳米、大枣、甘草。再如肾气丸，阳虚者实亦多阴阳两虚，桂、附配地黄、山药、山茱萸。后世生脉散，即麦门冬汤去半夏、甘草、粳米、大枣，加五味子。】

麦门冬汤

麦门冬（七升）　半夏（一升）　人参（二两）　甘草（二两）
粳米（三合）　大枣（十二枚）

上六味，以水一斗二升，煮取六升，温服一升，日三夜一服。

【唐容川云：冲气上逆，挟痰血而干肺者，麦门冬汤皆能治之。盖冲脉起于胞中，下通肝肾，实则隶于阳明，以输阳明之血，下入胞中。

阳明之气顺，则冲气亦顺，胞中之血与水，皆返其宅，而不上逆矣……此方是从胃中降冲气下行，使火不上干之法。】

【麦门冬汤用麦门冬、半夏、人参、粳米、甘草，治疗没有热象的竹叶石膏汤证。大家要注意麦门冬、半夏的比例。此方治的是阴虚兼有咽喉不舒服，一定注意麦门冬、半夏的比例。我们知道口干舌燥不用半夏，否则会更干。但是又有胃气怎么办？一定要用半夏，那就用麦门冬配半夏。既有阴虚又有胃气上逆，胃气上逆还导致咽喉不舒服，半夏是治疗咽喉的专药，就用麦门冬配半夏，这就是麦门冬汤。我们知道有两个治疗咽喉的专药，一个是桔梗，一个是半夏。

如果用完竹叶石膏汤之后，热都不烧了，去了竹叶、石膏，用麦门冬汤。

重订540条："少阴病，咽中通，半夏散及汤主之。"半夏散及汤用半夏配桂枝，为寒化法；麦门冬汤用半夏配麦门冬，为热化法。咽痛证阳虚的，用半夏配桂枝加甘草，比如半夏散及汤；阴虚的，用半夏配麦门冬加甘草，比如麦门冬汤。

"温病后期，阴虚者实多气阴两伤"，阴虚能够掩盖气虚。因为发生了温病，往往阴虚可以看得很清楚，气虚容易被忽略。"再如肾气丸，阳虚者实亦多阴阳两虚"，因为阳虚掩盖了阴虚。为什么阳虚掩盖了阴虚？给大家举个例子，患者手脚冰凉、舌质淡，就该用肾气丸。脉细，大家想过这个问题吗？阳虚之人会不会脉细？除非寒性收引，伴有疼痛。一个正常阳虚之人怎么会是细而无力的脉呢？因为阴阳两虚。一个少阴病阳虚应是微脉，若摸细脉，这就是阴阳两虚。由于阳虚掩盖了阴虚的症状，不信你用四逆汤试试，吃完之后就大便不解、口舌生疮、眼睛通红、心情烦躁。明明就是手脚冰凉、舌质淡，为什么吃完四逆汤这么难受？因为他是阴阳两虚。阳虚不见寒性收引，不见疼痛，表现为细而无力的脉，阳虚脉微无力，脉形却很细，这个人是阴阳两虚，得小心，用了四逆汤会不舒服。

唐容川，也是个四川人，他说："冲气上逆，挟痰血而干肺者，麦门冬汤皆能治之。"这句话说到底是讲麦门冬汤能治咳血。为什么呢？他讲了一大堆理论。"盖冲脉起于胞中，下通肝肾，实则隶于阳明，以输阳明之血，下入胞中。阳明之气顺，则冲气亦顺，胞中之血与水，皆返其宅，而不上逆矣……此方是从胃中降冲气下行，使火不上干之法。"我们家治咳血、吐血等上部的出血，一般都要加代赭石。为什么呢？因为冲脉隶于阳明，代赭石降胃气，有助于缓解咳血、吐血。区别是麦门冬汤用半夏，而我们家用代赭石。因为麦门冬汤治的是阴虚，所以用麦门冬配半夏。我们治疗急性的出血，首先要问有没有恶心，有没有上腹胀。一定要让患者左手的关脉缓和，让腹胀缓解、恶心症状缓解，这样有助于血往下降。如果兼有便秘，攻下去，火降血下。】

枳实栀子豉汤证

693. 吐利发汗，脉平小烦者，以新虚，不胜谷气故也。（391）

【脉平为解，进食后小烦者，新虚不胜谷气故也，当与糜粥自养，反此劳复，枳实栀子豉汤主之。

重订 694 条：**阳明病，初欲食，小便反不利，大便自调，其人骨节疼，翕翕如有热状，奄然发狂，濈然汗出而解者，此水不胜谷气，与汗共并，脉紧则愈。**

重订 695 条：**大病瘥后劳复者，枳实栀子豉汤主之。**】

【"脉平"应该是好事啊。汗出热退，脉静身凉，这是病情好转。如果汗出热不退，脉不静，身不凉，那是温病。病仍未好，还得发热。汗出热退，脉静身凉是好事，为什么吃了饭"小烦"？不胜谷气。什么叫不胜谷气？吃了饭还不舒服。吃了饭小烦，轻微有些发汗，觉得不舒服，这是"新虚，不胜谷气故也。"该怎么治？当与糜粥自养。换言之，外感重症热病刚好的时候，应该吃稀饭。新虚不胜谷气，如果吃了大鱼大肉就不舒服，容易形成便秘。此为劳复，用枳实栀子豉汤。】

694. 阳明病，初欲食，小便反不利，大便自调，其人骨节疼，翕翕如有热状，奄然发狂，濈然汗出而解者，此水不胜谷气，与汗共并，脉紧则愈。（192）

【小便反不利为有水气。阳明病，已经汗下，病已解。初欲食，食后其人骨节疼，翕翕如有热状，奄然发狂，必汗出而解，此为在经。若在腑，必欲再作便秘。

重订 695 条：**大病瘥后劳复者，枳实栀子豉汤主之。若有宿食者，**

纳大黄如博棋子五六枚，服之愈。此阳明腑实，下之愈，胃中空虚，欲再作阳明。】

【"阳明病，初欲食，小便反不利"，说明有水气。已经汗下，病已经解了。食后"其人骨节疼，翕翕如有热状，奄然发狂"，说明又发烧了，必汗出而解。此为在经，若是在腑，会再次便秘。再次便秘怎么办呢？枳实栀子豉汤主之。具体见下条的讲解。】

695. 大病瘥后劳复者，枳实栀子豉汤主之。（393）

【此阳明腑实，下之愈，胃中空虚，欲再作阳明。此方豆豉升之，枳实降之，乃调节气机升降之妙方。凡清阳不升，而浊阴不降，因于阳明者，《内经》所谓阴阳反作，又名乱气，枳实栀子豉汤治之。】

枳实（炙，三枚）　栀子（擘，十四个）　豆豉（绵裹，一升）

上三味，以清浆水七升，空煮取四升，纳枳实、栀子，煮取二升，下豉，更煮五六沸，去滓，温分再服，覆令微似汗。若有宿食者，纳大黄如博棋子五六枚，服之愈。

【这条讲外感热病缓解以后，应该当天喝稀饭，第二天再正常进食。但是没有注意饮食，导致大便不解。为什么导致大便不解呢？因为外感热病，抑制肠道的蠕动，出现阳明腑实证。虽然用了白虎汤或者承气汤，疾病缓解了，但是肠道的功能并没有完全恢复，此时应该吃好消化的食物。如果吃了不好消化的食物，饮食停滞，大便不解，又可以引起发烧。此时怎么办呢？该用枳实栀子豉汤。

枳实栀子豉汤"若有宿食，纳大黄如博棋子五六枚，服之愈"。此阳明腑实，下之愈，胃中空虚，欲再作阳明。就是说吃了不消化的食物，又要形成阳明病。枳实栀子豉汤用栀子、豆豉，加枳实通降阳明胃气，如果大便已干，再加大黄。这个病的特点是清阳不升，浊阴不降，我们称之为清浊相干，名曰乱气。大家去看我们的验方枳豉升降饮，就是来自这里，能治疗好多疾病。

枳实栀子豉汤用栀子、豆豉治疗阳明在经。为什么治阳明在经？栀子的特点是擅长治疗红肿热痛。我们讲阳明有三证，其中一证是阳明在经。阳明在经的局部炎症反应是红肿热痛，栀子的特点就是擅长消肿消】

痛。比如，食管炎患者食道里面烧得慌、烧得痛、肿得痛，可用栀子豉汤治疗。再比如，腰扭伤、烫伤、疮疡等局部的红肿热痛，都是栀子的适应证。栀子治疗的是炎症的局部反应，而白虎汤治的是炎症的全身反应综合征——大热、大汗、大渴、脉洪大。阳明在经几天之后不大便，转为阳明在腑的承气汤证。可见，栀子豉汤是治疗阳明在经的方。因为有消化道的症状，所以用豆豉。如果没有消化道的症状，可用黄连解毒汤等含有栀子的处方。因为胃肠道的蠕动没有恢复，所以要加枳实；大便不通，可加大黄，这就是"若有宿食者，纳大黄如博棋子五六枚，服之愈"。有宿食者就是因为吃了不消化的食物。】

696. 病人脉已解，而日暮微烦，以病新瘥，人强与谷，脾胃气尚弱，不能消谷，故令微烦，损谷则愈。（398）

【日暮微烦，病在阳明，需糜粥自养，不可强食。强食则复，枳实栀子豉汤主之。】

【这条讲得很清楚。病都好了啊，怎么到了日暮还会心烦不舒服呢？病刚刚好，不要强喂东西吃。"胃气尚弱，不能消谷"所以就烦。如果喂东西吃，可吃点糜粥，吃点稀饭，喝点米汤。怎么治疗呢？损谷则愈，可用枳实栀子豉汤。】

【太阴劳复】

理中丸证

697. 大病瘥后，喜唾，久不了了，胸上有寒，当以丸药温之，宜理中丸。（396）

【脾虚外感后喜唾。脾虚之人，中风桂枝汤，传入阳明为白虎加人参汤，表解热退为寒化理中丸证，夹饮者从腰以下有水气，牡蛎泽泻散。

重订99条：妇人吐涎沫，医反下之，心下即痞，当先治其吐涎沫，小青龙汤主之。】

【这条讲脾虚外感喜唾。脾虚之人外感，容易发生中风，用桂枝汤。脾虚之人能不能发生麻黄汤证？也会发生。虽然是脾虚之人，脱光衣服在雪地里打滚，一样会发生麻黄汤证。现在没有那么不人道的事情，所以脾虚之人感冒之后，最多见的是桂枝汤证。若是在旧社会，虽然脾虚，没有衣服穿，在冰天雪地里也会得伤寒。今天这种情况就少了。我不是说脾虚之人一定不发生麻黄汤证，而是社会进步了，从理论上讲是少了。

　　脾虚之人感冒，常常表现为桂枝汤证；桂枝汤证化热传入阳明，用白虎加人参汤，不是用白虎汤；表解热退以后，表现为寒化证，用理中丸。前面讲了麻黄汤证的病情变化规律：由麻黄汤到大青龙汤，到麻杏石甘汤，到白虎汤、承气汤，再到竹叶石膏汤、麦门冬汤，再到枳实栀子豉汤，有宿食加大黄。这里又讲到脾虚之人，正常感冒用桂枝汤，到了阳明在经用白虎汤加人参，表解之后是寒证用理中丸。

　　这条理中丸证的特点是总吐口水，方用干姜抑制腺体的分泌。其实治疗吐口水，不仅可用理中丸，还可以用小青龙汤。重订99条："妇人吐涎沫，医反下之，心下即痞，当先治其吐涎沫，小青龙汤主之。"小青龙汤也用干姜，还多了半夏。半夏也可抑制腺体分泌，吃了会口干，比如小柴胡汤口干去半夏，加天花粉。如果不用小青龙汤，理中丸也可以加半夏，道理是一样的。重订99条为什么用小青龙汤，为什么用半夏？因为心下痞，半夏能够治上腹胀满。重订697条如果兼有腹胀，也可用理中丸加半夏。大家不一定必须背条文，单纯从方证的角度讲，必须对照着条文，才能够用这个方。但是，如果知道了条文讲的是什么事情，就不需要背条文了。比如，患者总吐口水用理中丸，同时上腹胀满，那我用半夏，既抑制唾液分泌，又可以除胀，这就是理中丸加半夏。这样也可以啊。有很多办法，不一定要照搬条文。】

【少阴劳复】

薯蓣丸证

698. 虚劳诸不足，风气百疾，薯蓣丸方主之。（金匮·血痹虚劳病篇）

【麻黄附子甘草汤与麻黄细辛附子汤皆属气化，此方复形质，阳虚之人，外感愈后，以此收工，乃不反复发作。】

薯蓣丸

薯蓣（三十分）　当归　桂枝　曲　干地黄　豆黄卷（各十分）甘草（二十八分）　人参（七分）　川芎　芍药　白术　麦门冬　杏仁（各六分）　柴胡　桔梗　茯苓（各五分）　阿胶（七分）　干姜（三分）　白蔹（二分）　防风（六分）　大枣（为膏，百枚）

上二十一味，末之，炼蜜和丸，如弹子大，空腹酒服一丸，一百丸为剂。

【人参、白术、茯苓、甘草、川芎、芍药、当归、干地黄，此八珍汤，气血同补，后世方从此出；麦门冬、阿胶、薯蓣、干姜，阴阳同调；桂枝、豆黄卷、杏仁、柴胡、桔梗、防风、白蔹，除内外之热，以白蔹除虚劳浮热汗出也；更以曲、枣和胃。】

【一百丸为剂，复形质方，或以月为期，或百日为期。】

【少阴病患者感冒了，经常表现为太少两感证，我们用麻黄细辛附子汤或者麻黄附子甘草汤。用了之后效果可好了。人家治疗一个月感冒都没好，你这样吃3剂感冒就好了。你觉得自己水平很高，可是再过一个月，他又感冒了，你还是开麻黄细辛附子汤或者麻黄附子甘草汤。再过两个月，他又感冒了。大家发现什么问题了吗？太少两感证第一次好了之后，就应该开薯蓣丸。

薯蓣就是山药。薯蓣丸用山药、当归、桂枝、干地黄、豆黄卷、甘草、人参、川芎、芍药、白术、麦门冬、杏仁、柴胡、桔梗、茯苓、阿胶、干姜、白薇、防风、大枣。怎么服用啊？"一百丸为剂"。不要给别人开3天的薯蓣丸啊！复形质的药，百日为期，最起码一个月算一个疗程。方中的人参、白术、茯苓、甘草、川芎、芍药、当归、干地黄，是八珍汤，气血都兼顾了。为什么要补气血？卫属气，营属血，补气血可调营卫。患者肾虚，只补气血也不行，需用少阴病的药——阿胶、薯蓣。然后再加桂枝、豆卷、杏仁、柴胡、桔梗、防风、白薇，除内外之热。白薇除内热，柴胡等药除外热。防风能够提高免疫力，玉屏风散就用防风。

大家要记住，反复感冒的患者用八珍汤补气血，这是补太阴。如果是少阴病，再给开山药、阿胶等药。然后再加白薇，治疗内伤发热。比如，二加龙骨牡汤，除桂加白薇，治内伤发热。再加柴胡、防风、桔梗等药。如果想得更多，可合上玉屏风散。玉屏风散是太阴方，既能固表，又能防止感冒。方中的防风既能够抑制免疫，又能够提高免疫。它抑制体液免疫，提高细胞免疫，所以既治过敏，又具有提高免疫力的作用。

太阴的劳复，我们讲了理中丸证。还有一方，桂枝汤合玉屏风散也能够治疗太阴劳复，治疗气虚之人反复感冒。我们在太阴病篇讲过，《伤寒杂病论》中用小建中汤治疗气虚之人反复感冒。当然，后世有个玉屏风散，大家也可合上玉屏风散。】

牡蛎泽泻散证

699. 大病瘥后，从腰以下有水气者，牡蛎泽泻散主之。（395）

【牡蛎为水畜，葶苈子为治水专药，海藻不独软坚，且行水；瓜蒌根非止养阴，有利水之功，可见之瓜蒌瞿麦丸；商陆泄水软坚，泽泻利水，蜀漆除痰湿，此皆蜀人法。此方利水，与诸方不同，又为肿瘤水肿之专方也。世人不明其要，以为非仲景方。】

牡蛎泽泻散

牡蛎（熬）　泽泻　蜀漆（暖水洗去腥）　葶苈子（熬）　商陆根（熬）　海藻（洗去咸）　瓜蒌根（各等分）

上七味，异捣，下筛为散，更于臼中治之，白饮和服方寸匕，日三服。小便利，止后服。

【《济生方》疏凿饮子：泽泻、商陆、赤小豆、椒目、羌活、大腹皮、木通、秦艽、槟榔、茯苓皮。此牡蛎泽泻散合麻黄连翘赤小豆方，去麻黄，用羌活，泻下逐水，疏风发表，治阳水实证。】

【牡蛎泽泻散用牡蛎、泽泻、蜀漆（常山苗）、葶苈子、商陆、海藻、天花粉。方中的牡蛎为水畜，有利水的作用；泽泻是治水的专药，可关闭水通道蛋白；海藻不仅软坚，还可以泄水；瓜蒌根也可利水，比如瓜蒌瞿麦丸；商陆能泄水，还能补气，长期服用商陆，具有扶正的作用。

一般人认为牡蛎泽泻散不是仲景的方，其实用这个方治疗肿瘤患者的水肿，还是有效的。方中的蜀漆可以抗肿瘤，牡蛎软坚散结，天花粉、商陆根可以抗肿瘤，海藻也是软坚散结的药。所以，若肿瘤患者兼有水肿，就可考虑用牡蛎泽泻散。后世有人注"疑非仲景方"。有的后人挺有意思的，他觉得不好懂的方，就注一个疑非仲景方。其实，牡蛎泽泻散挺好用的，尤其对肿瘤患者而言，我们临床经常使用。

《济生方》有个疏凿饮子，方用泽泻、商陆、赤小豆、椒目、羌活、大腹皮、木通、秦艽、槟榔、茯苓皮。这是个后世的方，我很少用。因为我一般用牡蛎泽泻散。在肿瘤科，牡蛎泽泻散是比较好用的一个方。其实，大家看疑非仲景方的那些处方，大部分都是治疗疑难病的。特别是《金匮要略》有很多方可治疑难病，但是一般都说疑非仲景方。比如，侯氏黑散也是疑非仲景方。看似用药奇怪，但是如果学会了使用侯氏黑散，它是一个很好用的方。】

附：阴阳易

700. 伤寒阴阳易之为病，其人身体重，少气，少腹里急，或引阴中拘挛，热上冲胸，头重不欲举，眼中生花（花一作眵），膝胫拘急者，烧裈散主之。（392）

【男子内裤，上沾男性分泌液，烧灰，蛋白变性，没有活性。若是性病，细菌、病毒、衣原体等，烧后蛋白变性灭活，而分泌液中激素耐热。女性取男子，男性取女子，因性激素耐高温，或用男女性激素。此仅作参考，或有更深之理未知。】

烧裈散
妇人中裈，近隐处，取烧作灰。
上一味，水服方寸匕，日三服，小便即利，阴头微肿，此为愈矣。
妇人病，取男子裈烧服。
【这也是不好讲的一个病。烧裈散把内裤烧成灰。男性内裤上面有什么呢？男性生殖器上的分泌液。把内裤烧灰之后，蛋白变性，没有活性了。如果有性病，细菌、病毒等也都烧没了，只有里面的性激素能耐热。女性取男子裈，男性取女子裈。因为性激素耐高温，可能是用男女的性激素，来治疗阴阳易。"妇人中裈，近隐处"，取靠近生殖器的地方，换言之就是取生殖器的分泌物。仅供参考，更深的道理未知。

什么叫更深的道理未知？因为我们现在是用明线来解释，用大家能够理解的理由来解读。《伤寒杂病论》还有一条暗线，暗线没法讲，我们不去解释它。】

卷十二　辨脏腑经络杂病脉证并治

701. 问曰：上工治未病，何也？师曰：夫治未病者，见肝之病，知肝传脾，当先实脾。四季脾旺不受邪，即勿补之。中工不晓相传，见肝之病，不解实脾，惟治肝也。夫肝之病，补用酸，助用焦苦，益用甘味之药调之。酸入肝，焦苦入心，甘入脾。脾能伤肾，肾气微弱，则水不行，水不行，则心火气盛，则伤肺；肺被伤，则金气不行；金气不行，则肝气盛；肝气盛则肝自愈。此治肝补脾之要妙也。肝虚则用此法，实则不在用之。经曰："虚虚实实，补不足，损有余"，是其义也。余脏准此。（金匮·脏腑经络先后病篇）

【杂病脏腑传变。此五行立极之法。阴阳化生五行，人身形质乃具，五行运化六气，气化始生，生命乃具。五行何以运化六气？以其生克制化也。所谓五行运化六气，即以气血精津液为料，经络为道，脏腑为器，化生风寒火热燥湿六气，六经标本乃具。故调气化，恢复人身之功能，不论外感内伤，辨之以六经传变，此所谓六经统百病，《伤寒》是也。然复形质，又可辨之以五行制化，《金匮》是也。故《伤寒》六经气化，为卒病法，《金匮》五行制化，为痼病法，一调气化，一复形质也。此条即内伤形质治疗大法。得此一条，《金匮》毕也。】

【"夫治未病者，见肝之病，知肝传脾，当先实脾。四季脾旺不受邪，即勿补之。"这是在解释什么叫治未病。有人讲治未病就是没生病就得医，那是不对的。没病吃药，那不是找病吗？这条讲治肝脏病，首先要知道会传脾。我们的六经传变次第图（详见《吴述伤寒杂病论研究》）讲了：太阳传少阳，少阳传阳明，少阳还可直传太阴，太阴再传少阴，少阴再传厥阴。比如，一个人有表证，大家以为是感冒，开了九味羌活丸，其实开错了，这是无黄疸型肝炎；两三天以后，患者的皮肤就黄了，这是少阳夹湿，变成了黄疸型肝炎（急性肝炎）；黄疸一退，脾虚的症状就出来了，黄疸退了并不是好了，而是急性肝炎变成了慢性肝炎；慢性迁延期肝炎常表现为柴胡桂枝干姜汤证；慢性肝炎如不好，可发展为肝硬化，表现为鳖甲煎丸证，患者乳腺发育、长蜘蛛痣、生殖器萎缩（阳痿），此时已传入少阴，需要用蜂房等药；如果再不好，出现肝功能衰竭传入厥阴，患者肝昏迷、动风、动血，然后就死亡了，这是一个慢性肝炎发展的过程。所以说"见肝之病，知肝传脾，当先实脾"，这也是小柴胡汤用人参的原因。

后面又补充了一句话："四季脾旺不受邪，即勿补之。"这是讲不是脾虚之人，千万不要实脾，否则实脾之后，小柴胡汤证会转为大柴胡汤证。虚则太阴，实则阳明，大柴胡汤证随后就是神昏谵语，容易发生暴发性肝衰竭。一个人体质很壮实，明明没有脾虚，当感染了肝炎病毒，特别是在急性肝炎以后，经治疗肝炎很快就好了，不会发生慢性化。但是，如果非要给他实脾，一用人参大便就解不出来了，不及时治疗就会变成阳明腑实证，如见鬼状，循衣摸床，出现肝昏迷，出现暴发性肝衰竭。

"中工不晓相传，见肝之病，不解实脾，惟治肝也。"把一个急性肝炎治成了慢性肝炎，这个水平不是很高，但是把一个急性肝炎治成了暴发性肝衰竭，那就更麻烦了。

"夫肝之病，补用酸，助用焦苦，益用甘味之药调之。"补用酸，可用芍药、五味子；甘味之药，就是甘草；助用焦苦，用枯芩，木生火，不够再加黄连。"酸入肝，焦苦入心，甘入脾。脾能伤肾，肾气微弱，则水不行；水不行，则心火盛则伤肺；肺被伤，则金气不行；金气不行，则肝气盛；肝气盛，则肝自愈"，这是在推五行的制化——五行的相生相克。

"此治肝补脾之要妙也。肝虚则用此法，实者不在用之。"这还是在讲"四季脾旺不受邪，即勿补之"，此处又强调了一遍。"经曰：虚虚实实，补不足，损有余"，哪个经？《黄帝内经》。有人说张仲景的序是假的，不是他写的，他没看过《黄帝内经》，但是《金匮要略》里面有这句话啊！"补不足，损有余"，这是《黄帝内经·素问》里的话。"是其义也"，张仲景很明白地说这不是我的原创，而是《黄帝内经》这么讲的。

这段话就是我们讲的五行立极的源来，主要说明了两个问题，第一，《伤寒论》和《黄帝内经》是有关系的。第二，《金匮要略》和《伤寒论》有区别。区别在哪里？杂病是脏腑传变，需要五行立极；伤寒是六经传变，需要标本气化。我们讲伤寒时讲六经气化、标本离合，是说外感病有个很典型的传变过程：太阳-少阳-阳明-太阴-少阴-厥阴，这个传变规律适用于外感病；而内伤病则是"见肝之病，知肝传脾"，脾病不愈，日久伤肾，肝肾同源，肾虚导致水不涵木、肝风内动，这讲的是脏腑，是五行立极。内伤疾病讲五行，但是五行与六经并不矛盾，所谓的肝病传脾，脾病及肾，肾病水不涵木，就是少阳传太阴、太阴传少阴、少阴传厥阴，还是一回事，只是认知问题的角度不一样。所以，《伤寒论》和《金匮要略》可以分开，一个侧重于六经气化，一个侧重于五行立极；但是它们又可以合起来，因为六经气化和五行立极本质上是一回事。

阴阳化生五行，人身形质乃具，五行运化六气，气化始生，生命乃成。所以，功能性疾病我们从六经气化论治，器质性疾病从五行立极论治。五行可以运化六气，以其生克制化也。所谓的五行运化六气，就是以气血精津液为原料，经络为通道，脏腑为容器，化生风寒火热燥湿，如此就有了六经标本。调气化可以恢复人体的功能，不论外感、内伤，都可用六经传变来论治。复形质你可以辨五行制化，《金匮要略》讲得多。六经辨证也可治内伤，尤其是功能性疾病，而形质性疾病则更多地考虑五行制化。因此，伤寒六经气化为卒病法，金匮五行制化为痼病法，卒病调气化，痼病复形质，这就是内伤形质病的一个治疗原则。

大家明白了这一条文，就知道了《金匮要略》的核心思想。这本书所有条文最核心的内容就是这一段话。通过这一段话，我们可以知道《伤寒论》与《金匮要略》有什么区别、有什么联系。举个例子，一个慢性肝炎患者感冒了，应该从六经辨证，即发热汗出有桂枝证，口苦咽干有柴胡证，可用柴胡桂枝汤。但是，用柴胡桂枝汤证治好感冒之后，他就是一个肝郁脾虚的人。遇到这种患者，应该给他开两种药，开五剂柴胡桂枝汤，再开三盒逍遥散，假如平时有热，则用丹栀逍遥散。慢性肝炎一活动就转出少阳，这是伏邪，丹皮清血分，栀子清气分。假如腰酸，用黑逍遥散。因为腰酸及肾，黑逍遥散中有地黄治肾。换言之，用黑逍遥散是见肝之病，知肝传脾。日久后天累及先天，这是五行立极，治的是痼疾，体现了《金匮要略》的办法。开柴胡桂枝汤是六经气化，治的是卒病，体现了《伤寒论》的办法。由此可知，《伤寒论》《金匮

要略》本是一本书，分为两本说明有区别。大家需要找出两书的区别与联系。】

702. 师曰：五脏病各有所得者愈，五脏病各有所恶，各随其所不喜者为病。病者素不应食，而反暴思之，必发热也。（金匮·脏腑经络先后病篇）

【五脏病各有所得者愈，五脏病各有所恶，各随其所不喜者为病。病者素不应食，而反暴思之，必发热也，此阳明在经消谷。】

【这条讲"五脏病各有所得者愈，五脏病各有所恶，各随其所不喜者为病"。患者五脏各有所恶，各有所喜。当出现了不喜欢时，就说明生病了。"病者素不应食，而反暴思之，必发热也"，这是举例说明，患者胃气弱，本来饮食不好，最近突然之间吃东西好了，那么"必发热也"。为什么？阳明在经消谷。】

703. 夫诸病在脏，欲攻之，当随其所得而攻。如渴者，与猪苓汤，余皆仿此。（金匮·脏腑经络先后病篇）

【渴者与猪苓汤，在少阴之脏故有阿胶，渴为饮，与猪苓、茯苓、泽泻，再加滑石除其热。诸病在脏欲攻之，当随其所得之脏而攻之，非独攻邪。】

【"渴者，与猪苓汤"，病在少阴之脏，故用阿胶，阿胶是少阴经的药。因为渴，故用茯苓、猪苓、泽泻加滑石除其热。"诸病在脏"是虚证，治虚证"各随其所得"。条文以猪苓汤举例，"诸病在脏"病在少阴脏，脏属虚证，故用阿胶；由于少阴主水液代谢，停饮而渴，需要攻，故用猪苓、茯苓、泽泻攻少阴的水湿。张仲景的处方，都是攻补兼施的。再比如，"诸病在脏"太阴脏气虚，又出现了腹胀满，用厚朴生姜半夏甘草人参汤。这是张仲景的处方思路。如果不学《伤寒论》，大家会开六君子汤，组方思路与张仲景不一样。】

704. 夫人秉五常，因风气而生长，风气虽能生万物，亦能害万物，如水能浮舟，亦能覆舟。若五脏元真通畅，人即安和，客气邪风，中人多死。千般疢难，不越三条：一者，经络受邪，入脏腑，为内所因也；二者，四肢九窍，血脉相传，壅塞不通，为外皮肤所中也；三者，房室、金刃、虫兽所伤，以此详之，病由都尽。

若人能养慎，不令邪风干忤经络，适中经络，未流传脏腑，即医治之；四肢才觉重滞，即导引、吐纳、针灸、膏摩，勿令九窍闭塞；更能无犯王法，禽兽灾伤；房室勿令竭之，服食节其冷热苦酸辛甘，不遗形体有衰，病则无由入其腠理。腠理者，是三焦通会元真之处，为血气所注；理者，是皮肤脏腑之纹理也。（金匮·脏腑经络先后病篇）

【**百病病机**。】

【这一条首先讲了病因分为内因、外因和不内外因。"若人能养慎，不令邪风干忤经络，适中经络，未流传脏腑，即医治之"，人若能养慎，就不会感受外邪；或者感受外邪，没有流传到脏腑，就好治。

"四肢才觉重滞，即导引、吐纳、针灸、膏摩，勿令九窍闭塞；更能无犯王法，禽兽灾伤；房室勿令竭之，服食节其冷热苦酸辛甘，不遗形体有衰，病则无由入其腠理。腠理者，是三焦通会元真之处，为血气所注；理者，是皮肤脏腑之纹理也。"腠理是指什么？腠是肌表，肌表是"三焦通会元真之处，为血气所注"。血属营，气属卫。三焦通会元真，就是下焦的元气到中焦，中焦的元气到上焦，上焦的元气出于瞳孔，周运全身。这就是我们的营卫，贴着体表、打旋。当晚上眼睛一闭，元气返回，就睡觉了。理是"皮肤脏腑之纹理也"。皮肤上怎么会有脏腑的纹理？有！内在脏腑的疾病，可以在外表现出纹理。我们通过看皮肤的纹理可看到哪一脏有病。可以看面纹、看掌纹、看脚纹，也可以看体表的纹理。这是我们望诊课中的内容。】

705. 问曰：病人有气色现于面部，愿闻其说？师曰：鼻头色青，腹中痛，苦冷者死（一云腹中冷苦痛者死）。鼻头色微黑者，有水气；色黄者，胸上有寒；色白者，亡血也；设微赤非时者死；其目正圆者，痉，不治。又色青为痛，色黑为劳，色赤为风，色黄者便难，色鲜明者有留饮。（金匮·脏腑经络先后病篇）

【**面诊法**。】

【这段话举例说明了面部的望诊。"鼻头色青，腹中痛"，鼻头不候脾，而候胃。我们的明堂阙庭诊法讲额头是太阳，鼻根部是少阳，鼻尖是阳明。如果"腹中痛，苦冷者"，为阳明中寒。"鼻头色微黑者"，为阳明水气。"鼻色黄者，胸上有寒也"。胸上与阳明有关系吗？有！胸中是少阴，外面包的是太阴，太阴前面包着的那层膜就是阳明。这就与肚子一样，里面是少阴，包着的小肠是太阴，太阴外面那一圈大肠是阳明。"色白者，亡血也"，阳明为多气多血之脏，亡血则鼻头色白。什么叫"设微赤非时者死"？就是说平时鼻头不红，也没有酒渣鼻，但是在阳明不当令的时候，比如冬天出现了鼻头发红，这是一件坏事。

《脏腑经络先后病篇》在讲中医的一些基本理论。这一条是以鼻头（阳明）为例，来说明望诊的办法。鼻头是我们明堂厥庭诊法讲的准头。】

706. 师曰：病人语声寂然，喜惊呼者，骨节间病；语声喑喑然不彻者，心膈间病；语声啾啾然细而长者，头中病（一作痛）。（金匮·脏腑经络先后病篇）

707. 师曰：息摇肩者，心中坚；息引胸中上气者，咳；息张口短气者，肺痿唾沫。（金匮·脏腑经络先后病篇）

708. 师曰：吸而微数，其病在中焦，实也，当下之即愈，虚者不治。在上焦者，其吸促；在下焦者，其吸远，此皆难治。呼吸动摇振振者，不治。（金匮·脏腑经络先后病篇）

709. 师曰：寸口脉动者，因其王时而动，假令肝王色青，四时各随其色。肝色青而反色白，非其时色脉，皆当病。（金匮·脏腑经络先后病篇）

【以上为四诊。】

【这几条还是在讲四诊的内容。重订706条在讲闻诊（听声音），如果病在头，"语声啾啾然细而长"；病在心胸之间，"语声喑喑然不彻"；如果"病人语声寂然，喜惊呼"，则是躯体的疾病、肌表的疾病。对于"语声喑喑然不彻者"，我给大家举一个例子。大家见没见过肺癌压迫神经导致的喑哑？我们说金破不鸣、金实不鸣。当肿瘤压迫支配声带的神经时，说话就是这种"喑喑然不彻"。肺部肿瘤科的医生可经常接触到这种声音。

重订707条讲患者的呼吸。重订708条讲疾病越在上吸气越促，越在下吸气越远。重订709条讲望诊。这几条我们不详细讲，大家自己去慢慢看。】

710. 问曰：有未至而至，有至而不至，有至而不去，有至而太过，何谓也？师曰：冬至之后，甲子夜半少阳起，少阳之时阳始生，天得温和。以未得甲子，天因温和，此为未至而至也；以得甲子而天未温和，为至而不至也；以得甲子而天大寒不解，此为至而不去也；以得甲子而天温如盛夏五、六月时，此为至而太过也。（金匮·脏腑经络先后病篇）

【五运六气，人禀天地之气而生。】

【我们把这一章概括的内容告诉大家：第一部分讲五行立极，第二部分讲诊断——望诊、闻诊，这一条讲天人相应。对于重订710条的内容，大家可以去看《黄帝内经》七篇大论，这是把整个《黄帝内经》的内容搬了过来。有时间，我们会专门讲《黄帝内经》。有人说《伤寒杂病论》与《黄帝内经》没有关系，如果没关系这段话是怎么来的？只能说张仲景与《黄帝内经》的作者元神相通，是个巧合。如果不是巧合，他就是读过《黄帝内经》的。我个人更倾向于张仲景读过《黄帝内经》。】

711. 问曰：经云"厥阳独行"，何谓也？师曰：此为有阳无阴，故称厥阳。（金匮·脏腑经络先后病篇）

712. 问曰：寸脉沉大而滑，沉则为实，滑则为气，实气相搏，血气入脏即死，入腑即愈。此为卒厥，何谓也？师曰：唇口青，身冷，为入脏即死；知身和，汗自出，为入腑，即愈。（金匮·脏腑经络先后病篇）

713. 问曰：脉脱，入脏即死，入腑即愈，何谓也？师曰：非为一病，百病皆然。譬如浸淫疮，从口起流向四肢者，可治；从四肢流来入口者，不可治。病在外者可治，入里者即死。（金匮·脏腑经络先后病篇）

714. 问曰：阳病十八，何谓也？师曰：头痛，项、腰、脊、臂、脚掣痛。阴病十八，何谓也？师曰：咳、上气、喘、哕、咽、肠鸣、胀满、心痛、拘急。

五脏病各有十八，合为九十病。人又有六微，微有十八病，合为一百八病。五劳、七伤、六极，妇人三十六病，不在其中。

清邪居上，浊邪居下，大邪中表，小邪中里，馨饪之邪，从口入者，宿食也。五邪中人，各有法度：风中于前，寒中于暮，湿伤于下，雾伤于上，风令脉浮，寒令脉急，雾伤皮腠，湿流关节，食伤脾胃。极寒伤经，极热伤络。（金匮·脏腑经络先后病篇）

715. 夫病痼疾，加以卒病，当先治其卒病，后乃治其痼疾也。（金匮·脏腑经络先后病篇）

【此卒病痼疾。如见柴胡桂枝汤证，服药表证解，当思考其有无慢性肝病，如肝炎、肝硬化等。此肝病为痼疾，外感为卒病。若不知痼疾卒病，医者每以一剂表解而洋洋自得，不知漏诊慢性肝病，患者数年后死于肝病。痼疾诊法，各有其决。若肝病，舌边肿大，肝区叩痛，年寿色斑，不一而足，实医者视而不见也。】

【这条讲治病原则。"痼病"主要体现在《金匮要略》。"卒疾"主要体现在《伤寒论》。一个柴胡桂枝汤证，怎么知道患者是有痼病的呢？舌边肿大是痼病，是个少阳病；肝区叩痛也说明有痼病，大家遇到柴胡桂枝汤证的患者一定要去叩肝脏；然后年寿色斑，也说明肝脏有痼疾。这是我们讲的候少阳厥阴，表现有很多。问题是很多医生视而不见。大家一定要注意：临床上只要见到舌边肿大的患者，首先要叩肝区；用柴胡桂枝汤治好感冒之后，还要继续治疗痼疾。条文讲"当先治其卒病，后乃治其痼疾"，就是讲治好了卒病，还要治痼病。】

【风湿病脉证】

716. 太阳病，关节疼痛而烦，脉沉而细（一作缓）者，此名湿痹。（《玉函》云中湿。）湿痹之候，其人小便不利，大便反快，但当利其小便。（金匮·痉湿暍病篇）

717. 湿家之为病，一身尽疼（一云疼烦）。发热，身色如熏黄也。（金匮·痉湿暍病篇）

【身色如熏黄，此属寒湿。】

718. 湿家，其人但头汗出，背强，欲得被覆向火。若下之早则哕，或胸满，小便不利（一云利。），舌上如胎者，以丹田有热，胸上有寒，渴欲得饮而不能饮，则口燥烦也。（金匮·痉湿暍病篇）

【头汗出，此属湿。】

719. 湿家下之，额上汗出，微喘，小便利（一云不利）者，死；若下利不止者，亦死。（金匮·痉湿暍病篇）

【额上汗出，微喘，上脱，必小便不利。若下利不止者，清阳不升，自下而脱。】

720. 风湿相搏，一身尽疼痛，法当汗出而解，值天阴雨不止，医云此可发汗。汗之病不愈者，何也？盖发其汗，汗大出者，但风气去，

湿气在，是故不愈也。若治风湿者，发其汗，但微微似欲出汗者，风湿俱去也。（金匮·痉湿暍病篇）

【汗法，发其汗，但微微似欲出汗者，风湿俱去，汗大出者，但风气去，湿气在，是故不愈也。】

721. 湿家病身疼发热，面黄而喘，头痛鼻塞而烦，其脉大，自能饮食，腹中和无病，病在头中寒湿，故鼻塞，内药鼻中则愈。（《脉经》云：病人喘，而无"湿家病"以下至"而喘"十三字。）（金匮·痉湿暍病篇）

【此外治法。】

【疟病脉证】

722. 师曰：疟脉自弦，弦数者多热，弦迟者多寒。弦小紧者下之差，弦迟者可温之，弦紧者可发汗、针灸也。浮大者可吐之，弦数者风发也，以饮食消息止之。（金匮·疟病篇）

723. 师曰：阴气孤绝，阳气独发，则热而少气烦冤，手足热而欲呕，名曰瘅疟。若但热不寒者，邪气内藏于心，外舍分肉之间，令人消铄肌肉。（金匮·疟病篇）

【虚劳病脉证】

724. 夫男子平人，脉大为劳，极虚亦为劳。（金匮·血痹虚劳病篇）

【此血管扩张，大而无力，为太阴劳虚，当以芍药收敛之，大而有力为阳明实热。】

【虚劳病可以是虚脉，也可以是大脉，所以叫"脉大为劳"。但是，虚劳病的大脉是大而无力，所以用芍药收敛。大家临床上摸到大脉，需要鉴别是不是虚劳病。】

725. 男子平人，脉虚弱细微者，喜盗汗也。（金匮·血痹虚劳病篇）

【脉虚弱细微者，喜盗汗，此属少阴。】

【"脉虚弱细微"说的是脉微细，这是少阴虚劳。"喜盗汗"说明阴虚。如果晚上睡觉爱出汗，脉细又无力，那是少阴虚劳。】

726. 男子脉浮弱而涩，为无子，精气清冷（一作泠）。（金匮·血痹虚劳病篇）

【**涩为无子，精气清冷。**】

【"男子脉浮弱而涩"，脉浮而无力叫作劳，脉涩——脉不是很流畅，这是一个不育症的患者。"精气清冷"，精子含量减少叫作"清"，而且精液还不液化。这种虚劳导致的精子含量减少、精液不液化，叫作"男子失精"。大家记不记得虚劳的四大证？血痹、亡血、清谷、失精。李时珍的《濒湖脉学》讲"涩缘血少或伤精"，就是指这一条。】

727. 男子脉虚沉弦，无寒热，短气里急，小便不利，面色白，时目瞑，兼衄，少腹满，此为劳使之然。（金匮·血痹虚劳病篇）

【**此少阴虚劳。**】

【前面讲脉浮弱涩，这里讲脉沉虚弦——沉而无力兼有弦脉。"短气里急，小便不利，面色白，时目瞑，兼衄，少腹满"，这是"劳使之然"，可用建中汤加减。】

728. 寸口脉微而数，微则无气，无气则荣虚，荣虚则血不足，血不足则胸中冷。（金匮·呕吐哕下利病篇）

【**此少阴虚劳，多发胸痹。**】

【这条讲少阴虚劳发生了胸痹。我们在少阴病篇已讲胸痹脉是"阳微阴弦"。阳虚之脉可以是迟脉，因为阳虚脉跳得慢。阳虚有没有脉数呢？有！心阳虚之人就可以见到脉跳得快，叫作"寸口脉微而数"。桂枝甘草汤就可以治疗这种心跳快。桂枝甘草汤对心跳慢的人，能增加心率；对心跳快的人，能降低心率。但是，这种数脉一定兼有寸脉微，这说明不是实证。如果说只是讲寸脉数，那么白虎汤证也可以出现脉数，此时能用桂枝甘草汤吗？不可以。所以，前提是寸脉微。】

729. 劳之为病，其脉浮大，手足烦，春夏剧，秋冬瘥，阴寒精自出，酸削不能行。（金匮·血痹虚劳病篇）

【**其脉浮大，故手足烦热，春夏剧而秋冬瘥。阴寒精自出，此阳虚滑精，男子失精，女子梦交。**】

【"劳之为病，其脉浮大"，"脉浮大"指浮大无力，"手足烦"指手心烦热，劳宫穴烦热汗出，这都是在讲小建中汤证。"阴寒精自出"是指男子失精，"酸削不能行"是指消瘦，就是民间讲的"小白脸"，

身体瘦瘦的，皮肤白白的。"男子失精，女子梦交"，"阳虚精滑"应该用桂枝甘草龙骨牡蛎汤等治疗太阴虚劳的处方。】

730. **人年五六十，其病脉大者，痹侠背行，苦肠鸣，马刀侠瘿者，皆为劳得之。**（金匮·血痹虚劳病篇）

【痹侠背行，肠鸣、马刀、侠瘿，皆属虚劳。】

【人过了五六十岁，女子七七四十九岁，男子八八六十四岁，应该是厥阴当令，不应该出现大脉。此时脉大，大部分情况不是阳明在经，而是大而无力的脉，是虚劳的脉。】

731. **脉弦而大，弦则为减，大则为芤，减则为寒，芤则为虚，虚寒相搏，此名为革。妇人则半产漏下，男子则亡血失精。**（金匮·血痹虚劳病篇）

【芤革脉为半产漏下，亡血失精。】

【摸脉时手指一起用力，寸关尺是断开的。如果摸着一个大脉，寸关尺没有断开，一用力脉力不够，这是芤脉，大而无力，说明是个虚证。芤脉"妇人则半产漏下，男子则亡血失精"。失精为什么会导致脉芤呢？精血同源。张景岳就强调精血同源。《金匮要略·血痹虚劳病篇》讲了4个证：亡血、失精、清谷和血痹，清谷是拉肚子，血痹是瘀血。】

732. **男子面色薄者，主渴及亡血，猝喘悸，脉浮者，里虚也。**（金匮·血痹虚劳病篇）

【男子面色薄，酸削不能行，此太阴虚劳桂枝证。气虚故面色㿠白，状若白面书生，脾主肌肉，脾虚故酸削不能行。】

【男子面色薄，酸削不能行，这是小建中汤证。"面色薄"是说面部皮很薄、毛孔很细、人很瘦（酸削不能行），皮白毛细人瘦，这是典型的太阴虚劳证。面色㿠白，状若白面书生。因为脾主肌肉，所以"酸削不能行"。还有个问题是"阴寒精自出"，而且"手足烦"，因为这是一个虚性兴奋。这种人特别容易合并早泄，同房时间比较短暂，自己都控制不了。】

733. **脉沉小迟，名脱气，其人疾行则喘喝，手足逆寒，腹满，甚则溏泄，食不消化也。**（金匮·血痹虚劳病篇）

【脱气者，气虚也，气虚推动无力，故脉沉、小、迟；气虚不能疾行，疾行则喘喝；腹满，甚则溏泄，食不消化，此气虚脾弱，法当后世补中益气丸；手足逆寒，因《内经》云阳化气，阳不离气，阳虚而气弱，宜参附汤。参附汤，原出伤寒四逆加参汤，附子汤辈。】

【"脱气"指气虚，气虚脉推动无力，表现为"脉沉小迟"。气虚脉推动无力的人，不能够跑步，别人跑 100m，他跑 10m 就大喘气，上气不接下气。气虚之人运动能力比较差，这是外在的表现。里面的表现则是肚子胀、溏泄、不消化，这就是补中益气汤（丸）证。如果手足逆寒，《黄帝内经》讲阳化气，阳不离气，阳弱而气虚，可以加附子。参附汤就出自《伤寒论》的四逆加参汤。单纯的气虚，可用补中益气丸。为什么不用黄芪建中汤呢？因为肚子胀、溏泄、食不消化，补中益气汤中的白术、陈皮健脾和胃，帮助消化。假如手还冷，加 3g 附子就够了，不要用 300g 附子。】

734. 平人无寒热，短气不足以息者，实也。（金匮·胸痹心痛短气病篇）

【鉴别脱气。】

【这条是在鉴别脱气。脱气是"疾行则喘喝"，一活动就短气。这条讲的是"短气不足以息"，连呼吸都觉得有点气短。为什么会出现这种情况？就是下一条讲的"水在心，心下坚筑，短气，恶水不欲饮"，《金匮要略》还讲"夫平人短气有微饮"，有痰饮之人也会短气，但不是脱气所致。可见，这条是在鉴别水饮导致的短气与脱气导致的短气。脱气导致的短气，首先脉沉小迟，脉推动无力；第二是不能活动，动则气喘吁吁，这是气虚。而水饮导致的短气是个"平人"，平时坐着都会短气不足以息。什么叫"平人"？没有气虚症状的人，脉搏、面色都没有气虚症状，但是坐着也短气不足以吸，这是因为有痰饮。】

【饮病脉证】

735. 水在心，心下坚筑，短气，恶水不欲饮。（金匮·痰饮咳嗽病篇）

【短气，虚者脱气，实者留饮。水停心下，甚者则悸，微者短气。心下坚筑，可见之心衰患者心脏长大，此多苓桂术甘汤证。】

736. 水在肺，吐涎沫，欲饮水。（金匮·痰饮咳嗽病篇）

【咳吐涎沫。水在肺，欲饮水；水在心，恶水不欲饮。】

737. 水在脾，少气身重。（金匮·痰饮咳嗽病篇）

【脾主肌肉，可与茯苓饮。】

738. 水在肝，胁下支满，嚏而痛。（金匮·痰饮咳嗽病篇）

【嚏引胁痛。】

739. 水在肾，心下悸。（金匮·痰饮咳嗽病篇）

【临床可见消瘦之人，或腹主动脉瘤，自觉腹主动脉搏动者，此多真武汤证。】

740. 留饮者，胁下痛引缺盆，咳嗽则辄已（一作转甚）。（金匮·痰饮咳嗽病篇）

741. 膈上病痰，满喘咳吐，发则寒热，背痛腰疼，目泣自出，其人振振身瞤剧，必有伏饮。（金匮·痰饮咳嗽病篇）

【伏饮，发则寒热，此属新感引动伏邪。伏邪，世人知温病，不知寒温皆有伏邪。】

742. 夫心下有留饮，其人背寒冷如手大。（金匮·痰饮咳嗽病篇）

【背寒冷如掌大，此心下有留饮，宜白术，此属苓桂术甘汤证，反此用人参，法如白虎加人参汤、四逆加人参汤、附子汤。】

743. 肺饮不弦，但苦喘短气。（金匮·痰饮咳嗽病篇）

【肺饮不弦，其脉沉，宜泽漆汤。】

744. 支饮亦喘而不能卧，加短气，其脉平也。（金匮·痰饮咳嗽病篇）

【胸水不能平卧。】

745. 先呕却渴者，此为欲解。先渴却呕者，为水停心下，此属饮家。呕家本渴，今反不渴者，以心下有支饮故也，此属支饮。（金匮·呕吐哕下利病篇）

【呕吐导致体液丢失，故呕家本渴，今反不渴者，有停饮。】

746. 胸中有留饮，其人短气而渴，四肢历节痛。脉沉者，有留饮。（金匮·痰饮咳嗽病篇）

【胸中有留饮，其人短气而渴。短气实者非脱气，此胸中留饮。渴者，客水泛滥，真水不布。历节属风，其脉自浮，脉沉者有留饮。】

747. 夫病人饮水多，必暴喘满。凡食少饮多，水停心下。甚者则

悸，微者短气。脉双弦者，寒也，皆大下后善虚。脉偏弦者，饮也。（金匮·痰饮咳嗽病篇）

【脉双弦者寒，寒性收引，脉管紧张故弦；脉偏弦者，饮也。右关弦，左关不弦，知非肝乘脾，此属饮。脉沉者有留饮。饮家脉沉、弦、浮而细滑。】

748. 脉浮而细滑，伤饮。（金匮·痰饮咳嗽病篇）

【浮而细滑，饮停肌表。】

749. 脉弦数，有寒饮，冬夏难治。（金匮·痰饮咳嗽病篇）

【饮为阴邪，其脉弦，数则为热，寒热错杂者难治，法如小青龙加石膏汤。】

750. 病痰饮者，当以温药和之。（金匮·痰饮咳嗽病篇）

【痰饮大法。饮为阴邪，法如以苓除饮，以桂和其阴阳。】

【五脏风寒积聚脉证】

751. 肺中风者，口燥而喘，身运而重，冒而肿胀。（金匮·五脏风寒积聚病篇）

752. 肺中寒，吐浊涕。（金匮·五脏风寒积聚病篇）

753. 肺死脏，浮之虚，按之弱如葱叶，下无根者，死。（金匮·五脏风寒积聚病篇）

【浮散无根肺气绝。】

754. 脾中风者，翕翕发热，形如醉人，腹中烦重，皮目𥆧𥆧而短气。（金匮·五脏风寒积聚病篇）

755. 脾死脏，浮之大坚，按之如覆杯，洁洁状如摇者，死。（臣亿等详五脏各有中风中寒，今脾中载中风，肾中风、中寒俱不载者，以古文简乱极多，去古既远，无文可以补缀也。）（金匮·五脏风寒积聚病篇）

【浮大坚豆脾气绝，洁洁状如摇者，此豆脉。】

756. 肝中风者，头目𥆧，两胁痛，行常伛，令人嗜甘。（金匮·五脏风寒积聚病篇）

757. 肝中寒者，两臂不举，舌本燥，喜太息，胸中痛，不得转侧，食则吐而汗出也。（《脉经》《千金》云："时盗汗，咳，食已吐其

汁。"）（金匮·五脏风寒积聚病篇）

758. 肝死脏，浮之弱，按之如索不来，或曲如蛇行者，死。（金匮·五脏风寒积聚病篇）

759. 心中风者，翕翕发热，不能起，心中饥，食即呕吐。（金匮·五脏风寒积聚病篇）

760. 心中寒者，其人苦病心如啖蒜状，剧者心痛彻背，背痛彻心，譬如蛊注。其脉浮者，自吐乃愈。（金匮·五脏风寒积聚病篇）

761. 心伤者，其人劳倦，即头面赤而下重，心中痛而自烦，发热，当脐跳，其脉弦，此为心脏伤所致也。（金匮·五脏风寒积聚病篇）

【当脐跳，其脉弦，此脐下悸，属饮。】

762. 心死脏，浮之实如麻豆，按之益躁疾者，死。（金匮·五脏风寒积聚病篇）

763. 邪哭使魂魄不安者，血气少也；血气少者属于心，心气虚者，其人则畏，合目欲眠，梦远行而精神离散，魂魄妄行。阴气衰者为癫，阳气衰者为狂。（金匮·五脏风寒积聚病篇）

【后世阴盛则癫，阳盛则狂，然阴气衰者为癫，如百合地黄汤，阳气衰者为狂，如桂枝去芍药加蜀漆龙牡救逆汤。】

【"阴气衰者为癫，阳气衰者为狂"，这与后世讲的"阳盛则狂，阴盛则癫"看起来矛盾，其实并不矛盾。我们一般讲的"阳盛则狂"用大黄去下，而这里讲的"阳气衰者为狂"用防己地黄汤，治疗"独行狂语"。"阴盛则癫"，就说有寒之人可以表现为癫，这是一种抑郁症的表现；而"阴气衰者为癫"，说的是另一种抑郁症的表现，比如百合地黄汤证。对于抑郁症，后世的治疗方法与《伤寒杂病论》不一样。《伤寒杂病论》用百合地黄汤治疗抑郁症——"欲行不能行，欲卧不能卧，时欲饮食，时厌进食"；用防己地黄汤治疗"独行狂语"。大家把这些办法与后世中医内科学上的观点结合起来，治疗精神疾病的思路就会更加丰富。

什么叫作"心气虚者，其人则畏"？好多肿瘤患者说"我不敢一个人在家待，晚上睡觉都要开灯"，这都是桂枝甘草汤证。有的人，你在身后喊他一声"张三"，"哎呀，谁叫我呀！"，他就表现出害怕的表情；有的人睡觉时害怕，一定要找人陪伴，或者每个房间的灯都要打开才能睡觉，这都是"心气虚者，其人则畏"。一听到患者讲这些症状，大家要立刻想到桂枝甘草汤。

如果这个病没有治好，会发生"梦远行而精神离散，魂魄妄行"。大家临床久了，就会遇见有的患者一会儿梦到上天了，一会儿梦到下地府了，一会儿梦到去世的人又活了，会做种种怪异之梦。有人讲这是阴邪来侵，我们按照医学的办法，心阳虚衰，阴邪来侵，就要用桂枝甘草汤。"精神离散"，"离"指"神失其位"，"散"是"神光不满"。心阳虚可以导致神光不满，这在《黄帝内经·本病论》有讲述，大家如有兴趣，可以去读。《伤寒杂病论》有条暗线，我们没有系统地讲，我主要沿着明线往下讲。】

764. 肾死脏，浮之坚，按之乱如转丸，益下入尺中者，死。（金匮·五脏风寒积聚病篇）

【尺脉浮滑而乱。】

765. 夫六腑气绝于外者，手足寒，上气，脚缩；五脏气绝于内者，利不禁，下甚者，手足不仁。（金匮·呕吐哕下利病篇）

766. 问曰：三焦竭部，上焦竭善噫，何谓也？师曰：上焦受中焦气未和，不能消谷，故能噫耳。下焦竭，即遗溺失便，其气不和，不能自禁制，不须治，久则愈。（金匮·五脏风寒积聚病篇）

767. 师曰：热在上焦者，因咳为肺痿；热在中焦者，则为坚；热在下焦者，则尿血，亦令淋秘不通。大肠有寒者，多鹜溏；有热者，便肠垢。小肠有寒者，其人下重便血；有热者，必痔。（金匮·五脏风寒积聚病篇）

768. 问曰：病有积、有聚、有䅽气，何谓也？师曰：积者，脏病也，终不移；聚者，腑病也，发作有时，辗转痛移，为可治；䅽气者，胁下痛，按之则愈，复发为䅽气。诸积大法，脉来细而附骨者，乃积也。寸口，积在胸中；微出寸口，积在喉中；关上，积在脐旁；上关上，积在心下；微下关，积在少腹；尺中，积在气冲。脉出左，积在左；脉出右，积在右；脉两出，积在中央。各以其部处之。（金匮·五脏风寒积聚病篇）

【这条在讲如何摸癌症的脉。"脉来细而附骨者，乃积也"，癌症的脉就表现为沉细脉，"脉来细而附骨"，推筋着骨始得。"寸口，积在胸中"，就是上半身的肿瘤；"微出寸口"，就是出了胸，在咽喉以上的位置；"关上，积在脐旁"，就是肠道的肿瘤；"上关上，积在心下"，心下是胃；"微下关，积在少腹"，就是肠道和胰腺的肿瘤；"尺中，积在气冲"，病位就更低了，是指生殖器，卵巢子宫等部位的肿瘤。"脉出左，积在左；脉出右，积在右；脉两出，积在中央。各以其部处之"，这都是在讲肿瘤的脉。】

【水病脉证】

769. 师曰：病有风水、有皮水、有正水、有石水、有黄汗。风水，其脉自浮，外证骨节疼痛，恶风；皮水，其脉亦浮，外证胕肿，按之没指，不恶风，其腹如鼓，不渴，当发其汗；正水，其脉沉迟，外证自喘；石水，其脉自沉，外证腹满不喘；黄汗，其脉沉迟，身发热，胸满，四肢头面肿，久不愈，必致痈脓。（金匮·水气病篇）

770. 寸口脉沉滑者，中有水气，面目肿大，有热，名曰风水。视人之目窠上微拥，如蚕新卧起状，其颈脉动，时时咳，按其手足上，陷而不起者，风水。（金匮·水气病篇）

771. 趺阳脉当伏，今反紧，本自有寒，疝、瘕，腹中痛，医反下之，下之即胸满短气。（金匮·水气病篇）

772. 趺阳脉当伏，今反数，本自有热，消谷，小便数，今反不利，此欲作水。（金匮·水气病篇）

773. 寸口脉浮而迟，浮脉则热，迟脉则潜，热潜相搏，名曰沉。趺阳脉浮而数，浮脉即热，数脉即止，热止相搏，名曰伏。沉伏相搏，名曰水。沉则络脉虚，伏则小便难，虚难相搏，水走皮肤，即为水矣。（金匮·水气病篇）

774. 寸口脉弦而紧，弦则卫气不行，即恶寒，水不沾流，走于肠间。少阴脉紧而沉，紧则为痛，沉则为水，小便即难。（金匮·水气病篇）

775. 脉得诸沉，当责有水，身体肿重。水病脉出者，死。（金匮·水气病篇）

776. 夫水病人，目下有卧蚕，面目鲜泽，脉伏，其人消渴。病水腹大，小便不利，其脉沉绝者，有水，可下之。（金匮·水气病篇）

777. 问曰：病下利后，渴饮水，小便不利，腹满阴肿者，何也？答曰：此法当病水，若小便自利及汗出者，自当愈。（金匮·水气病篇）

778. 心水者，其身重而少气，不得卧，烦而躁，其人阴肿。（金匮·水气病篇）

779. 肝水者，其腹大，不能自转侧，胁下腹痛，时时津液微生，小便续通。（金匮·水气病篇）

780. 肺水者，其身肿，小便难，时时鸭溏。（金匮·水气病篇）

781. 脾水者，其腹大，四肢苦重，津液不生，但苦少气，小便难。（金匮·水气病篇）

782. 肾水者，其腹大，脐肿腰痛，不得溺，阴下湿如牛鼻上汗，其足逆冷，面反瘦。（金匮·水气病篇）

783. 师曰：诸有水者，腰以下肿，当利小便，腰以上肿，当发汗乃愈。（金匮·水气病篇）

784. 师曰：寸口脉沉而迟，沉则为水，迟则为寒，寒水相搏，趺阳脉伏，水谷不化，脾气衰则鹜溏，胃气衰则身肿。少阳脉卑，少阴脉细，男子则小便不利，妇人则经水不通。经为血，血不利则为水，名曰血分。（金匮·水气病篇）

785. 问曰：病有血分、水分，何也？师曰：经水前断，后病水，名曰血分，此病难治；先病水，后经水断，名曰水分，此病易治。何以故？去水，其经自下。（金匮·水气病篇）

786. 问曰：病者苦水，面目身体四肢皆肿，小便不利，脉之，不言水，反言胸中痛，气上冲咽，状如炙肉，当微咳喘，审如师言，其脉何类？师曰：寸口脉沉而紧，沉为水，紧为寒，沉紧相搏，结在关元，始时当微，年盛不觉，阳衰之后，荣卫相干，阳损阴盛，结寒微动，肾气上冲，喉咽塞噎，胁下急痛。医以为留饮而大下之，气击不去，其病不除。后重吐之，胃家虚烦，咽燥欲饮水，小便不利，水谷不化，面目手足浮肿。又与葶苈丸下水，当时如小差，食饮过度，肿复如前，胸胁苦痛，象若奔豚，其水扬溢，则浮咳喘逆。当先攻击冲气，令止，乃治咳；咳止，其喘自差。先治新病，病当在后。（金匮·水气病篇）

【血病脉证】

787. 师曰：尺脉浮，目睛晕黄，衄未止。晕黄去，目睛慧了，知衄今止。（金匮·惊悸吐衄下血胸满瘀血病篇）

788. 又曰：从春至夏衄者，太阳；从秋至冬衄者，阳明。（金匮·惊悸吐衄下血胸满瘀血病篇）

789. 病人面无色，无寒热。脉沉弦者，衄；浮弱，手按之绝者，下血；烦咳者，必吐血。（金匮·惊悸吐衄下血胸满瘀血病篇）

790. 夫吐血，咳逆上气，其脉数而有热，不得卧者，死。（金匮·惊悸吐衄下血胸满瘀血病篇）

791. 夫酒客咳者，必致吐血，此因极饮过度所致也。（金匮·惊悸吐衄下血胸满瘀血病篇）

【妇人病脉证】

792. 妇人之病，因虚、积冷、结气，为诸经水断绝，至有历年，血寒积结，胞门寒伤。经络凝坚。在上呕吐涎唾，久成肺痈，形体损分。在中盘结，绕脐寒疝；或两胁疼痛，与脏相连，或结热中，痛在关元，脉数无疮，肌若鱼鳞，时着男子，非止女身。在下未多，经候不匀，冷阴掣痛，少腹恶寒；或引腰脊，下根气街，气冲急痛，膝胫疼烦；奄忽眩冒，状如厥癫。或有忧惨，悲伤多嗔，此皆带下，非有鬼神。久则羸瘦，脉虚多寒，三十六病，千变万端。审脉阴阳，虚实紧弦，行其针药，治危得安；其虽同病，脉各异源，子当辨记，勿谓不然。（妇人杂病篇）

【这一条是妇人病脉证的概论。"妇人之病，因虚、积冷、结气"，妇人病的病因主要是虚、冷和结气。女性病多有3个原因，第一是因为虚。女性为什么会虚呢？因为每个月都要来一次月经，容易导致气血虚。第二是寒。因为女性雌激素水平高，雌激素在体内属于寒的物质，孕激素、雄激素属于热的物质。女性生殖系统的发育持续处于高雌激素水平，而孕激素在排卵期以后才升高，维持时间不及半个月经的周期。雄激素是维持性欲的，女性雄激素水平更不能与雌激素水平相比。所以，女性偏阴，女性的特点是寒性较多。女性怕冷的人较多，阳虚之人较多。第三是结气。结气是遇事总往狭隘的地方想，情绪不好。女性情绪不好是发病的一个很重要的原因。"虚、冷、气"——每月来月经、体质偏阴，再加上心胸结气，这就是女性得病的3个主要原因。

条文讲女性容易得"诸经水断绝，至有历年，血寒积结，胞门寒伤"。因为血寒积于胞门，所以女性的肿瘤多是阳虚的。《黄帝内经·素问》讲"石瘕生于胞中，寒气客于子门，子门闭塞，气不得通……可导而下"。"石瘕生于胞中"就是讲女性的子宫肿瘤，就是寒气伤到胞门，可导而下。这段话是《黄帝内经》的内容，张仲景加以整理，变成了一句4个字，像经文一样更加易读。所以，我认为张仲景是读过《黄帝内经》的，他在书中有的地方引出"经云"，虽然这里没有写"经云"，但是序言里写得很清楚："撰用《素问》……"大家仔细读这些话，这是内经的原话啊，只是行文变了，变得像骈文一样更加工整了。那么，大家认为《黄帝内经》与《伤寒杂病论》没有关系吗？原文都出来了啊，怎么可能没有看过呢？如果张仲景没看过《黄帝内经》，说明他们元神相通，属于巧合。但是，我们认为这个文字如出一辙，不是巧合。

"经络凝坚。在上呕吐涎唾，久成肺痈，形体损分。在中盘结，绕脐寒疝；或两胁疼痛，与脏相连，或结热中，痛在关元，脉数无疮，肌若鱼鳞"，这是讲有瘀血。"时着男子，非止女身"，不只女人，男人也会有。"在下未多，经候不匀，冷阴掣痛，少腹恶寒；或引腰脊，下根气街，气冲急痛，膝胫疼烦；奄忽眩冒，状如厥癫。或有忧惨，悲伤多嗔，此皆带下，非有鬼神。"女性带脉的病，很多时候都有莫名其妙的表现。这里讲的不是有鬼神，而是带脉的病。女性"积冷"是阴性体质，经常把症状说得疯疯癫癫、神神鬼鬼。"此皆带下，非有鬼神。"张仲景告诉我们医生帮她治病就可以了。治什么？治带脉。从哪里治？从太阴治。这与"男子失精，女子梦交"一样，又是《伤寒杂病论》的暗线。

"久则赢瘦，脉虚多寒，三十六病，千变万端。审脉阴阳，虚实紧弦，行其针药，治危得安；其虽同病，脉各异源，子当辨记，勿谓不然。"这些文字是骈文，写的像诗一样。这一条，第一讲女性病的三大原因是虚、冷、气。第二把《黄帝内经》的原文写了出来。最后告诉大家要坚持做大夫，没有鬼没有神，治病就好。】

卷十三　杂疗方

793. 退五藏虚热，四时加减柴胡饮子方

冬三月加：柴胡（八分）　白术（八分）　大腹槟榔（四枚，并皮、子用）　陈皮（五分）　生姜（五分）　桔梗（七分）

春三月加：枳实，减白术，共六味

夏三月加：生姜（三分）　枳实（五分）　甘草（三分），共八味

秋三月加：陈皮（三分），共六味

上各哎咀，分为三帖，一帖以水三升，煮取二升，分温三服。如人行四五里，进一服。如四体壅，添甘草少许，每帖分作三小帖，每小帖以水一升，煮取七合，温服。再合滓为一服，重煮，都成四服（疑非仲景方）。

794. 长服诃黎勒丸方（疑非仲景方。）

诃黎勒（煨）　陈皮　厚朴（各三两）

上三味，末之，炼蜜丸，如梧子大，酒饮服二十丸，加至三十丸。

795. 三物备急丸方（见《千金方》，司空裴秀为散用。亦可先和成汁，乃倾口中，令从齿间得入，至良验。）

大黄（一两）　干姜（一两）　巴豆（一两，去皮、心，熬，外研如脂）

上药各须精新，先捣大黄、干姜为末，研巴豆内中，合治一千杵，用为散，蜜和丸亦佳，密器中贮之，莫令歇。主心腹诸卒暴百病，若中恶客忤，心腹胀满，卒痛如锥刺，气急口噤，停尸卒死者，以暖水若酒，服大豆许三四丸，或不下，捧头起，灌令下咽，须臾当差，如未差，更与三丸，当腹中鸣，即吐下，便差。若口噤，亦须折齿灌之。

796. 治伤寒，令愈不复，紫石寒食散方（见《千金翼》。）

紫石英　白石英　赤石脂　钟乳（碓炼）　瓜蒌根　防风　桔梗　文蛤　鬼臼（各十分）　太一余粮（十分，烧）　干姜　附子（炮，去皮）　桂枝（去皮，各四分）

上十三味，杵为散，酒服方寸匕。

797. 救卒死方

薤捣汁，灌鼻中。

又方

雄鸡冠割取血，管吹内鼻中。

猪脂如鸡子大，苦酒一升，煮沸，灌喉中。

鸡肝及血涂面上，以灰围四旁，立起。

大豆二七粒，以鸡子白并酒和，尽以吞之。

798. 救卒死而壮热者方

矾石（半斤），以水一斗半，煮消，以渍脚，令没踝。

799. 救卒死而目闭者方

骑牛临面，捣薤汁灌耳中，吹皂荚末鼻中，立效。

800. 救卒死而张口反折者方

灸手足两爪后十四壮了，饮以五毒诸膏散。（有巴豆者。）

801. 救卒死而四肢不收失便者方

马屎（一升），水三斗，煮取二斗以洗之。又取牛洞（稀粪也）一升，温酒灌口中，灸心下一寸，脐上三寸，脐下四寸，各一百壮，差。

802. 救小儿卒死而吐利不知是何病方　狗屎一丸，绞取汁以灌之。无湿者，水煮干者，取汁。

803. 治尸蹶方

尸蹶脉动而无气，气闭不通，故静而死也，治方。脉证见上卷。

菖蒲屑，内鼻两孔中，吹之，令人以桂屑着舌下。

又方：

剔取左角发方寸，烧末，酒和，灌令入喉，立起。

804. 救卒死、客忤死，还魂汤主之方。

（《千金》云：主卒忤鬼击飞尸，诸奄忽气绝无复觉，或已无脉，口噤拗不开，去齿下汤。汤下口不下者，分病人发左右，捉搦肩引之。药下，复增取一升，须臾立苏。）

麻黄（三两，去节，一方四两）　杏仁（去皮尖，七十个）　甘草（一两，炙）（《千金》用桂心二两）

上三味，以水八升，煮取三升，去滓，分令咽之。通治诸感忤。

又方：

韭根（一把）　　乌梅（二七个）　　吴茱萸（半升，炒）

上三味，以水一斗，煮之。以病人栉内中，三沸，栉浮者生，沉者死。煮取三升，去滓，分饮之。

805. 救自缢死方

救自缢死，旦至暮，虽已冷，必可治；暮至旦，小难也。恐此当言阴气盛故也。然夏时夜短于昼，又热，犹应可治。又云：心下若微温者，一日以上，犹可治之。方：徐徐抱解，不得截绳，上下安被卧之。一人以脚踏其两肩，手少挽其发，常弦弦勿纵之，一人以手按据胸上，数动之。一人摩捋臂胫，屈伸之。若已僵，但渐渐强屈之，并按其腹。如此一炊顷，气从口出，呼吸眼开，而犹引按莫置，亦勿苦劳之。须臾，可少桂汤及粥清含与之，令濡喉，渐渐能咽，及稍止。若向令两人以管吹其两耳罙好。此法最善，无不活者。

806. 疗中暍方

凡中暍死，不可使得冷，得冷便死，疗之方。

屈草带，绕暍人脐，使三两人溺其中，令温。亦可用热泥和屈草，亦可扣瓦碗底，按及车缸，以着暍人，取令溺，须得流去。此谓道路穷卒无汤，当令溺其中，欲使多人溺，取令温。若有汤便可与之，不可泥及车缸，恐此物冷。暍既在夏月，得热泥土、暖车缸，亦可用也。

807. 救溺死方

取灶中灰二石余，以埋人，从头至足，水出七孔，即活。上疗自缢、溺、暍之法，并出自张仲景为之。其意殊绝，殆非常情所及，本草所能关，实救人之大术矣。伤寒家数有暍病，非此遇热之暍（见《外台》《肘后》目。）

808. 治马坠及一切筋骨损方（见《肘后》方。）

大黄（一两，切，浸，汤成下）　　绯帛（如手大，烧灰）　　乱发（如鸡子大，烧灰用）　　久用炊单布（一尺，烧灰）　　败蒲（一握三寸）　　桃仁（四十九个，去皮尖，熬）　　甘草如（中指节，炙，剉）

上七味，以童子小便量多少，煎汤成，内酒一大盏，次下大黄，去滓，分温三服。先剉败蒲席半领，煎汤浴，衣被盖覆，斯须通利数行，痛楚立差。利及浴水赤，勿怪，即瘀血也。

卷十四 禽兽鱼虫禁忌并治

1. 凡饮食滋味，以养于生，食之有妨，反能为害。自非服药炼液，焉能不饮食乎。切见时人，不闲调摄，疾疢竞起；若不因食而生，苟全其生，须知切忌者矣。所食之味，有与病相宜，有与身为害，若得宜则益体，害则成疾，以此致危，例皆难疗。凡煮药饮汁，以解毒者，虽云救急，不可热饮，诸毒病得热更甚，宜冷饮之。

2. 肝病禁辛，心病禁咸，脾病禁酸，肺病禁苦，肾病禁甘。

3. 春不食肝，夏不食心，秋不食肺，冬不食肾，四季不食脾。辨曰：春不食肝者，为肝气王，脾气败，若食肝，则又补肝，脾气败尤甚，不可救。又肝王之时，不可以死气入肝，恐伤魂也。若非王时，即虚，以肝补之佳。余脏准此。

4. 凡肝脏自不可轻啖，自死者弥甚。

5. 凡心皆为神识所舍，勿食之，使人来生复其报对矣。

6. 凡肉及肝，落地不着尘土者，不可食之。

7. 猪肉落水浮者，不可食。

8. 诸肉及鱼，若狗不食，鸟不啄者，不可食。

9. 诸肉不干，火炙不动，见水自动者，不可食之。

10. 肉中有如米点者，不可食之。

11. 六畜肉，热血不断者，不可食之。

12. 父母及身本命肉，食之令人神魂不安。

13. 食肥肉及热羹，不得饮冷水。

14. 诸五脏及鱼，投地尘土不污者，不可食之。

15. 秽饭、馁肉、臭鱼，食之皆伤人。

16. 自死肉，口闭者，不可食之。

17. 六畜自死，皆疫死，则有毒，不可食之。

18. 兽自死，北首及伏地者，食之杀人。

19. 食生肉，饱饮乳，变成白虫。（一作血蛊。）

20. 疫死牛肉，食之令病洞下，亦致坚积，宜利药下之。

21. 脯藏米瓮中，有毒，及经夏食之，发肾病。

22. 治自死六畜肉中毒方

黄柏屑，捣服方寸匕。

23. 治食郁肉漏脯中毒方

郁肉，密器盖之隔宿者是也。漏脯，茅屋漏下沾着者是也。烧犬屎，酒服方寸匕，每服人乳汁亦良。饮生韭汁三升，亦得。

24. 治黍米中藏干脯食之中毒方

大豆浓煮汁，饮数升即解。亦治诸肉漏脯等毒。

25. 治食生肉中毒方

掘地深三尺，取其下土三升，以水五升，煮数沸，澄清汁，饮一升，即愈。

26. 治六畜鸟兽肝中毒方

水浸豆豉，绞取汁，服数升愈。

27. 马脚无夜眼者，不可食之。食酸马肉，不饮酒，则杀人。马肉不可热食，伤人心。马鞍下肉，食之杀人。白马黑头者，不可食之。白马青蹄者，不可食之。马肉狔肉共食，饱醉卧，大忌。驴马肉合猪肉食之，成霍乱。马肝及毛，不可妄食，中毒害人。

28. 治马肝毒中人未死方

雄鼠屎二七粒，末之，水和服，日再服。（屎尖者是。）

又方

人垢，取方寸匕，服之佳。

29. 治食马肉中毒欲死方

香豉（二两）　杏仁（三两）

上二味，蒸一食顷，熟，杵之服，日再服。

又方

煮芦根汁，饮之良。

30. 疫死牛，或目赤，或黄，食之大忌。牛肉共猪肉食之，必作寸白虫。青牛肠，不可合犬肉食之。牛肺从三月至五月，其中有虫如马尾，割去勿食，食之损人。牛、羊、猪肉，皆不得以楮木、桑木蒸炙，食之令人腹内生虫。

31. 啖蛇牛肉杀人，何以知之？啖蛇者，毛发向后顺者是也。

32. 治啖蛇牛肉食之欲死方

饮人乳汁一升，立愈。

又方

以泔洗头，饮一升，愈。牛肚细切，以水一斗，煮取一升，暖饮之，大汗出者愈。

33. 治食牛肉中毒方

甘草煮汁饮之，即解。

34. 羊肉，其有宿热者，不可食之。羊肉不可共生鱼、酪食之，害人。羊蹄甲中有珠子白者，名羊悬筋，食之令人癫。白羊黑头，食其脑，作肠痈。羊肝共生椒食之，破人五脏。

35. 猪肉共羊肝和食之，令人心闷。猪肉以生胡荽同食，烂人脐。猪脂不可合梅子食之。猪肉合葵食之，少气。

36. 鹿肉不可合蒲白作羹，食之发恶疮。

37. 麋脂及梅李子，若妊娠食之，令子青盲，男子伤精。

38. 獐肉不可合虾及生菜、梅李果食之，皆病人。

39. 痼疾人，不可食熊肉，令终身不愈。

40. 白犬自死，不出舌者，食之害人。食狗鼠余，令人发瘘疮。

41. 治食犬肉不消成病方

治食犬肉不消，心下坚或腹胀，口干大渴，心急发热，妄语如狂，或洞下方。

杏仁（一升，合皮，熟，研用）以沸汤三升和，取汁分三服，利下肉片，大验。

42. 妇人妊娠，不可食兔肉、山羊肉及鳖、鸡、鸭，令子无声音。

43. 兔肉不可合白鸡肉食之，令人面发黄。兔肉着干姜食之，成霍乱。

44. 凡鸟自死，口不闭，翅不合者，不可食之。

45. 诸禽肉，肝青者，食之杀人。

46. 鸡有六翻四距者，不可食之。乌鸡白首者，不可食之。鸡不可共葫蒜食之，滞气。（一云鸡子。）山鸡不可合鸟兽肉食之。雉肉久食之，令人瘦。

47. 鸭卵不可合鳖肉食之。

48. 妇人妊娠食雀肉，令子淫乱无耻。雀肉不可合李子食之。

49. 燕肉勿食，入水为蛟龙所啖。

50. 治食鸟兽中箭肉毒方

鸟兽有中毒箭死者，其肉有毒。

解之方

大豆煮汁，及蓝汁，服之解。

51. 鱼头正白如连珠，至脊上，食之杀人。鱼头中无腮者，不可食之，杀人。鱼无肠胆者，不可食之，三年阴不起，女子绝生。鱼头似有角者，不可食之。鱼目合者，不可食之。六甲日，勿食鳞甲之物。鱼不可合鸡肉食之。鱼不得合鸬鹚肉食之。鲤鱼鲊不可合小豆藿食之，其子不可合猪肝食之，害人。鲤鱼不可合犬肉食之。鲫鱼不可合猴、雉肉食之。一云：不可合猪肝食。鳀鱼合鹿肉生食，令人筋甲缩。青鱼鲊不可合生葫荽及生葵，并麦中食之。鮻、鳝不可合白犬血食之。

52. 龟肉不可合酒、果子食之。鳖目凹陷者及厌下有王字形者，不可食之。其肉不得合鸡、鸭子食之。龟、鳖肉不可合苋菜食之。

53. 虾无须，及腹下通黑，煮之反白者，不可食之。

54. 食脍，饮乳酪，令人腹中生虫，为瘕。

55. 治食鲙不化成癥病方

鲙食之，在心胸间不化，吐复不出，速下除之，久成癥病。

治之方

橘皮（一两）　大黄（二两）　朴硝（二两）

上三味，以水一大升，煮至小升，顿服即消。

56. 食鲙多不消结为癥病治之方

马鞭草

上一味，捣汁饮之。或以姜叶汁，饮之一升，亦消。又可服吐药吐之。

57. 食鱼后中毒面肿烦乱治之方

橘皮

浓煎汁，服之即解。

58. 食鳠鮧鱼中毒方芦根煮汁，服之即解。

59. 蟹目相向，足斑目赤者，不可食之。

食蟹中毒治之方

紫苏煮汁，饮之三升。紫苏子捣汁饮之，亦良。

又方

冬瓜汁，饮二升，食冬瓜亦可。

凡蟹未遇霜，多毒。其熟者，乃可食之。

60. 蜘蛛落食中，有毒，勿食之。

61. 凡蜂、蝇、虫、蚁等多集食上，食之致瘘。

卷十五　果实菜谷禁忌并治

1. 果子生食，生疮。果子落地经宿，虫蚁食之者，人大忌食之。
2. 生米停留多日，有损处，食之伤人。
3. 桃子多食，令人热，仍不得入水浴，令人病淋沥寒热病。杏、酪不熟，伤人。梅多食，坏人齿。李不可多食，令人胪胀。林檎不可多食，令人百脉弱。橘柚多食，令人口爽，不知五味。梨不可多食，令人寒中。金疮产妇，亦不宜食。樱桃、杏多食，伤筋骨。安石榴不可多食，损人肺。胡桃不可多食，令人动痰饮。生枣多食，令人热渴气胀。寒热羸瘦者，弥不可食，伤人。
4. 食诸果中毒治之方

猪骨烧过

上一味，末之，水服方寸匕。亦治马肝、漏脯等毒。
5. 木耳赤色及仰生者，勿食。菌仰卷及赤色者，不可食。
6. 食诸菌中毒闷乱欲死治之方

人粪汁，饮一升。土浆，饮一二升。大豆浓煮汁，饮之。服诸吐利药，并解。
7. 食枫柱菌而哭不止，治之以前方。
8. 误食野芋，烦毒欲死，治之以前方。（其野芋根，山东人名魁芋，人种芋，三年不收，亦成野芋，并杀人。）
9. 蜀椒闭口者，有毒。误食之，戟人咽喉，气病欲绝，或吐下白沫，身体痹冷，急治之方

肉桂煎汁饮之，多饮冷水一二升，或食蒜，或饮地浆，或浓煮豉汁饮之，并解。
10. 正月勿食生葱，令人面生游风。二月勿食蓼，伤人肾。三月勿食小蒜，伤人志性。四月、八月勿食胡荽，伤人神。五月勿食韭，令人乏气力。五月五日，勿食一切生菜，发百病。六月、七月勿食茱萸，伤神气。八月、九月勿食姜，伤人神。十月勿食椒，损人心，伤心脉。十一月、十二月勿食薤，令人多涕唾。四季勿食生葵，令人饮食不化，发

百病。非但食中，药中皆不可用，深宜慎之。

11. 时病差未健，食生菜，手足必肿。夜食生菜，不利人。十月勿食被霜生菜，令人面无光，目涩，心痛，腰疼，或发心疟。疟发时，手足十指爪皆青，困委。

12. 葱、韭初生芽者，食之伤人心气。饮白酒，食生韭，令人病增。生葱不可共蜜食之，杀人。独颗蒜弥忌。枣合生葱食之，令人病。生葱和雄鸡、雉、白犬肉食之，令人七窍经年流血。食糖、蜜后四日内，食生葱、韭，令人心痛。夜食诸姜、蒜、葱等，伤人心。

13. 芜菁根多食，令人气胀。

14. 薤不可共牛肉作羹食之，成瘕病。韭亦然。

15. 莼多食，动痔疾。

16. 野苣不可同蜜食之，作内痔。白苣不可共酪同食，作䘌虫。

17. 黄瓜食之，发热病。

18. 葵心不可食，伤人，叶尤冷，黄背赤茎者，勿食之。

19. 胡荽久食之，令人多忘。病人不可食胡荽及黄花菜。

20. 芋不可多食，动病。

21. 妊妇食姜，令子余指。

22. 蓼多食，发心痛。蓼和生鱼食之，令人夺气，阴核疼痛。

23. 芥菜不可共兔肉食之，成恶邪病。

24. 小蒜多食，伤人心力。

25. 食躁式躁方

豉　浓煮汁饮之。

26. 误食钩吻杀人解之方

钩吻与芹菜相似，误食之，杀人。解之方（《肘后》云：与茱萸、食芹相似。）

荠苨（八两）

上一味，水六升，煮取二升，分温二服。（钩吻生地傍无他草，其茎有毛，以此别之。）

27. 治误食水莨菪中毒方

菜中有水莨菪，叶圆而光，有毒，误食之，令人狂乱，状如中风，或吐血。治之方

甘草　煮汁，服之即解。

28. 治食芹菜中龙精毒方　春秋二时，龙带精入芹菜中，人偶食之为病。发时手青腹满，痛不可忍，名蛟龙病。治之方

硬糖（二三升）

上一味，日两度服之，吐出如蜥蜴三五枚，瘥。

29. 食苦瓠中毒治之方

黍穰煮汁，数服之，解。

30. 扁豆，寒热者，不可食之。久食小豆，令人枯燥。食大豆屑，忌啖猪肉。

31. 大麦久食，令人作疥。

32. 白黍米不可同饴、蜜食，亦不可合葵食之。

33. 荞麦面多食之，令人发落。

34. 盐多食，伤人肺。

35. 食冷物，冰人齿。食热物，勿饮冷水。

36. 饮酒食生苍耳，令人心痛。夏月大醉汗流，不得冷水洗着身，及使扇，即成病。饮酒，大忌灸腹背，令人肠结。醉后勿饱食，发寒热。饮酒食猪肉，卧秫稻穰中，则发黄。食饴，多饮酒，大忌。凡水及酒，照见人影动者，不可饮之。

37. 醋合酪食之，令人血瘕。

38. 食白米粥，勿食生苍耳，成走疰。食甜粥已，食盐即吐。

39. 犀角筋搅饮食，沫出及浇地坟起者，食之杀人。

40. 饮食中毒烦满治之方

苦参（三两）　苦酒（一升半）

上二味，煮三沸，三上三下，服之，吐食出，即差。或以水煮亦得。

又方

犀角汤亦佳。

41. 贪食，食多不消，心腹坚满痛，治之方

盐（一升）　水（三升）

上二味，煮令盐消，分三服，当吐出食，便差。

42. 矾石，生入腹，破人心肝。亦禁水。

43. 商陆，以水服，杀人。葶苈子傅头疮，药成入脑，杀人。水银入人耳及六畜等，皆死。以金银着耳边，水银则吐。苦楝无子者，杀人。

44. 凡诸毒，多是假毒以投，不知时，宜煮甘草荠苊汁饮之，通除诸毒药。

附录一　课后答疑（一）

1. 学生问：老师讲心脏不好不用白芍，但是治疗脾虚外感出现心悸而烦时用小建中汤，方中含有白芍，为什么此时不去白芍？

吴师答：不仅小建中汤有白芍，黄连阿胶汤也有白芍药，我们讲的心病不用芍药，是指狭义的心。大家把《伤寒杂病论》中不用白芍的条文摘出来，都是西医讲的心脏疾病。如果合并器质性心脏病，书中是不用白芍的。后世治疗心脏疾病用丹参、赤芍、降香、紫石英等药，活血时也用白芍。但是，大家纵观《伤寒杂病论》的条文，当讲到器质性心脏病表现为心律不齐时，用的是桂枝去芍药汤、桂枝去芍药加附子汤、炙甘草汤等，这些方里都没有白芍，这是张仲景的一个用药特点。如果中医广义的心，是可以用白芍的，比如黄连阿胶汤就用白芍。

2. 学生问：桂枝芍药知母汤里的知母用多了会导致大便稀溏，可以去掉知母换成地骨皮吗？

吴师问：为什么要换地骨皮？

学生答：因为知母偏凉，对局部的炎症有好处，但我有一个顾虑，就是怕人体有寒证时，没法用凉药，用了知母之后，怕寒湿入髓。我用知母时，有的患者大便稀溏，能不能换成地骨皮？

吴师答：知母有一个特殊的作用，能够调节皮质激素的分泌。我们知道类风湿关节炎是一个自身免疫性疾病，知母通过调节皮质激素分泌达到局部消肿、止痛的作用，也能够抑制类风湿等自身免疫疾病的炎症反应。自身免疫性疾病有一个特点：首先是症状，症状的背后是炎症应答，炎症的背后是免疫活化，免疫活化的背后是内分泌紊乱。所以，治疗自身免疫性疾病有几个层次，缓解症状是最低级的，高明一点的是抗炎，再高明一点的是调节免疫应答，更高明的是调节内分泌，这是疾病最终的病机。因此，中医治病可以分几个层次，代表了治病水平的差异。如果缓解自身免疫病的症状，可用延胡索等药，这是最低级的。往前是抗炎，知母就有直接的抗炎作用，也能调节皮质激素分泌。再往前是调节免疫应答，再往前是调节激素水平。第一，我个人不主张把桂枝芍药知母汤的知母换成地骨皮。第二，我不明白在有附子和白术的情况下，用一点知母就能导致腹泻吗？您临床用过这个方子吗？

学生答：我用过一次，患者大便原来是干的，用过之后就偏稀了。

吴师问：附子用了多少克？白术用了多少克？用的生白术还是炒白术？芍药用了多少克？

学生答：制附子用了10g，知母用了6g。生白术用了20g。赤芍用了10g。

吴师答：生白术本身就能通大便，赤芍也有通大便的作用。对于桂枝芍药知母汤，您认为阳虚的人不能用凉药，但是我可以举出很多阳虚用凉药的例子。真正的中医高手，在温阳的时候常配凉药。如果说桂枝芍药知母汤不能用知母，那么肾气丸应该去了丹皮啊，那就是七味肾气丸了，怎么张仲景是八味肾气丸呢？十味肾气丸还用了车前子。王洪绪用阳和汤配西黄丸，鹿角胶配牛黄，牛黄是一个大凉药啊。张仲景的白通汤加猪胆汁，猪胆汁与牛黄是一类药啊。

如果说寒入骨髓，那么黄土汤怎么用黄芩呢？黄连阿胶汤用黄连、黄芩、阿胶、地黄治疗热性出血。黄土汤治疗寒性出血，怎么还敢用黄芩、阿胶、地黄？黄土汤用附子、白术、伏龙肝等温药，加黄芩、阿胶、地黄，这叫什么方啊？这不是乱整吗？但是，张仲景不是乱整的。我们后面讲少阴寒化证时，会讲到雷火和龙火。雷火指肾阳，龙火指肝阳，温肾阳配伍不当会导致肝阳上亢，出现口苦、咽痛、便秘、眼肿、口舌生疮等肝火上炎的症状。这是我们今后讲扶阳的内容。所以，真正的中医高手，第一要破八纲。

类似的例子还多得很，比如鳖甲煎丸用蜂房温肾，还用了黄芩；柴胡桂枝干姜汤用黄芩配干姜，这是寒证还是热证？这是教科书把您教死了，这样您就理解不了张仲景的方，理解不了处方就不会用张仲景的方。

不知您用过黄连汤、六物黄芩汤（《外台》黄芩汤）吗？学生答：没有。其实我们每天都可以见到这样的患者，因为您不了解六物黄芩汤、黄连汤的机制，所以就会不用。就像刚才那位来看诊的人，他脾虚便溏用理中丸，手心有汗是桂枝证，口苦用黄芩，这不就是理中人参黄芩汤吗？又有干姜又用黄芩。您不能说张仲景的方是乱来的啊！真正的中医高手先要破八纲，如果破不了八纲，治病的水平会停留在表浅的层次，不能治大病，因为大病的病机是复杂的。

我们有个验方叫作双补丸，用地黄配附子，加甘草和知母。地黄配附子温而兼补，促进内源性皮质激素的分泌，甘草可直接补充激素。为什么加知母？因为自身免疫病，西医都会开激素，激素是热性药，吃了激素之后会生热上火。病情缓解后要撤激素。患者服用了激素，会抑制自己激素的分泌，外面给了热，自身的那团火就更低了。服用的激素抑制自身激素的分泌。现在要撤激素了，为了促进自身激素的分泌，我们用地黄配附子温而兼补，促进激素的分泌。然后加上甘草，甘草里的甘草酸具有拟皮质激素作用，但是作用要比皮质激素弱，副作用也比较轻，可作为皮质激素的一个替代品。用了皮质激素不是上火吗？方中有知母。我们的双补丸，用地黄、附子、知母和甘草，看起来很乱，但是有效！知母配附子是桂枝芍药知母汤法，地黄配附子是肾气丸法。虽然只有几个药，但是配伍是很巧妙的。

3. 学生问：学了伏邪课程后，接诊了我的一个同学，他左肺上有一个占位，医院诊断为结核。我用了痨咳汤之后，占位小了1/3。热托出来后，我用黄芩、半枝莲等药加减，他的淋巴结也下去了，症状改善得挺好。伏邪讲课中的治疗方法和次第很清楚，但是我有一个疑惑，就是这个病治到什么程度才能结束疗程呢？

吴师答：有两个标准：第一个占位完全钙化；第二个占位完全消失。钙化是没有活性的。我们讲炎症的结局有 3 种情况：一是消失，二是纤维化形成瘢痕，三是钙化。钙化是没有细胞活性的，所以治疗到钙化，基本就可以告一段落了。您用痨咳汤会发现一个道理：中医讲肺结核是阴虚、气阴两虚等，治来治去难以治好，说明单纯养阴不能治疗这些有确切病机转归的疾病。痨咳汤不是一个养阴为主的方，用的都是去病的药。痨咳汤中的很多药，现代药理学证实能够抗结核杆菌，是针对疾病本身的药。那些阴虚的表现，是由于结核杆菌感染引起的症状。大家要学会直取其病，随证化裁，有阴虚可以养阴，用以改善症状，但是只用沙参麦门冬汤等处方是治不好的。

学生问：老师说得非常对，这点我也感受到了。因为第一次患者拿药方去药房抓药，药房错把泽漆抓成了泽泻，吃了一个月，没有效果。但是自从改了以后，吃了两星期，他的症状就改善很多。所以，我觉得一病有一方，一方有一药，方中的专药体现得非常好。

吴师答：还有一个问题，按照张仲景的用法，泽漆汤中泽漆的剂量非常大。我们一般就开30g，实际上泽漆可以用到100g以上。但是，泽漆用到100g以上可以引起严重恶心等消化道反应，所以张仲景用大剂量的生姜、半夏佐制。为什么我们不用这么大的量呢？因为患者复诊间隔的时间太长，看完一次门诊之后，可能几个月之后才能挂上号，如果出现消化道反应等症状，他不知道该怎么办，所以剂量就开得小一些。如果想见效快，剂量可以稍微大一些，用量越大效果越好。但是用量大了患者会有反应，这是正常的。

4. 学生问：请教吴老师两个问题：第一，肾脏病的病理改变，如何从气化病和形质病的角度来理解？第二，我在临床上喜欢用瓜蒌瞿麦丸治疗尿路感染，吴老师讲瓜蒌瞿麦丸是一个治疗形质病的处，能否用在气化病上呢？

吴师答：肾脏疾病的早期是气化病，因为早期的病理改变都是可以恢复的。到了后期则是一个形质病，出现广泛的肾脏纤维化、肾小球的塌陷等，这些都是不可恢复的。瓜蒌瞿麦丸不仅治疗尿路感染的气化疾病，还可以治疗形质的疾病，包括泌尿系统的肿瘤。有些尿路感染最后出现纤维化、瘢痕狭窄、尿路畸形等复杂情况，也可以在这个处方的基础上化裁。当尿路感染有复杂情况时，单纯的清热利湿是治不好。因为有形质的改变，属于复杂情况的范畴，在治疗上应该融合中医复形质的思想。

形、气、神三者的关系很复杂，比如阳和汤治疗乳腺癌，是个形质病，但是乳腺癌患者经常出现脾气不好、失眠等神志的改变。乳腺癌还可以合并很多功能的改变，比如合并荨麻疹等。但是，对一个疾病，大家首先要确定是形质病、气化病（功能性疾病），还是神志病。神志病以神去治，形质病以形去治，气化病以气去治。在区分的基础上，如是形质病，治形的基础上兼顾气与神；如是神志病，治神的基础上兼顾形与气。如果是尿路感染反复发作，柴妙饮就可以治疗，效果也很好。瓜蒌瞿麦丸治疗的是伴有复杂情况的尿路感染。治疗早期尿路感染用什么方？

5. **学生答**：早期尿路感染我一般用八正散或者柴胡四妙散。

吴师答：早期尿路感染，用柴妙饮的效果比八正散要好。早期应该用柴妙饮，用两星期，一般就缓解了。瓜蒌瞿麦丸治疗的是伴有复杂尿路的尿路感染，有形质病不是一个单纯的气化病。

6. **学生问**：在伏邪课程里听老师讲加味升麻鳖甲汤治疗慢性盆腔炎反复发作，我对这个方子比较感兴趣，也经常用。我想请教一下，吴老师对于雄黄的用法和心得体会。

吴师答：我们治疗肿瘤时才用雄黄，治疗一般慢性炎症不用雄黄。为什么呢？雄黄虽然可以诱导炎症细胞凋亡——诱导粒细胞凋亡的作用强，诱导淋巴细胞凋亡的作用弱，但是毕竟是一个砷制剂，所以对于普通的疾病我们很少使用它。雄黄也用在炎症、自身免疫性疾病，比如《金匮要略》用来治疗阴阳毒。一般来讲，除非是复杂的疾病，我们不轻易用雄黄。因为雄黄致癌，能增加患者发生肿瘤的风险，所以我们用升麻鳖甲汤治疗普通疾病时，都是去雄黄的。除非这个疾病非常难治，一定得用雄黄，我们才会用。与之类似，肾脏疾病患者伴有发烧，这是一个太少两感证，需要用麻黄细辛附子汤。患者热一退，就必须去细辛，换用甘草。因为细辛含有马兜铃酸，过用会造成肾损伤。

7. **学生问**：清楚了。我治疗白血病、骨髓纤维化等疾病经常用雄黄，我特别想知道您的雄黄用法。

吴师答：雄黄口服，可以用到 0.5g。您要注意两个问题，第一，患者不能出现便秘。用雄黄时，必须让患者大便通畅。如果大便不通，雄黄在肠道被过度吸收，容易引起中毒。为保持大便通畅，可以用雄黄配大黄，或者配青黛。青黛的副作用是腹泻，雄黄配青黛就是青黄散。雄黄还可以配瓜蒌。我们做过研究：瓜蒌可以增强雄黄对血液系统肿瘤的敏感性。第二，雄黄不能见火，雄黄见火变成砒霜。如果一定要用雄黄，雄黄在汤剂里要后下，放到熬好的药汤中，或者直接单独冲服。关于雄黄见火，《金匮要略·百合狐惑阴阳毒脉证并治第三》原方用雄黄置瓦片上熏肛门。这个办法也不能随便熏，不是怕患者中毒，而是怕您中毒。医生在瓦片上熏雄黄，一冒烟患者还没中毒，医生就被熏倒了。书中讲要熏，但是大家熏的时候，一定要特别注意安全。

雄黄还会引起头疼，可以配花椒来缓解。雄黄使用几天之后，蓄积体内会引起头疼，花椒就可以缓解头疼。花椒含有的花椒碱，可以诱导白血病细胞分化，雄黄诱导白血病细胞凋亡，都可以治疗血液病。

8. 学生问：我有一个患者怀孕期间出现手脚冰冷，生完孩子之后整个关节僵硬，下肢活动能力也不好。过去她甲状腺也有问题，西医诊断为雷诺氏病，请教吴老师，这个病的治疗思路是什么？

吴师答： 她是一个自身免疫性疾病，包括您说的雷诺氏病、类风湿关节炎都是自身免疫疾病。她的关节活动不好是在妊娠以后发生的，而自身免疫性疾病就多见于女性。为什么多见于女性呢？雌激素是免疫活化剂，甲状腺是雌激素的靶器官，高雌激素水平本身就可以诱发甲状腺疾病。所以，甲状腺疾病是一个自身免疫性疾病。

关于自身免疫性疾病的治疗，我刚才讲过有几个环节：对症、抗炎、调节免疫和调节激素平衡。最上游的是激素，激素导致免疫漂移，免疫漂移导致炎症，炎症导致症状。一般的中医大夫只是在治疗症状，他并不知道哪些药能够调节炎症、哪些药能够调节免疫，只是在加减药物时候偶尔碰上了。

我们今后要开一门课：中药免疫药理学。专门给大家讲神经-内分泌-免疫-炎症-症状轴。大家把这根轴搞清楚了，很多疑难疾病的治疗就都清楚了。如何调节这一轴是很关键的。它中间有一环是禁忌株活化。我们人对抗外界的各种病原微生物，就要发生免疫应答，但是对自己是不应答的。免疫应答应该是杀敌的，不能攻击自己的细胞。但是，有没有能够对自己发生免疫应答的细胞株？有啊，如没有怎么会得自身免疫病呢？这些细胞株是被圈起来了，当各种原因导致禁忌株细胞克隆活化、增殖，就发生了自身免疫性疾病。

什么原因导致细胞株克隆活化？我们会讲神经系统、内分泌系统怎么影响它，它如何抗原暴露，如何治疗影响这一条轴等。您会发现一个问题：用传统中医的思路，这些病是很难治愈的。大家把其中的道理搞清楚了，这些病是能够治愈的。我一个很亲很亲的人，就是类风湿，谁把她治愈的呢？就是我。大家要搞清楚这些疾病的上游是什么原因引起的。我们中医有一个问题，中医的辨证论治以症状和体征为基础。对于一些简单的疾病，症状和体征能够反映疾病的病理生理状态。但是，对复杂疾病就有问题了。又回到刚才那个问题，又用知母又用附子，这就是治疗复杂病机。

我建议您听伏邪的课程。伏邪课专门讲了自身免疫性疾病，但是讲得不系统、不够深。因为是站在伏邪的角度上讲自身免疫性疾病，而不是专门以中医免疫学的角度讲这类疾病。如果讲得太深入，就把伏邪课给弄散了。可以去听伏邪的课程，对您治疗自身免疫性疾病会有帮助。

9. 学生问：老师能不能讲一下丙肝？

吴师答：关于丙肝的问题，我们在伏邪课里讲过病毒性肝炎的治疗。病毒性肝炎常见的是甲肝、乙肝、丙肝、丁肝、戊肝。其中，甲肝和戊肝不慢性化，虽然文献有报道过慢性的病例，那是极为特殊的个案，而且具体病机也不清楚。原则上甲肝和戊肝"百分之百"不慢性化，百分之百打引号，因为这个问题还有待探讨。所以，我们讲的慢性肝炎指的是乙肝、丙肝和丁肝。

丁肝病毒是缺陷病毒，乙肝和丙肝病毒一个是 DNA 逆转录病毒，一个是 RNA 病毒。乙肝和丙肝的发病机制非常相似，都可归入我们讲的伏邪范畴，治疗方法也相同。当然从西医上讲，丙肝有些特殊性，丙肝主要通过血液传播，最常见的是输血、吸毒。生殖系统能不能传播丙肝？有人发现男性的精子可以携带病毒，主要是乙肝。丙肝还有一个特点：乙肝、丙肝都容易发生肝癌，与乙肝相比，丙肝诱发淋巴细胞白血病和淋巴瘤的概率更高。也就是说乙肝和丙肝导致 B 细胞的活化，活化的 B 细胞可以恶变形成肿瘤，发生淋巴细胞白血病或者淋巴瘤。另外，丙肝可以诱发自身免疫性肝病；乙肝、丙肝好了以后还可以出现持续的肝损伤，这不是因为再生结节，而是因为肝炎之后，肝细胞的抗原暴露，导致禁忌株活化。因为抗原在细胞内，通常针对肝细胞发生免疫应答的细胞株（免疫细胞），接触不到肝细胞的抗原。但是炎症导致细胞破损，抗原被释放出来，发生自身免疫性肝炎。也就是说乙肝、丙肝好了以后，可以发生自身免疫性肝炎，从而导致疾病迁延不愈。另外，它的抗原抗体复合物可以在全身扩散，如果沉积在肾脏和关节，导致骨关节病变和肾脏病变。这是一个Ⅲ型变态反应，是一个血管炎，中医讲入了血分。这是乙肝和丙肝大体的发展经过。中医治疗乙肝和丙肝的方法稍有区别，但是原则基本一致。

疗效的关键取决于疾病发生的方式以及病毒有没有整合。因为它的DNA能够与人的DNA进行整合。如果是母婴传播，那么治愈的机会更少。因为容易发生免疫耐受，如果病毒的DNA整合到人的DNA中去，就表示我们的底层代码（DNA）被修改了。

关于这套底层代码，两精相搏谓之神，我们中医讲的最初的神就是这套染色体。这套染色体编码了从单细胞生物到人这个高等生物以及整个家系的发育过程。人的产出由一个单细胞生物到发育形成鱼，还有鳃；到发育成了一个猴子，还有尾椎骨；最后这些都退化，形成了一个人。这个过程在胚胎中重演，重演了整个生命由单细胞生物到高等生物的演化过程，而且它携带了家系基因。也就是说，不管是人类的基因（人种），还是家系的特征基因（家系），都给表达了出来。比如黄种人的头发是黑色的，非洲人的头发自然卷，这是人种基因；还有你的家系基因，近到你的父母，长相与父母相像。在人类的繁衍生存中，这些基因都通过DNA给表现出来了。也就是说，我们自然的进化，就是人类的这套DNA分开合拢的过程。生产孩子的时候，DNA合起来，一半来自母方，一半来自父方，通过选择优势，基因促进人类的进化。这个选择优势基因、促进人类进化是一个自然过程，但是也受人类自身的影响。比如，我们现在流行花样美男，花样美男不见得是优势基因，但是受社会风气的影响，很多人都把自己整成花样美男。

我们这套DNA的修改有几个原因，第一是自然的演进。目前还不知道自然的演进是由什么决定的，可明确的是形成了这一套系统，而且在不断地演进。第二是基因的表达水平可以上调或者下调。你的底层代码没改变，但是底层代码发出来的指令变化了，水平变高或者变低。这是在RNA水平上，受后天环境的影响，比如3天不吃饭，有些基因的表达就下调了。第三是基因发生突变、重组，这也是受环境等因素的作用，尤其是对快速增殖的细胞影响尤其大。当发生突变和重组，底层代码就改变了，常常会导致恶性肿瘤。第四是病毒，病毒整合到DNA上，修改了这套底层代码。而这种整合可能有两个结果，如果它不表达影响人体功能的信号的时候，对身体没有影响；如果它表达一些对人体有影响的蛋白，常常也是导致癌症。可见，人身上有好多的病毒，它的核酸在大家的DNA里。生命是很复杂的一件事情，我们学习中医，首先要认识生命。

丙肝与乙肝的治疗方法是基本一样的，具体内容，大家可去看伏邪那门课。一部分丙肝是能治愈的，这是回答丙肝的问题，由此延伸出我们对生命的一些认识。

10. 学生问：老师可否讲关于阳痿的治疗思路？

吴师答：大家要认识到阴茎勃起的机制。阴茎的勃起，首先是一个血管反应，阴茎充血压迫海绵体导致勃起。所以，正常勃起首先血管要通，如果血管动脉粥样硬化，血管都堵了，血液就过不去。第二个血管要扩张，血才能够通过。第三要有性欲，如果激素的水平不够，没有性欲也不能勃起。

阳痿最多见的有几种情况：第一，睾丸酮的水平低。中医讲的典型肾阳亏虚之人，他的睾丸酮很低，容易发生阳痿。这种阳痿，同时也影响性欲。男性和女性的性欲，都受睾丸酮的影响，女性是雌激素影响乳腺的发育，孕激素影响生育，而雄激素在一定程度上影响性欲。

第二，瘀血阻络。瘀血阻络，血管不通，也会影响正常的勃起。

第三，痰湿下注。痰湿下注时血管发生粥样硬化，也是会影响到正常的勃起，这与冠心病发病的机制一样。我们已讲了胸痹，那是痰瘀互结导致了血管堵塞，有的阳痿是下身堵塞，与胸痹只是部位不一样而已。当然瓜蒌擅长治疗上半身的痰，下身堵塞不能还用瓜蒌，选药有不同，机制是一样的。

第四，肝气郁结。我们讲肝脏作用于边缘平滑肌系统，肝气郁结时影响边缘平滑肌系统，也会导致不能勃起。这个说法能不能在《伤寒杂病论·少阳病篇》找到依据？"伤寒，脉弦细、头痛发热者，属少阳。"为什么脉弦细？就是因为血管的张力增加，血管不能正常舒张，从而出现细脉。此时血过不去，也不能导致阴茎海绵体充血和压迫。这种情况要疏肝。

刚才那个同学讲的是个典型的柴妙饮证。柴妙饮证的特点是先早泄、后阳痿。先早泄、后阳痿是阳痿发展的规律，很多人治早泄，就把患者治成了阳痿。患者原本还可以勃起，泻相火泻得无法勃起了。

使用柴妙饮治疗阳痿要注意 3 个问题，第一要疏肝，第二病位在下焦，第三有几个兼夹证——气、血、痰，气滞使血管不能开放，血瘀使血管硬化堵塞，痰阻使血管粥样病变。所以，使用柴妙饮时要兼顾气、血、痰，把血管打通。

当柴妙饮证由早泄变成阳痿的时候，还是要在柴妙饮的基础上加活血和化痰的药。为什么加活血化痰药呢？你会发现患者的舌下静脉曲张，舌下有很多小结节。舌下静脉曲张是瘀血，舌下小结节是痰，所以要在柴妙饮的基础上活血和化痰。还可以加解除平滑肌痉挛的药物，比如木香。木香可以解除平滑肌的痉挛，解决肠道痉挛性的疼痛，能够治疗肠道应激综合征等疾病。还可以加一些通络的药物，比如蜈蚣、地龙，等等。还可加解痉的药物，比如薏苡仁、芍药。还要加一些引药入下焦的药物，加一些升提的药物。

用柴妙饮治疗阳痿，最主要的是易合并下焦的瘀血，这是很多人开方所忽视的。然后，不要轻易用阳起石、枸杞子、淫羊藿等药物。这三味药都能催性，牧民常用淫羊藿促进羊交配产仔；古人讲"离家千里，不吃枸杞"，枸杞子也能够催性；阳起石就更直接了。柴妙饮证的阳痿，不是中医讲的肾精亏虚型，阳起石、枸杞子、淫羊藿、锁阳等药物不能解决问题。

11. 学生问：心包属于厥阴经，我用鸡鸣散治疗心包积液的疗效不好。请问心包积液怎么治？

吴师答：鸡鸣散可治下肢的水肿。从辨证的角度讲，治疗心包积液，起码你要开苓桂术甘汤。只开苓桂术甘汤的效果怎么样？一般般。心包积液是来自于体腔膜的积液，心包膜的水通道蛋白开放，大量液体渗出。这与胸腔积液的形成机制类似，所以可以在苓桂术甘汤的基础上加葶苈大枣泻肺汤。我们在太阳病篇下讲结胸时讲过葶苈子、白芥子，它们都能抑制体腔膜的水通道蛋白，减少液体的分泌。这个合方比单纯用苓桂术甘汤的效果好一些，但是仍是一般般。为什么还是一般般呢？一病有一药。哪个药疗效特殊呢？江南卷柏是专门治疗心包积液的。你开苓桂术甘汤，大概知道了这个病是阳虚饮停引起的；加葶苈子、白芥子，因为是体腔的积液凌心射肺；再加江南卷柏，才是明白这个病还有专药。当认识到一病有一药时，治病的水平就明显提高了。为什么大家难以提高呢？因为一病有一药，多是家传的，书上没有。回过头来讲，加上江南卷柏，治病的水平就够高了么？也不是。引起心包积液有多种原因，除了特发性的心包积液，一般是结核和肿瘤所致，最终要治结核和肿瘤。最终还是要取病，只有把原发病治好了，才算是治愈了。不然，这次水消下去，过段时间还会涨起来。

我觉得影响中医发展有 3 个因素。一个因素是大时代变了，我们进入了现代社会，这个改变不了。我们不可能再穿长衫，再之乎者也，我们只能用白话文讲话。第二个因素是由金元以来中医形成了各种门派，或者说用一个中性词叫流派，这些流派极大地发展了中医的学术思想，让中医形成百家争鸣、百花齐放的局面，丰富和完善了中医的理论体系。但是也导致了中医的碎片化，导致中医整个学术体系的碎片化，甚至相互攻击，相互谩骂。这是中医师徒传承的弊端，只要跟我学，其他人说的都是错的，看其他人的书都不行，这是一个制约中医发展的因素。真正中医的高手，比如王洪绪，都融合了好多流派的思想，整理出一套治疗疾病的方法。很不幸的是他融汇各家写的书，却被后人给安了一个派叫全生派。本身他写的书是没有流派的，后人却叫他全生派，形成了外科的一个流派。这是很悲哀的一件事情。第三个因素就是传承方式，在过去不管是师徒传承还是家族传承，都传子不传女，传单不传双，临死才相传。口口相传的这些东西，有非常大的弊端。大家看中医古籍，比如《陶氏六书》里面有隐语。再比如四川有一本丹书，专门讲中药外治丹药的方法，但是用的是符号，没有文字。没有文字意味着它就像 DNA 有密码，只有拿着密码本才知道在说什么，这就导致我们中医一些核心的学术思想不能够很好地传承。我们传承下来的知识都是可以见得天的，而不公开的知识我们都看不见，不公开的知识往往才是最精华的。现在我们只能辨证论治，如不辨证论治怎么办啊？没办法啊。其实中医不是这样子的，那些家传的很多"一招鲜"，有的连医都没学过，也不懂辨证论治，人家治病不也有效么？所以，我个人认为，我们中医不改革是不行的，是没有前途的。

12. 学生问：类风湿关节炎的治疗从哪里入手？

吴师答：治疗自身免疫病有几种方法，调节激素水平是一种方法，调节免疫细胞的活化、免疫细胞的应答水平是第二种方法，治疗炎症反应是第三种方法，缓解症状是第四种方法。大部分中医辨证论治是围绕着症状，治疗自身免疫病等难治的疾病，需要很好地研究。大家见过类风湿关节炎越治症状越严重吗？我的老师曾升平老师就是越治越严重，他治类风湿关节炎等一些病，都是越治症状越严重，但是治愈了很多这样的患者。很多人想不明白原因。中医讲追风除湿，局部症状加重，曾老师的理论是诱导淋巴细胞的活化和凋亡。这属于比较复杂的伏邪学说，需要把邪气托出来。一般人会质疑这个病怎么越治越严重了呢？是治坏了吗？不是！不懂的人认为是治坏了，其实不是。让患者所有病灶关节都疼一遍，把潜伏在那里的病邪全部发出来，最后疼痛消失，有的连抗体都转阴。水平一般的中医只治症状，用知母消肿、芍药止痛，关节屈伸不利用芍药、甘草，手脚冰凉加桂枝，不行再加附子。针对症状治疗也行，症状缓解一点是一点。如想治愈，需要用其他的办法。这些内容不是一两句话能讲清楚的，如展开讲，下面的课就没有时间继续了。我们在伏邪课中做过详细讲解，大家如有兴趣可去学习。

13. 学生问：肾小球肾炎的患者发生蛋白尿应该怎么治疗？

吴师答：肾病综合征、肾小球肾炎为什么会发生蛋白尿？西医认为是肾小球滤过膜出了问题，导致蛋白漏出。滤过膜出了问题是因为有免疫应答，免疫系统活化，导致免疫复合物沉积。可以去治蛋白尿，也可以不治蛋白尿，因为解除免疫应答之后，蛋白尿自己就会消失。同样，类风湿关节炎可用止疼药治关节疼痛，也可不用止疼药，直接去抑制免疫应答，关节疼就能缓解。完全可以不管类风湿性关节炎的疼痛，直接治疗免疫应答，治疗肾病也是这样。大家如学习了伏邪那门课，就会发现我们的治疗思路与辨证论治不大一样。

还有人问肺癌的治法，描述了好些症状。我们治肺癌主要也不是辨证论治，而是在取病的基础上去辨证。如果单纯辨证论治，改善症状是有效的。因为患者毕竟有症状，阳虚的温阳，阴虚的养阴，气虚的补气，这个没错，也有一些效果，个别人肿瘤还会缩小。但是，大多数效果不满意。我们更多的是先取病，然后辨证。关键不在于辨证，关键在于能不能够取病。我们讲治少阴形质病的紫石寒食散时，也讲过这个问题。我们讲《金匮要略》的紫石寒食散是在用鬼白取病的基础上，配附子、干姜、桂枝，体现了直取其病，随证加减。大家如果来看我的肿瘤门诊，会发现我对患者的症状不是很关心，往往是在取病的基础上，再去辨证，这样处方会变得更简单和直接。如果完全纠结于患者的症状，治疗形质病的效果是比较局限的。那么，是不是直接辨病、完全不用辨证用药呢？也不是，因为证会影响疾病的转归。有的时候疾病的转归是由证所决定的，尤其是一些常规的内科病，那么对这些疾病，核心的治疗思想应该是辨证论治，直接用辨证论治就能解决问题。但是有些疑难疾病，决定疾病转归的不是证而是病，此时辨证论治的效果是不好的。给大家举几个例子，比如鼠疫是烈性的传染病，人患了鼠疫基本都要死亡，它的预后与辨证论治是没有什么关系的。再比如，甲肝不会形成慢性肝炎，少部分的甲肝患者合并暴发性肝衰竭才会死亡，大部分甲肝的发展经过是一个无黄疸型或者黄疸型肝炎，最后就痊愈了。甲肝的治愈与辨证论治也没关系，辨证准确也好，不准确也好，《金匮要略》讲 18 日为期，2~3 周甲肝的症状自己就消退、就好了，除非个别人发生暴发性肝衰竭。所以，大部分甲肝患者疾病的转归是由甲肝病毒决定的，不管是气虚、血虚、阴虚、阳虚，最后结局都是痊愈。这个时候，决定疾病转归的就不是证。再比如肺结核，大部分肺结核表现为气虚、气阴两虚，甚至阴阳两虚，但是不管是补气、养阴，还是阴阳并补，大部分肺结核是治不好的。我们的痨咳汤奔谁去的？直接奔结核杆菌而去。在此基础上，阴虚用点沙参，气虚来点太子参。沙参、太子参等药是改善症状的，或者说是改善证的，若要根本治愈肺结核靠的不是沙参、太子参。林黛玉的生活条件是非常优厚的，而且请的都是名医，可最后还是死了。

什么病需要辨证？患者说："大夫，我天天困得很，乏力，肚子也不好，不想吃东西。"一看脉搏也没有力气，这属于中气下陷，用补中益气汤，一个星期以后缓解。治这些疾病，辨证论治才是法宝，是非常管用的。所以，辨证论治有它的优势，但是也有它的局限性。一个严重的感染，决定预后的是病原微生物，直接用抗生素的效果就非常好。但是，有的感染受个人体质的影响，比如患者有低蛋白血症，中医讲是气虚，β-磷酰胺类药物要结合在白蛋白上运输，有低蛋白血症时抗感染的效果就不好；有的患者处于中医讲的阳虚状态，存在免疫漂移，此时抗感染的效果也不好；还有的患者中医认为是热性体质，感染以后容易发生中毒性休克，毒血症很明显，那么常规的抗感染治疗效果也会受到影响。那该怎么办？我们举个简单的例子，炎症反应综合征气虚的用石膏加人参，阳虚的石膏加附子，热毒炽盛的要清热、养阴、解毒，这样能够显著提高抗生素的疗效。此时辨证论治是有优点的。所以，我们讲直取其病，还要随证化裁，这样辨证论治就能发挥优势。一定要把病和证之间的关系梳理好，这样对大家临床处理疾病是有很大好处的。

中医讲的风、劳、臌、膈四大难题，比如肺癌、肺结核等疾病，取病是非常重要的。有人讲了肺癌的一堆症状，怎么治疗？也可以辨证论治，辨出肝气虚、阴虚、阳虚等，也可以改善症状，但是并不是症状改善肿瘤就消失了。而且严格讲，有的肿瘤就是治不好的。大家去体会，治不好的肿瘤脉象不一样，就是《伤寒杂病论》里欲言又止，没有讲明的那一部分内容。那一部分患者，一般疗效都不好。比如，《金匮要略》讲"寸口脉动而弱，动则为惊，弱则为悸"，单纯是一个弱脉，单纯的悸容易治疗，用桂枝甘草汤见效很快，而且也容易治好。"动"不好治，寸脉动，像一个豆子一样在那儿打滑，这个不好治，有些情况超出了医学的范畴，就不好治。

附录二　课后答疑（二）

1. 学生问：我想问中医治疗代谢失常的疾病，比如糖尿病、高脂血症、痛风、水液代谢失常等，有哪些理论上的指导？

吴师问：您是说代谢综合征吧？

学生答：对。

吴师答：单纯的代谢性疾病属于中医气化病的范畴。人体的糖类、脂肪、蛋白质三大营养物质的代谢，决定了人体日常的功能。还一个代谢是核酸代谢，痛风就是核酸代谢异常，这个特殊一些。我们专门讲过一课"五法六经治痛风"，大概讲了痛风的一些基本治疗方法。第二个代谢性疾病是糖尿病。今天课上，我们讲了糖尿病的治疗总纲。关于糖尿病的治疗，大家可以从《伤寒杂病论》学到张锡纯和祝谌予。我学的是亓老师，成都中医药大学的亓鲁光老师，她学的是祝谌予那一脉，治疗糖尿病很有效，虽然见效慢，但是确实有效，稳固持久，改善症状和降血糖都有效。

学生问：有没有治疗糖尿病的专药啊？

吴师答：有，哪个病都有专药啊。我给你举个例子，糖尿病患者也可表现为厥阴病，如果厥阴肝经有寒，你是用乌药，还是用花椒、川楝子，还是用荔枝核啊？荔枝核也是厥阴病的药，比如橘核荔核丸。但是，荔枝核能够降低血糖，花椒就没有这个作用。如果粒细胞白血病表现为阴阳毒的时候，厥阴病该用花椒，因为花椒能够抗白血病，此时荔枝核就没有这个效果。实际上，在选药的时候有很多的讲究。

痛风可表现为阴虚，用麦门冬没有效，用百合就有效。因为百合含有秋水仙碱，能够治疗痛风。痛风还可夹痰，痛风夹痰时用白矾才能够降低尿酸，如用半夏等药的效果就不好。这都是有讲究的。我们的辨证论治，并没有把药物的特性告诉大家，治病见效若快，快的是药物的特性。

高脂血症可分为几种情况。第一，少阳相火妄动。少阳夹湿是高脂血症的一个表现，我们的验方枇杷清肝饮就可治疗。为什么表现为少阳夹湿呢？因为胆固醇与性激素的合成有关系，它是合成性激素的底物。所以，高脂血症高胆固醇常常长痤疮，表现为少阳相火妄动。第二，表现为瘀血。高脂血症为什么会表现为瘀血？冠心病就可以表现为瘀血，那不就是冠状动脉粥样硬化吗？这种瘀血需要用特殊的活血药，不是所有的活血药对高脂血症都有用的。比如，郁金、乳香、没药对高脂血症的瘀血就有作用。

　　每个药的选择，都有它的专性。至少我的主要精力，没有放在辨证论治上。当我判断一个患者是少阳夹湿证时，对痤疮的少阳夹湿证、肝炎的少阳夹湿证，我开出的处方用药完全不同。大家看我的处方，开的是治疗少阳夹湿证的处方，但是如果是个黄疸患者——肝经湿热的少阳夹湿证，我开的药物与痤疮的少阳夹湿证的药物完全不同。区别在哪里？区别在每个药物的特性。只有掌握了每个药物的特性，开出的处方才能做到直取其病。比如，黄芩、栀子都能清肝，如果都表现为肝经湿热，一个高血脂患者该选哪个药？黄芩，因为黄芩能够降血脂。如果患者肝经湿热并伴有烦躁，该选哪个药？栀子，因为栀子能够除烦。或者患者有出血，该选哪个药？栀子能止血，单纯的肝经有热的出血，应该用栀子。每个药物的选择都不一样。

　　如果要研究一个病，我建议大家用更多的精力研究药物的专性。这远比单纯的研究辨证论治，搞出五六个证型更直接有效。实际上，只要学过中医，大体的辨证论治都会，只是辨证准确度高与低的问题。我不相信大家辨不出四逆汤证，水平高一点知道四逆汤夹饮用真武汤；水平再高一点，知道背心怕冷，不用真武汤而用附子汤；水平再高一点，知道形质有损，该用瓜蒌瞿麦丸。其实，你就是开四逆汤，都能改善一些症状，只是选方的精确度越来越精确。为什么我们会选出瓜蒌瞿麦丸治疗子宫内膜癌呢？因为天花粉、瞿麦能够促进子宫内膜的剥脱和坏死，然后再加上山药、茯苓、附子去处理证。所以，我建议大家，如果要研究一类疾病，你去找药物的专性，远比泛泛地讨论分几个证型，要好得多。

　　2. 学生问：吴老师您好。我想问一下，您提到治疗免疫性疾病的根本是抑制的免疫应答，能不能介绍这方面的药物？

吴师答：治疗的根本不是抑制免疫应答。自身免疫病治本有促进免疫应答、抑制免疫应答两端。如果抑制了免疫应答，停药一段时间之后，免疫应答还会活化。根本的原因是禁忌株的克隆，要把它敲掉，要重新诱导免疫耐受。那么，怎样用中药重新诱导免疫耐受呢？这是非常复杂的一个学问。复杂到哪种程度？比如，一些自身免疫病针对关节的胶原发生免疫应答，那么我们怎么办？我们就可以给患者口服治疗关节的药物，这是中医讲的以脏补脏。再比如，肾脏病可以炖猪肾吃，大家知道有什么道理吗？因为猪肾脏的一些抗原与人的一些抗原具有共同的抗原决定簇。通过口服，这些共同的抗原决定簇可以诱导一部分患者发生免疫耐受。所以，有的人用猪肾炖杜仲，吃了就有效。这是诱导耐受的一个办法，我们叫作口服免疫耐受。大家知不知道口服胰岛素也有效？口服胰岛素不具备降血糖的作用，因为它会在肠道被降解。除非它经过包裹，才能够直接被肠道吸收，正常情况下口服胰岛素没有效。但是，口服胰岛素可以通过消化道诱导机体对胰岛素发生免疫耐受。什么样的糖尿病患者需要口服胰岛素？有胰岛素抗体的患者。因为反复打胰岛素，容易在体内形成胰岛素抗体，所以胰岛素的用量会越来越多。这个时候，口服会诱导耐受。

那么，形成免疫耐受需要哪些条件？这些条件中，哪些条件能用中药去改善？如果吃猪肾炖杜仲，我们同时要开些什么药？这个患者形成免疫漂移的机制何在？究竟是免疫应答的哪一环出了问题？什么原因导致了B细胞克隆活化？比如，是皮质激素水平低了吗？这些问题，你都要去找答案。所以，要治愈自身免疫病是困难的，但是不是不能治愈的。这个内容，需要给大家专门开一门课，叫作"免疫药理学"。今后，会在我们一路健康APP博士班的高级课程中，专门给大家开一课，讲整个自身免疫病的治疗。

大家要记住，治疗自身免疫病最关键的一环是内分泌紊乱导致禁忌株的活化，从而导致免疫应答，导致炎症，然后出现了具体的症状。所以，治疗自身免疫病最关键的不是治症状，不是治炎症，不是治免疫应答，而是治禁忌株，治自身免疫应答的细胞群。这个细胞群，你要重新诱导它耐受，或者把它给敲掉。这个时候，如查抗体谱，自身抗体都会转阴。当然，导致禁忌株活化的原因就是它的微环境。这些免疫应答或者持续慢性的炎症，比如肝炎肝细胞坏死的抗原释放，这些用中药是有办法逆转的。我们中医治疗这些疾病，绝大多数大夫都是在改善症状，能治好的人没有几个。因为我们传统中医很难把对疾病的认知推到这个层面。为什么我们讲一定要中西汇通？原因就在这里。

如果以症状改善为标准，我们很多中医大家的治疗效果是非常好的。可是，当我们做随机双盲对照研究的时候，很多人是没效的，或者说效果是不明显的。为什么我们反复强调中医的效果要用生活质量改善来评估，要以证型改变来评估？因为我们经不起 CT 和病理的检验。你可以经得起症状的检验，患者症状减轻、水肿减轻了；你可以经得起化验的检验，患者的蛋白尿少了。但是，经不起病理的检验。你甚至可以经得起病理的检验，但是你会发现这个人的细胞株还在。你治疗类风湿、红斑狼疮，患者的红斑没有了，类风湿没有了，症状已经没有了，你去查血，SSA、SSB 还是阳性。真正的治愈是什么？SSA 阴性，SSB 阴性，ds-DNA 阴性，ANA 阴性，这些抗体谱都转阴了，这个细胞株才是真正被封闭了，这才是真正地把病治住了。但是，我们的中医基本上是不敢用这套标准评价的。这才是评价禁忌株，这才是真正把活化的禁忌株治好了。往后走，免疫应答减轻了，局部的红肿热痛、关节的炎症减轻了，症状减轻了，后面的这些都不是治疗疾病的根本。

大家听我说完，可能还是不知道具体的方法。为什么不知道呢？因为我们首先要讲西医免疫学的知识，然后讲中药药理学的知识，然后才会告诉大家怎么去治疗。这一个过程，要讲两三天。这是一门课，不是用几句话能说清的。如果两三句话就能说清楚，全国所有的医生都能够治好自身免疫病了。我们会逐步录这门课程，要花好多时间。大家首先要去看西医免疫学，知道整个免疫学的基本知识，然后看一下免疫药理学，然后我们再讲怎么样治疗。

我给大家举个例子，曾升平老师治类风湿关节炎，要治的整个免疫系统活化，要让这些针对自身免疫应答的类风湿关节炎 B 细胞全部活化。活化以后怎么办？再让这些细胞凋亡。当这些细胞全部凋亡之后，患者的类风湿就彻底治愈了。那么，为什么不凋亡呢？人体正常感染以后，白细胞达到 10×10^9 mol/L，感染一过去，白细胞又到了 6×10^9 mol/L，B 细胞自己就会凋亡。为什么它不凋亡？一是有抗原的持续存在，持续暴露抗原。二是凋亡的信号通路被关闭了。哪些中药能重新打开它的信号通路？这个问题很复杂。曾老师治类风湿越治越严重，患者疼得受不了，然后一身疼遍，突然之间不疼了。第二天与前一天相比，就像变了一个人。再一查，类风湿因子转阴了。这个问题无法一下子说清楚，这是治疗重大疑难疾病的方法。治疗重大疑难疾病，一个是我们讲的伏邪，一个是我们讲的中药免疫药理学，这两个是相互关联的课。那种说拿一个方、一个药就突然间把重大疑难疾病全治好了，没有这种事。

3. 学生问：我来问个关于瓜蒌瞿麦丸治疗前列腺的问题。说实在的，我是直接受益者，10 月 27 号做的 PET，前列腺已经正常了。我现在想问天花粉能吃多长时间？咱们一路健康 APP 上讲它对肝肾有伤害？我就想问这个问题。

吴师答：瓜蒌瞿麦丸是少阴病复形质的方，可治疗泌尿生殖系统的形质病，尤其适合阳虚型的前列腺肿瘤、前列腺癌。瓜蒌（天花粉）有副作用，第一，滑肠，吃多了容易形成腹泻。所以，柴胡桂枝干姜汤证便秘重用天花粉，腹泻重用干姜。但是，当用柴胡桂枝干姜汤、瓜蒌瞿麦丸配伍使用时，瓜蒌的滑肠作用不明显。瓜蒌性寒，若长期单独服用容易导致患者胃口不好、腹泻。瓜蒌瞿麦丸等处方配伍使用时，则没有问题。我的病人很多吃四五年，因为有的人肿瘤非常大，吃五六年也没有发现副作用。瓜蒌（天花粉）本是保肝药，不是肝损伤的药。第二，影响妊娠。瓜蒌的成分很复杂，含有葫芦素，也含有天花粉蛋白。瓜蒌（天花粉）促进子宫内膜剥脱最直接、最有效的成分不是葫芦素，而是天花粉蛋白。但是，如果静脉注射天花粉蛋白会过敏，不然就会将其做成引产成药了。如果口服，蛋白质入胃之后，被降解为氨基酸，就没有生理活性了。所以，口服瓜蒌（天花粉）的主要有效成分是葫芦素。正是这个原因，我们用瓜蒌瞿麦丸治肿瘤时剂量大、服用时间长。瓜蒌属葫芦科，其中含的葫芦素能够抑制子宫内膜，主要的作用是影响妊娠，影响受孕。对于男性来讲，就没有这个副作用。至于滑肠的副作用，配上山药、茯苓、附子等药，服用 3 年、5 年没有影响，很安全。

4. 学生问：吴老师，您好。我是搞肾病的，肾囊肿目前没有太好的治疗方法。我看咱们太湖学院的验方有一个化血煎，不知道能不能用?

吴师答：化血煎治肾囊肿的效果不好，我给你介绍一个方子治肾囊肿。肾囊肿是先天形成的，是胚胎发育时形成的，随着尿液的潴留，会看到囊肿越来越大。有没有办法治疗？肾囊肿发生在肾脏，是个少阴病。少阴病利尿不外乎是急则温之——真武汤，缓则补之——肾气丸。我告诉你一个办法，用十味肾气丸（济生肾气丸）就有效。吃一段时间之后，大部分人的肾囊肿就会缩小。其实不是缩小了，而是潴留的尿少了，肾囊肿看着就小了。

学生问：大概吃多久才见好?

吴师答：最快的吃 1 个月，有的人肾囊肿就小了。若要效果持续，服用 100 天，复形质百日为期。1 个月后可去查 B 超，如有效肾囊肿就会缩小。

大家看这个病的辨证简单吧，肾囊肿长在肾上，病在脏，脏多虚证。肾囊肿是长期形成的，是个慢性病，不是急温之，而要缓补之。长在肾脏是个少阴病，少阴病有水，缓补之不就是用肾气丸吗？这种患者大部分都阳虚，这就是肾气丸证啊！为了加强疗效，加牛膝引药下行，加车前子增强利尿作用，这就是济生肾气丸啊！其实，根据病理和叙述的病情，不看舌脉，大部分人的处方都能开出去。中医学到一定程度的时候，不用非得要看舌、摸脉。不看舌、不摸脉，不见得就没有辨证论治。

5. **学生问**：老师，我有 3 个小问题。第一个问题，我看方剂书里八味肾气丸写的是用肉桂，我自己也习惯用肉桂，但是我看吴老师写的一直是用桂枝。第二问题，十味肾气丸里的牛膝、车前子，我习惯用怀牛膝，不知道吴老师对怀牛膝、川牛膝有什么看法？我用镇肝熄风汤，给一个患者治疗肝阳上亢型的高血压，用怀牛膝的效果就很好，但是用川牛膝时血压就上升。还一个问题，按照五行制化，炙甘草汤是治心的，但书中讲亦治肺痿？我就不好理解它为什么能治肺痿？

吴师答：好，3 个问题。第一个问题，肾气丸用桂枝还是用肉桂？肾气丸可以用生地，也可以用熟地；可以用肉桂，也可以用桂枝。如果用熟地、肉桂是偏补的。你去看《伤寒杂病论》，张仲景是没有区分的，全书查不到肉桂，那个时候的书没有肉桂。其实，大家可以选肉桂，也可以选桂枝。什么时候选桂枝？比如刚才讲的肾囊肿，需要温阳行水的时候，可用桂枝；如果需要引火归元的时候，可用肉桂。为什么我写桂枝呢？因为《伤寒杂病论》里找不到肉桂啊，我若写成肉桂，不就是把书改了吗？

第二个问题，引血、引火下行，怀牛膝的作用强于川牛膝；强筋健骨，川牛膝的作用强于怀牛膝。所以，你用镇肝熄风汤时，会有那种情况。

学生问： 我用怀牛膝时血压就下来了，一改川牛膝血压就上去了。

吴师答： 我给你讲了啊，川牛膝更偏于强筋健骨，怀牛膝更偏重于引血下行。这两个药各有特点，你知道方药中的苍牛防己汤用的是什么吗？川牛膝、怀牛膝两个一起用，剂量还特别大，用 30g 川牛膝、30g 怀牛膝，就是因为各自的作用不一样。比如，我治肝硬化喜欢用怀牛膝，少用川牛膝。为什么呢？因为门脉高压。

学生说： "我理解了，引血下行。"

吴师答： 大家知道木防己汤能治什么吗？能治肺心病。什么叫肺心病？肺动脉高压。肺心病可用木防己汤加减，治疗肺动脉高压。门脉高压也可用防己，用防己配牛膝，比如苍牛防己汤。为什么方中用苍术、白术？肝硬化低蛋白，这两个药可升高蛋白。方用两个降低门脉压的药，加两个升高蛋白的药。因为肝硬化脾亢，可出现贫血，可加鸡血藤养血。患者腹压升高容易形成腹水，加大腹皮降低腹压。中医的那套理论，用西医分析也是这样，不学中医你都开得出苍牛防己汤。来了一个肝硬化患者，用牛膝引血下行，可降低门脉压；用防己也能降低门脉压，在肺动脉用木防己汤，治肺心病，在肝脏用牛膝配防己，降低肝的门脉压；大腹皮能够降低腹压；加白术，能够提高蛋白，治疗肝硬化的低蛋白血症；肝硬化脾亢、贫血，可加鸡血藤养血。西医治疗也是这些方法，如果把西医学懂了，自己都可以组方，而且有效，见效特别直接。

第三个问题，炙甘草汤为什么可以治肺痿。我们讲过《素问·阴阳应象大论》，上半身法天属阳，下半身法地属阴。上半身法天属阳，太阴包着少阴。我们讲六经辨证源自《黄帝内经》中的两篇：《素问·阴阳应象大论》与《素问·阴阳离合论》。你没听过我们的《内经发挥》

吧？《内经发挥》中讲了《素问》与《灵枢经》的阴阳 7 篇。其中，《素问·阴阳应象大论》讲上半身法天属阳，所以用树枝；下半身法地属阴，所以用树根。附子是树根，桂枝是树枝，树枝里面是少阴心，外面包着太阴。所以，在治太阴肺的时候，可以温少阴。这样也就明白了为什么泽漆汤用桂枝。泽漆汤为什么用桂枝？小青龙汤为什么用桂枝？还是不知道？我都讲了啊，太阴包着少阴。再给你举个补中汤的例子，昨天讲近效术附汤，我们又叫补中汤，用白术配附子。腹部（肠）是太阴，中间的肚脐是少阴，当治肠子的病治不了的时候，来几克附子，用白术配附片，这就是近效术附汤，我们又叫补中汤。在下焦，当温太阴解决不了问题的时候，加几克附子。同样的，在上焦，当温太阴不见效的时候，加几克桂枝。其余的药都是温太阴的，加些桂枝、甘草、阿胶等走少阴经的药，能够帮助补太阴。炙甘草汤治肺痿与术附汤用附子暖中补肌，道理是一样的。

我反复给大家讲太阴包着少阴，牙齿里面是少阴，外面都是肉（太阴）；鼻子属太阴肺，中间的人中沟属少阴。这是望诊的内容，我们的望诊讲了明堂厥庭诊法，上面是三阳，下面是三阴。不仅前面，后面也一样，整个人体都是这么构造的。现在你能够明白为什么用炙甘草汤了吗？还是没明白？

学生答： 我再琢磨一下。

吴师答： 不要琢磨了，您可以直接去一路健康 APP 去听"重订伤寒杂病论（下）"，把昨天讲的课倒回来再听听。

附录三　课后答疑（三）

1. 学生问：老师，您好，我一直想问一个问题：《金匮要略·脏腑经络先后病脉证第一》讲"夫肝之病，补用酸，助用焦苦……"《黄帝内经》讲的"肝欲散，急食辛以散之，以辛补之，酸泻之……"这两处都讲五味，但是，两本书中讲的配伍和所谓的补泻，一直让我有些迷惑。另外，《黄帝内经》与《辅行诀》有一个问题，《黄帝内经》中酸是肝，《辅行诀》里酸是肝吗？

吴师答：《伤寒杂病论》这段话讲的是肝病的实证，《黄帝内经》这段话讲的是肝病的虚证。关于《伤寒杂病论》讲肝病的实证，我给你举个例子，黄芩汤用黄芩、芍药、甘草、大枣，没有用辛药。《黄帝内经》讲的是肝病虚证，柴胡桂枝干姜汤才用了辛药。

关于《辅行诀》的问题，分歧非常大，很多人认为《辅行诀》是一本伪书，也有很多人认为《辅行诀》是一个重大发现。大家有没有想过？《辅行诀》是有助于提高临床疗效，还是有助于提高理论水平？主要还是理论方面吧。我大概看了《辅行诀》，可能是我理解得不多，研究得不深，个人的感觉是没有看到理论的升华，也没有看到临床疗效的提高。至少对我的伤寒理论修养和临床疗效没有任何的帮助。所以，我对《辅行诀》是看过，不研究。如果要了解《辅行诀》，可以去学习对它有深入研究的人，比如张大昌先生和他的弟子，看看能不能提高你的理论修养和临床疗效。这个问题我回答不了，我不研究《辅行诀》，我倾向于它是伪书。

2. 学生问：关于您讲的阴阳毒，对于急性白血病正在进行化疗的，需不需要用雄黄以提高疗效？如果化疗以后，病人身体比较虚，是继续用雄黄还是用补益的药物去调理呢？

吴师答：首先，M3型白血病不需要化疗。M3型白血病首选的治疗方案是用砷制剂和全反式维A酸。其次，对于肿瘤这类疾病，要看是因虚致实，还是因实致虚。我们看到好多肿瘤病人，比如血液系统的肿瘤，虚证是一定存在的，由于肿瘤导致患者的血三系异常，如果肿瘤不缓解，血三系的异常是不会好的。所以，我个人更倾向于："除非补虚能够控制的肿瘤，原则上我们治疗肿瘤是以攻邪为主，兼顾扶正"。什么叫作"补虚能够控制的肿瘤"？就是通过补虚，肿瘤能够缩小，能够控制和缓解。比如胃癌，用六君子汤加半枝莲、白花蛇舌草治疗胃癌都有效，我们的验方滋生流气饮就是治疗胃癌的。因为胃癌属于土，所以通过补虚治疗胃癌都有效。但是，我可以告诉大家："补虚对绝大部分肿瘤是没有控制作用的，患者的虚证是因为肿瘤消耗所引起的。"现代医学研究发现肿瘤的早期，并没有免疫抑制或者免疫缺陷。按照中医的说法，"邪之所凑，其气必虚"，因为体虚才会得肿瘤。但是，现代的研究发现，肿瘤的早期并没有发现病人有营养代谢异常，没有免疫系统的免疫抑制或者免疫缺陷。患者的虚损是随着肿瘤的进展才出现的恶病质、营养不良以及免疫抑制。在确诊肿瘤之前，患者就像正常人一样，这也是肿瘤早期不容易发现的原因。所以，对于绝大多数的肿瘤，虚不是它的根本原因。

3. 学生问：老师，我有一个同学的父亲是 M2 型白血病，这与 M3 型白血病在治法上有什么区别？

吴师答：砷制剂治疗 M3 型白血病的效果好，用砷制剂（三氧化二砷）疗效最好的是 M3 型白血病。升麻鳖甲汤也可以治疗淋巴瘤，但是对淋巴瘤的疗效不好。为什么对淋巴瘤的疗效不好？我们做的一个研究发现，这是因为 STAT3 基因活化了。STAT3 基因活化了，我们就用砷制剂配瓜蒌，瓜蒌含有的葫芦素 B 能够增强砷制剂的疗效。为什么用瓜蒌配砷制剂呢？因为淋巴瘤表现为瘰疬，属于中医讲的痰。砷制剂怕便秘积蓄中毒，青黛可以通大便，瓜蒌也可以通大便。青黛通大便更擅长于凉血，青黛还治斑疹。青黛配雄黄治疗 M3 型白血病，M3 型白血病表现为出血。但是淋巴瘤表现为瘰疬，浅表淋巴结肿大，更多地表现为痰，可用瓜蒌配砷制剂，疗效也可以提高。这是我们实验室做的研究。

大家有没有看出思路上有轻微的区别？升麻鳖甲汤可治疗 M3 型白血病，因为砷制剂有毒副作用，不能够便秘，必须配伍通便的药。通便药选了青黛，青黛的副作用是导致腹痛和腹泻。通便药那么多，为什么我们选了青黛？因为青黛能够清肝，能够凉血。肝藏血，青黛能够清肝凉血，白血病经常导致肝脾肿大，所以选用了青黛。但是淋巴瘤不一样，淋巴瘤不出血，表现为浅表淋巴结肿大，那么我们就选用瓜蒌。为什么用瓜蒌？因为瓜蒌既能够通大便，又能够化痰散结抗肿瘤。瓜蒌配雄黄，瓜蒌含有的葫芦素 B 能够抑制淋巴瘤的 STAT3 基因活化。STAT3 基因活化了就对砷制剂耐药，加上葫芦素 B，抑制了 STAT3 基因的活化，就能够恢复淋巴瘤对砷制剂的敏感性。这样处方就变了。升麻鳖甲汤治疗 M3 型白血病，应该加大青叶。我们讲托邪出来要加黄芩、大青叶，大青叶与青黛是一个药，青黛是大青叶的提取物。雄黄可以配大青叶，只是青黛的通便作用更强。如果是淋巴瘤，就用升麻鳖甲汤里的雄黄配瓜蒌。这两味药治的不是一个病，一个治疗出血，一个治疗淋巴肿大，处方肯定有变化。你问怎么加减，有什么异同，我就告诉你，你就把中医的理论想明白了，就会加减了。

4. 学生问：我提一个肾脏病方面的问题。西医认为慢性肾衰竭、慢性肾功能不全不可逆转，我们认为是不是可以部分逆转？中后期的弥漫性肾小球硬化、肾间质纤维化，能不能用伏邪的理论复形质，能不能用瓜蒌瞿麦丸等方子进行治疗？

吴师答： 慢性肾功能不全会出现尿素氮肌酐升高，中医讲属于痰浊上犯，用温胆汤就有效果，可再加土茯苓、苏叶、芦根等药。这是治标的办法，治本还是要治颗粒性肾固缩、治肾脏的纤维化。颗粒性肾固缩的肾脏变得非常僵硬，病在厥阴经，为厥阴入络。我们伏邪课中称之为伏邪成巢，要用活血通络软坚的药物，这是在治本。李侠老师在这方面做了很多研究，她刚刚在一路健康 APP 上讲过课。治本治的是伏邪成巢，伏邪入络。如果患者有免疫应答，还要去处理免疫应答。免疫应答导致肾小球硬化，导致肾功能的不全，这是疾病的不同阶段。

能不能用瓜蒌瞿麦丸治疗肾脏硬化、颗粒性肾固缩呢？瓜蒌瞿麦丸对免疫应答有一定的作用，方中的附子不同的剂量、不同的配伍，对免疫应答有调节作用。方中还有一些恢复肾功能的药物——山药、茯苓。但是，瓜蒌瞿麦丸抗纤维化的作用不强。如果主要矛盾表现为颗粒性肾固缩，一定要考虑厥阴入络，特别要使用抗纤维化的药物。中医抗纤维化的药物有很多，比如鳖甲、桃仁、土鳖虫、皂角刺、山慈姑等药都可以抗纤维化。临床可根据情况选用。我说的这几个药，每个药在《伤寒杂病论》中都有不同的方，要去使用。临床上不要泛泛地活血，那不行，单纯的活血还比较浅。中医的活血药差不多有 100 种，具体选哪个活血药是有讲究的。

5. 学生问：老师能不能讲解一下柴胡这个药？我注意到您对很多药，包括芍药都专门讲过用药法。柴胡很重要，有一个口诀说柴胡桂枝汤是补虚第一方。我用此方的时候，确实很好用，有很好的调气化的作用。但是我不知道柴胡的这种作用与附子的不同点是什么？我想听听您的一些观点。

吴师答：柴胡有几个比较独特的作用，第一，柴胡是一个解热剂，柴胡退热的效果好，柴胡注射液都用来退烧，这是柴胡的一个独特的功能。第二，柴胡有疏肝的作用，比如逍遥散，不用柴胡解热，而是用它的疏肝作用。柴胡具有保肝作用，但是对一部分人柴胡具有肝损伤。这个很正常，西医的硫普罗宁是个保肝药，还可以诱发重症肝炎，很多保肝药都有不同程度的肝损伤。所以，我个人对超大剂量地使用柴胡，持保留意见。有的人柴胡用到 60g、90g，我一般柴胡只用到 30g，而且是短暂的使用。有的中医柴胡剂量用得很大，可能见效很快，但是实际上超大剂量使用时，它的毒副反应没有经过严格的观察。过去都是门诊，也没有条件去严格观察。如果长期超大剂量地使用柴胡，需要小心。第三，柴胡有升阳的作用，有助于阳气的生发，最典型的方剂是补中益气汤，四逆散也是一个舒达阳气的处方。第四，湿热病用柴胡没问题，温热病用柴胡要小心截肝阴。温病有湿热病、温热病，温热病阴虚之人用了柴胡劫肝阴，会升高血压。如果本身就是阴虚风动的人，用柴胡会升高血压，一吃血压飙到 180mmHg，很难受。普通的人用柴胡劫不劫肝阴？我们没有看到普通人用柴胡劫肝阴的例子。第五，有一部分人用了柴胡配附子不舒服。我个人很少用柴胡配附子。《伤寒杂病论》有没有柴胡配附子的处方？有，四逆散的加减法里有，那也是短期的使用。如果用柴胡配附子，要注意有的人吃了特别难受。第六，关于柴胡的补性，其实道家有传承，道家不用柴胡，而用茵陈、苏叶等药。《伤寒杂病论》的王不留行散有口诀，几月几日采什么药都有要求，这是另外的一套系统，认为这样对人体有一些特殊的反应。在道家的医学里，有一些与普通中医认知不一样的内容。就像您说的柴胡有补性，但是道家不用柴胡而用茵陈，用苗和成熟的茵陈，什么时间采、怎么采，都有一套的方法。道家用茵陈、苏叶、艾叶，道家艾叶的用法也很特殊，但是我们是讲普通中医，就不涉及这些问题。这是我对柴胡的大体认识。

学生问：老师，我继续这个问题。我用柴胡、桂枝的时候，有时候量并不大，病人吃了以后非常困，好像有一种充电的效应。病人失眠或者不失眠，用了柴胡、桂枝之后就很困，睡觉之后会恢复得很好。虽然用了有效，但是我不知道桂枝和柴胡为什么会这样？

吴师答：柴胡、桂枝都有镇静作用。柴胡的一个作用就是解热、镇静、镇痛，桂枝也是镇静剂。我们讲过麻黄汤，方中的麻黄是个兴奋剂，桂枝是个镇静剂。防己地黄汤治疗狂行独语，就是利用桂枝的镇静作用。柴胡桂枝汤有镇静的作用，所以有人用柴胡桂枝汤治癫痫，利用它的镇静作用，抑制神经系统的传递。方中的芍药也有镇静作用，能够抑制心脏的传导，所以房室传导阻滞，一般不用芍药。《伤寒杂病论》中治疗心悸多不用芍药，比如炙甘草汤。

柴胡桂枝汤有镇静作用，可抑制神经系统的兴奋性。所以，病人吃了您开的处方会困。癫痫都可用柴胡桂枝汤，但是若是治疗癫痫，柴胡桂枝龙骨牡蛎汤更加全面。可加龙骨、牡蛎、铅丹，可加大黄通大便，大黄也有镇静的作用，能治疗阳明谵语。

6. **学生问**：老师您好，我想问一个问题。2009 年，一个非常偶然的机会。我看到一个输尿管结石的患者，他头一天晚上因为肾绞痛住院，第二天我给他开了四逆散加香附，结果当晚就排下了结石。我大致的考虑是输尿管在少阳经的部位，所以用了四逆散。但是，书上一直都是说四逆散入少阴经。后来我经常用四逆散治疗输尿管结石和肾结石，只要对于不是特别大的，0.6cm 左右的结石几乎都有效。今天听您讲四逆散时是一个少阳方。我现在就不清楚了，为什么治疗肾结石的时候也可以用四逆散？还有一个问题，输尿管和肾的经络是在少阴肾，还是在少阳经？

吴师答：要让结石下来，需要注意 3 个方面。第一，结石要动。如果结石在局部停留久了，会与输尿管粘连，在那成巢了就不动，不动就排不掉。此时要活血，要让结石动。第二，要通，要扩张输尿管。四逆

散就具有扩张平滑肌的作用，可使输尿管扩张，还可加木香、乌药等
药，这些药能够扩张平滑肌。若要通，就要扩大平滑肌，最大不是
0.6cm，0.8~1cm的结石都可排出来，首先要保证输尿管充分地扩张。
第三，要冲。若让结石动，首先要缓解它与周围的粘连，再扩张输尿
管，然后尿一冲，就排下来了。四逆散就能扩张平滑肌。用西医的观点
解释中药，其实更直接。

　　7. 学生问：谢谢老师！我学了伏邪课程，感受真的非常深刻。但
是我有一个小疑问，按照《温病条辨》所讲，温病应该是卫气营血辨
证，可是老师讲的伏邪是寒温一统，讲温病的时候是三阴出少阳，所以
您多用黄芩、大青叶等清少阳相火的药物。可是，叶天士、吴鞠通会用
金银花、连翘等其他的药。我有些不明白。而且我一直认为卫气营血的
气，归到六经应该是阳明经。

　　吴师答：卫气营血的气归在阳明经，这个对。

　　温病包含了三大类别。第一类是温热病。叶天士与弟子在太湖泛
舟，他在船上讲，弟子拿笔记，形成了一本书是《温热论》，主要治
温热病，用卫气营血辨证。第二类是湿热病。吴鞠通在《温热论》的
基础上又有很大的发展，引入了湿热病。湿热病主要用三焦辨证——
上焦、中焦、下焦。三焦辨证在《伤寒杂病论》中就有，吴鞠通把他
系统化了。卫气营血与三焦辨证是通的，卫在上焦，气在中焦，营血
在下焦。中医所有的辨证方法都是通的，只是侧重不同而已，不通不
就不自相矛盾了吗？第三类是伏气病。我们把温热病、湿热病称为新
感病，温病主要分了伏气病、新感温热病和新感湿热病。伏气病的特
点是从营血分往外发，发到少阳。为什么发到少阳呢？寒邪化火必须
经过少阳经。伤寒化火，要经过少阳经，先感冒几天，然后口苦、嗓
子不舒服，随后开始发烧。为什么寒邪化火呢？因为冬伤于寒，春必
病温。

　　化火要经过少阳经，但是发出少阳之后，是不是热就一直在少阳经
呢？不是。若不清就传到阳明，要用石膏、知母，再过几天大便不好
结，就要用大黄。所以，中医各家治伏邪温病，所有的方都以黄芩汤为
基础，最有代表性的柳宝怡、吴又可等人都是以黄芩汤为基础。区别就
是柳宝怡治的伏邪温病偏阴虚，所以加玄参、豆豉等药，可补肾，治疗

冬不藏精；吴又可治的伏邪温病偏湿热，所以用草果、槟榔、厚朴等药。吴又可用草果、槟榔、厚朴加黄芩、芍药，还是从少阳经去治。伏邪从少阳转出之后，有可能就发烧了，发烧加石膏、知母，过几天便秘了，再加大黄。阳明病就是如此，先发烧后便秘，先用石膏、知母，后用大黄。伏邪通过少阳经活化，发出来之后会传变，这是正常的传变。伏邪从少阳转出之后，也可以兼太阳表证，出现皮疹、瘙痒等症状。如果兼有太阳表证，则是在卫分，可加一些卫分的药，比如荆芥、金银花、连翘、薄荷等药。

8. 学生问：老师您好，能否讲解一下无痛性的血尿？

吴师答：无痛性血尿未必是肾小球肾炎，首先要辨别是不是肿瘤、泌尿系统结核或者与免疫相关的肾脏病。如果是与免疫相关的肾脏病，止血不是最重要的，首先要处理免疫应答。因为一般表现为镜下血尿或者洗肉水样的血尿，出血量并不大，关键是抑制免疫应答，这才是最关键的。抑制免疫应答有专门的药，阳虚、阴虚都可导致自身免疫病。阳虚用药以附子为主，它对免疫应答的作用与剂量相关；阴虚可用丹皮、生地、黄芩等药。这些都是伏邪课中的内容。

9. 学生问：吴老师您好，能不能稍微介绍一下脑梗死的治疗思路？

吴师答：脑梗死需要看是在急性期，还是在恢复期啊，恢复期要恢复神经系统的功能，急性期则要解决血栓的问题。

如果要解决恢复期的问题，一是要刺激患者的神经，可以扎针灸，也可以用麻黄，还可以用马钱子。马钱子中毒的反应就是抽搐，可以内服马钱子，但是要严格炮制与控制剂量。二是要恢复肌肉功能。《金匮要略》续命汤也可治恢复期的脑梗，脑梗死患者长久卧床，肌肉功能减退，造成肌萎缩，续命汤能够补脾，可促进肌肉功能的恢复，方中还有一些能促进神经递质的药物。《金匮要略》续命汤中麻黄的作用，类似于扎针灸，人参、白术、干姜的作用类似按摩，刺激肌肉。三是要防治感染。长久卧床容易感染，发生呼吸道感染、坠积性肺炎等疾病，续命汤中有石膏，这是个抗感染的药物。这是以续命汤为例，讲一下脑梗恢复期的治疗方法。

脑梗死急性期关键是打通血栓。血栓首先是血小板的聚集性增加，如果患者的血小板高，抗血小板的一个特异性中药是水蛭。关于打通血栓的办法，王清任、张锡纯、吴鞠通都讲了很多。西医的办法也很多，西医打通血栓更直接，前提是发病时间短。如果时间长可用中药，比如王清任的补阳还五汤等很多处方。

学生问：吴老师您讲的都是已经发生了脑梗死，有急性期、慢性期。如果只是查出来血管有一点堵，还没有发生脑梗呢？

吴师答：血管一堵就是梗了啊，您是不是讲血管狭窄？

学生答：对，是血管狭窄。

吴师答：血管狭窄，需要把血管打通啊！脑梗多发生在晚上，因为晚上气血流动慢。您说的这种情况，可用补阳还五汤化裁。当然，需要加活血的药，若是寒性收引，则需用温药。当归四逆散就可治疗血管的寒性收引。方中的通草通血管的作用比较强，我通常用 30~50g。通草很轻，30~50g 通草与其他药一起，无法一锅熬，可以先把通草熬一遍，捞出通草，再熬其他的药。如果开 3g 通草，那是治温病，可以利尿，黄芩、滑石、通草是温病的固定配伍。

10. **学生问**：现在好多人有胆囊息肉，如果息肉大了，一些人要把胆囊切除。能不能不切除？

吴师答：胆囊息肉大于 1cm 担心要得胆囊癌。3cm 的息肉很容易得胆囊癌，那个位置不好取病理，胆囊癌的生存期又短。手术切除了，病可以好，为什么就一定不能切呢？你非要用中药治疗胆囊癌，治上半年，可能患者就死亡了。

学生说：切除之后有很多后遗症。

吴师答：当然有后遗症了，切哪里都会有后遗症啊。这种病人的胆囊息肉具有多发性，如果息肉没有表现出恶性的征象，可用济生乌梅丸，再从少阳经去化裁治疗。我们讲过济生乌梅丸。如果息肉长到 2cm 之上，明显合并 CA199 升高，高度怀疑是一个胆囊癌。此时为什么不能切呢？切了有副作用，但是不切，患者半年后就死亡了。

学生说：因为现在胆囊息肉小，只有 0.5cm，所以有不切的想法。

吴师答：小于 1cm，你可以用中药治疗，我们讲过济生乌梅丸啊，用它化裁就有效。如果都考虑胆囊癌了，不得说非得不切啊！不能排斥西医。我觉得中医不能排斥西医，西医也不能排斥中医。切了胆囊之后的脂肪泻，中药的疗效就很好。西医的副反应，中药也能解决。

学生问：如果说是肝囊肿呢？

吴师答：小的肝囊肿根本不用治，它与肾囊肿一样，都是先天发育形成的。患者的腺管没有通，囊肿主要是有积液。但是，肾囊肿在肾，可用济生肾气丸等化裁，肝囊肿则在肝，两病的治法不一样。

11. **学生问**：现在甲状腺结节的发病率大幅升高，如果是单发的结节，就考虑可能有甲状腺癌。传统中医治疗甲状腺结节（瘿瘤）会用一些化痰的药，比如海藻。但是，大剂量的碘可能会诱发甲状腺免疫的异常。我想问的是这种含碘性的中药能否用于单纯的甲状腺结节？另外，这种甲状腺结节，我们临床如何辨证治疗？

吴师答：这种甲状腺结节，需考虑是不是甲状腺腺瘤或者甲状腺癌。为什么现在甲状腺疾病大幅增加呢？第一，与情绪和工作压力有关。情绪与压力能够通过边缘系统影响到内分泌，导致甲状腺素、性激素分泌的改变。第二，甲状腺是雌激素的靶器官，现在我们的食品雌激素含量高。比如，为了让猪、鸡长得快，有人用激素喂养，人吃了之后，摄入的雌激素过量。甲状腺长在任脉上，任脉上的器官都受雌激素的支配，比如心脏病、胃癌（男性多得）都受雌激素的支配。甲状腺是一个雌激素的靶器官，含有雌激素受体，雌激素可促进甲状腺细胞的生长。现在，我们摄入的雌激素太多了，所以花样美男多，女性也漂亮，肤色也好，但相关的癌症也多了。

至于中医治疗的方法，如果是甲状腺腺瘤或者恶性甲状腺癌，不宜食用过多的海藻、昆布等含碘的药物，它们对甲状腺都有刺激作用。一个基本的方法是可用抗甲状腺的药物。最典型的处方是三子养亲汤，方中的白芥子、莱菔子都含芥子素，区别是莱菔子有理气的作用，白芥子含有的芥子素更多一些。因为含有芥子素，小剂量的白芥子也可以开胃，促进消化。此外，还可用一些厥阴病的药。厥阴的药有很多，白头翁是厥阴经的药，就可治疗甲状腺癌。大剂量的蒲公英、川楝子、青皮、炮姜都能够抑制甲状腺。阳和汤就用了白芥子与炮姜。如果考虑是甲状腺腺瘤，可从这个角度去治。

甲状腺疾病与乳腺增生有共同点，也有区别。共同点是都受情绪影响，都受雌激素的影响，都可以从肝、肾去治疗。区别是部位不同，一个是乳腺，一个是甲状腺，甲状腺有自己独特的用药。

总的来讲，甲状腺肿瘤是一个恶性程度很低的肿瘤，除了髓样癌，治疗效果还是可以的。一部分甲状腺结节吃中药可以彻底消掉。还有一部分结节不是腺瘤，而是属于结节性甲状腺肿，有的说属于甲状腺的炎症。这种疾病，若按上面的思路治疗，结节消不掉，需要从炎症的角度治疗。这种炎症很安全，也没有太大的问题。但是，若使用大剂量的海藻、昆布，可能会有影响，一定要思考一下。

附录四　从感冒看六经模型

六经辨证的太阳、太阴都是开，三阳的开是太阳，三阴的开是太阴。很多人学了六经辨证，不理解太阳病明明就是脏腑辨证的太阴肺病啊，而且太阴病篇也没有讲肺，讲的都是太阴脾。那么，我们就给大家讲一讲（图15）。

我们就讲一个病——急性上呼吸道感染，这是六经辨证最经典的太阳病。急性上呼吸道感染有狭义的感冒，还有广义的流感，都属于急性上呼吸道感染。急性上呼吸道感染的症状：第一，鼻炎和咽炎，这是急性上呼吸道的症状；第二，感染中毒症状，包括寒战、发热、肌肉酸疼；第三，继发下呼吸道和胃肠道症状。

由病毒感染引起的感冒，初期表现为急性的鼻炎、咽炎。急性鼻炎、咽炎和中毒感染症状最常见的是鼻塞、发热、寒战、肌肉酸疼，我们叫太阳病。

有人问为什么不直接归在脏腑辨证的肺？为什么整出个太阳病？这里有个问题，如果直接归在肺，寒战、发热怎么解释？尚且可说肺主皮毛。肌肉酸疼又怎么解释？感冒经常见到肌肉酸疼，如果归在肺，这个怎么解释？比如"发汗后，身疼痛，脉沉迟者，桂枝加芍药生姜各一两人参三两新加汤主之。"这条可治肌肉酸疼，怎么解释？这是第一个问题。

急性的鼻炎或者伴有咽炎，病人可以继发下呼吸道的症状，也可以出现消化道的症状（胃肠型感冒），我们叫作开太阴——太阴肺和太阴脾。这是我们讲过的卫出上焦、卫出中焦。有人说《伤寒杂病论》讲太阴病没有讲太阴肺。讲了啊！甘草干姜汤治肺痿，这就是太阴病啊。干姜、细辛、五味子就治痰饮咳嗽。

急性上呼吸道感染有一个特点：容易引起慢性阻塞性肺病的急性发作。就是感冒可以引起慢性支气管炎、肺气肿、支气管哮喘、肺心病的急性发作。比如，我们讲过小青龙汤、厚朴麻黄汤如何去截断，防止急性上呼吸道感冒引发慢性阻塞性肺病的急性发作。

《伤寒杂病论》通过太阳病，把继发的呼吸道症状与消化道症状做了区别。这样做有一个重要的意义：在解释急性上呼吸道感染的症状时是完备的，包括感染中毒症状，也可以很清晰地解释出来。所以，《伤寒杂病论》告诉我们"发汗后，身疼痛，脉沉迟者，桂枝加芍药生姜各一两人参三两新加汤主之"；告诉我们继发的消化道症状，可以用葛根汤。这就是《伤寒杂病论》讲的"太阳与阳明合病者，必自下利，葛根汤主之""太阳与阳明合病，不下利但呕者，葛根加半夏汤主之"。这两个方就可治疗病毒感染导致的肠炎和胃肠炎。感冒合并了肠炎和胃肠炎，就是我们讲的胃肠型感冒。肠炎是"必自下利""不自利，但呕者"是合并胃炎。为什么叫太阳与阳明合病呢？因为呕吐、下利的病位发在阳明，但是本质上是一个太阳病，是个胃肠型感染。

为什么张仲景要构建六经模型，把太阳病专门立出来？因为当构建了六经模型以后，能够很清楚地说明疾病的传变。我们就以感冒（急性上呼吸道感染）为例，来讲太阳病的意义。

急性上呼吸道感染容易诱发病毒性心肌炎和急性肾小球肾炎。很多小孩感冒以后，发生病毒性心肌炎、肾小球肾炎。从中医上讲，因为太阳之下，即是少阴，太阳陷入少阴。太阳与少阴为表里，课中已详细讲解，这里不再重复。至于太阳与太阴的关系，肺与脾的关系，刚才已经讲了。

急性病毒感染还有两个特点。第一，可以伴随结膜炎，出现眼结膜的充血、怕光、流眼泪。第二继发细菌感染，合并中耳炎。《伤寒杂病论》讲"少阳之为病，口苦咽干目眩也""少阳病，两耳无所闻"，这就叫作传少阳。

病毒感染以后继发细菌感染，患者可以出现大热、大渴、大汗、脉洪大、大便干结、严重的咳嗽等症状，我们叫作传入阳明。此即为《伤寒杂病论》中的麻杏石甘汤证、白虎汤证和承气汤证。

还有一种呼吸道的感染是支原体肺炎，支原体感染的症状也表现为急性上呼吸道的感染（鼻炎、咽炎）。这种病表现为咳嗽、咳痰清稀，常见于免疫功能低下的人。换言之，中医讲的脾虚之人容易发生支原体感染。这种咳嗽往往表现为一个间质性炎症。脾主气，免疫功能与脾相关。因为脾虚，膀胱稳定性差，膀胱括约肌功能差，一咳嗽、一打喷嚏尿就出来了，尤其多见与支原体感染。这种咳嗽，《黄帝内经》叫"膀胱咳"，《伤寒杂病论》叫"膀胱蓄水"。

太阳腑证除了膀胱蓄水，还有膀胱蓄血。有的急性上呼吸道感染是由腺病毒引起的。腺病毒引起的感冒一部分人会出现中枢症状，甚至出现脑膜炎和出血性膀胱炎。这就是《伤寒杂病论》讲的膀胱蓄血——"少腹急结，其人如狂"。

我们以普通感冒为基础给大家讲六经。感冒治的是广义感冒，就是急性上呼吸道病毒感染和流行性感冒。感冒导致上呼吸道感染，出现鼻炎，也可合并咽炎。感冒包括感染中毒症状：发热、寒战、肌肉酸疼。为什么肌肉酸疼？我们在课中讲过，因为脾主肌肉，比如桂枝加芍药生姜人参新加汤证。这是感冒的一个基本症状。

有的感冒合并眼结膜炎，出现眼结膜的充血、流泪、畏光，我们认为合并了少阳病。还有人合并咽炎、喉炎，还有人继发细菌性感染引起中耳炎。"少阳之为病、口苦咽干目眩也""少阳病两耳无所闻"，这是少阳病。

有一部分人继发下呼吸道细菌性感染，出现肺炎，比如麻杏石甘汤证、白虎汤证。大热、大渴、大汗、脉洪大、便秘、气紧咳嗽，病位阳明，分阳明在经在腑，这是合并了阳明病。

有一部分慢阻肺患者被急性的病毒感染诱发，出现慢性支气管炎、肺气肿、肺心病、支气管哮喘的急性发作。这是太阴病，比如厚朴麻黄汤证。还有的人表现为消化道症状，"太阳与阳明合病者，必自下利，葛根汤主之""太阳与阳明合病，不下利但呕者，葛根加半夏汤主之"。当用完葛根汤或葛根加半夏汤之后，有的患者腹泻、呕吐止住了，表现为腹胀、不欲饮食，这叫"发汗后，腹胀满者，厚朴生姜半夏甘草人参汤主之"。因为本是脾虚之人。

如果合并了病毒性心肌炎或者肾小球肾炎，那是传入了少阴。传入少阴可以出现心悸，比如葛根黄芩黄连汤证；可以出现水肿，比如麻黄附子甘草汤证，或者越婢汤化裁的处方证。

如果患者免疫功能低下，平时就是脾虚之人，容易出现支原体感染，严格意义上讲这不是感冒。感冒是急性上呼吸道的病毒感染，支原体感染也出现与呼吸道病毒感染一样的经过。但是支原体感染合并咳嗽，咳嗽引起小便不利、咳而遗尿，这是膀胱蓄水的五苓散证。如果按照病位严格来讲，这是一个内证，但是病毒感染也可以引起。脾虚之人病毒感染，也可引起咳而遗尿、打喷嚏遗尿，我们叫作膀胱咳。因为脾虚之人的膀胱肌力差，膀胱括约肌功能差，当腹压增高的时候，膀胱括约肌收缩力不利，尿就出来了。只不过脾虚之人免疫功能低下，更容易发生支原体感染，其实病毒感染也可以导致咳而遗尿。所以五苓散中有白术。

如果感冒的病原体是腺病毒感染、流感病毒感染，尤其多见于腺病毒感染，出现病毒性脑膜炎、出血性膀胱炎，"少腹急结，其人如狂"，这是太阳病的膀胱蓄血。

还有一些少见病毒，比如单纯疱疹病毒、EB病毒表现为湿重。单纯疱疹病毒导致口咽部疱疹，里面都是水，我们叫作加湿的感冒，为麻杏薏甘汤证。

还有呼肠弧病毒引起的呼吸道和肠道症状，比如前面讲的葛根汤证。

关于膀胱蓄血，有一点需要给大家讲清楚。膀胱蓄血有桃核承气汤证、抵当汤（丸）证。两者有什么不同？第一，桃核承气汤证是桂枝证，抵当汤（丸）没有桂枝，不是桂枝证；第二，抵当汤（丸）是水蛭证，水蛭有抑制血小板的特异性作用。桃核承气汤没有水蛭，这是第二个区别。两方都用桃仁、大黄活血通腑，治疗下焦蓄血，一方是用水蛭、虻虫，是水蛭证；一方用桂枝、甘草、芒硝，是桂枝证。这是桃核承气汤与抵当汤（丸）的区别。

桃核承气汤与桂枝茯苓丸的区别：一个有便秘，用大黄、芒硝、甘草；一个不伴有便秘，用丹皮、芍药、茯苓活血健脾。脾主肌肉，所以桂枝茯苓丸常用来治疗子宫肌瘤。如果大便秘结，就可用桃核承气汤。为什么叫桃核承气汤？因为方用桃仁、桂枝加调胃承气汤（大黄、芒硝、甘草），所以叫桃核承气汤。

一个简单的感冒，我们可以用六经很清楚地说明疾病的传变过程。无论是脏腑辨证，还是卫气营血，都不能很清楚地说明疾病的传变过程。如果把感冒归在太阴肺，很多感冒不咳嗽，很多感冒直接传为急性肾小球肾炎、心肌炎，那你怎么说是太阴肺病？

　　六经与脏腑辨证、卫气营血辨证、三焦辨证不矛盾。这些疾病模型之间不矛盾的。但是，六经可以更好地分析解释疾病的传变过程。我们可以用六经统寒温，统脏腑、三焦、卫气营血。可以在六经的基础上，考虑脏腑、三焦、卫气营血的特点。每种辨证方法都有存在的价值，但是我们需要找一种更朴实的方法，把它们统一起来，更系统完整地认识中医的生理、病理，认识疾病的传变与转归，同时不失去各种辨证方法的特点。目前唯一可以达到这个目的的疾病模型，就是六经辨证模型。

　　六经与脏腑的关系是什么？第一，阴阳化生五行，五行运化六气。功能性的疾病表现为风寒火热燥湿六气的改变，自然界的风寒火热燥湿与人的风寒火热燥湿相沟通。第二，人体是以脏腑为容器，以气血精津液为原料，以六经为通道。六经联络脏腑、气血精津液和躯体，内联脏腑，外联体表，运行气血精津液在五脏六腑之中蒸腾气化。所以，六经可以很好地统一解释人体的生理功能。

附录五　形气归一

我们讲过治疗形质病要五行立极，多见于内伤；治疗气化病要六经辨证，多见于外感。形质损伤会影响气化，所以六经辨证也可治疗内伤病。外感也有在形质损伤基础上出现的气化异常，所以五行立极也可治疗外感病。可见，功能性疾病（气化）与器质性疾病（形质）是相互影响的。

六经辨证不仅治疗外感疾病，还可治疗功能性疾病。外感疾病常常会导致脏腑功能的异常，基本上都表现为功能性疾病，因为它是一过性的。五行立极常用来治疗器质性疾病。《金匮要略》专门讲过五行立极，"见肝之病，知肝传脾，当先实脾……余脏准此。"

那么，五行立极与六经气化是什么关系？五行立极擅长治疗形质性疾病，六经气化擅长治疗气化性疾病（功能性疾病），这是形与气的关系。形与气如何归一呢？如何相互联系呢？下面，我们进行详细讲解。

第一，阴阳化生五行，五行运化六气。阴阳化生五行，产生了金木水火土；五行运化六气，产生了风寒火热燥湿，火有两端，分火与热——君火与相火，故名六气。土化湿气，金化燥气，水化寒气，木化风气，火分火与热——君火与相火，这就由五行运化了六气。五行是形、是器皿，金木水火土落实到形质（器），分别对应肺肝肾心脾；六气是功能，是风寒火热燥湿，在人体表现为功能，人体有内生的六气，自然界的气候变化也有六气。

第二，阴阳化生五行，五行内藏阴阳。五行怎么内藏阴阳？火，火有阴火与阳火，阳火是少阳相火，阴火是少阴君火；土，土有阳土与阴土，阳土是阳明阳土，阴土是太阴阴土；金，金有太阴阴金与太阳阳金。大家一般讲阳明燥金，因为阳明与太阴为表里，所以才这么讲。但是要记住，我们在这里讲的阳金是太阳阳金。一定要记住这一点，明白了这一点，就能明白肺究竟属太阴还是属太阳。上呼吸道感染表现为鼻塞、流清鼻涕、恶寒发热，这是太阳。再往里走，咳嗽、气喘，发生支气管炎、肺炎，此时已不是太阳，已经往里传了。传到里面，表现为发烧，汗出而喘无大热，这是麻杏石甘汤证，已传到了阳明。热退以后，这种人体质虚，表现太阴肺寒，补土生金，可用甘草干姜汤或者参苓白术散等类似的处方。水，水分太阳阳水和少阴阴水。太阳阳水指太阳为寒水之经，有蓄水证。少阴阴水指少阴肾蒸腾水液，水的根源在少阴。木，木有厥阴阴木和少阳阳木，厥阴属肝，少阳属胆，都属于五行的木。

我们逐一展开讲。火，火有少阴阴火，为君火；有少阳阳火，为相火。少阴、少阳的特点都是枢机，相互转出。这是我们讲的火，也就是六气的火与热。土，土有太阴阴土和阳明阳土。阴土、阳土互为表里。土运化出湿，由太阴运化出土的湿，但是太阴受阳明的监制，阳明的燥气制太阴之湿。金，金包括太阴阴金和太阳阳金。太阴阴金（肺）的特点是燥，受太阳寒水的监制，以防止太阴之燥。水，五行的水运化出寒，包含太阳阳水和少阴阴水。太阳为寒水之经，由太阳运化出寒，中见少阴火化，由少阴监制太阳。木，由厥阴运化出风，受少阳的影响。

第一，火，少阴之火在六气是热、是阴火。少阳之火是阳火、是相火，它们的特点都是枢机，转出少阳。少阴的阴火，我们叫君火，又叫雷火；少阳的阳火，我们叫相火，又叫龙火，二者共为人之枢机。扶阳学派以火立极，简单地讲人有形质——金木水火土（心肝脾肺肾），但是人依赖于气化。气化之中，六气最关键的是火，没有火，一身手脚冰凉，就是死人。所以，扶阳派以火立极，要么是少阴阴火、君火，要么少阳的阳火、相火，也就是雷火和龙火。我们这里讲的少阴的阴火，不是李东垣讲的阴火。李东垣讲的阴火指气虚生大热。

第二，土，阴土与阳土。阴土与阳土的特点是表里二经，阳明在表，太阴在里，两经互为表里。由太阴运化土的湿，阳明燥气制之。

第三，金，太阴阴金、太阳阳金都主开，这是金的特点。

第四，水，太阳阳水、少阴阴水的特点是互为表里。太阳之下即是少阴，少阴之上即是太阳，两者互为表里，太阳的特点用五苓散，少阴的特点用真武汤。

第五，木，木有厥阴的阴木、少阳的阳木。由厥阴的阴木运化出风，与少阳的阳木产生的火，风火相煽，风助火势，风动则火旺，火旺则风动，两者相互影响。大家看厥阴病的阴虚阳亢，天麻钩藤饮清热平肝，"天麻钩藤石决明，栀杜寄生膝与芩"。为什么方中用黄芩？因为风火相煽，火助风势，风助火威。厥阴和少阳是表里的关系。

这里就体现出几个特点：第一，三个表里，一个开枢。三个表里：木，少阳、厥阴是表里二经；土，太阴、阳明是表里二经；水，少阴、太阳是表里二经。一个开枢：火，少阳、少阴是枢机，这是人的枢机之所在。太阳、太阴是开，都主卫外。人体感染疾病主要来自于两个管道——呼吸道、消化道。我们的人体被皮肤包裹，体内有两个最大的腔，一个是呼吸道，一个就是消化道，最容易感染疾病。泌尿道、女性的生殖系统，也可感染疾病。但是，最常见的感染是呼吸道、消化道。

第二，阳明厥阴为合。五行六经，每一条经用两次，应该是十二次。但是，记住：阳明厥阴为合，它们的特点是只有一次配属，无所复传。

举一个最简单的例子，告诉大家六经气化与五行立极的关系。慢性肝炎经常表现为逍遥散证。为什么慢性肝炎经常表现为逍遥散证？因为"见肝之病，知肝传脾，当先实脾"，所以逍遥散证很多。逍遥散证的肝炎患者受凉感冒了怎么办？用柴胡桂枝汤。由此可见，五行立极是逍遥散，六经气化是柴胡桂枝汤。患者平时就是逍遥散证，但是感冒之后是柴胡桂枝汤证。桂枝汤本是太阴病的方。大家搞清楚两者的关系了吗？患者感冒了，您用柴胡桂枝汤治好了，然后要开逍遥散。患者平时就是逍遥散证，现在感冒了，要用柴胡桂枝汤。这就体现了五行立极与六经气化的关系。气化与形质，形气归一。器质性疾病与功能性疾病，器官与代谢，都是统一的。

大家明白了阴阳化生五行，五行运化六气，就可以解决很多的临床困惑。大家把这节课的内容想明白，一个太阳病就不会再疑惑是太阳，还是太阴；就会明白为什么有的人一吃附片就嗓子疼，因为有少阳、少阴两个火；就会明白天麻钩藤饮明明治水不涵木，为什么用黄芩；也会明白越婢汤治风水，治有水肿的人，为什么有寒加附子；就会明白我们讲太阳阳明脾约丸。因为脾约丸有厚朴、杏仁开表，故曰太阳，这是太阳阳明。如想不明白，就会说杏仁止咳是太阴。大家一定要把形气归一图（图16）想清楚。

　　我们讲五行承制亢害，生克制化。从形气归一就看到了五行的制与化。五行有三行是制：土、金、水。土，土运化湿气，太阴湿、阳明燥制之；金，金运化燥气，太阴金燥，太阳水气制之；水，太阳运化寒气，少阴热气制之。土、金、水这三行是制的。另外，有两行是相互帮助的：木与火。少阳、少阴运化出火与热，少阳、厥阴运化出风与木，这是化。两行互助：少阳和少阴，少阳和厥阴的火与木是相互帮助的；三行相互兼制：太阴和阳明、太阴和太阳、太阳和少阴的土金水是相互监制的。

　　《伤寒杂病论》为什么分出《伤寒论》《金匮要略》? 它是有原因的：一个重在功能性疾病——六经气化，一个重在器质性疾病——五行立极。但是，为什么《伤寒论》《金匮要略》最初是一本书呢? 因为形气归一。五行立极与六经气化并不矛盾。所以，《伤寒论》和《金匮要略》合而分，分而合，合久必分，分久必合。

　　我们为什么讲形气归一? 我们要把《伤寒论》《金匮要略》统一起来，重新合为《伤寒杂病论》一本书。合为一本书，又不能够失去《伤寒论》《金匮要略》各自的特点。《伤寒论》很多地方在讲六经气化，《金匮要略》很多地方在讲五行立极，一个侧重于功能性疾病或者外感疾病，一个侧重于器质性疾病或者内伤疾病。当然，器质性疾病、功能性疾病并不等于外感疾病、内伤疾病，这里也有一定的区别。换言之，六经辨证也可以用于内伤病，脏腑辨证也可用于外感病。

　　当大家认识到五行立极、六经气化的各自特点与优点后，就可以把《伤寒论》《金匮要略》统一起来了。大家临床做到形气归一的时候，就是《伤寒论》《金匮要略》统一的时候，也就是我们讲的内外一统——外感、内伤相统一。如此大家就会明白，一个正常人感冒表现为麻黄汤证，为什么慢性支气管炎、支气管哮喘患者急性发作，可以表现为续命汤证。它就是由麻黄汤、麻杏石甘汤变化而来。

附录六　六经风寒提要

五脏都有中风和中寒。五脏中风、中寒见于《金匮要略·五脏风寒积聚脉证并治》。六经也有中风和中寒，唯独太阳是伤寒、中风，其余五经都讲中风和中寒。阳明病详细讲了"阳明病，若能食，名中风；不能食，名中寒"。下一条开始就要详细地探讨阳明病的中风和中寒。

太阴中风：重订480条"太阴中风，四肢烦疼，阳微阴涩而长者，为欲愈。"为什么四肢烦疼呢？脾主肌肉故四肢烦疼，此方为桂枝汤类方。太阴中寒：重订494条"中寒，其人下利，以里虚也，欲嚏不能，此人肚中寒。"因为下利里虚，所以太阴中寒当用理中丸（汤），但是《伤寒论》原书没有把方引出来。

少阴中风：重订511条"少阴中风，脉阳微阴浮者，为欲愈"。少阴中风，脉当寸浮尺微，与防己地黄汤。防己地黄汤证本是尺脉浮、寸脉没有力气，如果是寸脉浮、尺脉微，这是为欲愈的征象。重订121条"防己地黄汤：治病如狂状，妄行，独语不休，无寒热，其脉浮"。少阴中风，当与防己地黄汤。少阴中寒：重订577条"少阴病，脉沉者，急温之，宜四逆汤"。少阴中寒，急温之，当与四逆汤。

厥阴中风：重订624条"厥阴中风，脉微浮为欲愈；不浮为未愈"。六经皆有中风，中风脉浮，厥阴脉微，厥阴病本身微脉、微细欲绝，如果脉浮起来了，为欲愈。重订627条"手足厥寒，脉细欲绝者，当归四逆汤主之"。厥阴中风当与当归四逆汤。厥阴中寒当用吴茱萸汤、大建中汤辈。

为什么讲吴茱萸汤、大建中汤辈？究竟张仲景原意是用何方，尚需考证。五脏风寒是在《金匮要略》中讲的，心肝脾肺肾中风、中寒；六经风寒是在《伤寒论》中讲的，太阳伤寒、中风，阳明中风、中寒，太阴中风、中寒，少阴中风、中寒，厥阴中风、中寒。到了少阴、厥阴，往后就写得不清楚了，尤其是厥阴病的主方究竟是什么？没有明确写是大建中汤，还是吴茱萸汤。中寒，往往表现为急性病。大建中汤证是"心胸中大寒痛，呕不能饮食，腹中寒，上冲皮起，出见有头足，上下痛而不可触近，大建中汤主之"。是不是这一条就是指厥阴中寒呢？原文没有明确指出来。原文只是说"心胸中大寒痛，呕不能饮食，腹中寒"，没有明确说是中寒。此处是腹中（读一声）寒，还是腹中（读四声）寒呢？如果是腹中（读四声）寒，那么此条就是厥阴中寒之证；如果是腹中（读一声）寒，那就没有明确指出厥阴中寒是不是大建中汤证。蜀椒是厥阴病的主药，如果我们读作腹中（读四声）寒，从治疗急性病的角度考虑，那么大建中汤就是厥阴中寒的主方。

　　总而言之，太阳中风的主方是桂枝汤，太阳伤寒的主方是麻黄汤。重订258条"少阳中风，两耳无所闻，目赤，胸中满而烦者，不可吐下，吐下则悸而惊"，这条讲的是少阳中风。重订259条"伤寒，脉弦细，头痛发热者，属少阳……"这条讲的是少阳中寒。重订299条"侯氏黑散：治大风，四肢烦重，心中恶寒不足者"。侯氏黑散治的是少阳中风，春天多风，少阳体质的人在春天被风吹，容易出现眼睛红、耳朵不舒服等头面的症状。重订297条"伤寒五六日，已发汗而复下之，胸胁满微结，小便不利，渴而不呕，但头汗出，往来寒热，心烦者，此为未解也，柴胡桂枝干姜汤主之"。柴胡桂枝干姜汤治疗少阳中寒。见肝之病，知肝传脾，少阳受寒，寒邪容易影响腹部，所以腹部的症状很典型。而少阳中风，风性上行，容易出现头面症状，所以少阳中风的头面症状很典型。阳明中寒的代表方是大半夏汤，阳明中风的代表方在《伤寒论》中没有明确列出来，根据条文"阳明病，若能食，名中风"，应该是白虎汤类方。太阴中风的代表方是桂枝汤类方，怎么说是桂枝汤类方？小建中汤可治疗"四肢苦烦痛"，是从桂枝汤化裁来的。如果为了与太阳中风相区别，也可以选择小建中汤。太阴中寒的主方是理中汤。少阴中风的主方是防己地黄汤，少阴中寒的主方是四逆汤。厥阴中风的主方是当归四逆汤，厥阴中寒的主方是大建中汤。

　　关于六经风寒的问题，后世对《伤寒论》条文整理以后，有的说不清楚了，好多方看不到了，而且有的地方没有明确指出来。我们根据现有的条文，梳理了一下六经风寒的问题。这个是我们初步考证出来的六经风寒，只是给大家分享一个思路、一种思考，大家可根据梳理的条文去思考。

附录七　陈寒治法

现在我们补讲《伤寒杂病论》中有关陈寒的内容。

一、少阴腰膝冰冷

重订208条："风湿，脉浮，身重，汗出，恶风者，防己黄芪汤主之。""下有陈寒者，加细辛三分。"

这一条在讲风湿在表，风湿在表则脉浮，"风"脉浮、"湿"身重，"汗出、恶风者"，防己黄芪汤主之。"下有陈寒者，加细辛三分"。何为"下有陈寒者"？就是说患者若表现为腰膝冰凉，加细辛三分。很多患者会说："我膝盖冰凉，倍儿凉倍儿凉的"，这就是所谓的"下有陈寒者"，需加细辛。用药后有什么表现呢？"服后当如虫行皮中，从腰以下如冰，后坐被上，又以一被绕腰下，温令微汗，瘥。""服后当如虫行皮中"，这是因为防己黄芪汤逐水气，会出现"如虫行皮中"的感觉。"从腰以下如冰"，就是因为下有陈寒，腰膝冰凉。此时，让患者坐在被子上，再用一个被子绕腰上，温令微汗，让腰部温暖，微微汗出，疾病就缓解了。

有人会疑惑：汗出、恶风不是桂枝证吗？大家要注意，防己黄芪汤治的是风湿。正因为汗出，才用黄芪固表。防己黄芪汤用防己、白术、黄芪、甘草。若把防己换成防风，就是玉屏风散的架构，可治汗出、恶风。两方的区别不外乎，因为有湿，把玉屏风散的防风变成了防己，变成一个除湿的药物。所以，防己黄芪汤是后世温病学派治疗痹症的常用加减方，很多方从中加减脱化而来。

防己黄芪汤不仅治风湿，还治风水。重订209条："风水，脉浮身重，汗出恶风者，防己黄芪汤主之。腹痛加芍药。"由此可见，风湿、风水都可以用防己黄芪汤。

《外台》写得更清楚："治风水，脉浮为在表"。我们讲了"脉浮、身重"，身重是因为有湿，脉浮为在表，有风。"其人或头汗出，表无他病，病者但下重，从腰以上为和，腰以下当肿及阴，难以屈伸"，这说明下有陈寒。

防己黄芪汤证伴有腰膝冰凉的，加细辛。理解了这一条，就会明白厥阴病篇的当归四逆汤为什么用细辛。"手足厥寒，脉细欲绝者，当归四逆汤主之。""手足厥寒"就包括下有陈寒——脚很冷、膝盖凉，也就是防己黄芪汤条文讲的"下有陈寒者，加细辛"。

这是第一个，下有陈寒加细辛，具体表现为腰膝冰凉，代表方是防己黄芪汤加细辛和当归四逆汤。

二、关元穴内有久寒

"若其人内有久寒者，宜当归四逆加吴茱萸生姜汤。"内有久寒者，应该用吴茱萸。"内有久寒"，内在哪里？重订629条："病者手足厥冷，言我不结胸，小腹满，按之痛者，此冷结在膀胱关元也。"由此可见，内在关元穴。如果病人在关元穴（脐下3寸）有久寒，加吴茱萸。关元穴是一个什么穴位？关元穴关人身的元气。关元穴是人身元气生发之处，如果关元穴久寒，会影响人的很多改变，尤其是女性。因为女性结胎需要阳气，关元穴久寒会影响女性的结胎。

举个例子帮助大家理解，重订634条："妇人年五十所，病下利数十日不止，暮即发热，少腹里急，腹满，手掌烦热，唇口干燥，何也？师曰：此病属带下。何以故？曾经半产，瘀血在少腹不去。何以知之？其证唇口干燥，故知之。当以温经汤主之。"温经汤以当归四逆汤加吴茱萸生姜汤化裁而来，治疗单纯的厥阴内证；而当归四逆汤治的是厥阴在经，若伴有少腹冷，冷积在关元穴，加吴茱萸、生姜。温经汤和当归四逆加吴茱萸生姜汤都用当归、吴茱萸、芍药、桂枝等药，前一方治内证用阿胶，后一方病在肢体用大枣。温经汤治什么病呢？"亦主妇人少腹寒，久不受胎；兼取崩中去血，或月水来过多，及至期不来。"第一，治疗不孕。"少腹寒，久不受胎"。"少腹寒"就是指"病者手足厥冷，言我不结胸，小腹满，按之痛者，此冷结在膀胱关元也"，也就是说关元有久寒。"其人内有久寒"，内有久寒导致不孕。第二，治"崩中去血，或月水来过多"，即月经过多。第三，治"月水至期不至"。所以，温经汤能够治疗不孕、月水过多和月水不来，属于阳虚内有久寒的。

温经汤这一条非常难解释，我可以给大家做深、浅、中 3 种解释。深的解释属于阴阳决的范畴，我们不去讲。给大家讲一个中等程度的解释。"妇人年五十所"，五十所是七七前后（50 岁左右），此时厥阴当令。我们在《吴述伤寒杂病论研究》的六经化生讲过，女子六七到七七进入三阴，七七以后厥阴当令，维持生命。"妇人年五十所"，西医认为卵巢癌的高发期是 40~60 岁，也就是 50 岁前后。"病下利数十日不止"，因为卵巢癌肿瘤刺激肠道，尤其是左侧卵巢肿瘤刺激结、直肠，导致下利。厥阴病主久利，"病下利数十日不止"是个厥阴病。"暮即发热"，发热是卵巢癌的首发症状，暮是亥时，属太阴经。"暮即发热"，我们讲是伏阴，由阳入阴的时候发热，这是瘀血发热的一个特点，也是卵巢癌的首发症状。为什么"少腹里急，腹满"？瘀血在少腹不去。"手掌烦热"，这是桂枝证，处方里含有桂枝。手掌是劳宫穴，有伏阴。"唇口干燥"，厥阴之为病消渴，这是厥阴病的一个特点。"师曰：此病属带下。何以故？曾经半产，瘀血在少腹不去。何以知之？其证唇口干燥，故知之。当以温经汤主之。"这是给大家讲了一个不深不浅的解释，主要是讲吴茱萸"亦主妇人少腹寒"，冷结在关元穴，会影响生殖系统。关元关人身元气，元气为女性生殖系统结胎所需。所以，温经汤能够治不孕，能够治月经过期不来，最重要的是可治疗伴有温经汤证的卵巢癌。这就是关元穴内有久寒的内容。

三、阴寒

第三种寒为阴寒，位置比关元穴更低。重订 619 条："蛇床子散方：温阴中坐药。蛇床子仁，上一味，末之，以白粉少许，和令相得，如枣大，绵裹纳之，自然温。"蛇床子仁打粉与少量白粉混合在一起，做成枣大，用绵布（或纱布）包裹，放在阴道中，能够治妇人阴寒。

"妇人阴寒"，这是患者自己的感觉。阴寒的妇人表现为性冷淡，没有性欲，可用蛇床子散，可外用，也可内服。换言之，"阴寒"可表现为妇人下身凉，这是主观症状，另外她的先生会觉得她性冷淡。蛇床子是个催性的药，男女都可以用。蛇床子能够刺激雄激素的分泌，提高男性、女性的雄激素水平，可治疗女性性冷淡、男性阳痿（雄激素水平低、肾阳虚所致的阳痿）。女性体内的雌激素维持女性的性征，孕激素维持女性的生殖功能，雄激素维持女性的性欲。如果是局部生殖器冰凉，可外用蛇床子散温中助阳。如果是性冷淡，可以内服。这治的也是陈寒——阴寒。

蛇床子散用来治疗女性的生殖器凉。《伤寒杂病论》中也讲到男性的生殖器凉。重订503条："夫失精家，少腹弦急，阴头寒，目眩（一作目眶痛），发落，脉极虚芤迟，为清谷，亡血，失精。脉得诸芤动微紧，男子失精，女子梦交，桂枝加龙骨牡蛎汤主之。""少腹弦急"即腹诊时腹部肌紧张，怎么治疗这个症状呢？"桂枝本为解肌，常须识此，勿令误也"，任何时候都要把这句话背下来。"阴头寒"即龟头寒冷。这条的解释可以简单，也可以复杂，也可以分深、中、浅3种解释。我们不讲复杂的。大家要记住，桂枝甘草龙骨牡蛎汤的常见症状是龟头凉、腹泻、肌紧张、头晕、掉头发，脉表现为虚、芤、迟。脉芤迟虚的原因是"清谷，亡血，失精"。清谷是腹泻，腹泻导致气虚，脉虚没有力气；各种原因导致的亡血，脉都芤；失精阳虚，脉就迟。如果在这些脉象上还兼有动脉，则为男子失精、女子梦交。大家记住一条，这种患者常常头晕、掉头发，一看到头发这么少，可能是桂枝甘草龙骨牡蛎汤证。触诊少腹肌紧张，患者感到龟头寒。张仲景治疗这种阴头寒的主要药物是桂枝。

四、肾着

重订506条："肾著之病，其人身体重，腰中冷，如坐水中，形如水状，反不渴，小便自利，饮食如故，病属下焦。身劳汗出，衣里冷湿，久久得之。腰以下冷痛，腹重如带五千钱，甘姜苓术汤主之。"肾着之病用的温药是干姜，治疗腰中冷、腰以下冷痛。为什么用干姜散寒呢？因为这不是肾阳虚所导致的，而是个带脉病，所以散寒的主药用干姜。"风湿，脉浮，身重，汗出，恶风者，防己黄芪汤主之……下有陈寒者，加细辛"，这里的"下有陈寒"是肾阳虚的少阴陈寒，用的是细辛。这两条需要相区别。

《伤寒杂病论》治疗陈寒，分别用了桂枝（阴头寒）、干姜（腰以下冷痛的肾着病）、细辛（少阴阳虚导致的腰膝冰冷）、吴茱萸（冷结在关元）、蛇床子（妇人阴中冷）。需要注意几点：①男性的龟头冷和女性的阴中冷用药不一样，前者用桂枝，后者用蛇床子。②腰冷，一个在太阴，一个在少阴，前者用干姜，后者用细辛。③冷结在关元穴，影响生殖系统，用吴茱萸。

五、陈寒类证鉴别

还需要跟大家讲明白桂枝甘草龙骨牡蛎汤与小建中汤的区别。重订503条："夫失精家，少腹弦急，阴头寒，目眩（一作目眶痛），发落，脉极虚芤迟，为清谷，亡血，失精。脉得诸芤动微紧，男子失精，女子梦交，桂枝加龙骨牡蛎汤主之。"重订487条："虚劳里急，悸，衄，腹中痛，梦失精，四肢酸疼，手足烦热，咽干口燥，小建中汤主之。""虚劳里急"，里急之人少腹肌紧张。我们讲了"桂枝本为解肌，常须识此，勿令误也"，"里急"与"少腹弦急"是一个意思。"悸，衄"，衄是流鼻血，就是亡血。"失精"，重订503条也讲"清谷，亡血，失精"，这两条都有失精。"四肢疼，手足烦热，咽干口燥"，气虚生大热，因为咽干口燥，所以小建中汤重用芍药。

重订491条的黄芪建中汤条文也提到了"咽干唇燥"，所以黄芪建中汤也重用芍药；也提到了"少腹拘急"，条文与小建中汤类似；"六脉俱不足，虚寒乏气"，六脉俱不足的原因是虚寒乏气，这是气虚，所以加黄芪，也可加人参。通过比较可知，黄芪建中汤与小建中汤都治咽干口燥，因为"六脉俱不足"气虚很明显，所以前一方加了黄芪；因为咽干口燥，气虚生大热，两方都重用了芍药。

但是，桂枝加龙骨牡蛎汤没有重用芍药，而是重用了龙骨、牡蛎。为什么重用龙骨、牡蛎？因为它比小建中汤证多了一个症状——诸芤动微紧，多了脉动。因为脉动，所以男子失精，女子梦交，神不安宁。为什么神不安宁？"寸口脉动而弱，动即为惊，弱则为悸。"寸口脉弱，弱则为悸，因为心阳虚，所以用桂枝、甘草；动即为惊，所以"脉得诸芤动微紧，男子失精，女子梦交"，患者心神不宁。再比如，重订134条："火逆下之，因烧针烦躁者，桂枝甘草龙骨牡蛎汤主之。"如果单纯寸口脉弱，其人手叉自冒心，用桂枝甘草汤；如果是脉动而弱，则在桂枝甘草汤证的基础上多了"惊"，所以用桂枝甘草龙骨牡蛎汤。桂枝加龙骨牡蛎汤则是在小建中汤证的基础上，多了"男子失精，女子梦交"，所以加了龙骨、牡蛎；少了"手足烦热，咽干口燥"，热象不明显，所以没有加重芍药的用量。这些都是可以根据临床情况化裁的。

我们讲太阴病手足自温之，寒是少阴、厥阴的特点。但是，太阴病气虚之人的气化功能低下，基础代谢低，患者也可能怕冷，典型表现为背心冷。背心在至阳穴，背心如巴掌大。此时，夹饮的用苓桂术甘汤，不夹饮的直接用人参，比如白虎加人参汤。换言之，背心凉既可用白术，也可以用人参，这是气虚所致，也可以是夹有痰饮，气不化津，水液停滞。背心寒在上半身，不叫下有陈寒。下有陈寒，腰冷的用干姜、细辛，关元冷的用吴茱萸，龟头冷的用桂枝，阴道冷的用蛇床子。

附录八 六经用药法式

下面给大家讲一下六经用药法式，分为太阳用药、少阳用药、阳明用药以及三阴用药法式四部分。

一、太阳病用药法式

太阳病用药法式（图17）有3个主药：麻黄、桂枝、芍药。

第一是太阳伤寒。太阳伤寒用麻黄汤，用麻黄配桂枝，麻黄通督脉，桂枝通任脉。伤寒太过化热传阳明，用麻黄杏仁石膏甘草汤；不及为太少两感证，用麻黄附子甘草汤，发热用麻黄细辛附子汤。这是太阳伤寒用药的基本结构。

第二是太阳中风。太阳中风用桂枝配芍药，也就是桂枝汤。桂枝汤有两个化裁，一个是桂枝加芍药生姜各一两人参三两新加汤，一个是桂枝加附子汤。桂枝汤证是一个虚证，气虚的加人参，即桂枝加芍药生姜各一两人参三两新加汤；阳虚的加附子，即桂枝加附子汤。桂枝汤证是经证，腑证用五苓散、桂枝茯苓丸或者桃核承气汤。如果有饮邪为膀胱蓄水证，用五苓散；如果有瘀血则是蓄血证，用桂枝茯苓丸或者桃核承气汤。其中，桃核承气汤治的蓄血证，用的是下法，下其瘀血；桂枝茯苓丸治的蓄血证，用的是消法，此即《黄帝内经》讲的"消其癥瘕"。桂枝茯苓丸适用于哪种癥瘕呢？脾主肌肉，整个人体的肌肉系统，包括骨骼肌、平滑肌的癥瘕都适合。

第三是寒痹。寒痹用乌头汤或者桂枝芍药知母汤。麻黄配芍药，是乌头汤法；桂枝配麻黄、芍药，是桂枝芍药知母汤法，这两个方都治寒痹。热痹用四神煎，这是清代的验方，治疗热痹见效非常快。最后是麻桂合方。

由此可见，太阳病主要用3个药：麻黄、桂枝、芍药。太阳伤寒用麻黄汤——麻黄配桂枝；太过去桂枝加石膏——麻杏石甘汤；不及去桂枝加附子——麻黄附子甘草汤。太阳中风用桂枝汤——桂枝配芍药，气虚加人参，阳虚加附子。太阳在腑，蓄水用五苓散，蓄血用桃核承气汤或者桂枝茯苓丸。为什么太阳蓄水、蓄血都不用麻黄而用桂枝呢？因为桂枝有通经的作用，能够通经，能够活血。严重的疼痛，寒痹用乌头汤——麻黄配芍药，或者用桂枝芍药知母汤——桂枝配麻黄、芍药；热痹用四神煎。这是太阳病用药的基本框架。

二、少阳病用药法式

少阳病的基本用药（图18）也有3个：芍药、黄芩和柴胡。少阳腑证用黄芩配芍药，此为黄芩汤。黄芩汤证若阴虚加生地，则为三物黄芩汤法；若血虚加当归、川芎，则为奔豚汤法；兼顾木火刑金，金克木可加桑白皮；兼顾木生火，可加苦参、黄连清心。简言之，黄芩配芍药是少阳腑证的黄芩汤，血虚用奔豚汤，阴虚用三物黄芩汤，阴虚生内热可用苦参、黄连，血虚导致气机上逆，发生奔豚，加桑白皮肃降是取金克木之意。

少阳经证用芍药配柴胡，代表方是四逆散。如果是半表半里的经腑同病，经腑同病用柴胡配黄芩，则为小柴胡汤。小柴胡汤证"实则阳明"加大黄，为大柴胡汤；"虚则太阴"加桂枝、干姜，为柴胡桂枝干姜汤。柴胡桂枝干姜汤证为木克土，将从少阳直传太阴。少阳经腑同病用柴胡配黄芩，还有几味可替代柴胡的药，比如菊花、茵陈、青蒿。若发生在头面用菊花配黄芩，为侯氏黑散法；若夹湿用茵陈配黄芩，为甘露消毒丹法；伏暑温病用青蒿配黄芩，为蒿芩清胆汤法。这是少阳病用药最基本的规律。

三、阳明病用药法式

阳明病用药的基本规律还是3个主药：石膏、大黄、半夏。阳明在经用石膏配知母，此为白虎汤，治疗全身炎症反应综合征。若是局部的炎症，可用栀子。如果局部的炎症和全身的炎症都很重，则用栀子加石膏。比如，患者既有全身性炎症反应的发烧，又伴有局部的脓疱等红肿，治疗全身发烧用石膏，治疗局部的红肿用栀子，石膏、栀子可以合用。如果热得很烦躁，加黄连清心火。

阳明在腑用大黄加芒硝，比如诸承气汤。如果全身炎症没有缓解，仍然发烧并便秘，可用《温病条辨》的宣白承气汤，以石膏配大黄。一方面用石膏退烧，一方面用大黄通大便。

阳明主受纳，容易出现胃气上逆。阳明胃气上逆用石膏配半夏，比如竹叶石膏汤和麦门冬汤。感染后期既有低烧又伴有胃气上逆，不欲饮食，就可用石膏配半夏来治疗。半夏还可以配大黄，比如《证治准绳》的半夏生姜大黄汤和大柴胡汤。这两个方都用半夏配大黄除腹部的胀满。半夏还可以配生姜，比如小半夏汤。这两个药相须为用，生姜可以增强半夏的疗效。如果舌苔津多有饮，加茯苓，则为小半夏加茯苓汤。这个方是阳明中寒的方。

这张图（图19）是阳明病的基本用药规律，蓝色字是辅助药。知母配石膏，知母能够提高石膏退热的疗效。如果没有知母，石膏的退热作用不强，比如麻杏石甘汤，治疗汗出而喘无大热。如果是高烧，只用石膏不用知母难以解决问题。芒硝配大黄，芒硝是电解质，能够使肠道的水分增加，能够增强大黄的疗效。如果患者的大便很干结，只用大黄排不出来，需用芒硝配大黄，可使羊屎疙瘩一样的大便排出来。闭满燥实都可以用大黄，如果是阳明病的痞满燥实坚，必须加芒硝。生姜配半夏，生姜能够增强半夏的疗效，严重胃气上逆的呕吐，一定是加生姜、半夏。

四、三阴病用药法式

现在讲三阴病的基本用药规律（图20）。太阴在脏用干姜，干姜是温太阴的药。如果补太阴，加人参或党参，《伤寒杂病论》中没有党参，用的是人参。干姜是太阴的温药，人参（或党参）是太阴的补药，两药相配，一温一补，为理中丸法。

少阴温用附子，补用地黄，温补合用为肾气丸法。肾气丸治少阴阳虚，明明是少阴阳虚，附子用一分，地黄却用了八分，剂量比是1∶8，为什么要这么用？这个问题留给大家思考和研究。由于少阴和太阴是递进关系，因此温少阴时，要加太阴的干姜，这是四逆汤法。为什么加太阴的干姜？因为附子无姜不热。为什么附子无姜不热呢？因为干姜能够促进附子使人体内生成皮质激素，增强附子的作用。所以，附子要热，需助以干姜；附子要补（补肾），需助以地黄。需要注意的是：附子在补的时候，剂量很小。比如《近效方》术附汤"暖肌补中，益精气"，方中附子的剂量非常小。术附汤就是我们验方的补中汤。

厥阴病用川椒，川椒是厥阴的温药。川椒、附子、干姜是厥阴病乌梅丸的架构。厥阴还有一个补药是鳖甲，方如升麻鳖甲汤用川椒配鳖甲，这个处方临床用得非常多。如果厥阴肝寒犯胃，用川椒配干姜，此为大建中汤法。干姜、附子、川椒是普通的厥阴病乌梅丸的用法，如果厥阴的一些特殊疾病，比如阴阳毒、伏邪厥阴成巢、伏邪厥阴入络等，则用鳖甲。因为厥阴成巢、厥阴入络会形成瘢痕、狭窄、畸形、纤维化、包裹、僵硬，这些都是厥阴病的特点，所以用鳖甲配川椒。

这里给大家讲了三阴的递进关系，以及温和补的关系。图 19 告诉大家三阴病用药的基本规律。

总结一下六经用药法。太阳病的主药是桂枝、麻黄、芍药。太阳伤寒用麻黄汤，太过用麻杏石甘汤，不及用麻黄附子甘草汤，此为太少两感证方。太阳中风用桂枝汤，用桂枝配芍药，若气虚加人参，阳虚加附子，夹饮用五苓散，瘀血用桂枝茯苓丸或桃核承气汤。为什么夹饮和瘀血都用桂枝呢？一是"病痰饮者，当以温药和之"；二是桂枝能够通经。另外，桂枝茯苓丸擅长治疗肌肉系统的瘀血，这也是它与桃核承气汤的区别之处。太阳为寒水之经，太阳病除膀胱蓄水以外，还有寒痹，严重受寒引起的寒痹。受寒之后，轻者发生伤寒，这是猝病，用麻黄汤；重者久寒发生寒痹，用桂枝芍药知母汤或乌头汤。普通的寒痹以关节肿痛为特点，用桂枝芍药知母汤，用麻黄配芍药，加桂枝；如果疼痛非常严重，则用乌头汤，用麻黄配芍药，加乌头。热痹用四神煎，这不属于太阳病的范畴，此处不细讲。另外，太阳病还有麻桂合方。

少阳病的主药是柴胡、黄芩、芍药。记住少阳病用药的几个特点：少阳在经用柴胡，少阳在腑用黄芩，芍药可解除平滑肌系统的紊乱。比如，四逆散用芍药配柴胡，能够治手脚冰凉，就是由于芍药能够解除血管平滑肌的痉挛。患者肝气郁结，导致血管平滑肌痉挛，外周循环不好，表现为手脚冰凉、脉弦细，用芍药解除血管平滑肌的痉挛，可使血供增加，局部代谢增强，手脚冰凉就得以缓解。再比如，少阳在腑的黄芩汤为什么也用芍药呢？原因有很多，最直接的一个还是芍药具有解痉作用。《素问病机气宜保命集》的芍药汤，治疗少阳下痢。患者会出现里急后重的肛门刺激症状，总想解大便，一天去很多次厕所，此时用芍药解除局部刺激引起的肌肉痉挛，症状就可以缓解。黄芩汤证若夹有阴虚，水不涵木加生地；木旺生火，热加黄连，湿热加苦参。如果夹有血虚，会气机上逆，出现奔豚，加之肝藏血，因此奔豚汤在黄芩汤的基础上加当归、川芎，再加葛根、甘李根白皮。其中，甘李根白皮可以使气机肃降下行，但是现在不容易找到，一般用桑白皮代替。半表半里用小柴胡汤，根据疾病传变实则阳明加大黄，虚则太阴加桂枝、干姜。伏邪用青蒿，比如青蒿鳖甲汤；头面热用菊花，比如侯氏黑散；夹湿用茵陈，比如甘露消毒丹。

　　阳明病有3个主药、3个辅药。辅药的作用是增强疗效，比如知母增强石膏的疗效，芒硝增强大黄的疗效，生姜增强半夏的疗效。白虎汤用于全身的炎症，局部的炎症用栀子，全身炎症和局部炎症都很重，则用栀子加石膏。如果是炎症引起的便秘，选用诸承气汤。如果大便非常干燥用芒硝，芒硝可以增加肠道消化液的分泌，促进大便排出，所以大便太干的，一定要加芒硝。如果既发烧又不大便，用宣白承气汤。胃气上逆的，用生姜配半夏，比如小半夏汤。如果胃气上逆，同时伴有发热，可用竹叶石膏汤。

　　三阴的用药法式，太阴用干姜温、用人参补，两药合用是理中丸法。少阴用附子温、用地黄补，两药合用是肾气丸法。温少阴时，可用干姜提高附子的疗效，比如四逆汤。厥阴用干姜、附子再加花椒，这是乌梅丸法。如果是厥阴的形质病，用鳖甲配花椒，这是麻鳖甲汤法。如果厥阴肝寒犯胃，用大建中汤。六经病基本的用药规律就是这样。

　　《重订伤寒杂病论》的一个特点是把疾病讲得很复杂。为什么讲得很复杂？因为《吴述伤寒杂病论研究》把疾病讲得很简单，用五法概括《伤寒杂病论》，但是五法怎么用呢？怎么做到古今一统、寒温一统、内外一统、中西一统呢？体现在我们的《重订伤寒杂病论》里面。

附录九　寒湿入营证治初探

（曾升平，吴雄志）

　　摘要：根据《濒湖脉学》有关"寒湿入营"的论述，指出寒湿入营证的基本病机为心脾肾三脏阳虚，寒湿内生，伏于营分；或虚寒之体，外受湿邪，传于营分。其主要临床表现为疼痛、麻木、厥冷、肿块、结节或四肢关节肿胀变形，心悸、眩晕、耳鸣及夜热、盗汗、早醒，男子阳痿、女子闭经等，舌胖大晦暗如泥浆水样，水滑无苔不渴，舌下静脉曲张，晦暗结节，沉细涩。本证尤其多见于自身免疫病、血液系统疾病或某些肿瘤，法当温阳益气、散寒除湿、透邪外出，方用自拟验方——星附汤。
　　关键词：寒湿入营；星附汤

　　中图分类号：R228　　文献标识码：A　　文章编号：1006 - 3250（2001）02-0014-02

　　自明代著名医家李时珍在《濒湖脉学》中提出"寒湿入营"以来，古今均少有论及。验之临床，本证实甚为多见，且病机复杂，症状难辨，治亦不易。有鉴于此，笔者近年对本证做了较为深入的研究，现探讨如下。

　　"寒湿入营"首见于《濒湖脉学》："涩缘血少或伤精，反胃亡阳汗雨淋；寒湿入营为血痹，女人非孕即无经。[1]"即言涩脉可见之于寒湿入营一证。考热邪入营分，然寒邪亦可入于营分，如《伤寒论》之当归四逆汤证即由血虚寒凝而手足厥寒，脉细欲绝。湿热之邪亦可入于营分，如薛生白《湿热病》第 32 条所谓："湿热证，经水适来，壮热口渴，谵语神昏，胸腹痛，或舌无苔，脉滑数，邪陷营分。[2]"然则寒湿之邪岂独不能深入营分？实其病因病机症状复杂，人多不识耳。究其实质，不外心脾肾三脏阳虚。盖阴土生于相火，[3]肾阳不足，则脾阳亦衰，水谷不别，寒湿内生，寒湿之邪混处水谷精微之中，上奉于心，化生营血而入于营分，心阳不足不能温化营分之邪，肾阳不足则寒湿之邪既不能随气化而去，亦不能自小便而走，客邪得以停留。此证间亦有虚寒之体，外受湿邪，阳虚不能达邪外出，反致病深不解，内陷营分者。其为病多端，离奇难辨，然笔者几经研究，发现其脉证仍多可察之处。

1. 疼痛、麻木、厥冷

寒性收引，湿性黏滞，营血运行不畅，四肢失于温养而疼痛、麻木、厥冷，亦即李时珍所谓"寒湿入营为血痹"之证。

2. 肿块、结节或四肢关节肿胀变形

邪在气分，则弥漫三焦，尚属无形之气；邪入营血，则寒凝湿阻而营血壅滞，乃聚而成形，《内经》所谓"阳化气，阴成形"[4]也。

3. 夜热、盗汗、早醒

夜半之后，正阳气萌动之时，为寒湿之邪所阻，搏于营分则发热汗出而醒，故夜热盗汗多见于后半夜而与阴虚内热之彻夜发热汗出不同。早醒与阴虚内热之心烦不寐（入睡困难）迥异。

4. 心悸、眩晕、耳鸣

心主血属营，邪在营分，多有心悸。营血凝滞，不能上承头面官窍，则眩晕耳鸣。

5. 男子阳痿，女子闭经

营血为寒湿之邪所阻，痹而不行，不得下注于子脏阴器，则男子阳痿，女子闭经或月经后期量少、晦暗。

6. 舌苔

本证舌苔有如下 3 个特点。

（1）舌胖大晦暗，如泥浆水样，舌色或淡或绛。心主血脉，开窍于舌，淡胖之舌，有似阳虚寒凝，但其色晦暗，如混泥浆，则非独阳虚，且内生之寒湿入于营分。绛红之舌有似热入营血，但舌绛不瘦，反见胖大晦暗、水滑，可知其绛舌乃寒湿阻于营分，阳气拂郁而然。

（2）水滑无苔：邪在气分，苔多厚腻，即入营分，则反而无苔。无苔不燥，反水滑多津，则非阴虚血热。若营气同病，则可见白腻之苔，部分患者亦可见白底罩黄苔，或苔黄腻不鲜，详察其舌质及舌底，则知其黄苔非湿热所蒸，实为寒湿内停营分，阳气拂郁使然。寒湿阻于气分，津不上承则可见口渴不思饮或口渴喜热饮，饮亦不多，邪伏营分则口反不渴。

（3）舌下静脉曲张晦暗结节：舌面为阳，舌底属阴，故此证患者多舌底淡白晦暗，舌下静脉曲张晦暗，甚者如泥浆水样，部分患者可见曲张静脉及其末梢有灰白色水疱样结节或黄白色粟粒状结节。

7. 脉沉细涩

脉沉主里。寒性收引，寒阻营分，则脉道变细；湿性黏滞，湿阻营分，则脉来不利。若气分余邪未尽，脉亦可见滑、濡之象。

验之临床，寒湿入营证有如下 4 个特点：病机复杂，症状难辨，见于多种疑难重症，尤其多见于现代医学所谓自身免疫病、血液系统疾病和某些肿瘤。湿性缠绵，久病不解，且三脏亏损，阳复不易，当守方守法，祛邪务尽；邪伏营分，时时外透，故病多时轻时重，时发时止，透达为上，慎用收涩；正虚邪实，攻补两难，扶正祛邪，乃是正治。法当温阳化气，散寒除湿，达邪外出。方用自拟验方星附汤：制附片 15g，制南星 15g（上两味另包先煎 1h 以上），桂枝 15g，白术 30g（便溏者炒用，便秘者生用），炙甘草 6g。方以附子、桂枝、白术重温心脾肾三脏之阳，且桂枝自少阴达邪外出，务使阳气宣通，营卫循行不息，如离照当空，阴云自散。臣以南星，以除其痰湿之标，佐以甘草，调和诸药，且解星附之毒，又制星附之燥。它如细辛、白芥子、法半夏、当归辈均可随证伍入。

典型病案 1：齐某，男，54 岁，四川成都人。1998 年 6 月因盗汗发热、乏力消瘦在某医院做 CT 及甲胎球蛋白、癌胚抗原示"继发性肝癌"。同年 9 月在某医科大学附属医院诊断为"霍奇金病，结节型，肝浸润"。同月手术，开腹后见肝脾广泛浸润，病灶未能切除，取活检后关闭腹腔。同月起行化疗至 1999 年 3 月，CT 示病灶略有缩小，患者白细胞下降至 $2.4×10^9/L$，自动出院来我处就诊。症见消瘦乏力神差，盗汗发热，身痛肢冷，舌淡胖晦暗青紫，边有齿印，脉沉细涩。诊断为寒湿入营，方用星附汤：熟附片、制南星（上两味另包先煎 1h，其中，附片量由 15g 渐增至 350g，制南星量由 15g 渐增至 60g），桂枝 15g，炒白术（量由 15g 渐增至 150g），黄芪（另包煎，量由 15g 渐增至 500g），法半夏 10g，茯苓 15g，天麻 10g，潞参 30g，细辛 6g，干姜 20g，大枣 50g，当归 10g，甘草 10g。

上方服至 8 月，CT 示全身各转移病灶消失，白细胞升至 4×10⁹/L。去潞参、细辛、当归加白芥子 15g，菟丝子 15g，补骨脂 15g，服至 11 月诸症消失，复查骨髓无异常发现。

典型病案 2：袁某，女，25 岁，四川郫县人。1997 年 12 月因口干、乏力在某医科大学附属医院诊断为"干燥综合征"，多方求治无效。1999 年 10 月 25 日被人背入诊室，口干、咳嗽、吐白色泡沫痰、足痛、盗汗、心悸、便溏、闭经。舌淡红，苔右前部分光剥，余处白而厚腻，舌下静脉曲张晦暗，脉细涩。诊断为寒湿入营，兼气分不解。方用星附汤：熟附片 15g，制南星 30g（上两味另包先煎 1h），炒白术 15g，瓜蒌壳 30g，当归 10g，山药 30g，天花粉 20g，瞿麦 10g，细辛 6g，葛根 12g，升麻 10g，淮牛膝 12g，车前子 15g，甘草 10g。6 剂而效，守方 5 月，诸症皆安，全舌变生薄白之苔。复查免疫全套，未见异常，唯自觉精力弱于常人，在家休养。

参考文献

［1］李时珍. 濒湖脉学. 奇经八脉考. 脉诀考证［M］. 北京：人民卫生出版社，1956.

［2］王孟英. 温热经纬［M］. 沈阳：辽宁科学技术出版社，1997.

［3］赵献可. 医贯［M］. 北京：学苑出版社，1996.

［4］黄帝内经素问［M］. 北京：中医古籍出版社，1997.

（注：此文发表于《中国中医基础医学杂志》，2001 年第 7 卷第 2 期。为便于系统学习寒湿入营学说，故附于此。）

附录十　方剂索引

注：页码中红色数字为《吴述重订伤寒杂病论（上篇）》的页码，黑色数字为本书的页码。凡课里提及的非《伤寒杂病论》方剂皆已收录。部分方剂在课中只是稍微提及或引证，但仍有点睛之说，故皆标出方剂所在页码，以供学者前后互参。

附录十一　彩色图谱

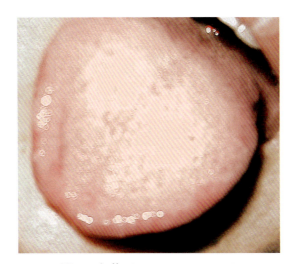

图1　白苔（DBIL／IBIL＝1.89）

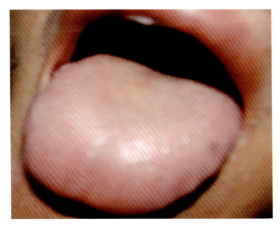

图2　黄苔（DBIL／IBIL＝0.42，不伴细菌感染）

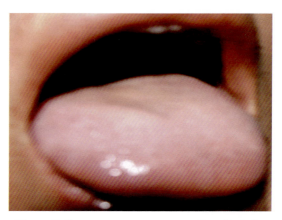

图3　黄苔（DBIL／IBIL＝2.61，伴细菌感染）

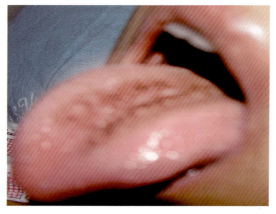

图4　黑苔（DBIL／IBIL＝1.52，伴尿路感染）

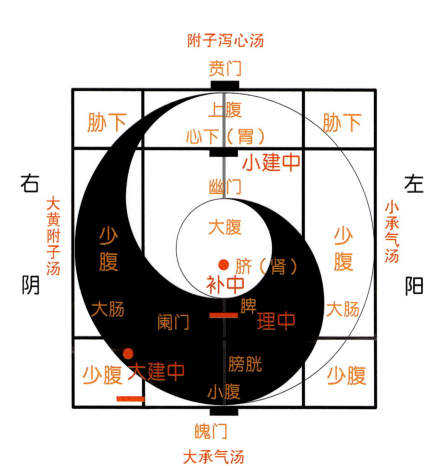

图 5　吴氏腹诊九区法

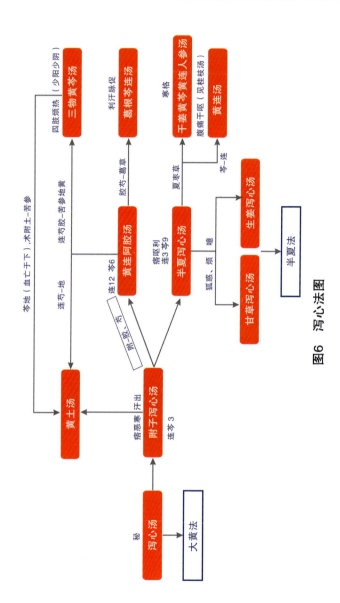

图6 泻心法图

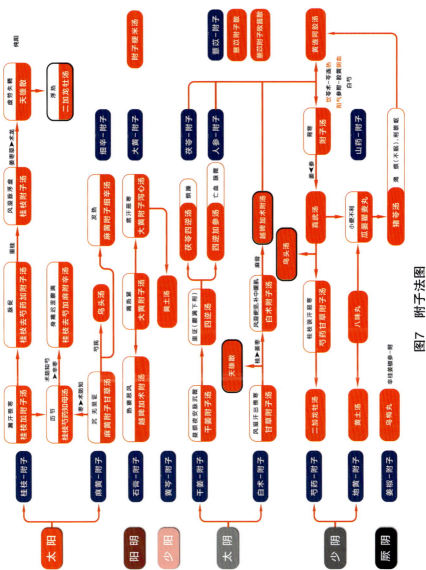

图7　附子法图

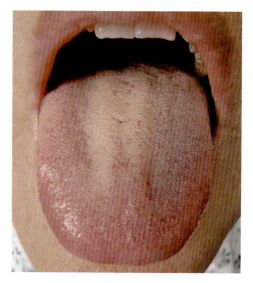

图 8　基本正常的舌

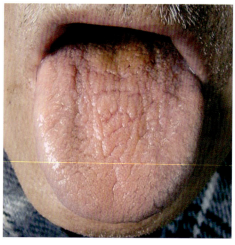

图 9　青紫舌

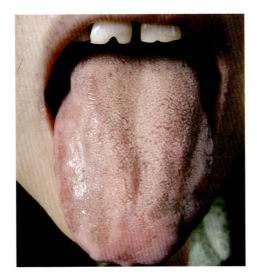

图 10　青紫舌

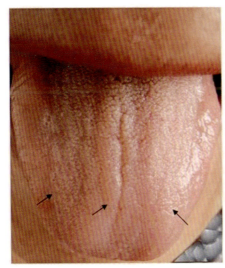

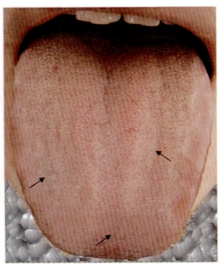

A. 正常的舌　　　　　　　　　　　　　　偏青紫色舌

图 11

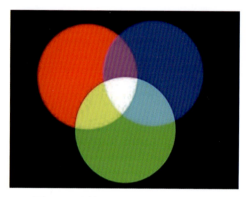

图12　计算机处理的舌色示意图

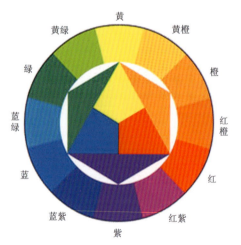

图13　计算机处理后的结果示意图

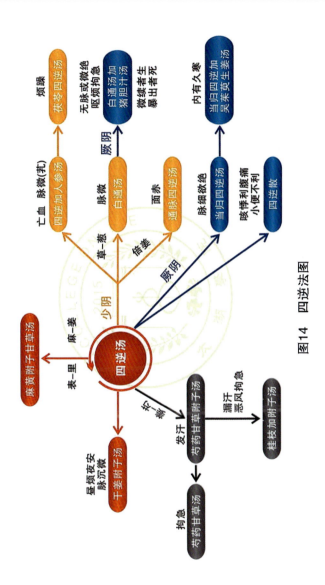

图14 四逆法图

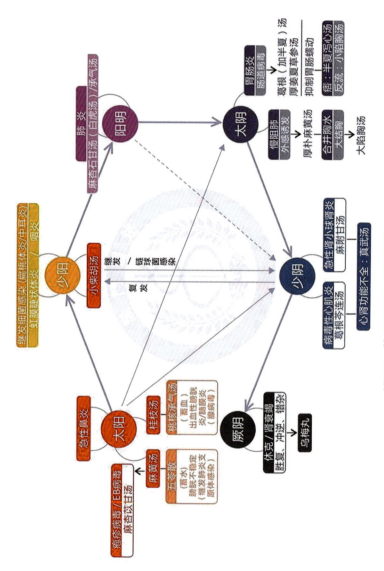

图15　从感冒看六经模型图

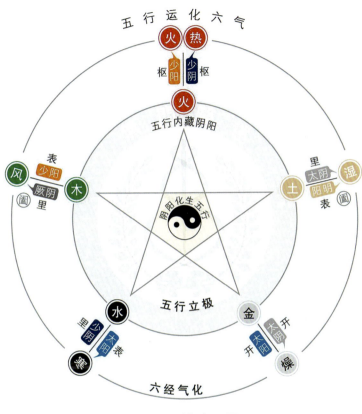

图 16 形气归一图

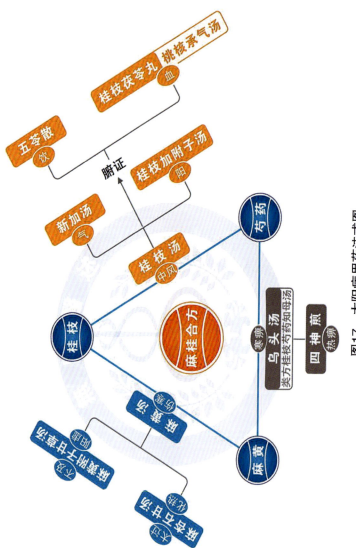

图17　太阳病用药法式图

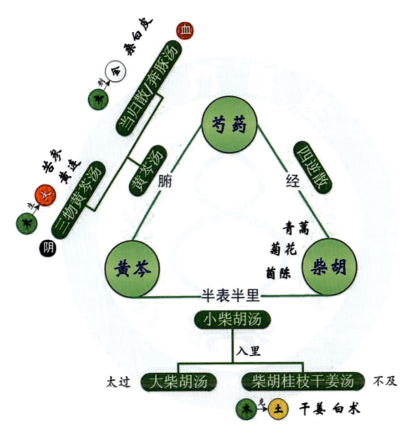

图 18 少阳病用药法式图

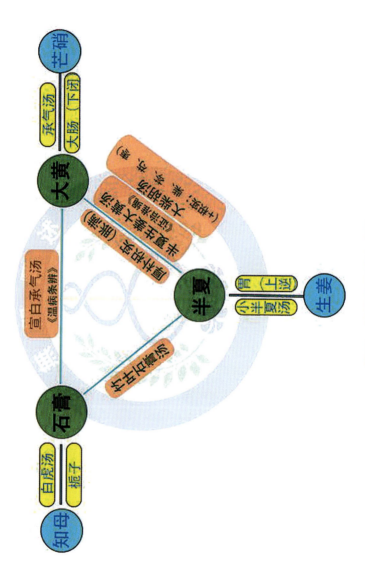

图19 阳明病用药法式图

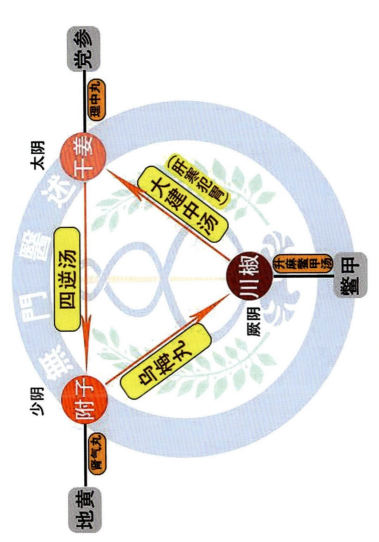

图20　三阴病用药法式图

附录十二　书稿整理说明

　　2016 年 12 月 16 日至 2016 年 12 月 18 日，吴雄志老师在天津讲解《吴述重订伤寒杂病论（下篇）》。连续 3 天，每天 8 个多小时，逐条讲解太阴病篇、少阴病篇、厥阴病篇、辨痉后劳复病脉证，深入阐释辨脏腑经络杂病脉证、六经用药法式等内容，寒温同释，各家一统，中西互解。来自全国各地的中医汇聚一堂，学习交流。为方便学习，讲课视频全部放于一路健康 APP 上（APP 的下载二维码见封底）。

　　课后，众多师友利用业余时间，整理讲课文字、进行出版校对，付出了辛勤劳作。此书为讲课内容的文字整理版（删减了部分内容），受时间与水平的限制，书稿难免有问题，与讲课不符之处，请以一路健康 APP 里的课程为准。读者如发现问题，请发送邮件到 603356107@ qq. com，以便重印时改正。

　　《吴述重订伤寒杂病论（下篇）》参与整理人员名单如下：

一、文字录入

　　组长：陈磊

　　成员：李晓慧、李晶、单越涛、程培育、赵欣、孙迎春、肖兵、高璟、严洁、陈叶青、邬谨鸿、杨仁麒、张亚静、孟达、孙德法、焦锟、马秋玲、李淼、吴疆、张晓军、许玫、王雪艳、邱贞标、郑国维、林鼎峰、曹能祥、韩飞、王支平、刘炜、梁顿

二、出版整理

第一组，组长：王稳　　　　　　　成员：赵欣、张炜、焦锟
成员：吴沛宇、李晓慧、邱贞标　　方剂索引：周楠
第二组，组长：严洁　　　　　　　西医内容审稿：辛喜艳
成员：李毓秋、程培育、曹能祥　　图片制作：王艺晓
第三组，组长：张小芳　　　　　　印刷前查错：李侠、贺雁、许经纶
　　　　　　　　　　　　　　　　全书统筹及统稿：王稳